# 中国近海病原生物

樊景凤　明红霞　王　斌　梁玉波　编著

海洋出版社

2019 年 · 北京

图书在版编目（CIP）数据

中国近海病原生物/樊景凤编著. —北京：海洋出版社，2019.9
ISBN 978-7-5210-0401-4

Ⅰ.①中… Ⅱ.①樊… Ⅲ.①近海-病原微生物-研究-中国 Ⅳ.①R37

中国版本图书馆 CIP 数据核字（2019）第 169613 号

责任编辑：方　菁
责任印制：赵麟苏

海洋出版社　出版发行

http：//www.oceanpress.com.cn
北京市海淀区大慧寺路 8 号　邮编：100081
北京朝阳印刷厂有限责任公司印刷　　新华书店发行所经销
2019 年 8 月第 1 版　2019 年 8 月北京第 1 次印刷
开本：889 mm×1194 mm　1/16　印张：22.75
字数：600 千字　定价：128.00 元
发行部：62132549　邮购部：68038093　总编室：62114335
海洋版图书印、装错误可随时退换

# 序

    中国有着 1.8 万千米的海岸线，优美的海洋生态环境是财富、生产力，是人民的期盼，社会进步的标示。在近海约 260 万公顷的海水养殖面积，分布着数百个海水浴场。自然生态环境以及人工生态环境中的微生物、植物和动物与人类生活发生着复杂而又多样的关联性，与生物和人体健康息息相关。一方面，这些病原生物通过野生或养殖的动、植物，以不同的方式侵入人体引发传染性疾病，包括通过食物链和累积效应；另一方面，水产品是我国人民重要的食品资源，尤其是人工养殖的各种海洋水产动、植物。这些人工养殖的水产品同样面临病原生物侵袭的危害，造成巨大的经济损失。并且在防控病原生物感染的过程中，会造成近海生态环境不同程度的负面影响。认识中国近海病原生物的相关知识，对有效控制与海洋相关的各种感染性疾病发生发展具有重要的意义。

    由国家海洋环境监测中心和大连海洋大学组成的团队，历经数十年研究工作数据积累以及大量文献阅读，完成了本书的编写工作。本书所涵盖的内容全面丰富，涉猎不同类型近海海水，病原宿主鱼类、贝类、虾蟹类、棘皮动物（海参和海胆）以及藻类的病原生物，包括病毒、细菌、真菌和寄生虫等。对各种病原生物的种类、生物学特性、感染情况、防控措施都进行了较为深入地介绍。本书为国内第一本全面介绍中国近海病原生物的专业书籍，以其流畅的文字、丰富的图表全面展示了海洋病原生物及其宿主在中国近海的时空变化情况，对深入了解海洋病原生物对海洋动、植物和人类健康的影响，保护近海海域的生态环境具有非常重要的意义。

    发展海洋经济、建设海洋强国是所有海洋科研工作者的使命。愿以该书的出版为契机，提升我国海洋相关科研工作者对海洋生态环境中病原生物的认知，为健康养殖海洋水产品和维护生物与人体健康提供详尽科学的借鉴。与此同时，该书也可以使普通读者对中国近海病原生物有更科学的认识。

# 前　言

大约 150 年前，一个在东普鲁士小乡村做外科医生的年轻人，建立了一个简陋的实验室，尝试着证明他的推论，每种疾病都是由不同的病原菌引起的，这个年轻人就是罗伯特·科赫，病原生物学也从此开启了新纪元。在科赫 40 年的科研历程中，给我们留下了无数宝贵的财富，他发现了结核、霍乱等病原，提出 50 余种有效治疗人畜疾病的方法，科赫三原则、病原菌纯培养的研究思路极大地推动了病原生物学的进步。而科赫先生对学科真理的执着追求、心怀天下的人文情怀，同样是无比珍贵的精神财富。回顾科赫先生研究的内容，始终都围绕着当时对人们威胁最大的一些疫病，炭疽、结核、霍乱等，在研究的过程中他从未因研究条件简陋、遭遇重重挫折而退缩。虽然 150 年后的今天，病原生物学已得到快速发展，分子生物学的方法也得到广泛应用，但是，科赫先生的精神财富仍然需要我们继承和发扬。

据报道，全世界每年约 2.5 亿人因海上娱乐活动而感染胃肠道疾病，5 000 万人感染呼吸道疾病，500 万~1 000 万人感染肝炎疾病。我国作为水产养殖第一大国，2018 年水产养殖产量占到了全世界总量的 60%，在创造巨大经济价值的同时，其病害非常严重，病害种类多达 400~500 种，每年因病害造成的直接经济损失约 100 亿~150 亿元。同时，人们因食用被病原生物污染的海产品而发病的案例也屡见不鲜。在当前我国海洋经济不断壮大的今天，病原生物对海洋生物及人类健康的巨大威胁，严重制约了我国海洋经济的快速发展。基于此，本书总结了多年海洋生物病原的分析及评价相关研究成果，并收集整理了国内外大量研究资料，围绕当前海洋病原生物学的重点问题，梳理总结当前研究进展。本书共分 7 章，第一章介绍了我国近海海水中主要存在的病原生物及其检测方法，第二章至第六章分别对海水中鱼类、虾蟹类、贝类、海参、海胆、藻类等海洋经济生物常见病害的种类、分布、对宿主的影响、疾病的诊断等方面进行了介绍，第七章就病原生物对人体健康和海洋经济生物安全风险进行了评估。

科赫先生的很多研究是在国外开展的，埃及、东非、南非、印度等地都留下了他研究的足迹，他的研究为当地的人们解决了困难、带来了希望。从这个意义上来说，知识无国界。沿着科赫先生开创的病原生物学的科研道路，本书希望能够对从事近海病原生物相关研究的专家学者有所助益，同时亦可以作为水产养殖病害研究的参考书。

　　本书由樊景凤、明红霞、王斌、梁玉波、苏洁、金媛、石婷婷、李冬梅、刘莎、邵魁双、李洪波、张振冬、王睿睿、李华、陈泉睿、王艳涛、黄慧玲、李东蔚共同编写并校正，由国家重点研发计划"近海病原微生物灾害形成机制与监测预警技术研究"（2017YFC1404500，2017—2020）和908专项"赤潮灾害、海洋病原生物和外来生物入侵灾害调查与研究"（908-01-ZH3，2005—2008）等项目资助，在此一并表示感谢。由于编著匆忙而造成内容疏漏与不足，敬请广大读者批评指正。

作者

2019 年 7 月 1 日于大连

# 目　次

# 1　海水中常见病原生物

## 1.1　引言

海水浴场和海水养殖区存在大量病原生物，主要包括细菌和病毒两类。细菌病原体主要有粪大肠菌群（Fecal coliforms）、粪链球菌（Fecal streptococci）、肠球菌（Enterococci）、大肠杆菌（*Escherichia coli*）、铜脓假单胞菌（*Pseudomonas aeruginosa*，俗称绿脓杆菌）、葡萄球菌（*Staphylococcus*）、嗜水气单胞菌（*Aeromonas hydrophila*）、产气荚膜梭菌（*Clostridium perfringens*）、霍乱弧菌（*Vibrio cholera*）、副溶血弧菌（*Vibrio parahemolyticus*）、沙门氏菌（*Salmonella* spp.）、志贺氏菌（*Shigella* spp.）等，病毒病原体主要有诺如病毒、甲肝病毒、轮状病毒、脊髓灰质炎病毒、腺病毒等肠道病毒等。因为海洋环境中病原生物种类繁多，而且浓度相对较低，培养和分离技术相对复杂，加之专业性强而不易进行常年大范围监测和推广，故一般通过检测粪便指示细菌（FIB）来反映娱乐用水和养殖水域的病原生物污染，常用的指示细菌包括总大肠菌群（Total coliforms）、粪大肠菌群（Fecal coliforms）、大肠杆菌（*Escherichia coli*）以及肠球菌（Enterococcus）。

**粪大肠菌群（Fecal coliforms）** 为总大肠菌群的一个亚种，直接来自粪便，除了它耐热，在44~44.5℃条件下仍可生长繁殖并将色氨酸代谢成吲哚，其他特性均与总大肠菌群相同。粪大肠菌群是一类能使乳糖发酵、产酸产气的需氧及兼性厌氧的革兰氏阴性无芽孢杆菌，一般主要有埃希氏菌属、产气杆菌属、枸橼酸菌属和粪大肠菌属组成。近岸海域粪大肠菌群主要来源于市政废水排放等。一定程度上，粪大肠菌群数量的高低，可表征该海域受人类生活污水、畜牧养殖废水等的污染程度，尤其是海水浴场和海水养殖区如果受到粪大肠菌群的污染，表明有消化道病原体污染的潜在危害，可能会引起游泳者或海产品消费者的疾病发生。我国自20世纪80年代开始监测海水中的粪大肠杆菌，之后被广泛推广。

**肠球菌（Enterococcus）** 属于革兰氏阳性细菌，隶属于链球菌科，肠球菌属。肠球菌为圆形或椭圆形、呈链状排列的革兰氏阳性球菌，无芽孢，无鞭毛，为需氧或兼性厌氧菌。对营养要求较高，在含有血清的培养基上生长良好。在血平板上经37℃培养18 h后，可形成灰白色、不透明、表面光滑、直径0.5~1 mm大小的圆形菌落，不同的菌株表现为不同的溶血现象。与同科链球菌有显著不同在于本菌在生化反应上能耐受高盐和胆汁培养基，并对许多抗菌药物表现为固有抗性。肠球菌进入机体可引起尿路感染、腹腔和盆腔感染、败血症、心内膜炎、脑膜炎等；还可引起外科伤口、烧伤创面、皮肤软组织及骨关节感染等。近年来，大量流行病学研究证明，肠球菌与人体疾病病原体（尤其是胃肠疾病）有较强相关性，该指标被美国环保署（U.S. EPA，2012）、加拿大（Canada，2012）、中国（2010）、世界卫生组织（WHO，2010）等国家和组织广泛用于监测浴场海水中病原生物的污染。

**异养细菌总数（Heterotrophic bacteria）** 通常是指采用平板菌落计数法，在一定条件下（如需氧情况、营养条件、pH值、培养温度和时间等）每克（每毫升）样品所形成的细菌菌落总数。即在需氧情况下，37℃培养48 h，能在普通营养琼脂平板上生长的细菌菌落总数，所以厌氧或微需氧菌、有特殊营养要求的以及非嗜中温的细菌，由于一般条件不能满足其生理需求，难以生长繁殖，因此菌落总数并不表示实际中的所有细菌总数。菌落总数并不能区分其中细菌的种类，所以有时被称为杂菌数、需氧菌数等。海水中通常存在的细菌大致可分为3类：① 海水中天然存在的细菌，一般认为这类细菌对健康人体是非致病的。② 土壤细菌。当洪水时期或大雨后在地表水中较多。它们在水中生存的时间不长，在水处理过程中容易被去除。③ 肠道细菌。它们生存在温血动物的肠道中，故粪便中大量存在。海水中发现这类细菌，可以认为已受到粪便的污染。致病性肠道细菌有沙门氏杆菌（伤寒和副伤寒菌）、志贺氏菌（痢疾菌）和霍乱弧菌等。细菌总数是评价水质清洁程度的一项指标。细菌总数含量高时，表明水体受到污染，水中可能含有大量的对人体有害的致病菌和病毒，饮用后或接触会引起各种传染性疾病。

**弧菌（Vibrio）** 是海洋细菌的优势类群之一，广泛分布于世界各地各类河口、内湾、沿岸、水体养殖区和外海的水体及沉积物中，各种海洋生物体表或体内也常生存着高密度海洋弧菌，在海洋环境中占据着重要的生态地位，具有多种多样的生理、生态功能，在海洋微食物环中扮演重要角色，对海洋的营养物的循环起着非常重要的作用。某些弧菌又是海洋动物（包括养殖动物）中的一类重要的病原菌，同时也是人类的重要致病菌。目前发现至少有12种弧菌可引起人类疾病，20种以上的弧菌可引起养殖动物的弧菌病。

海水中除存在病原细菌外，也存在较多病毒，包括水生动植物病毒、水生微生物病毒，其中不少对人体具有感染性，某些水产动物病毒感染可呈隐性感染状态和带毒状态。常规检测的以能够感染人体的种类为主。

**甲型肝炎病毒（Hepatitis A Viruses，HAV）** 属微小RNA病毒科，呈球形，直径约为27 nm，无囊膜。衣壳由60个壳微粒组成，呈二十面体对称，有HAV的特异性抗原（HAVAg），每一壳微粒由4种不同的多肽即$VP_1$、$VP_2$、$VP_3$和$VP_4$所组成。在病毒的核心部位，为单股正链RNA。除决定病毒的遗传特性外，兼具信使RNA的功能，并有传染性。甲型肝炎病毒多侵犯儿童及青年，发病率随年龄增长而递减。临床表现多从发热、疲乏和食欲不振开始，继而出现肝肿大、压痛、肝功能损害，部分患者可出现黄疸。甲型肝炎病毒随患者粪便排出体外，通过市政废水等污染海水浴场以及食用海产品等的传播，可造成散发性流行或大流行。

**诺如病毒（Norovirus）** 属于人类杯状病毒（Human Caliciviruses，HuCV），在电镜下是有结构的小圆病毒（small round structured virus，SRSV），直径27 nm，呈二十面体对称，外壳是由180个同种衣壳粒蛋白组成的90个二聚体构成。它是一种无包膜的单股正链RNA病毒，其基因组RNA链全长约7.5 kb，其3′末端有poly（A）结构，包括3个开放阅读框（Open Reading Frames，ORFs）。有4个血清型：诺瓦克、夏威夷、雪山、陶顿（Taunton Vires）。诺如病毒引起的肠胃炎与其他病毒性肠胃炎相似，起病突然，主要症状为发热、恶心、呕吐、痉挛性腹痛及腹泻。粪便呈黄色稀水便，每日数次，无脓血与黏液。可伴有低热、咽痛、流涕、咳嗽、头痛、肌痛、乏力及食欲减退。该病多呈自限性，恢复后无后遗症。未经处理的城市生活污水排放可污染海水浴场以及海产品，游泳和生吃海产品是诺如病毒胃肠炎暴发流行的最常见原因。

**轮状病毒（Rotavirus）** 属于呼肠孤病毒科轮状病毒属，球形，直径70 nm，双链RNA病毒，基因组分11个节段，轮状病毒总共有8种，以英文字母编号为A、B、C、D、E、F、G与H。其中，A种是最为常见的一种，而人类轮状病毒感染超过90%的案例也都是该种造成的。该病毒是引起婴幼儿腹泻的主要病原体之一，其主要感染小肠上皮细胞，从而造成细胞损伤，引起腹泻。轮状病毒每年在夏、秋、冬季流行，感染途径为粪口途径，临床表现为急性胃肠炎，呈渗透性腹泻病，病程一般为 7 d，发热持续 3 d，呕吐 2~3 d，腹泻 5 d，出现严重脱水症状。此种病毒是引起全世界婴幼儿肠胃炎的最主要病原体。世界范围内的表层水都可检测到轮状病毒，每年仅由轮状病毒引起的腹泻在世界范围内就有 14 亿人之多，全球每年造成约 60 万 5 岁以下儿童死亡。

**星状病毒（Astrovirus）** 该病毒呈球形，直径 28~35 nm，无包膜，电镜下表面结构呈星形，有 5~6 个角。核酸为单正链 RNA，7.0 kb，两端为非编码区，中间有 3 个重叠的开放读码框架。该病毒呈世界性分布，粪口传播，是引起婴幼儿、老年人及免疫功能低下者急性病毒性肠炎的重要病原之一，人类感染腺病毒主要症状是严重腹泻，伴随发热、恶心、呕吐。本病为自愈性疾病，大部分患者在出现症状 2~3 d 时，症状会逐渐减轻，但也有极少数症状加重，造成脱水。

**脊髓灰质炎病毒（Poliovirus）** 属于微小核糖核酸（RNA）病毒科（picornaviridae）的肠道病毒属（enterovirus）。脊髓灰质炎病毒侵犯人体主要通过消化道传播。此类病毒具有某些相同的理化生物特征，在电镜下呈球形颗粒，相对较小，直径 20~30 nm，呈立体对称二十面体。病毒颗粒中心为单股正链核糖核酸，外围 60 个衣壳微粒，形成外层衣壳，此种病毒核衣壳体裸露无囊膜。该疾病传播广泛，是一种急性传染病。病毒常侵犯中枢神经系统，损害脊髓前角运动神经细胞，导致肢体松弛性麻痹，多见于儿童，故又名小儿麻痹症。能够通过粪口途径传播，在天然水域中普遍存在，抵抗力也较其他肠道病毒强，即使其含量很低也能够通过水和食物造成大面积的疾病暴发。

**腺病毒（Adenovirus）** 呈无囊膜的球形结构，其病毒粒子在感染的细胞核内常呈晶格状排列，每个病毒颗粒包含一个 36 kb 的线性双链 DNA，两端各有一个 100~600 bp 的反向末端重复序列（ITR），ITR 的内侧为病毒包装信号，是病毒包装所需要的顺式作用元件。该病毒是一种没有包膜的直径为 70~90 nm 的颗粒，由 252 个壳粒呈二十面体排列构成。每个壳粒的直径为 7~9 nm。由于每条 DNA 链的 5′ 端同相对分子质量为 $55 \times 10^3$ Da 的蛋白质分子共价结合，可以出现双链 DNA 的环状结构。是肠道病毒中唯一的一种 DNA 病毒。

# 1.2　调查与评价方法

## 1.2.1　海水中病原生物调查方法

2007 年 7—8 月，对我国沿岸海域的大连金石滩、大连星海、北戴河老虎石、烟台金沙滩、青岛第一海水浴场（以下简称"青岛一浴"）、连云港连岛、宁波松兰山、厦门黄厝、深圳大小梅沙、北海银滩和三亚亚龙湾 11 个重要海水浴场进行监测，每个浴场设 10 个调查站位（图 1.1），取表层海水，进行了细菌总数、弧菌总数、粪大肠菌群、肠球菌、甲肝病毒和诺如病毒的检测；同时，2007 年 5—10 月，对大连金石滩和大连星海浴场，每月监测 1 次。

### 1.2.1.1　细菌总数的检测方法

采用平板菌落计数法。取水样量，按 100 mL 水样加 1 mL 吐温溶液，充分摇匀，使样品中的细菌细胞分散成单一细胞。以无菌操作法吸取 1 mL 水样注入盛有 9 mL 灭菌陈海水的试管内混匀，并依同法依次连续稀释至所需要的稀释度（倍数）。稀释度依水样含菌量而定，以每平皿的菌落数在

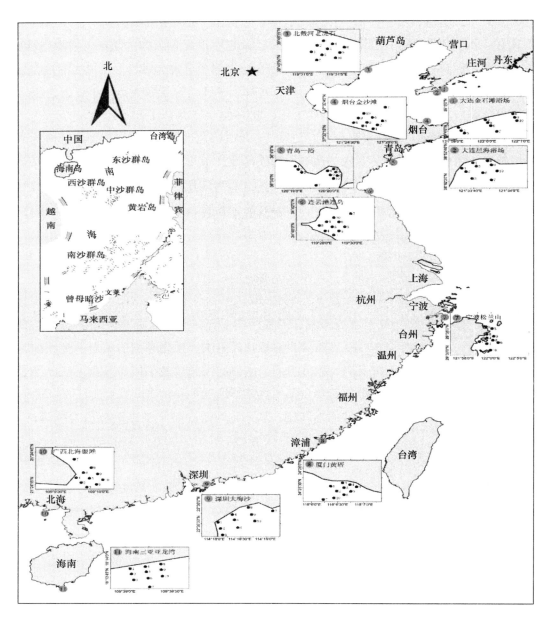

图 1.1　我国沿岸海域 11 个海水浴场病原生物调查站位

30~300 个为宜。每种稀释度需有 3 个平行样。取稀释好的水样 0.1 mL，滴入制好的平皿上，用灭菌玻璃刮棒将菌液涂抹均匀，平放于超净工作台上 20~30 min，使菌液渗入培养基。将此平皿置 25℃ 恒温箱内培养 2~7 d，取出计数菌落。

当平皿上出现较大片菌苔时，则不应计数。选择菌落数在 30~300 个平皿，以平均菌落数乘其稀释倍数，即为该水样的细菌总数。若有两种稀释度的平均菌落数均在 30~300 个间，则应按两者菌落数之比值决定，比值小于 2，取两者的平均数，若大于 2，取其较少的菌落数。若所有稀释度中各不同稀释度的平均菌落数均大于 300，则以稀释度最高的（浓度最低）平均菌落数乘其稀释倍数。若所有稀释度中各不同稀释度的平均菌落数均小于 30，则用稀释度最低的（浓度最高）平均菌落数乘其稀释倍数。若所有稀释度都没有长出菌落，同时也没检出抑制物，则报告小于 1 乘其最低稀释倍数。如：最低稀释度（倍数）为 1∶100，则报告其群落数小于 100。根据计数原则，算出同一稀释度 3 个培养皿上的平均菌落数，计算方法：每毫升水样中总菌数=报告值×稀释倍数。

### 1.2.1.2 弧菌总数的检测方法

采用 TCBS 选择培养基平板菌落计数法进行，根据检测样品可能含有的弧菌总数范围，取与细菌总数计数法相同方式前处理后的 $10^{-1}$、$10^{-2}$、$10^{-3}$ 稀释样各 0.1 mL，无菌条件下滴加于 TCBS 平板培养基上，然后用无菌玻璃涂棒将样品涂布均匀。每个样品设 3 个平行样。将接种后的平板置于 25℃恒温培养箱内培养 18~24 h 后，计数培养基上的绿色和黄色的菌落数。

菌落计数方法与细菌总数计数方法相同，计数结果公式为：

每毫升水样弧菌总数=TCBS（3 个平板）上菌落的平均数×10×稀释倍数

### 1.2.1.3 粪大肠菌群的检测方法

采用多管发酵法。

初发酵：以无菌操作方法，吸取 10 mL 经充分摇匀的水样，分别加入 5 支各含有 5 mL 的 3 倍浓缩乳糖蛋白胨培养液的试管中（内倒置德汉氏小套管）；吸取 1 mL 水样，分别加入 5 支 10 mL 的普通浓度乳糖蛋白胨培养液的试管中（内倒置德汉氏小套管）；吸取 1 mL 水样注入盛有 9 mL 已灭菌清洁海水的试管中，摇匀为 $10^{-1}$ 稀释水样，另换一吸量管吸取 $10^{-1}$ 稀释水样 1 mL，分别加入 5 支盛有 10 mL 普通浓度乳糖蛋白胨培养液的试管中（内倒置德汉氏小套管）。将上述 15 支试管充分混匀后，置于 44℃恒温箱中培养 24 h。

复发酵：经培养 24 h 后，将产酸（培养液变成黄色）产气（倒管上端积有气泡）及只产酸的发酵管，用 3 mm 接菌环转接入 EC 培养液中，摇匀后置（44±0.5）℃恒温箱中培养（24±2）h。在此期间内所得的产气阳性管即证实有粪大肠菌群存在。依据阳性管数查 MPN 表，即可得每 100 mL 水样中粪大肠菌群的最近似值（MPN），此数值再乘以 10，即求得每升水样中粪大肠菌群数。对重度污染海水，接种后 15 管全部产酸产气时，可将接种量减少为 1/10，即 1 mL 的 5 管，0.1 mL（$10^{-1}$ 稀释水样）5 管，0.01 mL（$10^{-2}$ 稀释水样）5 管。查得的每 100 mL 水样中的大肠菌群数的最近似值应乘以 100，即得 1 L 水样中的粪大肠菌群数（具体参照中华人民共和国环境保护行业标准 HJ/T 347—2007）。

### 1.2.1.4 肠球菌检测方法

采用荧光酶素检测法。根据水体污染程度选择不同的稀释度，稀释加样时会有气体产生，需在生物安全柜中操作。淡水和半咸（废）水（盐度<30）按照选择的稀释度准备所需无菌试管，每管加入 9 mL SD 液（人工海盐 22.5 g，溴酚蓝溶液①10 mL，去离子水或蒸馏水 1 000 mL），样品充分振荡后，迅速用无菌移液器取 9 mL 水样加入第一个盛有 9 mL SD 的试管中（稀释度为 1/2）。混合均匀后，用另外一无菌吸头取 1 mL 加入第二个试管中（稀释度为 1/20），依此类推可得 1/200 稀释度直至所需稀释度。将第一个试管（1/2 稀释度）中液体移入一个直径为 90 mm 的空无菌培养皿中，用 8 道移液器向每个微量滴定板孔中加入 200 μL 稀释液。每次需更换新的吸头，同法操作其他稀释度（1/20，1/200 等）。同样也可选择其他可移 200 μL 稀释液的操作系统加样。接种后用一次性无菌吸附板盖好微量滴定板。（44±0.5）℃下培养 36~72 h。将微量滴定板连同吸附板一起放入

---

① 溴酚蓝稀释液为 0.04 g 溴酚蓝溶于 100 mL 50%乙醇溶液中制成。

紫外观察室，有蓝色荧光的孔记为阳性。肠球菌的存在与否可以用是否水解 MUD 来判断，结果记为：MPN/100 mL。

### 1.2.1.5 甲肝病毒 PCR 检测方法

海水样品的前处理，取水样 10 L 用双层纱布过滤水样至玻璃缸中；用 1 mol/L HCl 将 10 L 海水样品的 pH 值调至 3.5；加入终浓度为 0.000 5 mol/L 的 AlCl₃ 混匀，静置 30 min 后用净水滤器抽滤，海水全部滤过后用 pH 10.4 的甘氨酸-氢氧化钠缓冲液洗脱，洗脱液置于透析袋中用 PEG-6000 在 4℃条件下透析，待洗脱液浓缩至 2 mL 左右，立即检测或-20℃冻存备用。

水样中病毒总 RNA 的提取按照病毒核酸提取试剂盒说明书进行。

引物的设计与合成。根据人的小核糖核酸病毒和杯状病毒编码衣壳蛋白的 $VP_1$ 和 $VP_3$ 基因设计引物：

H1：5′-GTT TTG CTC CTC TTT ATC ATG CTA TG -3′

H2：5′-CAA CCA GCG GAG AAA TAG TAA GAG AC -3′

反转录按照 M-MLV 产品说明书中的反转录操作步骤进行，取 10 μL 总 RNA 进行反转录。模板 RNA 1 μL、下游引物 1 μL、RNase 水 5 μL，70℃水浴 10 min，再冰浴 2 min，然后离心弃上清液，沉淀加入 2 μL 5-M-M-Buffer、0.5 μL dNTPs、0.25 μL RNasin、0.2 μL M-MLV，40℃水浴 1 h 后 70℃15 min，再冰浴 2 min，获得 cDNA。

PCR 扩增反应体系为：2.5 μL 10×Buffer，2.5 μL dNTPs，0.5 μL Taq 酶，模板 2 μL，补水至 25 μL。循环参数，94℃变性 5 min，55℃复性 1 min，72℃延伸 1 min，然后 95℃变性 20 s，56℃复性 20 s，72℃延伸 20 s，共 30 个循环；最后 72℃延伸 7 min。

最后，取扩增产物 5 μL，用 1.5%的琼脂糖凝胶进行电泳分析，得到分子量大小为 247 bp 的特异性条带即为阳性。

### 1.2.1.6 诺如病毒 RT-PCR 检测方法

海水样品的前处理，取水样 10 L 用双层纱布过滤水样至玻璃缸中；用 1 mol/L HCl 将 10 L 海水样品的 pH 值调至 3.5；加入终浓度为 0.000 5 mol/L 的 AlCl₃ 混匀，静置 30 min 后用净水滤器抽滤，海水全部滤过后用 pH 10.4 的甘氨酸-氢氧化钠缓冲液洗脱，洗脱液置于透析袋，用 PEG-6000 在 4℃条件下透析，将洗脱液浓缩至 2 mL 左右；立即检测或-20℃冻存备用。

水样中病毒总 RNA 的提取按照病毒核酸提取试剂盒说明书进行。

引物的设计和合成：

上游引物：290H：5′-GATTACTCCAGGTGGGACTCCAC-3′

290I：5′-GATAACTCCAGGTGGGACTCAAC-3′

290J：5′-GATTACTCCAGCTGGGATTCAAC-3′

290K：5′-GATTACTCCAGGTGGGATTCCAC-3′

下游引物：289H：5′-TGACGATTTGATCATCACCATA-3′

289I：5′-TGACGATTTCATGATCCCCGTA-3′

反转录按照 M-MLV 产品说明书中的反转录操作步骤进行。1 μL 的模板 RNA、1 μL 的下游引物、5 μL 的 RNase 水，70℃水浴 10 min，冰浴 2 min，离心数秒，然后加入 2 μL 的 5-M-M-Buffer、0.5 μL 的 dNTPs、0.25 μL 的 RNasin、和 0.2 μL 的 M-MLV，40℃水浴 1 h，70℃ 15 min，冰

浴 2 min，从而获得 cDNA。

PCR 扩增反应：10×PCR Buffer 2.5 μL、10 mmol/L dNTPs 0.5 μL、上游引物 0.25 μL、下游引物 0.25 μL、cDNA 4.0 μL、5 U/μL *Taq* 酶 0.5 μL、DEPC 水 17.25 μL。94℃预变性 3 min；95℃变性 1 min，56℃复性 1 min 20 s，72℃延伸 1 min，共 40 个循环；最后 72℃延伸 10 min。

取扩增产物 5 μL，用 1.5%的琼脂糖凝胶进行电泳分析，得到分子量大小为 319 bp 的特异性条带即为阳性。

### 1.2.1.7 轮状病毒 RT-PCR 检测方法

样品处理将阳性样品在振荡器上振荡 3 次，振荡频率约为 10 s/次，然后室温静置 10 min，8 000×*g* 常温离心 10 min，取上清液备用。

RNA 提取按照病毒核酸提取试剂盒说明书进行。

引物的设计：Beg9：5′-GGCTTTAAAAGAGAGAATTTCCGTCTGG-3′

VP7-1：5′-GATCCTGTTGGCCATCC-3′

反转录按照 M-MLV 产品说明书中的反转录操作步骤进行。采用 20 μL 的反应体系，该体系各组分如下：RNA 模板 1 μL；下游引物（2.5 mmol/L）2 μL；DEPC 水 5 μL，混匀，离心 3~5 s，70℃水浴 5 min，冰浴 30 s（此处是为了使引物和模板正确配对）；然后加入 dNTP（10 mmol/L）2 μL；5×First Stand Buffer 4 μL；灭菌蒸馏水 8 μL；0.1MDTT 1 μL；RNasin（40 U/μL）1 μL；M-MLV（200 U/μL）1 μL。42℃，60 min 反转录，70℃变性 15 min（灭活反转录酶）后迅速置冰浴上冷却，得到的 cDNA 溶液进行 PCR 扩增。

PCR 扩增反应：10×PCR 缓冲液（含 MgCl$_2$）5 μL；dNTP（2.5 mmol/L）5 μL；Beg 9（10 mmol/L）2 μL；VP7-1（10 mmol/L）2 μL；模板 1 μL；*Taq* DNA 聚合酶（5 U/μL）0.5 μL；补水至 50 μL。置于 PCR 仪中，按照预先设定的程序进行 PCR 扩增反应。

最后，取扩增产物 5 μL，用 1.5%的琼脂糖凝胶进行电泳分析，得到分子量大小为 392 bp 的特异性条带即为阳性。

### 1.2.1.8 星状病毒 RT-PCR 检测方法

样品处理将阳性样品在振荡器上振荡 3 次，振荡频率约为 10 s/次，然后室温静置 10 min，8 000×*g* 常温离心 10 min，取上清液备用。

RNA 提取按照病毒核酸提取试剂盒说明书进行。

引物的设计：Mon340：5′-CGTCATTGTTTGTTGTCATACT-3′

Mon348：5′-ACATGTGCTGCTGTTACTATG-3′

反转录按照 M-MLV 产品说明书中的反转录操作步骤进行。反应体系为：RNA 4.5 μL，5×Buffer 5 μL，dNTP（10 mmol/L）1.3 μL，下游引物 Mon348 25 pmol/L，RNA 酶抑制剂 20 U，AMV 5 U，总体积为 20 μL；反应条件为：42℃反转录 1 h，然后 99℃ 5 min 灭活反转录酶，以得到的 cDNA 为模板进行 PCR 扩增。

PCR 扩增反应：采用 25 μL 反应体系，10×PCR Buffer 2.5 μL，dNTP（2.5 mmol/L），Mon340/Mon348 各 20 pmol/L，Ex *Taq* 酶 25 U，cDNA 2.5 μL。置于 PCR 仪中，按照预先设定的程序进行 PCR 扩增反应。

最后，取扩增产物 5 μL，用 1.5%的琼脂糖凝胶进行电泳分析，得到分子量大小为 288 bp 的特异性条带即为阳性。

### 1.2.1.9 脊髓灰质炎 RT-PCR 检测方法

样品处理将阳性样品在振荡器上振荡 3 次，振荡频率约为 10 s/次，然后室温静置 10 min，8 000×$g$ 常温离心 10 min，取上清液备用。

RNA 提取按照病毒核酸提取试剂盒说明书进行。

引物的设计：Polio-R：5′-ACGGACACCCAAAGTA-3′

Polio-F：5′-AGCACTTCTGTTTCCC-3′

反转录按照 M-MLV 产品说明书中的反转录操作步骤进行。反应体系为：RNA 2 μL，5×AMV Buffer 4 μL，dNTP（10 mmol/L）1 μL，游引物 PoLio-R 25 pmol/L，RNA 酶抑制剂 20 U，AMV 5 U，其余由 DEPC 水补足，共 20 μL 反应体系。反应条件：42℃反转录 1 h，99℃ 5 min 灭活反转录酶，以得到的 cDNA 为模板进行 PCR 扩增。

PCR 扩增反应体系：10×PCR Buffer 2.5 μL，dNTP（2.5 mmol/L），Polio-R/Polio-F 各 20 pmol/L，Ex $Taq$ 酶 25 U，cDNA 2.5 μL，总反应体系为为 25 μL。置于 PCR 仪中，按照预先设定的程序进行 PCR 扩增反应。

最后，取扩增产物 5 μL，用 1.5% 的琼脂糖凝胶进行电泳分析，得到分子量大小为 394 bp 的特异性条带即为阳性。

### 1.2.1.10 腺病毒的 PCR 检测方法

样品处理将阳性样品在振荡器上振荡 3 次，振荡频率约为 10 s/次，然后室温静置 10 min，8 000×$g$ 常温离心 10 min，取上清液备用。

引物的设计：AdR：5′-GCCGCAGTGGTCTTACATGCACATC-3′

AdF：5′-CAGCACGCCGCGG ATGTCAAAGT-3′

反应体系：10×PCR 缓冲液（含 MgCl$_2$）2.5 μL；dNTPs（2.5 mmol/L）2 μL；ADR（10 pmol/μL）0.75 μL；ADF（10 pmol/μL）0.75 μL；DNA 模板 2 μL；$Taq$ DNA 聚合酶（5 U/μL）0.25 μL；补灭菌水至 25 μL。置于 PCR 仪中，按照预先设定的程序进行 PCR 扩增反应。

最后，取扩增产物 5 μL，用 1.5% 的琼脂糖凝胶进行电泳分析，得到分子量大小为 300 bp 的特异性条带即为阳性。

### 1.2.1.11 贝类中肠道病毒的检测方法

海水中肠道病毒是浓缩方法：超滤、反渗透和脱水透析法、絮凝沉淀法、免疫捕获法、吸附法（袁长清等，1998）。采用高效的 Millipore 病毒装置，水样分别经过孔径为 0.8 μm 和 0.2 μm 的滤膜进行过滤（Mocé-Llivina et al.，2002），然后用 Millipore 装置浓缩到 100 mL 左右，最后用 Centricon Plus-70 离心，将水样浓缩到 350 μL 左右，冻存备检。

由于贝类样品中肠道病毒的含量比较低，所以在进行检测之前先采用高效的超速离心法对其进行浓缩。操作步骤：① 将贝类组织用匀浆器搅碎，称取 20 g 加入等体积的甘氨酸-氢氧化钠缓冲液（pH 9.0）；② 调整 pH 值至 7.2 左右，室温振荡 0.5 h 使之充分混匀；③ 于 4℃，5 000×$g$ 离心 15 min，取上清液继续离心，10 000×$g$，1 h，收集上清液；④ 于 4℃，140 000×$g$，超速离心 1.5 h；⑤ 弃上清液，将沉淀取出，用约 500 μL 的磷酸盐缓冲液（PBS，pH 7.4）重悬，向悬液中加入等量氯仿，重新抽提，振荡 15 min 后 4 000×$g$ 离心 30 min，上层液相即为病毒抽样，约 500 μL。操作过程中以 HAV 疫苗株 H2 为阳性对照，采用 SYBRGreenI 实时定量 PCR 方法测定病毒的回收率。

贝类样品的检测：取 200 μL 上述前处理样品，进行核酸提取和反转录。采用构建的长探针寡核苷酸芯片体系，对 162 份贝类样品进行芯片检测，计算出每个阵列中 4 个阴性重复点的平均值（$\overline{X}$）和标准差（$S$），得出 95% 的参考范围（$\overline{X} \pm 2S$），然后统计出每种探针的 4 个重复点平均荧光值，若平均值高于 $\overline{X} \pm 2S$ 则为阳性，低于 $\overline{X} \pm 2S$ 则为阴性。同时以普通 RT-PCR 和 PCR 方法为参照，评价基因芯片技术的灵敏度及特异性。

灵敏度 = 真阳性/（真阳性+假阳性），

特异性 = 真阴性/（真阴性+假阴性）。

## 1.2.2 海水中病原生物评价方法

### 1.2.2.1 海水浴场病原风险评价方法

#### 1.2.2.1.1 粪大肠杆菌风险评价

淡水游泳场所卫生学风险评价指标是大肠杆菌，而在海水浴场中，粪大肠菌群可较好地指示粪便污染（EPA，2004），在一定程度上，海水中粪大肠菌群浓度越高，代表着游泳者致病的风险性就越大。《海洋监测规范 第四部分：海水分析》（GB 17378.4—2007）中将粪大肠菌群的浓度分为四类，其中，一类至三类的海水适合于游泳，超过四类海水水质，病原生物导致游泳者发病的风险就增大（表 1.1），本文据此进行我国沿岸海水浴场致病风险的评估。

**表 1.1　海水浴场中粪大肠菌致病风险等级**

| 粪大肠菌群浓度/（个·L$^{-1}$） | 致病风险等级 | 海水质量 | 游泳适宜度 |
| --- | --- | --- | --- |
| ≤100 | 一级 | 优 | 最适宜游泳 |
| 101~1 000 | 二级 | 良 | 适宜游泳 |
| 1 001~2 000 | 三级 | 一般 | 较适宜游泳 |
| >2 000 | 四级 | 差 | 不适宜游泳 |

#### 1.2.2.1.2 肠球菌风险评价

美国环保局依据海水浴场游泳者患胃肠疾病风险概率与肠球菌浓度的相关性（Cabelli et al.，1982），建立了海水浴场风险概率评价方法（表 1.2）。胃肠疾病概率值低于 1.9%，属于可以接受的风险范围。

**表 1.2　肠球菌评价海水浴场致病风险标准**

| 风险水平（游泳者患病风险概率/%） | 肠球菌几何平均浓度/［个·（100 mL）$^{-1}$］ | 上分位数允许浓度/［个·（100 mL）$^{-1}$］ | | | |
| --- | --- | --- | --- | --- | --- |
| | | 75% | 82% | 90% | 95% |
| 0.8 | 4 | 13 | 20 | 35 | 63 |
| 0.9 | 5 | 16 | 24 | 42 | 76 |

| 风险水平（游泳者患病风险概率/%） | 肠球菌几何平均浓度/［个·（100 mL）⁻¹］ | 上分位数允许浓度/［个·（100 mL）⁻¹］ | | | |
|---|---|---|---|---|---|
| | | 75% | 82% | 90% | 95% |
| 1.0 | 6 | 19 | 29 | 50 | 91 |
| 1.1 | 8 | 23 | 35 | 61 | 110 |
| 1.2 | 9 | 28 | 42 | 73 | 133 |
| 1.3 | 11 | 34 | 51 | 89 | 161 |
| 1.4 | 14 | 41 | 62 | 107 | 195 |
| 1.5 | 17 | 49 | 75 | 130 | 235 |
| 1.6 | 20 | 60 | 91 | 157 | 284 |
| 1.7 | 24 | 72 | 109 | 189 | 344 |
| 1.8 | 29 | 87 | 132 | 229 | 415 |
| 1.9 | 35 | 104 | 158 | 276 | 501 |

根据游泳者感染胃肠疾病概率与海水中肠球菌几何浓度间的关系，可建立关系式：

$$Y = 0.2 + 12.2(\log_{10} X)$$

式中：$X$［个／（100 mL）］为海水中场球菌浓度的几何平均值；$Y$［人／（1 000 人）］为感染胃肠疾病的风险概率（David et al., 2004）。

由表 1.2 可知，当海水中肠球菌的浓度≥35 CFU/100 mL 时，存在一定的健康风险。

#### 1.2.2.2 海水养殖区病原生物评价方法

依据《海水水质标准》（GB 3097—1997），粪大肠菌群在海水养殖区的评价标准见表 1.3。

**表 1.3 海水养殖区粪大肠菌群评价标准**

| 粪大肠菌群/（个·L⁻¹） | 标准 | 备注 |
|---|---|---|
| ≤140 | 优质 | 适合生食贝类 |
| 140~2 000 | 合格 | 符合Ⅰ、Ⅱ、Ⅲ类海水水质标准，但不适合生食贝类 |
| ≥2 000 | 差 | |

# 1.3 海水浴场病原生物检测结果

## 1.3.1 细菌总数

在 2007 年 5—10 月可游泳的季节，大连星海浴场海水中月平均细菌总数，7 月最高，为（102 172±135 848）CFU/mL；其次是 9 月和 6 月；10 月最低，为（1 312±938）CFU/mL，总平均为（28 956±65 425）CFU/mL（表 1.4）。大连金石滩浴场细菌总数，8 月最高，为（41 431±

42 294）CFU/mL；其次是 7 月、6 月和 9 月；10 月最低，为（393±720）CFU/mL，总平均为（11 026±22 518）CFU/mL（表 1.5），大连星海浴场细菌总数高出金石滩浴场 1 倍多。

表 1.4　2007 年大连星海浴场细菌总数调查结果　　　　　　　　　　　　CFU/mL

| 站位 | 5 月 | 6 月 | 7 月 | 8 月 | 9 月 | 10 月 | 平均 |
|---|---|---|---|---|---|---|---|
| 1 | 25 500 | 26 867 | 71 890 | 9 433 | 23 711 | 3 290 | 26 782±24 078 |
| 2 | 14 900 | 7 967 | 10 000 | 8 717 | 23 623 | 1 049 | 11 043±7 602 |
| 3 | 9 233 | 2 400 | 9 099 | 5 733 | 16 623 | 959 | 7 341±5 667 |
| 4 | 10 567 | 37 533 | 108 288 | 15 800 | 25 021 | 957 | 33 028±38 932 |
| 5 | 6 500 | 2 667 | 103 776 | 7 500 | 19 333 | 767 | 23 424±39 893 |
| 6 | 5 783 | 1 467 | 50 777 | 2 917 | 9 522 | 742 | 11 868±19 332 |
| 7 | 283 | 1 000 | 25 623 | 1 617 | 2 712 | 547 | 5 297±9 995 |
| 8 | 16 833 | 34 650 | 473 556 | 62 300 | 118 667 | 2 774 | 118 130±178 875 |
| 9 | 15 100 | 7 983 | 105 756 | 6 433 | 75 050 | 1 317 | 35 273±44 015 |
| 10 | 12 417 | 4 550 | 62 957 | 4 100 | 19 501 | 727 | 17 375±23 344 |
| 平均 | 11 712±6 983 | 12 708±14 453 | 102 172±135 848 | 12 455±17 960 | 33 376±35 667 | 1 312±938 | 28 956±65 425 |

表 1.5　2007 年大连金石滩浴场细菌总数调查结果　　　　　　　　　　　　CFU/mL

| 站位 | 5 月 | 6 月 | 7 月 | 8 月 | 9 月 | 10 月 | 平均 |
|---|---|---|---|---|---|---|---|
| 1 | 1 512 | 7 000 | 1 200 | 101 801 | 5 385 | 349 | 19 272±40 489 |
| 2 | 383 | 3 300 | 1 133 | 30 565 | 4 152 | 230 | 6 769±11 792 |
| 3 | 335 | 7 633 | 583 | 12 488 | 3 852 | 164 | 3 546±4 705 |
| 4 | 383 | 12 267 | 3 800 | 129 700 | 17 752 | 184 | 28 262±50 348 |
| 5 | 322 | 5 100 | 2 833 | 38 154 | 6 134 | 169 | 8 958±14 544 |
| 6 | 262 | 11 833 | 1 017 | 1 589 | 4 215 | 85 | 1 897±1 875 |
| 7 | 107 | 7 467 | 400 | 1 268 | 3 734 | 50 | 1 549±1 748 |
| 8 | 1 578 | 8 633 | 41 000 | 44 632 | 15 002 | 2 430 | 19 941±18 686 |
| 9 | 945 | 27 333 | 21 917 | 33 079 | 11 652 | 140 | 13 231±12 623 |
| 10 | 652 | 9 600 | 8 917 | 21 033 | 5 135 | 130 | 6 834±7 680 |
| 平均 | 648±526 | 10 016±6 673 | 8 280±13 258 | 41 431±42 294 | 7 701±5 160 | 393±720 | 11 026±22 518 |

在 2007 年 7—8 月，全国 11 个海域沿岸浴场中，大连星海浴场海水中细菌总数最低，为（12 455±17 960）CFU/mL，深圳大小梅沙海水浴场细菌总数最高，为（120 348.4±167 143.3）CFU/mL；细菌总数由低至高依次为：大连星海、北戴河老虎石、北海银滩、三亚亚龙湾、厦门黄厝、连云港连岛、大连金石滩、青岛一浴、烟台金沙滩、宁波松兰山、深圳大小梅沙（表 1.6 和图 1.2）。

**表 1.6　2007 年夏季我国近岸海域主要海水浴场细菌总数调查结果**

CFU/mL

| 浴场 | 三亚亚龙湾 | 北海银滩 | 深圳大小梅沙 | 厦门黄厝 | 宁波松兰山 | 连云港连岛 | 青岛一浴 | 烟台金沙滩 | 大连星海 | 大连金石滩 | 北戴河老虎石 |
|---|---|---|---|---|---|---|---|---|---|---|---|
| 时间 | 07-17 | 07-12 | 07-21 | 07-22 | 07-24 | 07-26 | 07-27 | 07-28 | 08-03 | 08-03 | 08-04 |
| 1站位 | 22 100 | 20 733 | 180 000 | 22 683 | 16 967 | 30 133 | 66 500 | 82 367 | 9 433 | 101 801 | 12 167 |
| 2站位 | 16 233 | 5 100 | 5 733 | 8 850 | 114 400 | 28 317 | 28 967 | 64 283 | 8 717 | 30 565 | 5 567 |
| 3站位 | 4 467 | 3 900 | 4 667 | 8 850 | 6 117 | 26 417 | 15 833 | 59 333 | 5 733 | 12 488 | 5 333 |
| 4站位 | 41 350 | 91 200 | 550 000 | 23 883 | 226 200 | 54 400 | 85 733 | 83 333 | 15 800 | 129 700 | 10 233 |
| 5站位 | 20 317 | 6 683 | 151 300 | 15 683 | 34 700 | 30 000 | 32 867 | 82 633 | 7 500 | 38 154 | 5 550 |
| 6站位 | 7 317 | 5 067 | 28 500 | 66 167 | 16 167 | 28 717 | 32 633 | 72 583 | 2 917 | 1 589 | 3 050 |
| 7站位 | 3 517 | 2 850 | 3 117 | 7 883 | 4 150 | 21 833 | 26 733 | 3 217 | 1 617 | 1 268 | 2 317 |
| 8站位 | 118 550 | 65 300 | 255 333 | 116 567 | 168 200 | 65 817 | 61 967 | 46 033 | 62 300 | 44 632 | 53 467 |
| 9站位 | 3 267 | 15 767 | 16 567 | 13 367 | 22 350 | 36 683 | 36 183 | 39 967 | 6 433 | 33 079 | 34 200 |
| 10站位 | 11 100 | 5 417 | 8 267 | 20 767 | 6 917 | 22 483 | 28 300 | 26 667 | 4 100 | 21 033 | 15 767 |
| 平均 | 24 822±36 705 | 22 202±31 951 | 120 348±182 144 | 30 470±36 634 | 61 617±81 861 | 34 480±14 589 | 41 572±22 897 | 56 042±26 340 | 12 455±17 960 | 41 431±42 294 | 14 765±17 512 |

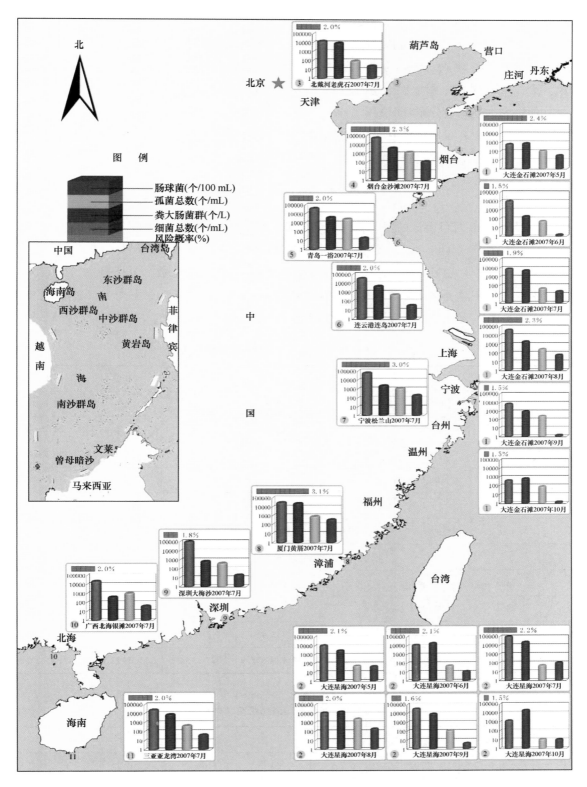

图 1.2　我国沿岸海域 11 个海水浴场病原生物分布

海水浴场近岸 1、4、8 站位海水中细菌总数大连星海浴场为（59 313±108 928）CFU/mL，大连金石滩为（22 492±36 717）CFU/mL；浴场中部 2、5、9 站位细菌总数大连星海浴场为（23 247±

34 037）CFU/mL，大连金石滩为（9 652±12 554）CFU/mL；外海3、6、10 站位细菌总数大连星海浴场为（12 295±17 246）CFU/mL，大连金石滩为（4 092±17 246）CFU/mL；外海对照站7 站位细菌总数大连星海浴场为（5 297±9 995）CFU/mL，大连金石滩为（1 549±1 748）CFU/mL。由此可以看出，大连星海与金石滩海水浴场中细菌总数在近岸明显高于浴场中部海域，中部又明显高于外海，与其他浴场细菌总数分布状况基本一致。

我国沿岸海域主要海水浴场中细菌总数（7—8 月）的变化范围是 $10^3 \sim 10^5$ CFU/mL，要略高于外部海域细菌总数 $10^3 \sim 10^4$ CFU/mL。

## 1.3.2 弧菌总数

在2007年5—10月可游泳的季节，大连星海浴场10个站位海水中弧菌总数月平均值8月最高，为（2 544.1±4 657.9）CFU/mL。其次是9月、10月最低，为（111.0±22.6）CFU/mL。总平均值为（471.3±2 046.9）CFU/mL（表1.7）。大连金石滩浴场弧菌总数，9月最高，为（275.0±286.9）CFU/mL；其次是8月；7月最低，为（43.7±43.4）CFU/mL。总平均为（138.3±205.9）CFU/mL（表1.8），大连星海浴场弧菌总数高出金石滩浴场3倍多。

表 1.7　2007 年大连星海浴场弧菌总数调查结果　　　　　　　　　CFU/mL

| 站位 | 5 月 | 6 月 | 7 月 | 8 月 | 9 月 | 10 月 | 平均 |
|---|---|---|---|---|---|---|---|
| 1 | 146.7 | 173.3 | 56.7 | 238.7 | 473.3 | 3.3 | 182.0±165.5 |
| 2 | 60.0 | 83.3 | 36.7 | 388.7 | 23.3 | 3.3 | 99.2±144.5 |
| 3 | 6.7 | 0.0 | 13.3 | 1 408.7 | 13.3 | 0.0 | 240.3±572.4 |
| 4 | 193.3 | 100.0 | 26.7 | 0.0 | 133.3 | 10.0 | 77.2±77.7 |
| 5 | 3.3 | 16.7 | 70.0 | 8 112.1 | 30.0 | 3.3 | 1 372.6±3 301.8 |
| 6 | 6.7 | 0.0 | 13.3 | 135.6 | 13.3 | 0.0 | 28.2±53.0 |
| 7 | 3.3 | 0.0 | 13.3 | 13 791.0 | 63.3 | 0.0 | 2 311.8±5 623.7 |
| 8 | 73.3 | 123.3 | 206.7 | 7.8 | 56.7 | 73.3 | 90.2±68.0 |
| 9 | 23.3 | 13.3 | 43.3 | 24.6 | 46.7 | 16.7 | 28.0±13.9 |
| 10 | 13.3 | 20.0 | 23.3 | 1 333.4 | 313.3 | 0.0 | 283.9±528.0 |
| 平均 | 53.0±67.2 | 53.0±62.3 | 50.3±58.2 | 2 544.1±4 657.9 | 116.7±154.6 | 11.0±22.6 | 471.3±2 046.9 |

表 1.8　2007 年大连金石滩浴场弧菌总数调查结果　　　　　　　　　CFU/mL

| 站位 | 5 月 | 6 月 | 7 月 | 8 月 | 9 月 | 10 月 | 平均 |
|---|---|---|---|---|---|---|---|
| 1 | 0.0 | 0.0 | 6.7 | 406.7 | 166.7 | 306.0 | 147.7±176.6 |
| 2 | 0.0 | 0.0 | 40.0 | 13.3 | 96.7 | 63.0 | 35.5±38.8 |
| 3 | 16.5 | 0.0 | 40.0 | 63.3 | 6.7 | 3.0 | 21.6±25.1 |
| 4 | 431.5 | 400.0 | 10.0 | 386.7 | 370.0 | 80.0 | 279.7±184.2 |

| 站位 | 5月 | 6月 | 7月 | 8月 | 9月 | 10月 | 平均 |
|---|---|---|---|---|---|---|---|
| 5 | 71.7 | 50.0 | 10.0 | 243.3 | 230.0 | 0.0 | 100.8±108.5 |
| 6 | 633.0 | 23.0 | 10.0 | 53.3 | 93.3 | 3.0 | 135.9±245.8 |
| 7 | 3.4 | 3.0 | 140.0 | 170.0 | 16.7 | 0.0 | 55.5±77.9 |
| 8 | 16.5 | 0.0 | 83.3 | 650.0 | 963.3 | 50.0 | 293.9±410.4 |
| 9 | 1.7 | 13.0 | 23.3 | 600.0 | 466.7 | 50.0 | 192.5±267.9 |
| 10 | 0.0 | 20.0 | 73.3 | 50.0 | 340.0 | 237.0 | 120.1±136.8 |
| 平均 | 117.4±224.8 | 50.9±123.7 | 43.7±43.4 | 263.7±235.7 | 275.0±286.9 | 79.2±106.7 | 138.3±205.9 |

在 2007 年 7—8 月，全国 11 个海水浴场中，青岛第一海水浴场弧菌总数最高，为（2 652.4±2 097.8）CFU/mL；北戴河老虎石浴场最低，为（87.0±97.4）CFU/mL。弧菌总数由低至高依次为：北戴河老虎石、大连金石滩、深圳大小梅沙、北海银滩、连云港连岛、厦门黄厝、三亚亚龙湾、宁波松兰山、烟台金沙滩、大连星海、青岛一浴（表 1.9）。

海水浴场近岸 1、4、8 站位海水中弧菌总数大连星海浴场为（116.5±116.2）CFU/mL，大连金石滩为（240.4±270.7）CFU/mL；浴场中部 2、5、9 站位弧菌总数大连星海浴场为（499.9±1 901.7）CFU/mL，大连金石滩为（109.6±171.5）CFU/mL；外海 3、6、10 站位弧菌总数大连星海浴场为（184.1±438.6）CFU/mL，大连金石滩为（92.5±161.7）CFU/mL；外海对照站 7 站位细菌总数大连星海浴场为（2 311.8±5 623.7）CFU/mL，大连金石滩为（55.5±77.9）CFU/mL。弧菌总数在大连星海浴场中部海域含量较高，与北海银滩、深圳大小梅沙、厦门黄厝、宁波松兰山、青岛第一海水浴场、烟台金沙滩和北戴河老虎石海水浴场弧菌总数的分布趋势基本一致。大连金石滩浴场在近岸明显高于浴场中部海域，中部又明显高于外海，与细菌总数分布一致；在三亚亚龙湾和连云港连岛海水浴场，也有相似的分布趋势。

表 1.9　2007 年我国近岸海域主要海水浴场弧菌总数调查结果

CFU/mL

| 浴场 | 三亚亚龙湾 | 北海银滩 | 深圳大小梅沙 | 厦门黄厝 | 宁波松兰山 | 连云港连岛 | 青岛一浴 | 烟台金沙滩 | 大连星海 | 大连金石滩 | 北戴河老虎石 |
|---|---|---|---|---|---|---|---|---|---|---|---|
| 日期 | 07—17 | 07—12 | 07—21 | 07—22 | 07—24 | 07—26 | 07—27 | 07—28 | 08—03 | 08—03 | 08—04 |
| 1 站位 | 1 060.0 | 136.7 | 423.3 | 283.3 | 833.3 | 703.3 | 1 363.3 | 1 180.0 | 238.7 | 406.7 | 120.0 |
| 2 站位 | 543.3 | 1 006.7 | 863.3 | 1 153.3 | 840.0 | 476.7 | 8 666.7 | 2 390.0 | 388.7 | 13.3 | 333.3 |
| 3 站位 | 663.3 | 2 326.7 | 240.0 | 73.3 | 0.0 | 126.7 | 1 270.0 | 1 920.0 | 1 408.7 | 63.3 | 10.0 |
| 4 站位 | 2 470.0 | 56.7 | 426.7 | 563.3 | 720.0 | 953.3 | 1 186.7 | 1 096.7 | 0.0 | 386.7 | 130.0 |
| 5 站位 | 1 173.3 | 506.7 | 883.3 | 1 270.0 | 1 686.7 | 680.0 | 2 863.3 | 1 306.7 | 8 112.1 | 243.3 | 66.7 |
| 6 站位 | 960.0 | 6.7 | 636.7 | 463.3 | 4 033.3 | 553.3 | 2 286.7 | 963.3 | 135.6 | 53.3 | 20.0 |
| 7 站位 | 760.0 | 210.0 | 106.7 | 1 530.0 | 516.7 | 0.0 | 1 860.0 | 1 033.3 | 13 791.0 | 170.0 | 10.0 |
| 8 站位 | 810.0 | 163.3 | 446.7 | 480.0 | 456.7 | 870.0 | 3 140.0 | 1 820.0 | 7.8 | 650.0 | 93.3 |
| 9 站位 | 943.3 | 16.7 | 96.7 | 1 440.0 | 2 973.3 | 536.7 | 1 766.7 | 1 743.3 | 24.6 | 600.0 | 66.7 |
| 10 站位 | 1 253.3 | 40.0 | 56.7 | 930.0 | 3.3 | 70.0 | 2 120.0 | 526.7 | 1 333.4 | 50.0 | 20.0 |
| 平均 | 1 063.7±541.5 | 447.0±728.8 | 418.0±302.9 | 818.7±513.0 | 1 206.3±1 324.7 | 497.0±332.5 | 2 652.3±2 211.2 | 1 398.0±555.9 | 2 544.1±4 657.9 | 263.7±235.7 | 87.0±97.4 |

### 1.3.3　粪大肠菌群

#### 1.3.3.1　大连星海浴场和金石滩浴场检测情况（2007年）

2007年5—10月可游泳的季节，大连星海浴场海水中月平均粪大肠菌群数7月最高，为≥24 000 CFU/L；其次是10月；5月最低，为（3 053±1 568）CFU/L，总平均为≥15 562 CFU/L（表1.10）。大连金石滩浴场粪大肠菌群数7月最高，为≥5 343 CFU/L；其次是8月；6月最低，为<185 CFU/L；总平均为1 667 CFU/L（表1.11）。大连星海浴场粪大肠菌群数是金石滩浴场的9倍多。

表 1.10　2007 年大连星海浴场粪大肠菌群数调查结果　　　　　　　　　　　　　　　　CFU/L

| 站位 | 5月 | 6月 | 7月 | 8月 | 9月 | 10月 | 平均 |
|------|------|------|------|------|------|------|------|
| 1 | 1 700 | ≥24 000 | ≥24 000 | ≥24 000 | 5 400 | ≥24 000 | ≥17 183 |
| 2 | 3 500 | ≥24 000 | ≥24 000 | 16 000 | 5 400 | ≥24 000 | ≥16 150 |
| 3 | 3 500 | ≥24 000 | ≥24 000 | ≥24 000 | 3 500 | ≥24 000 | ≥17 167 |
| 4 | 2 400 | ≥24 000 | ≥24 000 | ≥24 000 | 16 000 | ≥24 000 | ≥19 067 |
| 5 | 2 400 | 3 500 | ≥24 000 | 9 200 | 5 400 | ≥24 000 | ≥11 417 |
| 6 | 2 400 | ≥24 000 | ≥24 000 | 9 200 | 16 000 | 9 200 | ≥14 133 |
| 7 | 330 | ≥24 000 | ≥24 000 | ≥24 000 | ≥24 000 | ≥24 000 | ≥20 055 |
| 8 | 3 500 | ≥24 000 | ≥24 000 | 3 500 | 2 800 | ≥24 000 | ≥13 633 |
| 9 | 5 400 | ≥24 000 | ≥24 000 | 3 500 | 2 800 | 9 200 | ≥11 483 |
| 10 | 5 400 | 9 200 | ≥24 000 | ≥24 000 | 5 400 | ≥24 000 | ≥15 333 |
| 平均 | 3 053±1 568 | ≥20 470 | ≥24 000 | ≥16 140 | ≥8 670 | ≥21 040 | ≥15 562 |

表 1.11　2007 年大连金石滩浴场粪大肠菌群数调查结果　　　　　　　　　　　　　　CFU/L

| 站位 | 5 月 | 6 月 | 7 月 | 8 月 | 9 月 | 10 月 | 平均 |
|---|---|---|---|---|---|---|---|
| 1 | 2 400 | 50 | 16 000 | 3 500 | 490 | <20 | 3 743 |
| 2 | 310 | 220 | ≥24 000 | 1 300 | 50 | <20 | 4 317 |
| 3 | 330 | 140 | 5 400 | 1 700 | 110 | 20 | 1 283±2 112 |
| 4 | 940 | <20 | 1 700 | 3 500 | 1 700 | <20 | 1 313 |
| 5 | 1 300 | <20 | 490 | 790 | 490 | 40 | 522 |
| 6 | 490 | 20 | 700 | 1 700 | 130 | 330 | 562±609 |
| 7 | 330 | <20 | 170 | 230 | 40 | <20 | 135 |
| 8 | 790 | 490 | 1 300 | 330 | 2 400 | 790 | 1 017±754 |
| 9 | 700 | 700 | 3 500 | 5 400 | 2 400 | 5400 | 3 017±2 131 |
| 10 | 490 | 170 | 170 | 1 300 | 2 400 | 50 | 763±922 |
| 平均 | 808±642 | <185 | ≥5 343 | 1 975±1 653 | 1 021±1 067 | <671 | 1 667 |

1.3.3.2　全国 11 个海水浴场检测情况 （2007 年）

在 2007 年 7—8 月，全国 11 个海水浴场中，厦门黄厝海水浴场粪大肠菌群数最高，为 ≥24 000 CFU/L。北海银滩海水浴场最低，为 <407 CFU/L。粪大肠菌群数由低至高依次为：北海银滩、深圳大小梅沙、大连金石滩、宁波松兰山、青岛第一海水浴场、烟台金沙滩、连云港连岛、北戴河老虎石、三亚亚龙湾、大连星海、厦门黄厝 （表 1.12）。

1.3.3.3　全国 11 个站位不同海区分布情况 （2007 年）

海水浴场近岸 1、4、8 站位海水中粪大肠菌群数星海浴场为 16 628 CFU/L，金石滩为 2 024 CFU/L；浴场中部 2、5、9 站位粪大肠菌群数星海浴场为 13 017 CFU/L，金石滩为 2 618 CFU/L；外海 3、6、10 站位粪大肠菌群数星海浴场为 115 544 CFU/L，金石滩为 869 CFU/L；外海对照站 7 站位粪大肠菌群数星海浴场为 ≥20 055 CFU/L，金石滩为 135 CFU/L。粪大肠菌群在大连星海和金石滩海域的分布，比较均匀一致，浴场近岸、中部和外部差异不明显。在三亚亚龙湾等其他 9 个浴场中，粪大肠菌群数量分布也有相同的趋势。

表 1.12 2007 年我国近岸海域主要海水浴场粪大肠菌群数调查结果

CFU/L

| 浴场 | 三亚亚龙湾 | 北海银滩 | 深圳大小梅沙 | 厦门黄厝 | 宁波松兰山 | 连云港连岛 | 青岛一浴 | 烟台金沙滩 | 大连星海 | 大连金石滩 | 北戴河老虎石 |
|---|---|---|---|---|---|---|---|---|---|---|---|
| 时间 | 07-17 | 07-12 | 07-21 | 07-22 | 07-24 | 07-26 | 07-27 | 07-28 | 08-03 | 08-03 | 08-04 |
| 1 站位 | ≥24 000 | <20 | 2 400 | ≥24 000 | 330 | 2 400 | 1 100 | 1 700 | ≥24 000 | 3 500 | ≥24 000 |
| 2 站位 | 170 | 2 400 | <20 | ≥24 000 | 16 000 | 700 | 5 400 | 790 | 16 000 | 1 300 | ≥24 000 |
| 3 站位 | 920 | 1 100 | <20 | ≥24 000 | <20 | 130 | 1 300 | 1 300 | ≥24 000 | 1 700 | <20 |
| 4 站位 | ≥24 000 | 230 | 1 100 | ≥24 000 | 790 | 16 000 | 1 300 | 1 700 | ≥24 000 | 3 500 | 16 000 |
| 5 站位 | 3 500 | <20 | 1 300 | ≥24 000 | 2 400 | 2 400 | 2 400 | 2 400 | 9 200 | 790 | 5 400 |
| 6 站位 | ≥24 000 | <20 | 170 | ≥24 000 | 2 400 | 3 500 | 2 400 | 790 | 9 200 | 1 700 | <20 |
| 7 站位 | 50 | 220 | <20 | ≥24 000 | 70 | 50 | <20 | 50 | ≥24 000 | 230 | <20 |
| 8 站位 | 3 500 | <20 | 1 700 | ≥24 000 | 490 | 16 000 | 2 400 | 16 000 | 3 500 | 330 | 3 500 |
| 9 站位 | ≥24 000 | <20 | 40 | ≥24 000 | 330 | 2 400 | 330 | 16 000 | 3 500 | 5 400 | 16 000 |
| 10 站位 | ≥24 000 | <20 | <20 | ≥24 000 | <20 | 1 400 | ≥24 000 | 1 100 | ≥24 000 | 1 300 | 50 |
| 平均 | ≥12 814 | <407 | <679 | ≥24 000 | <2 285 | 4 498±6 161 | 4 065 | 4 183 | ≥16 140 | 1 975 | 8 901 |

### 1.3.3.4 全国 11 个站点分布（2006 年）

依据 2006 年 8 月粪大肠菌群数，全国滨海浴场和度假村，海水浴场风险水平由低至高依次为：连云港度假区、青岛奥运帆船赛区、青岛石老人（滨海度假区）、三亚亚龙湾、广东南澳、广东江门飞沙滩、厦门鼓浪屿海水浴场、青岛第一海水浴场、广东汕尾红海湾、秦皇岛亚运村（滨海度假）、温州南麂大沙岙、厦门环道路东（滨海度假区）、浙江普陀朱家尖南沙海水浴场、营口度假区、威海国际海水浴场、葫芦岛绥中海水浴场、福建平潭龙王头海水浴场、广东阳江闸坡、上海金山城市（滨海度假区）、大连金石滩海水浴场、日照第二海水浴场、平潭赤潮监控区、北海银滩、连云港连岛海水浴场、福建东山马銮湾海水浴场、湛江东海岛、烟台金沙滩海水浴场、北戴河老虎石浴场、深圳大小梅沙、泉州湾、海口假日海滩（表 1.13 和图 1.3）。依据 4—10 月粪大肠杆菌含量监测结果，7 月和 8 月，粪大场菌群数量最多。

**表 1.13 2006 年全国主要海水浴场中粪大肠菌群数等级评价**

| 海水浴场名称 | 4 月 | 5 月 | 6 月 | 7 月 | 8 月 | 9 月 | 10 月 |
|---|---|---|---|---|---|---|---|
| 大连金石滩海水浴场 | | | 二级 | 二级 | 二级 | 一级 | 二级 |
| 营口度假区 | | | | 一级 | 二级 | 一级 | |
| 葫芦岛绥中海水浴场 | | | | | 二级 | 二级 | 二级 |
| 秦皇岛亚运村（滨海度假） | | | | 二级 | 一级 | 二级 | |
| 北戴河老虎石浴场 | | | 二级 | 四级 | 四级 | 二级 | 二级 |
| 烟台金沙滩海水浴场 | | | 一级 | 二级 | 四级 | 二级 | 一级 |
| 威海国际海水浴场 | | | 一级 | 二级 | 二级 | 二级 | |
| 青岛石老人（滨海度假区） | | | | 一级 | 一级 | 二级 | |
| 青岛奥运帆船赛区 | 一级 | 一级 | | | | | |
| 青岛第一海水浴场 | | | 一级 | 二级 | 一级 | 二级 | |
| 日照第二海水浴场 | | | 二级 | 二级 | 二级 | 二级 | 二级 |
| 连云港度假区 | | | | 一级 | 一级 | 一级 | 一级 |
| 连云港连岛海水浴场 | | | 三级 | 三级 | 二级 | 三级 | 二级 |
| 上海金山城市（滨海度假区） | | | | 二级 | 二级 | 二级 | |
| 浙江普陀朱家尖南沙海水浴场 | | | 一级 | 二级 | 二级 | 二级 | 二级 |
| 温州南麂大沙岙 | | | 一级 | 二级 | 二级 | 二级 | 二级 |
| 平潭赤潮监控区 | | 二级 | 三级 | 三级 | 二级 | 二级 | 三级 |
| 福建平潭龙王头海水浴场 | 二级 | 二级 | 二级 | 二级 | 二级 | 二级 | 二级 |
| 泉州湾 | | 四级 | 四级 | 四级 | 四级 | 四级 | 二级 |
| 厦门鼓浪屿海水浴场 | | | | | 一级 | 一级 | 一级 |
| 厦门环道路东（滨海度假区） | | | | | 二级 | 二级 | |
| 福建东山马銮湾海水浴场 | 四级 | 四级 | 四级 | 三级 | 二级 | 三级 | 三级 |

| 海水浴场名称 | 4月 | 5月 | 6月 | 7月 | 8月 | 9月 | 10月 |
|---|---|---|---|---|---|---|---|
| 广东汕尾红海湾 | 二级 | 二级 | 三级 | 二级 | 一级 | 二级 | 二级 |
| 深圳大小梅沙 | 三级 | 四级 | 四级 | 四级 | 四级 | 四级 | 三级 |
| 广东南澳 | 二级 | 一级 | 一级 | 一级 | 一级 | 一级 | 一级 |
| 广东江门飞沙滩 | 一级 | 二级 | 一级 | 一级 | 一级 | 一级 | 一级 |
| 广东阳江闸坡 | 四级 | 二级 | 二级 | 二级 | 二级 | 二级 | 二级 |
| 湛江东海岛 | 三级 | 二级 | 三级 | 二级 | 三级 | 二级 | 二级 |
| 三亚亚龙湾 | | 一级 | 一级 | 一级 | 一级 | 一级 | 二级 |
| 海口假日海滩 | 四级 | 四级 | 四级 | 四级 | 四级 | 四级 | 四级 |
| 北海银滩 | 三级 | 三级 | 二级 | 二级 | 二级 | 二级 | 二级 |

## 1.3.4  肠球菌

### 1.3.4.1  大连星海湾和金石滩浴场检测情况（2007年）

在2007年5—10月适宜游泳的季节，大连星海浴场海水中月平均肠球菌数量，8月最高，为（194±295）CFU/（100 mL）；其次是7月；9月最低，为（5±11）CFU/（100 mL），总平均为（68±157）CFU/（100 mL）（表1.14）。大连金石滩浴场肠球菌数量，也是8月最高，为（61±73）CFU/（100 mL）；其次是7月；6月、9月、10月最低，为（<2±55）CFU/（100 mL）；总平均为（22±43）CFU/（100 mL）（表1.15），大连星海水浴场肠球菌数量高出金石滩浴场3倍多。

在2007年7—8月，全国11个海水浴场中，厦门黄厝海水浴场肠球菌数量最高，为（353±87）CFU/（100 mL）；深圳大小梅沙海水浴场最低，为（20±23）CFU/（100 mL）。肠球菌数量由低至高依次为：深圳大小梅沙、青岛一浴、大连金石滩、北戴河老虎石、连云港连岛、北海银滩、三亚亚龙湾、烟台金沙滩、大连星海、宁波松兰山、厦门黄厝（表1.16）。

### 1.3.4.2  全国11个海水浴场检测情况（2007年）

海水浴场近岸1、4、8站位海水中肠球菌大连星海浴场为（101±228）CFU/（100 mL），大连金石滩为（28±58）CFU/（100 mL）；浴场中部2、5、9站位肠球菌大连星海浴场为（26±29）CFU/（100 mL），大连金石滩为（20±25）CFU/（100 mL）；外海3、6、10站位肠球菌大连星海浴场为（87±167）CFU/（100 mL），大连金石滩为（21±38）CFU/（100 mL）；外海对照站7站位肠球菌大连星海浴场为（33±47）CFU/（100 mL），大连金石滩为（13±20）CFU/（100 mL）。肠球菌在大连星海和金石滩海域，呈现近岸海域的分布多于外海，而中间海域分布较少的格局，与厦门黄厝和连云港连岛海水浴场肠球菌分布一致。青岛第一海水浴场呈现由近岸至外海逐渐减少的趋势。三亚亚龙湾、北海银滩、厦门黄厝、宁波松兰山、烟台金沙滩、北戴河老虎石海水浴场肠球菌含量，呈现近岸海域少，中部海域最多，外部海域较少的分布格局。

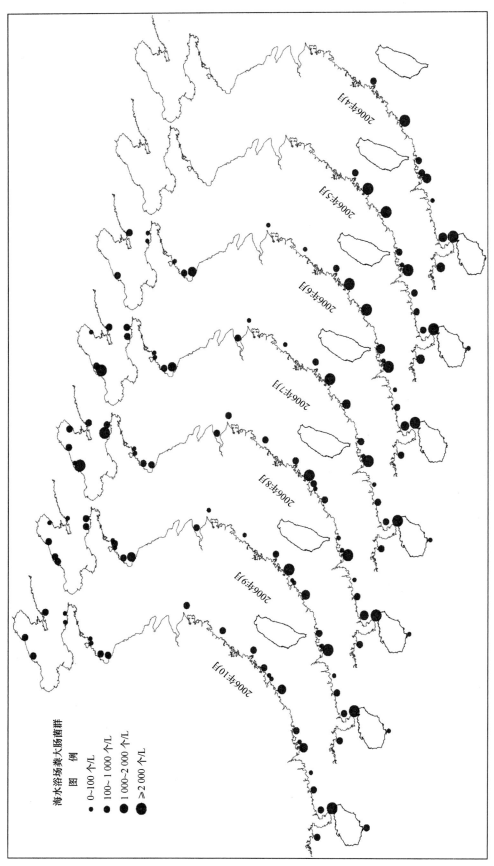

图1.3 2006年全国主要海水浴场中粪大肠菌群数分布

表 1.14 2007 年大连星海浴场肠球菌调查结果 CFU/（100 mL）

| 站位 | 5月 | 6月 | 7月 | 8月 | 9月 | 10月 | 平均 |
|---|---|---|---|---|---|---|---|
| 1 | 61 | 74.7 | 80 | 818 | 0 | 15 | 170±319 |
| 2 | 15 | 14.9 | 48 | 61 | 0 | 30 | 28±23 |
| 3 | 0 | 0 | 717 | 144 | 0 | 0 | 144±287 |
| 4 | 0 | 0 | 64 | 618 | 0 | 0 | 127±243 |
| 5 | 0 | 0 | 0 | 30 | 0 | 0 | 10±15 |
| 6 | 94 | 0 | 48 | 94 | 30 | 30 | 73±45 |
| 7 | 15 | 30.2 | 30 | 125 | 0 | 0 | 33±47 |
| 8 | 45 | 0 | 0 | 0 | 0 | 0 | 8±18 |
| 9 | 61 | 0 | 15 | 15 | 15 | 15 | 38±39 |
| 10 | 179 | 0 | 46 | 30 | 0 | 15 | 45±68 |
| 平均 | 47±34 | 12±24 | 105±229 | 194±295 | 5±11 | 11±13 | 68±157 |

表 1.15 2007 年大连金石滩浴场肠球菌调查结果 CFU/（100 mL）

| 站位 | 5月 | 6月 | 7月 | 8月 | 9月 | 10月 | 平均 |
|---|---|---|---|---|---|---|---|
| 1 | 0 | 0 | 77 | 76 | 0 | 0 | 33±38 |
| 2 | 0 | 0 | 0 | 0 | 15 | 0 | 5±8 |
| 3 | 0 | 0 | 0 | 0 | 0 | 0 | 0 |
| 4 | 0 | 0 | 0 | 229 | 0 | 0 | 51±92 |
| 5 | 45.7 | 15 | 15 | 109 | 0 | 0 | 28±41 |
| 6 | 215 | 0 | 61 | 61 | 0 | 15 | 47±55 |
| 7 | 0 | 0 | 0 | 45 | 0 | 0 | 13±20 |
| 8 | 0 | 0 | 0 | 0 | 0 | 0 | 0 |
| 9 | 92.9 | 0 | 0 | 45 | 0 | 0 | 26±45 |
| 10 | 0 | 0 | 61 | 45 | 0 | 0 | 18±28 |
| 平均 | 35±70 | 2±5 | 21±30 | 61±73 | 2±5 | 2±5 | 22±43 |

表 1.16 我国近岸海域主要海水浴场肠球菌调查结果 CFU/（100 mL）

| 浴场 | 三亚亚龙湾 | 北海银滩 | 深圳大小梅沙 | 厦门黄厝 | 宁波松兰山 | 连云港连岛 | 青岛一浴 | 烟台金沙滩 | 大连星海 | 大连金石滩 | 北戴河老虎石 |
|---|---|---|---|---|---|---|---|---|---|---|---|
| 日期 | 07-17 | 07-12 | 07-21 | 07-22 | 07-24 | 07-26 | 07-27 | 07-28 | 08-03 | 08-03 | 08-04 |
| 1 站位 | 0 | 0 | 46 | 256 | 0 | 15 | 45 | 45 | 818 | 77 | 77 |
| 2 站位 | 30 | 0 | 15 | 304 | 268 | 0 | 61 | 15 | 61 | 0 | 46 |
| 3 站位 | 45 | 15 | 0 | 357 | 0 | 110 | 0 | 161 | 144 | 0 | 0 |
| 4 站位 | 0 | 0 | 0 | 407 | 0 | 77 | 0 | 30 | 618 | 0 | 0 |

| 浴场 | 三亚亚龙湾 | 北海银滩 | 深圳大小梅沙 | 厦门黄厝 | 宁波松兰山 | 连云港连岛 | 青岛一浴 | 烟台金沙滩 | 大连星海 | 大连金石滩 | 北戴河老虎石 |
|---|---|---|---|---|---|---|---|---|---|---|---|
| 日期 | 07-17 | 07-12 | 07-21 | 07-22 | 07-24 | 07-26 | 07-27 | 07-28 | 08-03 | 08-03 | 08-04 |
| 5 站位 | 94 | 92 | 15 | 356 | 929 | 0 | 0 | 30 | 30 | 15 | 0 |
| 6 站位 | 77 | 127 | 15 | 503 | 191 | 30 | 0 | 143 | 94 | 61 | 15 |
| 7 站位 | 77 | 15 | 0 | 450 | 61 | 30 | 15 | 76 | 125 | 0 | 45 |
| 8 站位 | 61 | 61 | 0 | 253 | 0 | 46 | 77 | 344 | 0 | 0 | 0 |
| 9 站位 | 30 | 77 | 61 | 253 | 539 | 0 | 0 | 415 | 15 | 0 | 30 |
| 10 站位 | 15 | 15 | 45 | 389 | 0 | 30 | 0 | 30 | 30 | 61 | 46 |
| 平均 | 43±33 | 40±46 | 20±23 | 353±87 | 199±311 | 34±36 | 20±30 | 129±142 | 194±295 | 21±32 | 26±27 |

## 1.3.5 甲型肝炎病毒

2007 年 5—10 月，每月分别采集大连星海浴场和金石滩浴场各 4、5、6、7 站位的海水样品；7—8 月，对北戴河老虎石、烟台金沙滩、青岛第一海水浴场、连云港连岛、宁波松兰山、福建厦门黄厝、广东深圳大小梅沙、北海银滩、海南三亚亚龙湾浴场分别采集 2 个海水样品。采用 RT-PCR 检测方法，结果表明，仅在 7—8 月，金石滩浴场 5 号站位检出甲型肝炎病毒（图 1.4），其他海水浴场海水中均未检出。

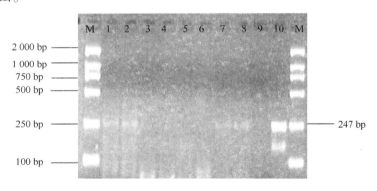

图 1.4　大连金石滩浴场海水中甲肝病毒的凝胶电泳结果

M 为标准分子量；1~2 为 7 月 5 号站位水样；3~6 为其他水样；7~8 为 8 月 5 号站位水样；9 为阴性对照；10 为阳性对照

## 1.3.6 诺如病毒

采用 RT-PCR 检测方法，对各海水浴场进行甲肝病毒检测的同时，进行了诺如病毒的检测，均未检出阳性样品。

## 1.3.7 轮状病毒

以 DNA 标准分子量为参照，分析扩增结果。在相同条件下扩增样品，在所检测的这 20 个水样中呈轮状病毒阳性的水样共有 8 个，分别是 JST1、JST2、NB1、XM1、BDH1、BDH2、SZ1、SZ2，该病毒的阳性检出率为 40%（表 1.17）。

**表 1.17　重点海水浴场中 4 种病毒的检测结果**

| 采样点 | BDH | | JST | | YT | | QD | | LYG | | NB | | XM | | SZ | | BH | | SY | |
|---|---|---|---|---|---|---|---|---|---|---|---|---|---|---|---|---|---|---|---|---|
| 病毒 　　　　站位 | 2 | 4 | 2 | 4 | 2 | 4 | 2 | 4 | 2 | 4 | 2 | 4 | 3 | 4 | 2 | 4 | 2 | 4 | 2 | 4 |
| Rotavirus | + | + | + | + | − | − | − | − | − | − | + | − | + | − | + | + | − | − | − | − |
| Astrovirus | − | − | + | + | + | + | − | − | − | − | − | + | − | − | − | − | − | − | + | + |
| Poliovirus | − | + | + | + | − | − | + | − | + | − | − | − | − | − | + | − | − | − | + | + |
| Adenovirus | − | − | + | + | + | − | + | − | + | − | + | + | − | − | − | − | − | − | − | − |

注："+"表示阳性；"−"表示阴性。BDH 代表北戴河老虎石海水浴场；JST 代表金石滩海水浴场；YT 代表烟台金沙滩海水浴场；QD 代表青岛第一海水浴场；LYG 代表连云港连岛浴场；NB 代表宁波松兰山浴场；XM 代表厦门黄厝海水浴场；SZ 代表深圳大小梅沙浴场；BH 代表北海银滩浴场；SY 代表三亚亚龙湾浴场。

### 1.3.8　星状病毒

在相同条件下扩增样品，呈星状病毒阳性的样品共有 7 个，分别是 JST1、JST2、SY1、SY2、YT1、YT2、NB2，阳性检出率为 35%（表 1.17）。

### 1.3.9　脊髓灰质炎病毒

扩增 20 个水样得到的结果，呈脊髓灰质炎病毒阳性的样品共有 7 个，分别是 JST1、QD1、SY1、SY2、LYG1、BDH2、SZ1，阳性检出率为 35%（表 1.17）。

### 1.3.10　腺病毒

在相同条件下扩增样品，呈星状病毒阳性的样品共有 7 个，分别是 JST1、JST2、QD1、LYG1、YT1、NB1、NB2，阳性检出率为 35%（表 1.17）。

## 1.4　养殖海域可疑病原生物

### 1.4.1　弧菌总数

海水中的许多弧菌种类是海水养殖动植物的最主要病原生物类群，其数量高低可反映海水养殖环境质量以及病害风险程度。检测方法与浴场水样相同（图 1.5 至图 1.11）。

东港海水养殖区：2004—2007 年和 2009 年，表层海水弧菌平均含量为（35±37）CFU/mL，其中 2007 年最高，为（55±60）CFU/mL，2004 年最低，为 7 CFU/mL。在 6—10 月，10 月最高，为（65±91）CFU/mL，其次为 8 月，为（52±44）CFU/mL，6 月最低，为（5±6）CFU/mL。

葫芦岛海水养殖区：2004—2009 年，表层海水弧菌平均含量为（15±33）CFU/mL，其中 2004

年最高，为（71±103）CFU/mL。2009 年最低，为（1±33）CFU/mL。在 6—10 月，8 月最高，为（38±74）CFU/mL，6 月最低，为 93 CFU/mL。

秦皇岛海水养殖区：2004 年和 2006—2009 年，表层海水中弧菌平均含量为（1 566±4 056）CFU/mL，其中 2004 年最高，为（7 197±7 291）CFU/mL。2006 年最低，为（17±12）CFU/mL。在 5—10 月，7 月最高，为（4 091±8 361）CFU/mL，10 月最低，为（191±13）CFU/mL。

烟台海水养殖区：2004—2005 年和 2007—2009 年，表层海水中弧菌平均含量为（49±62）CFU/mL，其中 2005 年最高，为（151±58）CFU/mL。2008 年最低，为（2±1）CFU/mL。在 5—10 月，7 月含量最高，为（73±93）CFU/mL，10 月最低，为（10±17）CFU/mL。

海州湾海水养殖区：2004—2005 年和 2007—2009 年，表层海水中弧菌含量为（261±580）CFU/mL，其中 2004 年最高，为（1 035±888）CFU/mL。2009 年最低，为（2±2）CFU/mL。在 5—10 月，8 月最高，为（516±1 096）CFU/mL，9 月最低，为（36±57）CFU/mL。

岱山海水养殖区：2004—2009 年，表层海水中弧菌含量为（3 815±12 332）CFU/mL，其中 2004 年最高，为（15 829±25 260）CFU/mL。2007 年最低，为（16±5）CFU/mL。在 4—10 月，9 月最高，为（15 608±29 751）CFU/mL，4 月最低，为（36±25）CFU/mL。

象山港海水养殖区：2004—2009 年，表层海水中弧菌含量为（2 231±110 638）CFU/mL，其中 2005 年最高，为（9 794±23 546）CFU/mL。2007 年最低，为（7±9）CFU/mL。在 4—10 月，5 月最高，为（12 881±28 122）CFU/mL，8 月最低，为（99±115）CFU/mL。

嵊泗海水养殖区：2004—2009 年，表层海水中弧菌含量为（271±254）CFU/mL，其中 2004 年最高，为（392±327）CFU/mL。2007 年最低，为 23 CFU/mL。在 5—10 月，7 月最高，为（555±303）CFU/mL，5 月最低，为（70±68）CFU/mL。

洞头海水养殖区：2004—2009 年，表层海水中弧菌含量为（669±1 142）CFU/mL，其中 2004 年最高，为（2 052±2 294）CFU/mL。2006 年最低，为（67±20）CFU/mL。在 4—10 月，9 月最高，为（1 186±2 081）CFU/mL，5 月最低，为（332±437）CFU/mL。

三都湾海水养殖区：2004—2009 年，表层海水中弧菌含量为（321±262）CFU/mL，其中 2005 年最高，为（524±320）CFU/mL。2009 年最低，为（184±104）CFU/mL。在 4—10 月，9 月最高，为（406±210）CFU/mL，4 月最低，为（64±65）CFU/mL。

厦门海水养殖区：2004—2009 年，表层海水中弧菌含量为（757±1 244）CFU/mL，其中 2005 年最高，为（704±526）CFU/mL。2009 年最低，为（135±96）CFU/mL。在 4—10 月，10 月最高，为（757±1 244）CFU/mL，6 月最低，为（181±95）CFU/mL。

平潭海水养殖区：2004—2005 年和 2007—2009 年，表层海水中弧菌含量为（372±626）CFU/mL，其中 2004 年最高，为（759±1 427）CFU/mL。2008 年最低，为（169±160）CFU/mL。在 4—10 月，8 月最高，为（874±1 373）CFU/mL，5 月最低，为（140±87）CFU/mL。

柘林湾海水养殖区：2004—2009 年，表层海水中弧菌含量为（1 319±3 405）CFU/mL，其中 2009 年最高，为（5 604±8 490）CFU/mL。2004 年最低，为（99±57）CFU/mL。6 月最高，为（5 028±9 801）CFU/mL，4 月最低，为（161±89）CFU/mL。

南澳海水养殖区：2004—2005 年和 2007—2009 年，表层海水中弧菌含量为（99±76）CFU/mL，其中 2004 年最高，为（145±114）CFU/mL。2009 年最低，为（64±42）CFU/mL，7 月最高，为（200±118）CFU/mL，9 月最低，为（33±25）CFU/mL。

涠洲岛海水养殖区：2004—2005 年和 2007—2009 年，表层海水中弧菌含量为（133±322）CFU/mL，其中 2005 年最高，为（465±715）CFU/mL；2007 年最低，为（39±27）CFU/mL。在 3—10 月，6 月最高，为（448±779）CFU/mL；4 月最低，为（32±17）CFU/mL。

陵水新村海水养殖区：2005 年和 2007—2009 年，表层海水中弧菌含量为（322±356）CFU/mL，其中 2008 年最高，为（530±518）CFU/mL。2005 年最低，为（106±52）CFU/mL。在 4—10 月，10 月最高，为（921±731）CFU/mL，8 月最低，为（142±84）CFU/mL。

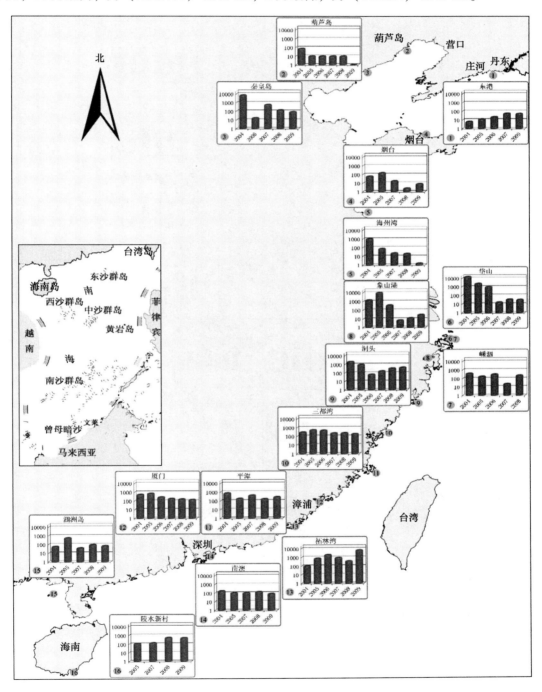

图 1.5　2004—2009 年我国沿岸海水养殖区表层海水中弧菌总数（CFU/mL）

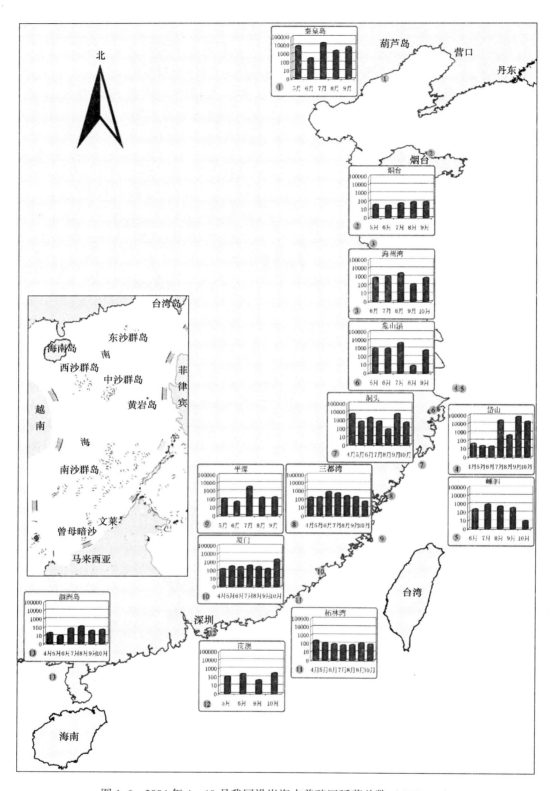

图 1.6  2004 年 4—10 月我国沿岸海水养殖区弧菌总数（CFU/mL）

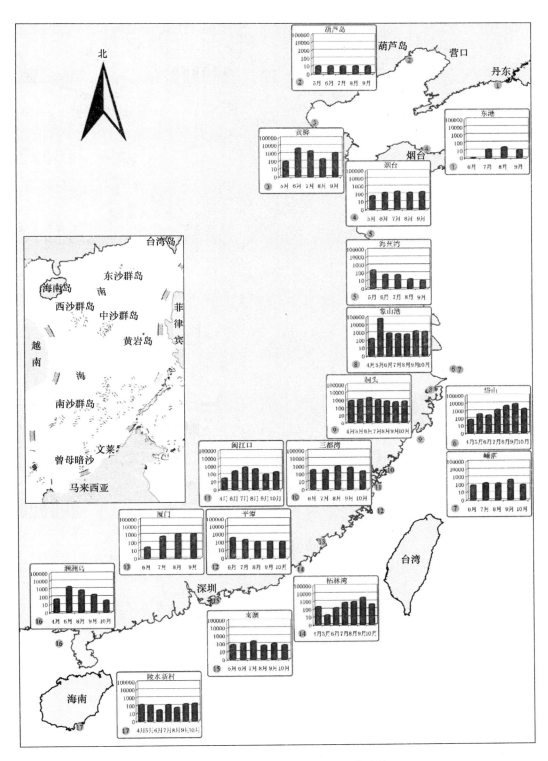

图 1.7　2005 年 4—10 月我国沿岸海水养殖区弧菌总数（CFU/mL）

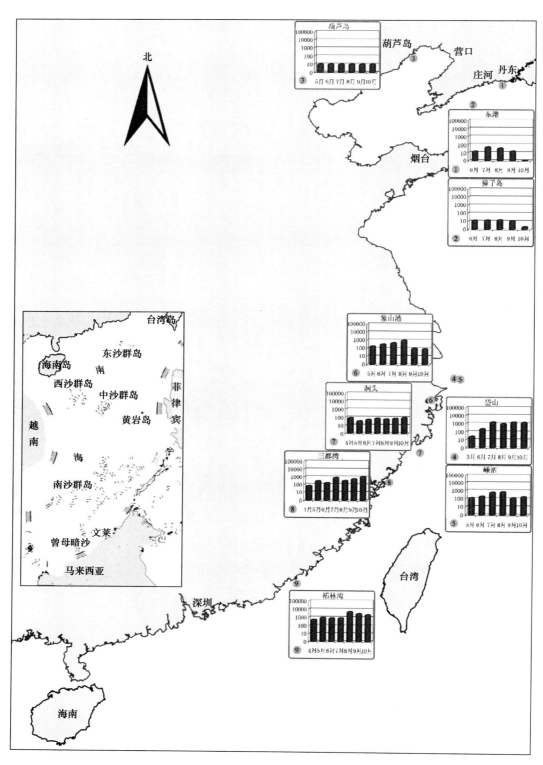

图 1.8　2006 年 4—10 月我国沿岸海水养殖区弧菌总数（CFU/mL）

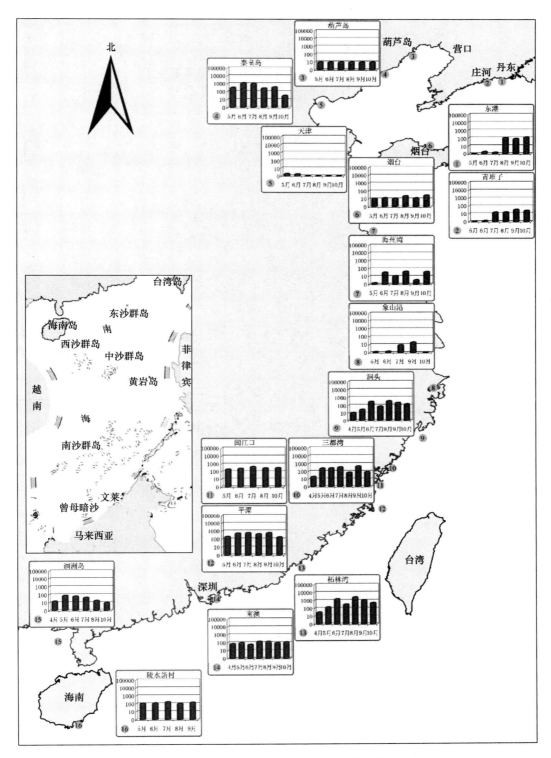

图 1.9　2007 年 4—10 月我国沿岸海水养殖区弧菌总数（CFU/mL）

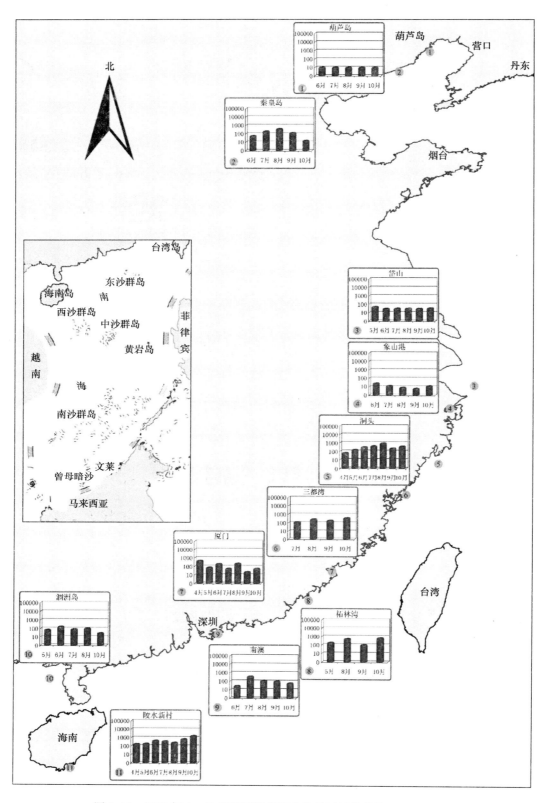

图 1.10　2008 年 4—10 月我国沿岸海水养殖区弧菌总数（CFU/mL）

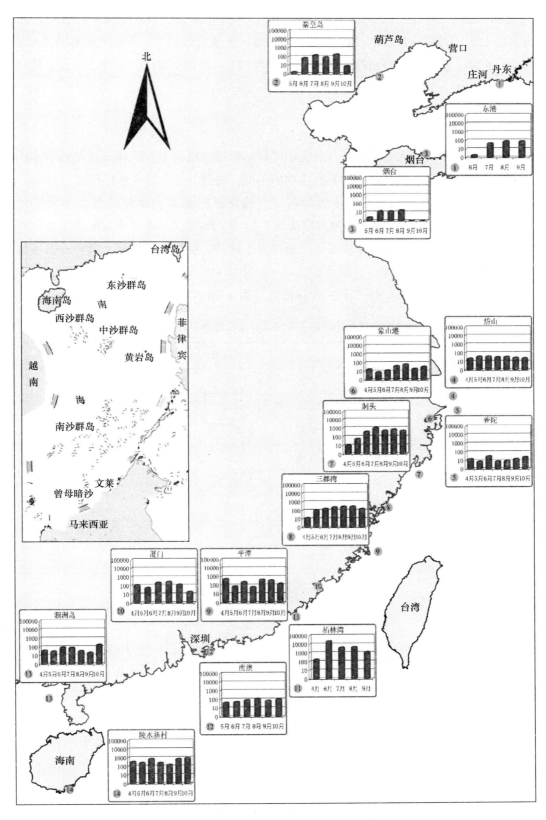

图 1.11 2009 年 4—10 月我国沿岸海水养殖区弧菌总数（CFU/mL）

通过 2004—2009 年我国沿岸海域主要海水养殖区中海水弧菌总数的比较可以看出，北部和南部沿岸海水养殖区，弧菌总数较低，东海及秦皇岛海域弧菌总数较高，由低至高依次为：葫芦岛、东港、烟台、南澳、涠洲岛、海州湾、嵊泗、三都湾、陵水新村、厦门、平潭、洞头、柘林湾、秦皇岛、象山港、岱山。

### 1.4.2 粪大肠菌群

海水养殖水环境中的粪大肠菌群数，一方面可指示养殖海域的卫生学状况以及养殖海产品的卫生质量；另一方面也可指示养殖动植物病原生物的丰度，检测方法与浴场水样相同。

2004 年，在全国沿岸海域主要海水养殖区中，福建厦门海水养殖海域粪大肠菌群最高，为（25 518±19 309）CFU/L，天津海水养殖海域最低，为<3 CFU/L。各海水养殖区粪大肠菌群数的评价结果由高到低依次为：天津、辽宁獐子岛、浙江舟山嵊泗、浙江洞头、河北黄骅、浙江岱山、福建平潭、浙江象山港、福建三都湾、福建闽江口、山东烟台、福建厦门。总体上，在 8—9 月各养殖区海水中粪大肠菌群数较高，4—5 月，含量较低（表 1.18 和图 1.12）。

**表 1.18 2004 年全国沿岸海域主要海水养殖区海水中粪大肠菌群评价结果**

| 海水养殖区名称 | 评价结果 | | | | | | |
|---|---|---|---|---|---|---|---|
| | 4 月 | 5 月 | 6 月 | 7 月 | 8 月 | 9 月 | 10 月 |
| 辽宁獐子岛 | | 优质 | 优质 | 优质 | 优质 | 优质 | |
| 天津 | | 优质 | 优质 | 优质 | 优质 | 优质 | |
| 河北黄骅 | | 合格 | 优质 | 优质 | 优质 | 优质 | |
| 山东烟台 | | 合格 | 合格 | 差 | 合格 | 合格 | |
| 浙江舟山嵊泗 | 优质 | 优质 | 优质 | 优质 | 优质 | 优质 | 优质 |
| 浙江岱山 | 优质 | 优质 | 优质 | 优质 | 优质 | 合格 | 合格 |
| 浙江象山港 | 优质 | 优质 | 优质 | 合格 | 合格 | 合格 | |
| 浙江洞头 | 优质 | 优质 | 优质 | 优质 | 优质 | 优质 | 优质 |
| 福建三都湾 | 优质 | 合格 | 合格 | 合格 | 合格 | 合格 | 合格 |
| 福建闽江口 | 优质 | 差 | 合格 | 合格 | 合格 | 合格 | 合格 |
| 福建平潭 | | 合格 | 合格 | 合格 | 合格 | 合格 | 合格 |
| 福建厦门 | | 差 | 差 | 差 | 差 | 差 | 差 |

2005 年，全国沿岸海域主要海水养殖区中，厦门赤潮监控区海水养殖海域粪大肠菌群数最高，为（34 465±20 759）CFU/L，天津大沽海水养殖海域最低，为（11±13）CFU/L。各海水养殖区粪大肠菌数的评价结果由高至低依次为：天津大沽、天津驴驹河、浙江舟山嵊泗、浙江洞头、河北黄骅、大连獐子岛、浙江象山港、辽宁东港、福建平潭、山东烟台、葫芦岛、浙江岱山、福建闽江口、广东柘林湾、福建三都湾、福建厦门。总体上，在 8—9 月养殖区海水中粪大肠菌群数较高，4—5 月，含量较低（表 1.19 和图 1.13）。

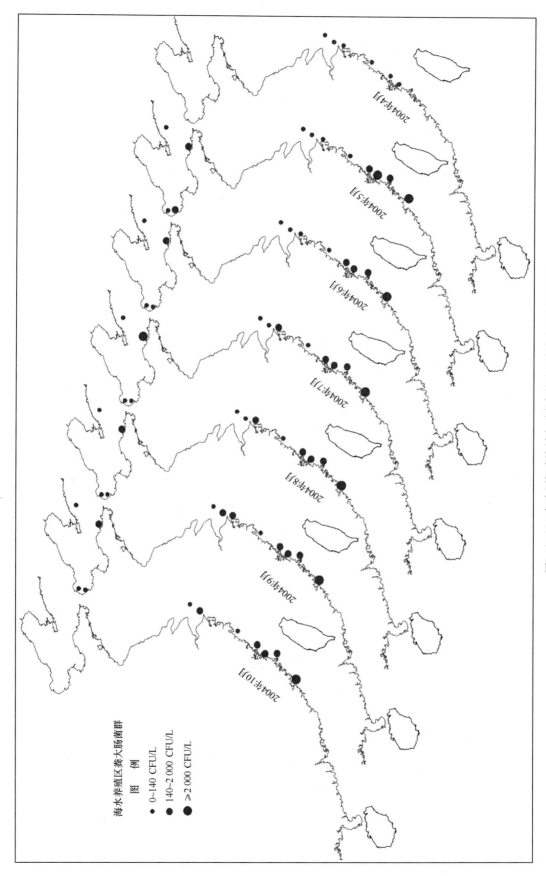

图1.12  2004年全国沿岸海域主要海水养殖区海水中粪大肠菌群数

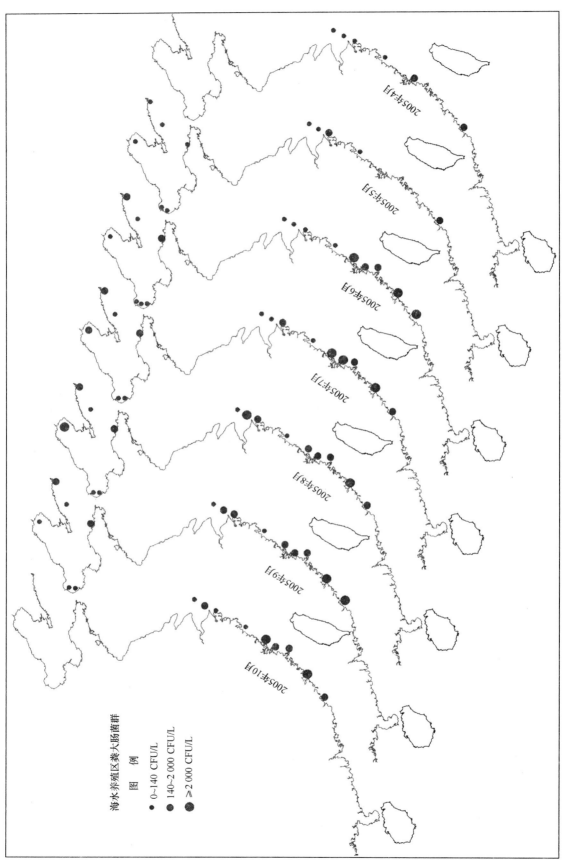

图1.13 2005年全国沿岸海域主要海水养殖区海水中粪大肠菌群数

海水养殖区粪大肠菌群
图 例

· 0~140 CFU/L
● 140~2 000 CFU/L
⬤ ≥2 000 CFU/L

表 1.19　2005 年全国沿岸海域主要海水养殖区海水中粪大肠菌群评价结果

| 海水养殖区名称 | 评价结果 | | | | | | |
|---|---|---|---|---|---|---|---|
| | 4 月 | 5 月 | 6 月 | 7 月 | 8 月 | 9 月 | 10 月 |
| 辽宁东港 | | 优质 | 合格 | 合格 | 合格 | 合格 | |
| 大连獐子岛 | | 优质 | 优质 | 优质 | 优质 | 优质 | |
| 葫芦岛 | | 优质 | 优质 | 合格 | 差 | 优质 | |
| 天津大沽 | | 优质 | 优质 | | | | |
| 天津驴驹河 | | 优质 | 优质 | 优质 | 优质 | 优质 | |
| 河北黄骅 | | 优质 | 优质 | 优质 | 优质 | | |
| 山东烟台 | | 优质 | 合格 | 合格 | 合格 | 合格 | |
| 浙江舟山嵊泗 | 优质 | 优质 | 优质 | 优质 | 优质 | 优质 | 优质 |
| 浙江岱山 | 优质 | 优质 | 优质 | 优质 | 差 | 合格 | 合格 |
| 浙江象山港 | 优质 | 合格 | 优质 | 合格 | 合格 | 合格 | 优质 |
| 浙江洞头 | 优质 | 优质 | 优质 | 优质 | 优质 | 优质 | 优质 |
| 福建三都湾 | | | 差 | 差 | 合格 | 合格 | 差 |
| 福建闽江口 | 合格 | | 合格 | 差 | 合格 | 合格 | 合格 |
| 福建平潭 | | | 合格 | 合格 | 合格 | 合格 | 合格 |
| 福建厦门 | | | 差 | 差 | 差 | 差 | 差 |
| 广东柘林湾 | 合格 | 合格 | 差 | 合格 | 合格 | 差 | 合格 |

　　2006 年，全国沿岸海域主要海水养殖区中，福建厦门海水养殖海域粪大肠菌群数最高，为（12 180±5 965）CFU/L，天津驴驹河海水养殖海域最低，为 20 CFU/L。各海水养殖区粪大肠菌群数的评价结果由高到低依次为：天津驴驹河、浙江舟山嵊泗、大连獐子岛、河北黄骅、辽宁葫芦岛、山东蓬莱、河北南堡、辽宁东港、浙江岱山、浙江象山港、浙江洞头、河北唐山、福建闽江口、福建三都湾、福建厦门。总体上，在 6—7 月各养殖区海水中粪大肠菌群数较高，4 月含量较低（表 1.20 和图 1.14）。

表 1.20　2006 年全国沿岸海域主要海水养殖区海水中粪大肠菌群数评价结果

| 海水养殖区名称 | 评价结果 | | | | | | |
|---|---|---|---|---|---|---|---|
| | 4 月 | 5 月 | 6 月 | 7 月 | 8 月 | 9 月 | 10 月 |
| 辽宁东港 | | 优质 | 合格 | 合格 | 合格 | 优质 | 优质 |
| 大连獐子岛 | | 优质 | 优质 | 优质 | 优质 | 优质 | 优质 |
| 辽宁葫芦岛 | | 优质 | 优质 | 优质 | 优质 | 优质 | 合格 |
| 河北南堡 | | | | 优质 | 合格 | 合格 | |

| 海水养殖区名称 | 评价结果 | | | | | | |
|---|---|---|---|---|---|---|---|
| | 4 月 | 5 月 | 6 月 | 7 月 | 8 月 | 9 月 | 10 月 |
| 河北唐山 | | | | 差 | 合格 | 合格 | |
| 天津驴驹河 | | 优质 | 优质 | 优质 | 优质 | 优质 | 优质 |
| 河北黄骅 | | 优质 | 优质 | 优质 | 合格 | 优质 | 优质 |
| 山东蓬莱 | | | | 优质 | 合格 | 优质 | 优质 |
| 浙江舟山嵊泗 | 优质 | 优质 | 优质 | 优质 | 优质 | 优质 | 优质 |
| 浙江岱山 | 合格 | 合格 | 合格 | 合格 | 合格 | 合格 | 优质 |
| 浙江象山港 | 差 | 合格 | 合格 | 合格 | 优质 | 优质 | 优质 |
| 浙江洞头 | 优质 | 合格 | 差 | 合格 | 优质 | 优质 | 优质 |
| 福建三都湾 | 合格 | 合格 | 差 | 差 | 合格 | 差 | 差 |
| 福建闽江口 | 合格 | 合格 | 差 | 差 | 合格 | 合格 | 合格 |
| 福建厦门 | | 差 | 差 | 差 | 差 | 差 | 差 |

2007 年，全国沿岸海域主要海水养殖区中，福建三都湾海水养殖海域粪大肠菌群数最高，为 (7 631±3 842) CFU/L，浙江舟山嵊泗海水养殖海域最低，为（28±4）CFU/L。各海水养殖区中粪大肠菌群的评价结果由高到低依次为：浙江舟山嵊泗、浙江普陀、浙江岱山、浙江象山港、浙江洞头、福建闽江口、福建平潭、福建厦门、福建三都湾。总体上，在 5—9 月养殖区海水中粪大肠菌群数较高，4 月和 10 月含量较低（表 1.21 和图 1.15）。

表 1.21　2007 年全国沿岸海域主要海水养殖区海水中粪大肠菌群数评价结果

| 海水养殖区名称 | 评价结果 | | | | | | |
|---|---|---|---|---|---|---|---|
| | 4 月 | 5 月 | 6 月 | 7 月 | 8 月 | 9 月 | 10 月 |
| 浙江舟山嵊泗 | | 优质 | 优质 | 优质 | 优质 | 优质 | 优质 |
| 浙江岱山 | 合格 | 合格 | 优质 | 优质 | 优质 | 优质 | 优质 |
| 浙江普陀 | | 优质 | 优质 | 优质 | 优质 | 优质 | 优质 |
| 浙江象山港 | 优质 | 优质 | 优质 | 优质 | 优质 | 优质 | 合格 |
| 浙江洞头 | 合格 | 合格 | 优质 | 优质 | 合格 | 优质 | 差 |
| 福建三都湾 | 差 | 差 | 差 | 差 | 差 | 差 | 合格 |
| 福建闽江口 | | 合格 | 合格 | 合格 | 差 | 差 | 合格 |
| 福建平潭 | | 差 | 差 | 差 | 合格 | 差 | 差 |
| 福建厦门 | | 差 | 差 | 差 | | | |

2008 年，全国沿岸海域主要海水养殖区中，福建三都湾海水养殖区海域粪大肠菌群数最高，为

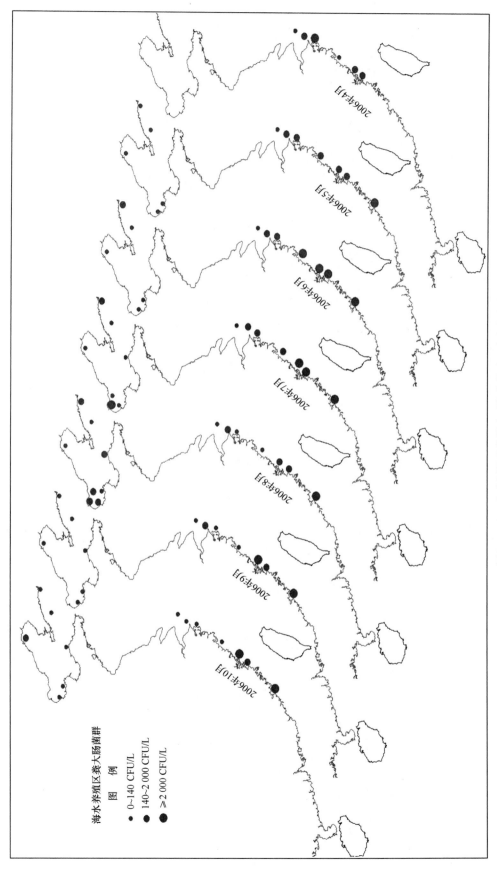

图1.14 2006年全国沿岸海域主要海水养殖区海水中粪大肠菌群群数

海水养殖区粪大肠菌群
图 例
● 0～140 CFU/L
● 140～2 000 CFU/L
● ≥2 000 CFU/L

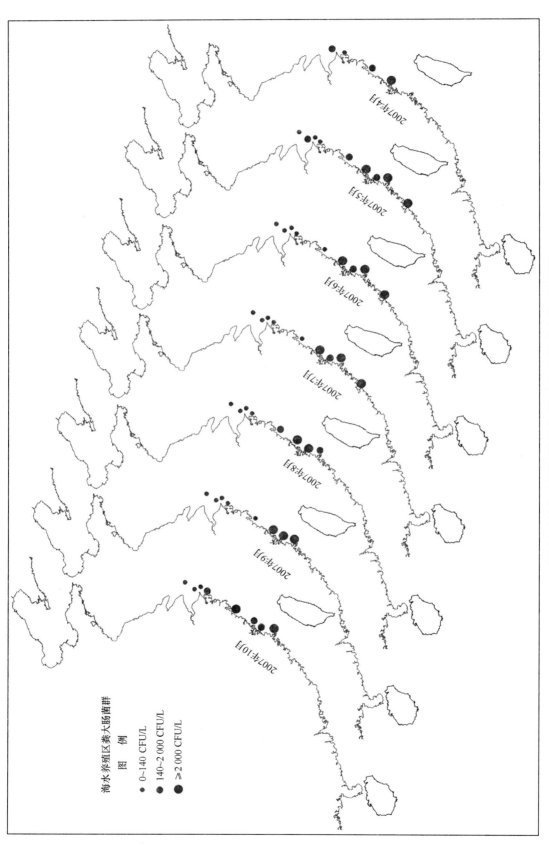

图1.15　2007年全国沿岸海域主要海水养殖区海水中粪大肠菌群数

（11 568±5 858）CFU/L，天津大沽海水养殖海域最低，为<3 CFU/L。各海水养殖区粪大肠菌群数评价结果由低到高依次为天津大沽、江苏海州湾、河北昌黎新开口、浙江舟山嵊泗、山东莱州虎头崖、大连大李家、浙江岱山、广西涠洲岛、天津驴驹河、江苏南通如东东凌、辽宁营口大洼蛤蜊岗、大连交流岛、河北黄骅李家堡、山东烟台牟平养马岛、辽宁庄河、河北乐亭、厦门大嶝、山东乳山腰岛、浙江乐清小横床、浙江三门湾、浙江洞头、广东流沙湾、辽宁东港、山东日照、浙江温岭大港湾、大连獐子岛、辽宁葫芦岛、广东雷州湾、浙江象山港、福建平潭、福建宁德三都湾、广西钦州茅尾海、广东南澳、广西防城港红沙、广东珠海桂山港、广西合浦廉州湾、广东柘林湾、河北北戴河、广东茂名水东湾、海南临高后水湾、海南澄迈花场湾、河北秦皇岛、福建闽江口、山东烟台、海南陵水新村、海南东寨港、福建三都湾。总体上，在8—9月各养殖区海水中粪大肠菌群数较高，5月和10月含量较低（表1.22和图1.16）。

表 1.22　2008 年全国沿岸海域主要海水养殖区海水中粪大肠菌群数评价结果

| 海水养殖区名称 | 评价结果 | | | | | |
|---|---|---|---|---|---|---|
| | 5 月 | 6 月 | 7 月 | 8 月 | 9 月 | 10 月 |
| 辽宁东港 | 优质 | 合格 | 合格 | 合格 | 优质 | 优质 |
| 辽宁庄河 | | | | 优质 | | 优质 |
| 大连獐子岛 | 优质 | | 合格 | 合格 | 合格 | 优质 |
| 大连大李家 | 优质 | | | 优质 | | |
| 大连交流岛 | | | 优质 | 优质 | 优质 | 优质 |
| 辽宁营口大洼蛤蜊岗 | 优质 | | | 优质 | | |
| 辽宁葫芦岛 | | 合格 | | 合格 | | 合格 |
| 河北秦皇岛 | | | | 合格 | 合格 | 合格 |
| 河北北戴河 | | 差 | 合格 | 合格 | 合格 | 合格 |
| 河北昌黎新开口 | 优质 | | | 优质 | | 优质 |
| 河北乐亭 | | | | 优质 | | 优质 |
| 天津大沽 | 优质 | 优质 | 优质 | 优质 | 优质 | 优质 |
| 天津驴驹河 | | | | 优质 | 优质 | 优质 |
| 山东莱州虎头崖 | 优质 | 合格 | 合格 | 合格 | 合格 | 合格 |
| 河北黄骅李家堡 | 合格 | | | 优质 | | 优质 |
| 山东烟台 | | | | 差 | 差 | 差 |
| 山东烟台牟平养马岛 | 合格 | | | 合格 | | 差 |
| 山东乳山腰岛 | | | | 合格 | | 优质 |
| 山东日照 | | | 合格 | 合格 | 合格 | |
| 江苏海州湾 | | 优质 | | 优质 | | 优质 |
| 江苏南通如东东凌 | | | | 优质 | 优质 | 优质 |

| 海水养殖区名称 | 评价结果 | | | | | |
|---|---|---|---|---|---|---|
| | 5月 | 6月 | 7月 | 8月 | 9月 | 10月 |
| 浙江舟山嵊泗 | 优质 | 优质 | 优质 | 优质 | 优质 | 优质 |
| 浙江岱山 | 优质 | 优质 | 优质 | 优质 | 优质 | 优质 |
| 浙江象山港 | 优质 | 合格 | 合格 | 合格 | 合格 | 优质 |
| 浙江三门湾 | 合格 | | | 优质 | | 合格 |
| 浙江温岭大港湾 | 优质 | | | 合格 | | 优质 |
| 浙江乐清小横床 | 合格 | | | 优质 | | 合格 |
| 浙江洞头 | 优质 | 优质 | 优质 | 优质 | 合格 | 合格 |
| 福建宁德三都湾 | 合格 | | | 合格 | | |
| 福建三都湾 | | | 差 | 差 | 差 | 差 |
| 福建闽江口 | | | | 差 | 合格 | 差 |
| 福建平潭 | 差 | | | | 优质 | 优质 |
| 厦门大嶝 | 优质 | | | 合格 | | 合格 |
| 广东柘林湾 | 合格 | | | 优质 | | 差 |
| 广东南澳 | | 优质 | 差 | 合格 | 合格 | 合格 |
| 广东珠海桂山港 | 合格 | | | 合格 | | 差 |
| 广东茂名水东湾 | 合格 | | | 合格 | | 合格 |
| 广东雷州湾 | 优质 | | | 优质 | | 优质 |
| 广东流沙湾 | | | | 差 | 差 | 差 |
| 广西钦州茅尾海 | 合格 | | | 优质 | | 优质 |
| 广西合浦廉州湾 | 优质 | | | 优质 | | 优质 |
| 广西防城港红沙大 | | | | 优质 | | 优质 |
| 广西涠洲岛 | | | | 优质 | | 优质 |
| 海南东寨港 | 合格 | | | 差 | 合格 | |
| 海南澄迈花场湾 | 合格 | | | 优质 | | 差 |
| 海南临高后水湾 | | | 优质 | 优质 | 优质 | |
| 海南陵水新村 | | 差 | | 优质 | | 合格 |

2009 年，全国沿岸海域主要海水养殖区中，福建三都湾海水养殖区海域粪大肠菌群数最高，为（7 631±3 842）CFU/L，浙江舟山嵊泗海水养殖区海域最低，为（28±4）CFU/L。各海水养殖区粪大肠菌群数的评价结果由高到低依次为：浙江舟山嵊泗、浙江岱山、辽宁东港、大连獐子岛、辽宁葫芦岛、江苏海州湾、辽宁营口大洼蛤蜊岗、天津驴驹河、山东乳山腰岛、江苏南通如东东凌、大

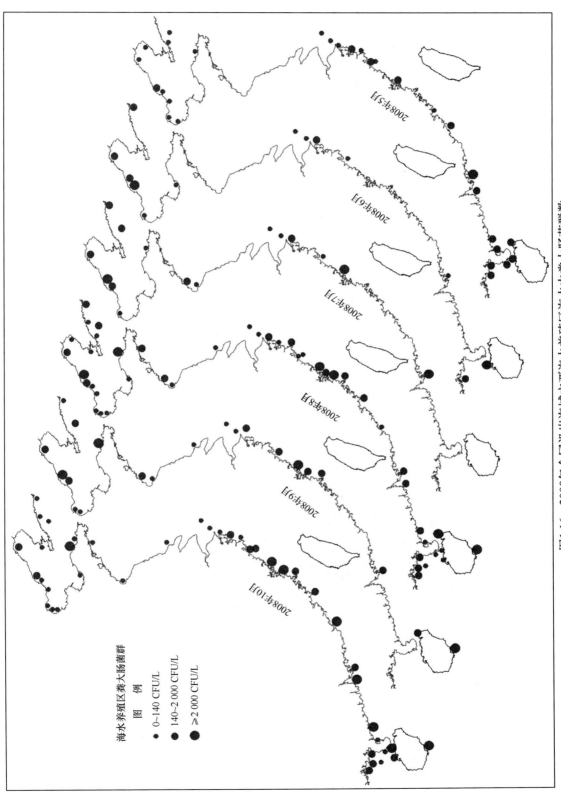

图1.16　2008年全国沿岸海域主要海水养殖区海水中粪大肠菌群数

连交流岛、辽宁营口归州、辽宁葫芦岛止锚湾、河北昌黎新开口、河北乐亭、河北黄骅、山东滨州无棣、山东沾化、山东莱州金城、山东烟台牟平养马岛、广东流沙湾、广西涠洲岛、浙江洞头、深圳南澳、山东莱州虎头崖、山东威海湾、山东荣成湾、山东桑沟湾、福建东山湾、浙江普陀、海南临高后水湾、浙江三门湾、浙江温岭大港湾、浙江乐清湾、广东柘林湾、福建平潭、广西钦州茅尾海、广西合浦廉州湾、山东日照市、河北北戴河、山东烟台、浙江象山港、福建三都湾、福建罗源湾、广东珠海桂山港、广东茂名水东湾、防城港市红沙大、海南东寨港、海南澄迈花场湾、海南陵水新村、福建闽江口、厦门大嶝、陵水新村、广东雷州湾。总体上，在6—7月各养殖区海水中粪大肠菌群数较高，5月和8月含量较低（表1.23和图1.17）。

表 1.23　2009 年全国沿岸海域主要海水养殖区海水中粪大肠菌群数评价结果

| 海水养殖区名称 | 评价结果 | | | | | | |
|---|---|---|---|---|---|---|---|
| | 4月 | 5月 | 6月 | 7月 | 8月 | 9月 | 10月 |
| 辽宁东港 | | 优质 | 优质 | 优质 | 优质 | 优质 | 优质 |
| 大连獐子岛 | | 优质 | 优质 | 优质 | 优质 | 优质 | 优质 |
| 大连交流岛 | | 优质 | | | 优质 | | 优质 |
| 辽宁营口归州 | | 优质 | | | 优质 | | |
| 辽宁营口大洼蛤蜊岗 | | 优质 | 优质 | | 优质 | | |
| 辽宁葫芦岛 | | 优质 | 优质 | 优质 | 优质 | 优质 | 优质 |
| 辽宁葫芦岛止锚湾 | | 优质 | | | 优质 | | 优质 |
| 河北北戴河 | | 差 | 合格 | 差 | 合格 | 差 | 优质 |
| 河北昌黎新开口 | | 优质 | | | 优质 | | 优质 |
| 河北乐亭 | | 优质 | | | 优质 | | 优质 |
| 河北黄骅 | | 优质 | | | 优质 | | 优质 |
| 天津驴驹河 | | 优质 | | 优质 | 优质 | 优质 | |
| 山东滨州无棣 | | 优质 | | | 优质 | | 优质 |
| 山东沾化 | | 优质 | | | 优质 | | 优质 |
| 山东莱州虎头崖 | | 优质 | | | 合格 | | 优质 |
| 山东莱州金城 | | 优质 | | | 优质 | | 优质 |
| 山东烟台 | | 合格 | 优质 | 差 | 差 | 差 | 优质 |
| 山东烟台牟平养马岛 | | 优质 | | | 优质 | | 优质 |
| 山东威海湾 | | 优质 | | | 合格 | | 合格 |
| 山东荣成湾 | | 合格 | | | 优质 | | 优质 |
| 山东桑沟湾 | | 合格 | | | 优质 | | 优质 |
| 山东乳山腰岛 | | 优质 | 优质 | | 优质 | | 优质 |
| 山东日照市 | | 优质 | | | 合格 | | 合格 |

| 海水养殖区名称 | 评价结果 | | | | | | |
|---|---|---|---|---|---|---|---|
| | 4月 | 5月 | 6月 | 7月 | 8月 | 9月 | 10月 |
| 江苏海州湾 | | 优质 | 优质 | 优质 | 优质 | 优质 | 优质 |
| 江苏南通如东东凌 | | 优质 | | 优质 | 优质 | 优质 | |
| 浙江舟山嵊泗 | 优质 | 优质 | 优质 | 优质 | 优质 | 优质 | 优质 |
| 浙江普陀 | 合格 | 合格 | 合格 | 合格 | 合格 | 优质 | 合格 |
| 浙江岱山 | 优质 | 优质 | 优质 | 优质 | 优质 | 优质 | 优质 |
| 浙江象山港 | 差 | 优质 | 优质 | 优质 | 优质 | 合格 | 优质 |
| 浙江三门湾 | | 优质 | | | 合格 | | 优质 |
| 浙江温岭大港湾 | | 优质 | | | 合格 | | 合格 |
| 浙江乐清湾 | | 优质 | | | 优质 | | 合格 |
| 浙江洞头 | 优质 | 优质 | 优质 | 优质 | 合格 | 合格 | 优质 |
| 福建三都湾 | 差 | 差 | 差 | 差 | 差 | 差 | 差 |
| 福建罗源湾 | | 差 | 差 | 合格 | 合格 | 差 | 合格 |
| 福建闽江口 | | 优质 | | | 合格 | | 合格 |
| 福建平潭 | 合格 | 合格 | 合格 | 合格 | 合格 | 合格 | 合格 |
| 厦门大嶝 | 差 | 合格 | 差 | 差 | 合格 | | 合格 |
| 福建东山湾 | | 优质 | | | 优质 | | 合格 |
| 广东柘林湾 | 合格 | | 合格 | 优质 | 合格 | 合格 | |
| 深圳南澳 | 合格 | 优质 | 优质 | 优质 | 合格 | 合格 | 优质 |
| 广东珠海桂山港 | | | 优质 | | 合格 | | 差 |
| 广东茂名水东湾 | | 合格 | | | 差 | | 差 |
| 广东雷州湾 | | 优质 | | | 优质 | | 合格 |
| 广东流沙湾 | | 优质 | | | 优质 | | 优质 |
| 广西钦州茅尾海 | | 合格 | | | 合格 | | 合格 |
| 广西合浦廉州湾 | | 合格 | | | 合格 | | 合格 |
| 防城港市红沙大 | | 合格 | | | 差 | | 合格 |
| 广西涠洲岛 | 合格 | 优质 | 优质 | 优质 | 优质 | 优质 | 优质 |
| 海南东寨港 | 差 | | | 差 | | | 差 |
| 海南澄迈花场湾 | 合格 | | | | 合格 | | 差 |
| 海南临高后水湾 | 合格 | | | | 优质 | | 合格 |
| 海南陵水新村 | 合格 | 合格 | 差 | 差 | 优质 | 差 | 差 |

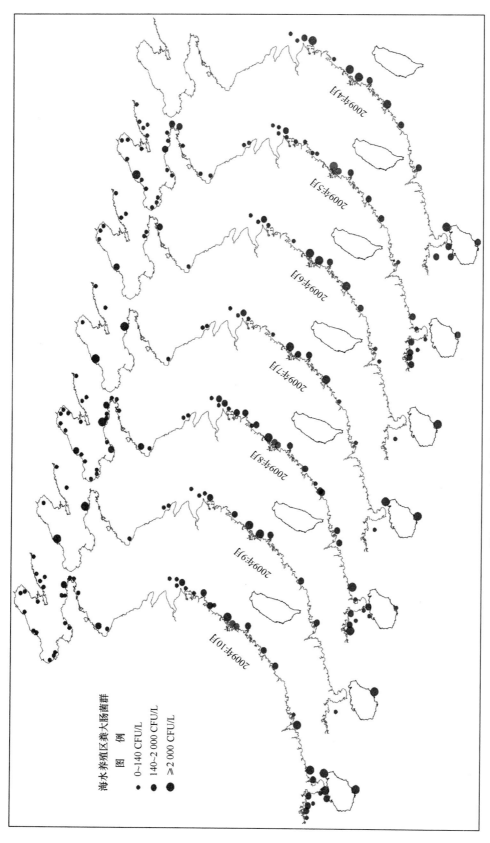

图1.17 2009年全国沿岸海域主要海水养殖区海水中粪大肠菌群

海水养殖区粪大肠菌群
图　例
· 0~140 CFU/L
● 140~2 000 CFU/L
● ≥2 000 CFU/L

## 1.4.3 全国沿海贝类养殖区中的主要肠道病毒

### 1.4.3.1 4种病毒的检测结果

到目前为止,国内外许多学者对甲肝、诺如病毒的研究已非常深入细致(Kingsley et al., 2002),而对脊髓灰质炎病毒、腺病毒的研究比较少,星状病毒则更少。从本书检测到的结果来看,轮状病毒的阳性检出率为6.2%(10/162);星状病毒的阳性检出率为5.6%(9/162);脊髓灰质炎的阳性检出率为15.4%(25/162),该结果略高于Y. Karamoko(2006)对Morocco牡蛎样品10%的阳性检出率;肠道腺病毒的阳性检出率为9.3%(15/162)。任何一种检测方法由于灵敏度的问题,同时贝类样品中抑制剂的存在,都会使检测结果被低估(Formiga-Cruz et al., 2003)。可以预测,忽略这几种病毒检测的危害性非常大,因此,养殖贝类的安全检测,除了细菌学指标之外,病毒学指标也是不容忽视的(Myrmel et al., 2004),加强监测贝类生产的养殖、收获、销售和消费等各个环节,并且是对几种肠道病毒的全面检测,对于保证公众健康减少肠道病毒的发生具有重要意义。

由表1.24可以看出,在表中所列10省、市、自治区中,辽宁、浙江和广东这4种病毒均有检出,综合取样多少以及检出率来看,南方城市比北方城市的阳性检出率要高,这可能是由南方城市正值8月雨水高峰期所致。从取样海域分析,4种病毒的总体检出情况是辽宁、天津、江苏和广西,总体检出率均为100%,这也代表了一个普遍的现象,即这4个省(自治区、直辖市)的养殖区均受到了或者正在遭受粪便的污染,并且以辽宁地区为最重,这一检测结果与水样的调查结果相符合。建议辽宁省相关的卫生部门采取相应的措施,应注意避免并且严格控制贝类养殖区的粪便污染现象,以减少相关疾病的发生。

**表 1.24　全国重点沿岸海域 4 种病毒检出结果**

| 地区 | 轮状病毒 | | 星状病毒 | | 脊髓灰质炎病毒 | | 腺病毒 | | 各城市 4 种病毒总体检出率/% |
|---|---|---|---|---|---|---|---|---|---|
| | 阳性样 | 检出率/% | 阳性样 | 检出率/% | 阳性样 | 检出率/% | 阳性样 | 检出率/% | |
| 辽宁 6 个海域 | 2 份 | 20 | 2 份 | 22 | 6 份 | 24 | 4 份 | 27 | 100 |
| 山东 6 个海域 | | | 1 份 | 11 | 2 份 | 8 | 1 份 | 7 | 20 |
| 河北 4 个海域 | 1 份 | 10 | | | | | | | 25 |
| 天津 1 个海域 | 1 份 | 10 | | | | | | | 100 |
| 江苏 4 个海域 | 2 份 | 20 | | | 3 份 | 12 | 1 份 | 7 | 100 |
| 浙江 6 个海域 | 1 份 | 10 | 2 份 | 22 | 3 份 | 12 | 2 份 | 14 | 50 |
| 广东 6 个海域 | 2 份 | 20 | 2 份 | 22 | 4 份 | 16 | 1 份 | 7 | 50 |
| 福建 6 个海域 | | | 1 份 | 11 | 1 份 | 4 | 2 份 | 14 | 67 |
| 广西 2 个海域 | | | 1 份 | 11 | 4 份 | 16 | 2 份 | 14 | 100 |
| 海南 4 个海域 | 1 份 | 10 | | | 2 份 | 8 | 2 份 | 14 | 50 |

### 1.4.3.2 不同贝类体内病毒的分布情况

由表1.25可以看出,除蚶(毛蚶和泥蚶)这个品种之外,星状病毒在其余5种贝类样品中均有检出；除蚶（毛蚶和泥蚶）和扇贝这两个品种之外，脊髓灰质炎病毒在其余 4 种贝类中均有检出；除贻贝和扇贝之外，腺病毒在其余 4 种贝类中均有检出；在这 6 种贝类中，轮状病毒的检出率是最低的，只在蛤蜊和蛏（缢蛏和竹蛏）中为阳性。由此得知，同一种病毒在不同的贝类体内分布不同。星状病毒、脊髓灰质炎病毒和腺病毒在这 6 种常见双壳贝类中普遍存在，除了蚶之外，基本没有种属的存在差异。相比之下，腺病毒在这几种贝类中也是普遍存在的，虽然轮状病毒为主要的肠道病毒，是腹泻型胃肠炎暴发的最主要的病原体，但是在该检测中检测率却最低，其原因：一是因为轮状病毒腹泻的流行季节（10 月至翌年 2 月）与非流行季节（3—9 月），而我们的采样时间正好是 8 月；二是推断由于轮状病毒存在某种不同于其他几种病毒的生物学特性，不适于在某些贝类体内富集，或者是我们采集的样品不够全面，结果具有偶然性。

表 1.25  6 种贝类样品中 4 种病毒的检出情况

| 贝类品种及取样数 | 轮状病毒 | 星状病毒 | 脊髓灰质炎病毒 | 腺病毒 | 病毒阳性检出率/% |
|---|---|---|---|---|---|
| 蛤蜊 91 份 | 8 份 | 3 份 | 14 份 | 6 份 | 34 |
| 牡蛎 17 份 | | 3 份 | 5 份 | 5 份 | 77 |
| 贻贝 18 份 | | 1 份 | 3 份 | | 22 |
| 蛏（缢蛏和竹蛏）19 份 | 2 份 | 1 份 | 3 份 | 3 份 | 47 |
| 蚶（毛蚶和泥蚶）9 份 | | | | 1 份 | 11 |
| 扇贝 8 份 | | 1 份 | | | 13 |

在蛤蜊和蛏（缢蛏和竹蛏）这两种贝类品种中，轮状病毒、星状病毒、脊髓灰质炎病毒和腺病毒这 4 种病毒均有检出；在牡蛎样品中，除轮状病毒外，其余 3 种病毒均有不同程度的检出；相比之下，蚶和扇贝中除了腺病毒和星状病毒外，其余 3 种病毒均无检出。由此可见，不同的贝类对病毒的蓄积能力不同，在本实验中，蛤蜊和蛏（缢蛏和竹蛏）过滤病毒的能力最强，牡蛎、蚶和扇贝次之，而蚶和扇贝的能力最差。有调查显示，病毒在双壳贝类体内的积累和排出受温度和盐度影响，被解剖的牡蛎消化腺在 4℃时比在 18℃时存活时间长 1 倍。Lo S 也通过试验证明了温度是肠道病毒在双壳贝类生存中的主要影响因子（Lo S et al.，1976）。由于这 6 种双壳贝类的生理学特性不同，生活的海区不同，所以造成其体内肠道病毒的检出差异。有研究报道，在 4℃时，腺病毒（35型）在牡蛎体内可存活 6 周，而在贻贝体内可长达 12 周，这是因为病毒可能在不同的双壳贝类体内小环境中存活和降解的速率不同。

自贝类传播的疾病被第一次报道以来，全世界因食用贝类而造成胃肠炎疾病的报道屡见不鲜，其中，美国在这方面所做的工作比较多，据调查，在美国，每年有 3 300 万疾病是由食物传播引起的，其中 8% 是因为生食牡蛎引起的。在腹泻型疾病的暴发案例中，硬壳蛤和牡蛎分别占了 54% 和 44% 的比例（Thaddeus et al.，2000）。在中国，牡蛎和贻贝是人们消费最多的双壳贝类，并且在国内外的贝类体内肠道病毒调查也主要集中于这两个品种，综合 4 种病毒的检测，在所有牡蛎样品中，其病毒阳性检出率竟高达 77%；在所有的蛏样品中，其病毒阳性检出率为 47%；蛤蜊为 34%；贻贝为 22%；扇贝为 13%；蚶为 11%。由此可见，蛤蜊和蛏同样也受到了粪便的严重污染，因此，这几种贝类都应充分煮熟方能食用。在病毒污染检测中这几种贝类都不能被轻视。

4种病毒的检测结果表明，随着贝类养殖区规模的扩大，贝类产品将逐渐增加，从而使病毒性胃肠炎疾病暴发的几率大大增加。该现象不但应该引起消费者的重视，而且相关部门应制定出相应的贝类食品安全标准。无论对养殖业还是消费者，消除污染、改进安全卫生设施都是十分必要的，例如超高压处理（high hydrostatic pressure processing）技术和分子生物学方法在加强贝类食品安全中可以发挥很重要的作用，同时为养殖业和消费者提供了一条安全的途径（Norton et al.，2008）。

## 参考文献

袁长清，李君文，李平．1998. 水中病毒浓缩与回收的研究进展［J］. 中国公共卫生，14（1）：61-62.

Cabelli V J, Dufour A P, McCabe L J, et al. 1982. Swimming-associated gastroenteritis and water quality［J］. Am J Epidemiol, 115：606-616.

Formiga-Cruz M, Allard A K, et al. 2003. Evaluation of potential indicators of virul contamination in shellfish and their applicability to diverse geographical areas. Applied and Environmental Microbiology, 69：1556-1563.

Karamoko Y, Zbenyassine K, Mhand R A, et al. 2006. Assessment of enterovirus contamination in mussel samples from Morocco［J］. World Journal of Microbiology & Biotechnology, 22（2）：105-108.

Kingsley D H, Meade G K, Richards G P, et al. 2002. Detection of both Hepatitis A and Norwalk-like Virus in imported clams associated with food-borne illness. Applied and Environmental Microbiology, 68：3914-3918.

Lo S, Gilbert J, Hetrick F. 1976. Stability of human enteroviruses in estuarine and marine warters［J］. Applied & Environmental Microbiology, 32（2）：245.

Mocé-Llivina L, Jofre J, Méndez X, et al. 2002. Counting cytopathogenic virus adsorbed to cellulose nitrate membrane filters as a simple method for counting viruses in raw sewage and sewage effluents［J］. Journal of Virological Methods, 102（1-2）：83-92.

Myrmel M, Berg E M M, et al. 2004. Detection of Enteric Viruses in Shellfish from the Norwegian Coast. Applied and Environmental Microbiology, 70：2678-2684.

Thaddeus K Graczyk, Kellogg J Schwab. 2000. Foodborne Infections Vectored by Molluscan Shellfish. Current Gastroenterology Reports, 2（4）：305-309.

Tomás Norton, Sun D W. 2008. Recent Advances in the use of High Pressure as an Effective Processing Technique in the food Industry［J］. Food and Bioprocess Technology, 1（1）：2-34.

# 2 海水鱼类病原生物

## 2.1 引言

近 30 年，全球水产养殖业发展迅速，2018 年发布的《世界渔业和水产养殖状况》报告预计，到 2030 年，源于捕捞和水产养殖的鱼类总产量将较目前水平增长近 18%，达到 2.01 亿 t。我国是世界性水产养殖大国，养殖面积和产量一直居世界首位，水产品养殖产量约占世界水产品养殖产量的 2/3，且我国水产品养殖种类较多，品种超过 70 种（李灏等，2015）。近 20 多年，我国的海水鱼类养殖产量增加了 130 余万吨，养殖种类也由单一到多样、由简单到复杂、由短期到长期并逐步发展起来。近年来，海水鱼体系由原来鲆鲽类体系的三大主养品种扩容到 9 个主养品种（大菱鲆、牙鲆、半滑舌鳎、大黄鱼、石斑鱼、海鲈、卵形鲳鲹、军曹鱼、河鲀）。2016 年，我国养殖海水鱼为 134.76 万 t，年产值 650 亿~700 亿元（http：//www.sohu.com/a/168679756_210667）。随着养殖种类的增加、养殖面积的扩大和养殖密度的提高，养殖水体富营养化现象愈来愈严重，致使养殖环境恶化，病害时有暴发，造成巨大经济损失。据研究表明，我国水产养殖的病害种类已达到 260 种以上（李灏等，2015）。

据全国水产养殖病害监测结果显示，我国水产养殖每年因病害造成的直接经济损失均在 100 亿~150 亿元（冯东岳等，2010）。海水网箱养殖和工厂化养殖鱼类的突发性、暴发性疾病频繁发生。在 2017 年 1—12 月期间，对青海省冷水鱼养殖重点地区的 1 市、8 县，28 个养殖场，33.7 hm² 养殖水面的虹鳟、白鲑进行病害监测，其中细菌性疾病、真菌性疾病和寄生虫疾病分别占全年疾病种类的 14.29%、42.86% 和 42.86%。细菌性烂鳃病、三代虫病和水霉病为鲑鳟鱼的主要疾病，病害造成的经济损失累计 95.184 万元，其中寄生虫疾病损失最大，占损失的 97.58%（龙存敏等，2018）。2017 年海南石斑鱼暴发病毒性病害，主要为虹彩病毒，感染率达 100%，致死率则在 60% 以上，给养殖生产带来很大的经济损失（http：//www.shuichan.cc/news_view-327101.html）。2015 年福建大黄鱼养殖总体发病较多，主要病害为"白点病"和"白鳃症"。1—12 月霞浦 5 个采集点总损失数量 30 525 kg，损失金额 110.6 万元。2014 年海水鱼养殖产量 1 812 万 t，占水产养殖产量的 38%，常年养殖病害发病率达 50% 以上，损失率 20% 左右（http：//www.shuichan.cc/news_view-287517.html）。病害暴发流行已经严重制约了水产养殖业的健康可持续发展，本章将介绍我国流行的海水养殖鱼类主要病害种类、分布、对宿主的影响以及对疾病的诊断等，加强水体微生物疾病和海水养殖环境管理。

## 2.2 病毒

### 2.2.1 淋巴囊肿病病毒

**病害名称**  淋巴囊肿病。

**病毒名称和生物学特征** 淋巴囊肿病病毒（Lymphocystis disease virus，LCDV），属虹彩病毒科（Iridoviridae）。淋巴囊肿病毒粒子为二十面体，其轮廓呈六角形，有囊膜厚 50~70 nm；基因组大小 102~186 kb，为一条具有环状变换和末端冗余的线性双链 DNA 分子，位于核心体中，其中的胞嘧啶 5′端高度甲基化。我国养殖牙鲆中分离出的淋巴囊肿病毒中国株（LCDV-C），属于基因型 Ⅱ，它不同于欧洲分离的基因型 Ⅰ LCDV-1 病毒株，两者 MCP 的同源性为 87.6%（徐洪涛等，2000）。牙鲆淋巴囊肿病毒可在 BF-2、LBF-1、GF-1、SP-1、SP-2 等细胞株上复制，利用牙鲆鳃细胞系分离和增殖养殖牙鲆淋巴囊肿病毒，并引起细胞发生缓慢病变，出现巨型囊肿细胞，直径 100~250 μm，并有厚 8~10 μm 的透明膜，在边缘有嗜碱性胞浆包涵体，细胞的培养滴度可达 $10^6$~$10^7$ TCID50/mL（孙修勤等，2003；吕宏旭，2003；宋晓玲等，2003）。牙鲆淋巴囊肿病毒生长温度为 20~30℃，适宜温度为 23~25℃；对乙醚、甘油和热敏感；对冷冻和干燥很稳定，传染性在 18~20℃的水中能保持 5 d 以上，经冰冻干燥后同样温度下能保持 1~5 d，-20℃下经两年仍具感染力。

**宿主** 牙鲆（*Paralichthys olivaceus*）、川鲽（*Platichthys flesus*）、鲽（*Pleuronectes platessa*）、欧洲黄盖鲽（*Limanda limanda*）、眼斑拟石首鱼（*Sciaenp ocellatus*）、云纹石斑鱼（*Epinethefus radiatus*）、纹腹叉鼻鲀（*Arothron hispidus*）、军曹鱼（*Rachycentron canadum*）、银纹笛鲷（*Lutjanus argentimaculatus*）。

**地理分布** 淋巴囊肿病是对鱼类危害较为严重的病毒病之一，其感染率可高达 80%，死亡率可达 30%。据记载，此病在欧洲、南美洲、北美洲和亚洲均有暴发。中国最早是在南方养殖石斑鱼中发现了该病毒（张永嘉，1992）。山东省和河北省多个牙鲆养殖场也发生了淋巴囊肿病，造成了重大的经济损失（曲径等，1998）。虽然近些年养殖水平提高但该病在工厂化养殖中仍然频繁暴发。

**对宿主的影响** 该病常见于海水鱼类，病症表现为不自主摄食，生长缓慢，鱼体瘦弱，外表异常。严重时基本不摄食，部分死亡。体征为病鱼的头、皮肤、鳍、尾部及鳃瓣上有单个或成群的珠状肿物，小如念珠，大如菜花；颜色有乳白色、粉红色和淡灰色，肿物可轻微出血。囊肿有时也出现在肌肉层、腹膜、卵巢、肝、脾等脏器的胞膜上，心包膜、咽和肠壁黏膜也可出现。病理组织切片显示：囊肿细胞在切片组织中相互挤压、呈不规则形；细胞和细胞核肥大化，细胞体积约为正常体积的 100 倍，直径可达 500 μm，有时可达 1 mm；细胞质内有许多嗜碱性、具网状结构、形状不规则的大型包涵体（图 2.1）。该病不仅引起病鱼皮肤病变，也造成肝、肾、心肌组织的炎性病理变化（绳秀珍等，2007）。

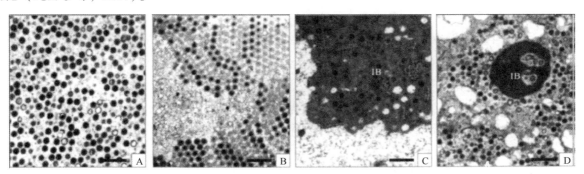

图 2.1 分别为牙鲆、许氏平鲉、鲈鱼、纹腹叉鼻鲀囊肿细胞的细胞质内病毒颗粒的分布特征

**侵染途径与流行规律** 成熟的淋巴囊肿细胞破裂后释放病毒，通过水、鳃及损伤的皮肤、鳍入侵，也可经口感染，高密度养殖和外伤会增加感染几率。淋巴囊肿病的发生与养殖水温无密切关系，而与苗种本身的体质、携带病毒及病毒的积累程度有关。早期报道淋巴囊肿病是一种慢性病，对寄主的影响小，引起死亡少，但从我国沿海疫情来看，有的牙鲆养殖场的发病率达到80%以上，成亚急性暴发，病死鱼较多，一年四季均可发病。

**发病诱因** ① 养殖鱼类较野生种类抵抗力弱，易感性高；② 工厂化养殖密度大，鱼皮肤受损的情况较多，增加了感染几率；③ 国际间和地区间鱼苗、鱼种、亲鱼的流通，也造成了疫病的流行蔓延。1997—1998年，山东威海地区大面积暴发牙鲆淋巴囊肿病，经流行病学调查是由于引进韩国牙鲆亲鱼及苗种时不慎将该病带入我国，损失惨重（曲径等，1998）。

**诊断** ① 通过肉眼观察患病个体体征进行初步诊断（薛良义等，1998）。但发病初期可能会与小瓜虫病、孢子虫病的胞囊混淆，后两者可在显微镜下检出胞囊内活动的虫体；② 囊中组织制样，电镜下查找病毒粒子可确诊。

## 2.2.2 神经坏死病毒

**病害名称** 病毒性神经坏死病（Viral nervous necrosis，VNN）又称病毒性脑病和视网膜病（Viralencephalopathy and retinopathy，VER）。

**病原学名、分类和生物学特征** 神经坏死病毒属诺达病毒科（Nodaviridae），β-诺达病毒属（*Nodavirus*）。神经坏死病毒是一类细小RNA病毒，病毒粒子呈球形，二十面体对称，无囊膜，直径25~34 nm。诺达病毒科包括α-诺达病毒属（*Alphanodavirus*）和β-诺达病毒属（*Betanodavims*）。α-诺达病毒主要感染昆虫，β-诺达病毒主要引起鱼类疾病。神经坏死病毒（NNV）耐受性极强，对氯仿有相当的耐受性；在50℃下热处理30 min仍有活性，60℃失去活性；在自然干燥条件下至少可维持40 d的活性；在直射阳光下曝晒8 h仍有活性；在海水中至少可维持活性60 d以上（陈晓艳，2005）。

**宿主** 红鳍东方鲀（*Takifugu rubripes*），黄带拟鲹（*Pseudocaranx dentex*），条斑星鲽（*Verasper moseri*），狼鲈（*Dicentrarchus labrax*），庸鲽（*Hippoglossus hippoglossus*），石斑鱼（*Epinephelus* sp.），尖吻鲈（*Lates calcarifer*），挪威舌齿鲈（*Dicentrarchus labrax*），条石鲷（*Oplegnathus fasciatus*），牙鲆（*Paralichthys olivaceus*）和大菱鲆（*Scophthalmus maximus*）等包括鳗鲡目、鳕形目、鲈形目、鲽形目和鲀形目，5个目17科的40多种鱼类（彭智发，2007）。

**地理分布** 病毒性神经坏死病在东南亚主要水产养殖地区呈蔓延趋势，中国台湾和广州分别从1997年和2001年开始发生此病（蒋方军，2008）。同时在我国南方福建等地大量养殖的石斑鱼也常常大规模发病，给养殖业带来巨大损失（彭智发等，2007；林克冰等，2011）。2017年6—7月福建省东山县某石斑鱼养殖场多批石斑鱼幼苗感染此病（陈晖等，2018）。

**对宿主的影响** 病毒性神经坏死病主要表现为患病个体不同程度的神经异常现象，如游泳不协调、螺旋状游泳或急促游泳等典型运动神经异常症状。伴有眼和体色异常，食欲下降，生长缓慢等表现。褐石斑鱼发病水温为25~26℃，病鱼体弱，顺水漂浮，外观鱼眼发青，数日全部死亡。水温22~25℃时，全长24~30 mm的稚鱼也能发病，表现为不摄食、身体发黑，未见出血或糜烂，3~4 d死亡。红鳍东方鲀发病水温为19~21℃，网箱养殖的18~30 mm稚鱼可发病，病鱼游泳缓慢打转、体色变淡、空胃，解剖可见脑组织淤血。军曹鱼仔鱼进行感染实验时，发现该病毒可造成仔鱼厌食、体色发黑和螺旋游泳等症状（闫云锋等，2010）。

患病毒性神经坏死病鱼的脑组织切片在光学显微镜下可见中枢神经细胞空泡和坏死，通常患病鱼最典型的组织病理特征是脑灰质细胞胞浆内出现空泡。患病鱼脑和视网膜进行常规组织切片，经HE染色后在光学显微镜下观察，可见严重空泡化，特别是在前脑更明显，有时还可能在胞质内看到5 μm大小的包涵体。

**流行情况**　可引起仔鱼、稚鱼的大量死亡，对幼鱼和成鱼也有危害。夏季水温25～28℃时为发病高峰期。该病毒可经亲鱼产卵垂直感染仔稚鱼，其他传播方式还不清楚（彭智发等，2007）。

**诊断**　① 利用抗神经坏死病毒的单克隆抗体或多克隆抗体可以快速、有效地进行诊断，并且还可以初步鉴定病毒的血清型；② 分子生物学方法，采用RT-PCR法已成为诊断病毒性神经坏死病的主要手段，可以检测到组织中极微量的病毒RNA（陈信忠等，2006；罗卫等，2008）；③ 将石斑鱼苗负染，用扫描电子显微镜可观察病毒粒子的大小和形态（蒋方军，2008）；④ 将病变组织样品正染色，用透射电子显微镜可更清楚地观察病毒粒子的形态特征以及在组织中的分布等。电子显微镜的观察也只能起到初步判断的作用，但无法确定病毒的分类地位。

### 2.2.3　大菱鲆红体综合征病毒

**病害名称**　大菱鲆病毒性红体综合征（Viral reddish body syndromes，VRBS）。

**病毒名称、分类和生物学特征**　虹彩病毒（*Iridovirus*），虹彩病毒科（*Iridoviridae*）。大菱鲆红体病虹彩病毒具有二十面体对称的蛋白质衣壳，其横切面为六面体或五边形和60～70 nm球状的病毒核心；病毒含有典型的内脂膜样结构；成熟病毒粒子直径120～130 nm；病毒在大菱鲆肾、脾、鳃、肠的细胞质中装配并以出芽方式释放，粒子大小基本一致（图2.2）。大菱鲆红体病虹彩病毒对外界不良环境抵抗能力较强，在海水中可长期保持活性（范文辉等，2005）。

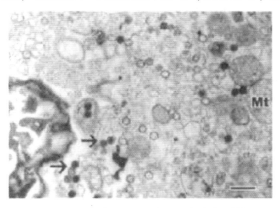

图2.2　大菱鲆脾细胞质内虹彩病毒颗粒

**宿主**　文献报道宿主有大菱鲆（*Scophthalmus maximus*），检测发现多种鱼类可感染该病毒。

2006—2008年春、夏、秋、冬4个航次共调查4个省、1个直辖市共计9个站位，平均感染率为41.9%。共调查8种鱼类共计93份样品，总的感染率为41.9%。其中非洲黑石斑、宽体舌鳎感染率高达100%，青石斑鱼未检出大菱鲆虹彩病毒；其他宿主感染率由高到低依次为许氏平鲉78.6%、六线鱼40%、大菱鲆37.5%、半滑舌鳎33.3%、牙鲆4.8%（表2.1）。

表 2.1　大菱鲆虹彩病毒宿主调查

| 样品名称 | 样品数 | 阴性 | 阳性 | 感染率/% |
|---|---|---|---|---|
| 半滑舌鳎 | 12 | 8 | 4 | 33.3 |
| 大菱鲆 | 16 | 10 | 6 | 37.5 |
| 非洲黑石斑 | 7 | 0 | 7 | 100.0 |
| 宽体舌鳎 | 8 | 0 | 8 | 100.0 |
| 六线鱼 | 5 | 3 | 2 | 40.0 |
| 青石斑鱼 | 10 | 10 | 0 | 0.0 |
| 许氏平鲉 | 14 | 3 | 11 | 78.6 |
| 牙鲆 | 21 | 20 | 1 | 4.8 |
| 总计 | 93 | 54 | 39 | 41.9 |

**地理分布**　2001 年首次在我国山东半岛的沿海地区多个大菱鲆养殖场发现该病毒，涵盖了我国大菱鲆的主产区，甚至在河北唐山和福建东山等地也有发生（秦蕾等，2009）。2006 年秋季航次感染率为 14.3%；2007 年夏季航次感染率为 52.8%；2008 年冬季及春季的感染率为 38%（表 2.2）。从表 2.2 可以看出，2007 年夏季航次鱼类感染大菱鲆虹彩病毒较为严重。各地之间感染率依次为天津市 100%、辽宁省 58.3%、福建省 41.9%、河北省 34.5%、山东省 14.3%；其中昌黎半滑舌鳎（2008 年 4 月 30 日采集）、非洲黑石斑、宽体舌鳎、天津的大菱鲆和日照的大菱鲆感染率高达100%，大连的许氏平鲉感染率也较高，为 78.6%；昌黎的半滑舌鳎（2008 年 4 月 29 日采集）、大菱鲆、青石斑鱼、牙鲆，丰南的牙鲆，莱州的大菱鲆，威海的牙鲆，烟台的大菱鲆，东山的青石斑鱼均未检出大菱鲆虹彩病毒（表 2.3）。感染率较高月为 4 月、7 月和 9 月，这与大菱鲆虹彩病毒高发季节为每年的 8—12 月的流行规律基本一致。

表 2.2　不同年份大菱鲆虹彩病毒感染率比较

| 年份 | 样品总数 | 阴性 | 阳性 | 感染率/% |
|---|---|---|---|---|
| 2006 | 7 | 6 | 1 | 14.3 |
| 2007 | 36 | 17 | 19 | 52.8 |
| 2008 | 50 | 31 | 19 | 38.0 |
| 总计 | 93 | 54 | 39 | 41.9 |

表 2.3　大菱鲆虹彩病毒地理分布调查结果

| 省（直辖市） | 采样地点 | 样品名称 | 采样日期 | 样品数 | 阴性 | 阳性 | 感染率/% |
|---|---|---|---|---|---|---|---|
| 辽宁 | 大连 | 六线鱼 | 2007.7.31 | 5 | 3 | 2 | 40.0 |
| | | 许氏平鲉 | 2007.7.31 | 14 | 3 | 11 | 78.6 |
| | | 牙鲆 | 2007.7.31 | 5 | 4 | 1 | 20.0 |
| | 合计 | | | 24 | 10 | 14 | 58.3 |

续表

| 省（直辖市） | 采样地点 | 样品名称 | 采样日期 | 样品数 | 阴性 | 阳性 | 感染率/% |
|---|---|---|---|---|---|---|---|
| 河北 | 昌黎 | 半滑舌鳎 | 2008.4.29 | 8 | 8 | 0 | 0.0 |
| | | | 2008.4.30 | 4 | 0 | 4 | 100.0 |
| | | 大菱鲆 | 2008.1.21 | 5 | 5 | 0 | 0.0 |
| | | 非洲黑石斑 | 2008.4.29 | 7 | 0 | 7 | 100.0 |
| | | 宽体舌鳎 | 2008.4.30 | 8 | 0 | 8 | 100.0 |
| | | 青石斑鱼 | 2008.4.29 | 8 | 8 | 0 | 0.0 |
| | | 牙鲆 | 2008.1.21 | 10 | 10 | 0 | 0.0 |
| | 丰南 | 牙鲆 | 2007.7.7 | 5 | 5 | 0 | 0.0 |
| | 合计 | | | 55 | 36 | 19 | 34.5 |
| 天津 | 天津 | 大菱鲆 | 2007.7.7 | 5 | 0 | 5 | 100.0 |
| 山东 | 莱州 | 大菱鲆 | 2006.9.13 | 3 | 3 | 0 | 0.0 |
| | 日照 | 大菱鲆 | 2006.9.17 | 1 | 0 | 1 | 100.0 |
| | 威海 | 牙鲆 | 2006.9.11 | 1 | 1 | 0 | 0.0 |
| | 烟台 | 大菱鲆 | 2006.9.09 | 2 | 2 | 0 | 0.0 |
| | 合计 | | | 7 | 6 | 1 | 14.3 |
| 福建 | 东山 | 青石斑鱼 | 2007.7.7 | 2 | 2 | 0 | 0.0 |
| | 总计 | | | 93 | 54 | 39 | 41.9 |

**对宿主的影响**  病鱼摄食量明显降低。活力弱、呼吸缓慢，离群，有时在水中狂游；体表无明显损伤，鱼体腹面沿脊椎骨附近皮下淤血、发红；患病严重时病鱼鳍和鳍基部也有弥散性出血，整个鱼体腹面呈粉红色。解剖可见多数发病鱼血液量少、稀薄，颜色浅淡；凝血时间长，血液凝固性差。病鱼鳃呈暗灰色。胃肠壁呈点状出血；肝脏呈淡黄色，有淤血、易碎；胆囊肿大，胆汁颜色变浅，呈淡绿色；脾略显肿大，呈暗红色，质软，有时呈纤维化；心色淡，呈粉红色；肾脏失血发暗，呈灰白色（范文辉等，2005）。病鱼鳃组织病理变化最严重，在初级和次级鳃丝中均存在大量感染细胞（史成银，2003）。

**流行情况**  病鱼摄食量低或不摄食、活力弱、呼吸缓慢、散群，分散伏于养殖池四周或在水面附近缓慢游动。无论是苗期、养成期还是大菱鲆亲鱼均可感染此病，但易感染 100~400 g 的养成鱼，发病鱼全长一般在 10~20 cm，体重 100~400 g。此病传播快、发病快，在出现症状后急性死亡，1 个月内的累计死亡率可达 20% 以上。现该病在养殖期的各个月均可以发生，以秋季和冬季（8—12 月）为高发季节，在 5—7 月则相对较少。

不同季节的感染率不同，2008 年春季航次（4 月）感染率最高为 54.2%；2007 年夏季航次（7 月）次之，感染率为 52.7%；2006 年秋季航次（9 月）感染率为 14.2%；2008 年冬季航次（1 月）则无感染例（表 2.4）。上述调查结果与所报道大菱鲆虹彩病毒病季节流行特点略有差异。

表 2.4　不同航次大菱鲆虹彩病毒感染率比较

| 采样时间 | 样品数 | 阴性 | 阳性 | 感染率/% |
|---|---|---|---|---|
| 春季航次（4月） | 35 | 16 | 19 | 54.2 |
| 夏季航次（7月） | 36 | 17 | 19 | 52.7 |
| 秋季航次（9月） | 7 | 6 | 1 | 14.2 |
| 冬季航次（1月） | 15 | 15 | 0 | 0 |

## 2.2.4　牙鲆疱疹病毒

**病害名称**　病毒性表皮增生症。

**病毒名称和形态特征**　疱疹病毒（Herpes virus）呈六角形，带囊膜，病毒粒子直径为 190～230 nm。

**宿主**　牙鲆（*Paralichthys olivaceus*）。

**对宿主的影响**　患病鱼摄食明显不良，瘦弱，头下垂，消化道萎缩，腹部塌陷，无活力，游动能力差。鳍的边缘，尤其是尾鳍的前端白浊、萎缩、变形。取病灶组织镜检，发现上皮细胞正常结构消失，圆钝，明显增生。有的在孵化后 10 d 左右就可以观察到，鱼鳍出现异常。发病后最快 1 周出现死亡，慢的几周后出现死亡，死亡率可达 100%。

**流行情况**　该病发生在牙鲆仔鱼孵出后 10～25 d 营底栖生活之前，发病时个体长为 7～8 mm。发病后仔鱼在 1～3 周内基本上全部死亡。经感染实验证实，10 mm 以上稚鱼，死亡率低。而且水温越低，死亡越慢。2002 年此病在河北、辽宁等地发生，造成多家养殖场所培育的牙鲆苗种全部死亡。

## 2.2.5　胰腺坏死病毒

**病害名称**　传染性胰腺坏死病。

**病毒名称和生物学特征**　传染性胰腺坏死病毒（Infectious pancreatic necrosis virus，IPNV），圆球形，二十面体结构。直径 65 nm，无囊膜，单层衣壳，双 RNA 病毒。病毒对热比较稳定，对酸稳定，对脂溶剂不敏感。

**宿主**　牙鲆（*Paralichthys olivaceus*），大菱鲆（*Scophthalmus maximus*），真鲷（*Pagrus major*），虹鳟（*Oncorhynchus mykiss*）等。

**地理分布**　鱼传染性胰腺坏死病最早发生在加拿大、美国，20 世纪 80 年代传入我国台湾、山西、山东、东北和甘肃等地，流行很广。早在 1986 年，该病在日本爱媛县民营比目鱼苗生产场首次被确认。1987 年以后，在日本各地的种苗生产场和养殖场呈流行趋势。80 年代，在我国西北地区某些虹鳟鱼养殖场，每年春季虹鳟稚鱼中暴发流行一种急性传染病，死亡非常严重，死亡率高达 95%，有时甚至高达 99.65%。2016 年四川省石棉某红鳟养殖场发现该病毒，其发病率、致死率均很高（熊权鑫等，2018）。

**对宿主的影响**　病鱼厌食，游泳不协调，常作垂直回转运动，一会儿沉入水底，一会儿又重复回转游动，直至死亡。一般从开始回转游动至死亡仅 1～2 h。患病鱼体色发黑，眼球突出，头部和肌肉有不同程度的充血，腹部膨大，腹部及鳍基部充血，鳃呈淡红色，肛门处常拖有一条线状黏液便，也可见白色粪便物排出。剖解可见胃部膨大、有乳白色或淡黄色腹水、肠内无食物、机体呈严重贫血状态。病理表现为肾脾造血组织坏死、肝窦间淤血、黏膜变性、坏死。对胰脏组织进行超薄切片，可观察到在细胞的胞浆中有包涵体存在。腹水物通常在 5%～10% 的福尔马林中不凝固，这一特征具有诊断价值。

**流行情况**　在育苗期间，0.1～3.5 g 的稚鱼易患此病。该病在水温升高时易暴发，当水温由 11℃ 升高到 18℃ 时，死亡率由 30% 飚升到 70%。

**诊断**　根据发病情况和临床症状，可初步诊断。但须进行病原学检测，才能最后诊断。① 分离病毒电镜观察。② 血清学诊断：酶联免疫吸附试验（ELISA）、细胞中和试验、荧光抗体试验和凝集试验等。

### 2.2.6　传染性造血器官坏死病毒

**病害名称**　传染性造血器官坏死病（Infectious haematopoietic necrosis，IHN）。

**病原学名、分类和生物学特征**　属弹状病毒科（Rhabdoviridae），粒弹状病毒属（*Novirhabdovirus*），病毒粒子形态为弹状，直径 80～90 nm，长度为 160～180 nm，有囊膜（孙颖杰等，2009；2010）。病毒核酸在硫酸铯中的浮密度为 1.59 g/mL。对热、酸、乙醚不稳定。

**宿主**　鲑鳟鱼类如虹鳟（*Oncorhynchus mykiss*）、大麻哈鱼（*O. keta*）、大鳞大麻哈鱼（*O. tshawytscha*）、细鳞大麻哈鱼（*O. gorbuscha*）、银大麻哈鱼（*O. kisutch*）、马苏大麻哈鱼（*O. masou*）、玫瑰大麻哈鱼（*O. rhodorus*）、大西洋鲑（*Salmo salar*）、河鳟（*S. trutta*）、太平洋鲱（*Clupea pallasii*）、墨西哥海鲂（*Cymatogaster aggregata*）和阿拉斯加管吻刺鱼（*Aulorhynchus flavidus*）及牙鲆（*Paralichthys olivaceus*）。

**地理分布**　过去 IHNV 只流行于北美洲和欧洲一些国家。1968 年，IHNV 随红大麻哈鱼鱼卵从阿拉斯加传入日本北海道。随着水生动物产品进出口贸易的急剧增加，IHNV 已经传入我国，并在我国局部地区流行。1990 年，辽宁省本溪市虹鳟鱼种场虹鳟稚鱼暴发急性流行病，死亡近 100%；2001 年 3 月，在深圳某水产养殖场养殖的牙鲆出现大量死亡；2003 年 9 月，北京某水产养殖场养殖的虹鳟暴发大规模死亡。在山东等地工厂化养殖的牙鲆有发生此病（桂朗等，2007）。2010 年青海省互助县、门源县和循化县鲑鳟鱼养殖场相继暴发该病（拉尔其布，2018）。

**对宿主的影响**　患鱼体侧呈线状或 "V" 字状出血，由于贫血使鳃呈白色及出现线状出血。本病流行后期，病鱼表现为腹部肿大，多有腹水潴留，可见眼球突出症状。

**流行情况**　主要危害鲑鳟鱼类的稚鱼和幼鱼。

### 2.2.7　我国海水鱼类病毒病原分布情况

根据我国有关鱼病毒病原公开发表的文献资料报道，1989—2017 年，我国鱼类病毒病原报道共计 6 种，有淋巴囊肿病毒、神经坏死病毒、大菱鲆红体病虹彩病毒、牙鲆疱疹病毒、胰腺坏死病毒和传染性造血器官坏死病毒。另外有两种病毒，文献名称分别为牙鲆弹状病毒和牙鲆造血器官坏死病毒，根据其形态及感染特征，认为与传染性造血器官坏死病毒为同类。鱼类病毒病原宿主共计 20 种，有石蝶鱼、石斑鱼、紫石斑鱼、鞍带石斑鱼、斜带石斑鱼、赤点石斑鱼、青石斑鱼、云纹石斑鱼、马拉巴石斑鱼、非洲黑石斑鱼、红鳍笛鲷、军曹鱼、红鼓鱼、牙鲆、大菱鲆、真鲷、宽体舌鳎、黑鲪、半滑舌鳎、红鳍东方鲀。渤海沿海报道有白口病病毒、淋巴囊肿病毒、大菱鲆红体病虹

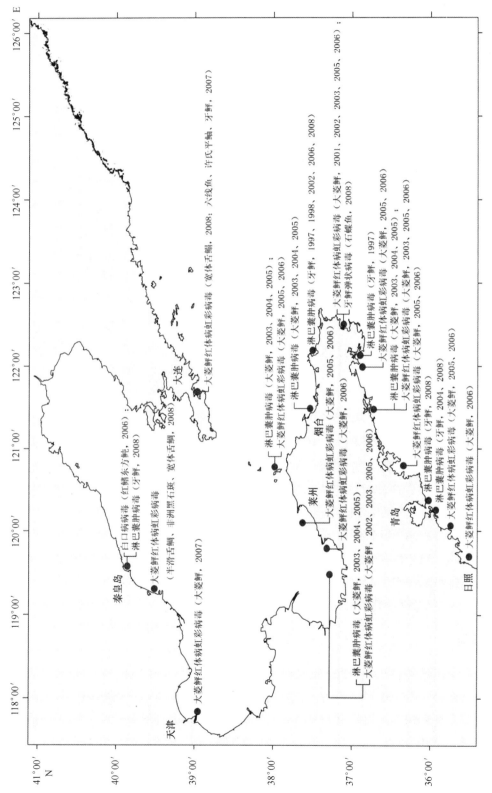

图2.3 我国沿海海水鱼类病毒病原分布(I)

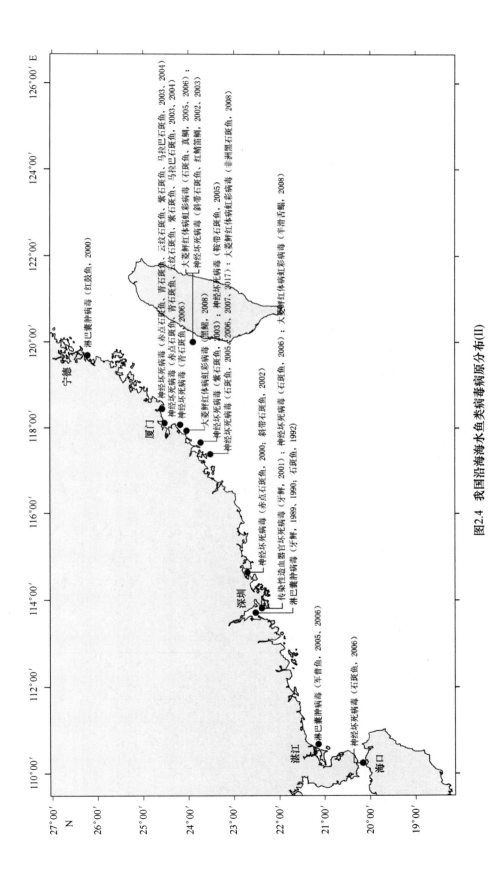

图2.4 我国沿海海水鱼类病毒病原病分布(II)

彩病毒；黄海报道有大菱鲆红体病虹彩病毒、淋巴囊肿病毒、牙鲆弹状病毒（图 2.3）；东海沿海未见报道；南海沿海报道有神经坏死病毒、淋巴囊肿病毒、大菱鲆红体病虹彩病毒、传染性造血器官坏死病毒（图 2.4）。病毒病原报道共计 79 次，1989 年报道 1 次，1990 年报道 1 次，1992 年报道 1 次，1997 年报道 2 次，1998 年报道 1 次，2000 年报道 2 次，2001 年报道 2 次，2002 年报道 5 次，2003 年报道 11 次，2004 年报道 7 次，2005 年报道 16 次，2006 年报道 17 次，2007 年报道 1 次，2008 年报道 9 次，2010 年报道 1 次，2016 年报道 1 次，2017 年报道 1 次。已报道病毒性病原可导致鱼类淋巴囊肿病、病毒性神经坏死病、大菱鲆病毒性红体病、红鳍东方鲀白口病、牙鲆病毒性表皮增生症、传染性胰腺坏死病、传染性造血器官坏死病。

## 2.3 细菌

### 2.3.1 鳗弧菌

**病害名称**　牙鲆表皮溃烂症，牙鲆仔鱼肠道白浊病，大黄鱼鳗弧菌病，大菱鲆烂鳍病。

**病原学名、分类和生物学特征**　鳗弧菌（*Vibrio anguillarum*），属弧菌科（Vibrionaeae）弧菌属（*Vibrio*）。该菌为革兰氏阴性短杆菌，无荚膜，不形成芽孢，单极生鞭毛，可运动。氧化酶阳性；V-P 反应呈阳性；能产生吲哚；不产硫化氢；对 O/129 敏感；能发酵蔗糖、肌醇、山梨醇产气，葡萄糖氧化反应呈阳性；能利用柠檬酸盐；在 4~35℃ 范围内生长，适宜温度为 13~37℃；在含 3%~6% 的 NaCl 的培养基上能生长，但在无盐的培养基上生长不良。在 2216E 培养基上培养 24 h 的菌落呈圆形、半透明，直径约 1.5 mm；在 TCBS 培养基上培养 24 h 的菌落呈黄色，直径约 3 mm，菌体大小为（0.8~1.0）μm×（1.5~1.7）μm。

**宿主**　文献报道宿主有大菱鲆（*Scophthalmus maximus*），牙鲆（*Paralichthys olivaceus*），大黄鱼（*Pseudosciaena crocea*）等。

2007—2008 年春、夏、冬 3 个航次共调查 15 种鱼类共计 543 份样品并进行检测，总的感染率为 6.4%。仅在大菱鲆中检测到鳗弧菌，感染率为 30.4%（表 2.5）。川斑星鲽、非洲黑石斑、黑鲪、红鳍东方鲀、胡椒鲷、花尾胡椒鲷、黄姑鱼、尖吻鲈、六线鱼、青石斑、舌鳎、条斑星鲽、牙鲆和圆斑星鲽中均未检出鳗弧菌。

表 2.5　鳗弧菌宿主调查

| 样品名称 | 样品数 | 阴性 | 阳性 | 感染率/% |
|---|---|---|---|---|
| 大菱鲆 | 115 | 80 | 35 | 30.4 |
| 川斑星鲽 | 50 | 50 | 0 | 0.0 |
| 非洲黑石斑 | 10 | 10 | 0 | 0.0 |
| 黑鲪 | 27 | 27 | 0 | 0.0 |
| 红鳍东方鲀 | 10 | 10 | 0 | 0.0 |
| 胡椒鲷 | 5 | 5 | 0 | 0.0 |
| 花尾胡椒鲷 | 50 | 50 | 0 | 0.0 |
| 黄姑鱼 | 25 | 25 | 0 | 0.0 |

| 样品名称 | 样品数 | 阴性 | 阳性 | 感染率/% |
|---|---|---|---|---|
| 尖吻鲈 | 50 | 50 | 0 | 0.0 |
| 六线鱼 | 20 | 20 | 0 | 0.0 |
| 青石斑 | 15 | 15 | 0 | 0.0 |
| 舌鳎 | 40 | 40 | 0 | 0.0 |
| 条斑星鲽 | 30 | 30 | 0 | 0.0 |
| 牙鲆 | 66 | 66 | 0 | 0.0 |
| 圆斑星鲽 | 30 | 30 | 0 | 0.0 |
| 总计 | 543 | 508 | 35 | 6.4 |

**地理分布** 1997 年，福建宁德、福州、莆田及浙江、山东、广东等海水养殖场的大黄鱼被发现鳗弧菌是病原之一（李清禄等，2001）；1999—2000 年，山东省荣成、威海、青岛胶南及黄岛地区采集的发病牙鲆分离到鳗弧菌（莫照兰等，2002）；从 2002 年 4 月至 2003 年 1 月，鳗弧菌引起了山东省莱州市朱由镇大菱鲆养殖基地、海阳市海珍品养殖基地、青岛流亭镇双埠村亿海良种鱼繁育中心大菱鲆的烂鳍病（张正，2004）；青岛流亭也发现有大菱鲆致病菌鳗弧菌出现（王印庚等，2009）；相继在山东即墨、莱州等地的大菱鲆体内也发现了该菌（颜显辉，2004）；山东威海环翠区也发现了此菌的存在（陈梅等，2000）。2017 年河北昌黎某养殖场大菱鲆发生该病害（栾林林等，2108）。

2007—2008 年春、夏、冬 3 个航次对鱼类鳗弧菌病共调查 9 个省、1 个直辖市共计 20 个站位，总的感染率为 6.4%；2007 年感染率为 14.1%，2008 年感染率为 0（表 2.6）。仅山东省胶南的大菱鲆检测到鳗弧菌，感染率为 100%；大连、昌黎、滦南、塘沽、海阳、莱州、日照、乳山、大丰、象山、舟山、东山、漳州、汕尾、深圳、湛江、防城港、海口和万宁等采样站位均未检测到鳗弧菌。

**表 2.6 鳗弧菌地理分布调查**

| 省、市、自治区 | 采样地点 | 样品名称 | 采样日期 | 样品数 | 阴性 | 阳性 | 感染率/% |
|---|---|---|---|---|---|---|---|
| 辽宁 | 大连 | 黑鲪 | 2007.07.31 | 27 | 27 | 0 | 0.0 |
| | | 六线鱼 | 2007.07.31 | 20 | 20 | 0 | 0.0 |
| | | 牙鲆 | 2007.07.31 | 16 | 16 | 0 | 0.0 |
| | 合计 | | | 63 | 63 | 0 | 0.0 |
| 河北 | 昌黎 | 大菱鲆 | 2008.01.25 | 10 | 10 | 0 | 0.0 |
| | | 红鳍东方鲀 | 2008.01.25 | 10 | 10 | 0 | 0.0 |
| | | 牙鲆 | 2008.01.25 | 10 | 10 | 0 | 0.0 |
| | 滦南 | 牙鲆 | 2008.01.25 | 10 | 10 | 0 | 0.0 |
| | 合计 | | | 40 | 40 | 0 | 0.0 |

续表

| 省、市、自治区 | 采样地点 | 样品名称 | 采样日期 | 样品数 | 阴性 | 阳性 | 感染率/% |
|---|---|---|---|---|---|---|---|
| 天津 | 塘沽 | 川斑星鲽 | 2007.07.18 | 50 | 50 | 0 | 0.0 |
| | 合计 | | | 50 | 50 | 0 | 0.0 |
| 山东 | 海阳 | 大菱鲆 | 2007.07.20 | 40 | 40 | 0 | 0.0 |
| | 胶南 | 大菱鲆 | 2007.06.12 | 35 | 0 | 35 | 100.0 |
| | 莱州 | 条斑星鲽 | 2007.07.06 | 30 | 30 | 0 | 0.0 |
| | | 圆斑星鲽 | 2007.07.06 | 30 | 30 | 0 | 0.0 |
| | 日照 | 大菱鲆 | 2007.06.18 | 15 | 15 | 0 | 0.0 |
| | 乳山 | 大菱鲆 | 2007.06.25 | 15 | 15 | 0 | 0.0 |
| | 合计 | | | 165 | 130 | 35 | 21.2 |
| 江苏 | 大丰 | 牙鲆 | 2008.06.27 | 10 | 10 | 0 | 0.0 |
| | 合计 | | | 10 | 10 | 0 | 0.0 |
| 浙江 | 象山 | 黄姑鱼 | 2008.06.27 | 25 | 25 | 0 | 0.0 |
| | 舟山 | 牙鲆 | 2008.06.27 | 20 | 20 | 0 | 0.0 |
| | 合计 | | | 45 | 45 | 0 | 0.0 |
| 福建 | 东山 | 非洲黑石斑 | 2008.06.27 | 10 | 10 | 0 | 0.0 |
| | | 青石斑 | 2007.07.07 | 5 | 5 | 0 | 0.0 |
| | 漳州 | 青石斑 | 2008.06.27 | 10 | 10 | 0 | 0.0 |
| | | 舌鳎 | 2008.06.27 | 10 | 10 | 0 | 0.0 |
| | 合计 | | | 35 | 35 | 0 | 0.0 |
| 广东 | 汕尾 | 舌鳎 | 2008.06.27 | 10 | 10 | 0 | 0.0 |
| | 深圳 | 舌鳎 | 2008.06.27 | 10 | 10 | 0 | 0.0 |
| | 湛江 | 胡椒鲷 | 2008.06.27 | 5 | 5 | 0 | 0.0 |
| | 合计 | | | 25 | 25 | 0 | 0.0 |
| 广西 | 防城港 | 舌鳎 | 2008.06.27 | 10 | 10 | 0 | 0.0 |
| | 合计 | | | 10 | 10 | 0 | 0.0 |
| 海南 | 海口 | 尖吻鲈 | 2008.06.27 | 50 | 50 | 0 | 0.0 |
| | 万宁 | 花尾胡椒鲷 | 2008.06.27 | 50 | 50 | 0 | 0.0 |
| | 合计 | | | 100 | 100 | 0 | 0.0 |
| | 总计 | | | 543 | 508 | 35 | 6.4 |

**对宿主的影响** 烂鳍病主要表现为：首先发病鱼体鳍部变白，1~2 d后逐渐充血发红直至溃烂；严重者，胸鳍、边鳍、尾鳍均可完全烂掉，个别鱼体甚至吻部也出现溃烂现象；在患病期，从

苗期到养成期直至亲鱼期均可感染此病，但多见于苗期和养成初期（张正，2004）。病鱼鳍条、皮肤出血，鱼体体侧或尾柄处脱鳞，后脱鳞处逐渐溃烂成深洞，胃幽门严重出血（莫照兰等，2003）。此病可导致病鱼的急性死亡，即时感染率 10%～40%，累积死亡率可高达 80%～90%。人工回接感染个体，24 h 后开始死亡，在 72 h 后全部死亡。

**诊断**　主要应用于鳗弧菌检测的技术有：荧光抗体技术（Fluorescent antibodytechnique，FAT）；酶联免疫吸附测定技术（Enzyme-linkedimmunosorbent assay，ELISA）；核酸杂交技术（Nucleicacid hybridization）；PCR 技术（Polymerase Chain Reaction，PCR）等。

**流行情况**　该病多见于每年的 6—11 月，也有发生于晚秋或冬季的低水温期，发病适宜水温一般在 18℃以上。此病除随水温变化外，还与养殖池水质量、饵料质量、放养密度及操作管理措施等方面有着密切关系。如果水质欠佳，池底污浊，饵料质量低劣，放养密度过大，操作不当，造成鱼体损伤等，都极易引起发病。另外动物体免疫机能下降或环境恶化时也容易发生（莫照兰等，2003）。本次调查检出月份为 6 月，这与报道中该病多见于每年的 6—11 月流行规律相一致。

## 2.3.2　溶藻弧菌

**病害名称**　大菱鲆出血病、白便病和腹水病，大黄鱼溶藻弧菌病，牙鲆体表出血病，大黄鱼溃疡病。

**病原学名、分类和生物学特征**　溶藻弧菌（*Vibrio alginolyticus*），弧菌科（Vibrionaeae）弧菌属（*Vibrio*）。该菌是一种革兰氏阴性兼性厌氧菌，短杆状，长度 1.4～2.6 cm，宽度 0.5～0.8 cm。具有鞭毛，在固体培养基上呈弥漫生长，无荚膜、无芽孢。生长最适 pH 为 6.0～9.0，生长过程必须有 $Na^+$ 的存在（2%～10% NaCl），最适含盐量为 3% NaCl，可以用添加了含 3% NaCl 的 BHI（Brain heartinfusion）进行增菌培养，在 TCBS 上的菌落呈黄色。生长温度范围为 5～43℃，最适温度为 36℃，因此夏季的海水中有大量增加的趋势。在沿海及入海口的海水中可以检出，也可存在鱼、虾、贝类等海产动物的体表或肠道内。对人类具有感染性（薛淑霞等，2006；张伟妮，2006）。

**宿主**　文献报道宿主有牙鲆（*Paralichthys olivaceus*）、大黄鱼（*Pseudosciaena crocea*）、大泷六线鱼（*Hexagrammos otakii*）、太平洋鲱鱼（*Clupea pallasi*）、大菱鲆（*Scophthalmus maximus*）、鞍带石斑（*Epinephelus lanceolatus*）、卵形鲳鲹（*Trachinotus ovatus*）。

2007—2008 年春、夏、冬 3 个航次共对 15 种鱼类共计 543 份样品进行检测，均未检出溶藻弧菌（表 2.7）。15 种鱼包括：川斑星鲽、大菱鲆、非洲黑石斑、黑鲪、红鳍东方鲀、胡椒鲷、花尾胡椒鲷、黄姑鱼、尖吻鲈、六线鱼、青石斑、舌鳎、条斑星鲽、牙鲆和圆斑星鲽。

**表 2.7　溶藻弧菌宿主调查**

| 样品名称 | 样品数 | 阴性 | 阳性 | 感染率/% |
|---|---|---|---|---|
| 川斑星鲽 | 50 | 50 | 0 | 0 |
| 大菱鲆 | 115 | 115 | 0 | 0 |
| 非洲黑石斑 | 10 | 10 | 0 | 0 |
| 黑鲪 | 27 | 27 | 0 | 0 |
| 红鳍东方鲀 | 10 | 10 | 0 | 0 |

| 样品名称 | 样品数 | 阴性 | 阳性 | 感染率/% |
|---|---|---|---|---|
| 胡椒鲷 | 5 | 5 | 0 | 0 |
| 花尾胡椒鲷 | 50 | 50 | 0 | 0 |
| 黄姑鱼 | 25 | 25 | 0 | 0 |
| 尖吻鲈 | 50 | 50 | 0 | 0 |
| 六线鱼 | 20 | 20 | 0 | 0 |
| 青石斑 | 15 | 15 | 0 | 0 |
| 舌鳎 | 40 | 40 | 0 | 0 |
| 条斑星鲽 | 30 | 30 | 0 | 0 |
| 牙鲆 | 66 | 66 | 0 | 0 |
| 圆斑星鲽 | 30 | 30 | 0 | 0 |
| 总计 | 543 | 543 | 0 | 0 |

**地理分布**　1991 年 6—9 月大连地区的欧氏六线鱼和太平洋鲱鱼都检测有该菌存在（安淑荣等，1992）；1998 年 8—9 月在福建宁德渔潭大黄鱼养殖场的病鱼病灶分离出该菌（林克冰等，1999）；1999—2000 年，山东荣成、威海、青岛胶南及黄岛地区溶藻弧菌引起养殖牙鲆大面积发病（莫照兰等，2003）；2002 年山东荣成俚岛瓦屋石养鱼厂的大菱鲆也发现有此菌（张伟妮，2006）；2003 年高温季节，福建东山、漳浦等地常发现牙鲆发病死亡，经检测该菌是其病原菌之一（陈晓凤等，2008）；2002 年 6 月，山东省荣成地区发生溶藻弧菌引起的大规模的大菱鲆鱼苗腹水症（张伟妮等，2006）；2002 年 4 月至 2003 年 1 月，山东青岛、莱州和海阳也出现此疾病发生（张正等，2004）；在 2003—2005 年天津地区海水工厂化养殖场养殖鲆鱼分离出溶藻弧菌（薛淑霞等，2006）；2004 年福建宁德市二都海区发现此菌感染了大黄鱼（刘振勇等，2005）；2004—2005 年间浙江象山和舟山发现该菌致病现象（王国良等，2008）；浙江宁波、象山大黄鱼养殖场检测有该菌出现（金珊等，2003）；青岛某养殖场中大菱鲆也分离出此致病菌（李正义等，2010）；山东威海环翠区的牙鲆中也分离出溶藻弧菌（陈梅等，2000）；香港吐露港和白沙湾的海鲷中也检出了致病菌即溶藻弧菌（李军等，1999）；福建厦门刘五店和宁德的大黄鱼和大菱鲆中也发现了该菌的存在（鄢庆枇等，2001；鄢庆枇等，2006）；山东日照的大菱鲆幼体中同样检测出溶藻弧菌（姚志刚等，2004）；2016 年广西钦州湾近海网箱养殖的卵形鲳鲹发生体表皮肤溃烂、皮下出血、内脏器官病变的典型细菌性疾病症状，通过分离、鉴定确定为溶藻弧菌（余庆等，2018）。

**对宿主的影响**　病鱼发病初期体色变深，行动迟缓，经常浮出水面离群独游；体表病灶部位开始充血、发炎，周围鳞片松散脱落。随病情发展，鳃色变暗，病灶逐渐溃烂并凹陷，呈现不同程度的溃疡。皮下出血，重者肌肉溃烂或吻部断裂，一般尾鳍末端和头部以及体侧病损比较严重。也可见鱼体发白，体表点状发红，下颌、眼球、腹部及各鳍基发红，鳍条散裂（林克冰等，1999）。解剖病鱼发现病情严重时内脏器官病变明显，肝肿大、色泽不匀、有浊斑，肾、脾肿大，空肠、有时肠内有黄绿色黏液样物，肛门红肿（金珊，2003）。紫石斑幼鱼暴发的急性传染病的发病症状为：

发病初期外观无明显临床病变，病鱼表现厌食，漂游于水面，可出现螺旋状或旋转状游动，或静止时腹部朝上，部分鳔肿大，无其他明显外观病变。活动性和群聚性差，侧卧于池底或不正常游动。剖检可见脑部稍有红肿，肝脏色泽变浅或正常，其他器官无明显病变。发病后期，病鱼消瘦乏力，体表尤其是尾鳍和下颌部位常出现红肿、溃烂，病鱼衰竭死亡。组织病理学检查发现中枢神经组织脑细胞和视网膜细胞严重空泡化（陈信忠等，2004）。

**流行情况**　一般病鱼体表呈现出血症状后，在 1~7 d 内便死亡（金珊，2003）。紫石斑幼鱼发病后期尾鳍和背鳍等部位出现炎症腐烂后，幼鱼出现死亡，每天死亡数十至数百尾，持续 1 个多月，总死亡率达 60%~80%；该病有明显的季节性，在闽南地区的室内育苗场，发病多在春节前后，育苗水温约 22℃（陈信忠等，2004）。在典型的发病网箱内，从出现少量病鱼到大部分发病死亡历时约 1 周，发病死亡率一般为 20%~60%；流行时间以夏季高温期为主，7—8 月为高峰期；发病范围大，感染率高，鱼种和成鱼均能感染发病；在同一养殖海区当年鱼种比 2 龄以上成鱼更易发病，死亡率明显偏高（郑天伦等，2006）。

**诊断**　PCR 快速检测方法，通过对大菱鲆的试验得出很好的效果（韩一凡等，2009）；间接荧光抗体检测不仅可以用于已感染发病的大黄鱼的快速检测，而且还能用于感染未发病大黄鱼的检测中（王军等，2002）；环介导恒温扩增技术能快速检测溶藻弧菌，它比 PCR 技术的检测下限低一个数量级，因此此项技术更快速、简易，实地诊断溶藻弧菌更方便（丁文超等，2009）。

### 2.3.3　嗜水气单胞菌

**病害名称**　牙鲆鱼腹水病，大菱鲆溃疡症。

**病原学名、分类和生物学特征**　嗜水气单胞菌（*Aeromonas Hydrophila*）弧菌科（Vibrionaeae）气单胞菌属（*Aeromonas*）。该菌为革兰阴性短杆菌，两端钝圆，直或略弯，大小为（0.3~1.0）μm ×（1.0~3.5）μm；菌细胞多数单个存在，少数双个排列；通常在菌体的一端有一根鞭毛，部分菌株有侧鞭毛；无荚膜，不形成芽孢，兼性需氧；最适生长温度 28℃，对热的抵抗力较差；能发酵碳水化合物产酸和（或）产气，发酵甘露醇、果糖、葡萄糖、阿拉伯糖、水杨苷、蔗糖、麦芽糖；VP 试验、氧化酶、硝酸盐还原、明胶液化、吲哚试验、精氨酸双水解、赖氨酸脱羧酶阳性；鸟氨酸脱羧酶、MR、尿素酶阴性；对弧菌抑制剂 O/129 不敏感；能在含 0~4% NaCl 营养肉汤中生长，不能在含 5% NaCl 的营养肉汤中生长；DNA 中 G+C mol% 为 58~62。由于各地菌株存在着差异，因而生理生化试验结果也存在着差异。该菌是恒温动物与变温动物的条件致病菌，通常在自然界是条件致病菌，充当继发病原而不是原发病原。

**宿主**　牙鲆（*Paralichthys olivaceus*），爪哇牛鼻鲼（*Rhinoptera hainanica*），大黄鱼（*Pseudodciaena crocea*），大菱鲆（*Scophthalmus maximus*）。

**地理分布**　嗜水气单胞菌广泛存在于淡水、污水、淤泥及土壤中。它不仅能引发多种水生动物的传染病，而且可以感染爬行类、两栖类和鸟类。主要分布于河北和山东的海水鱼养殖场。河北省水产研究所养殖场的牙鲆发现致病菌为嗜水气单胞菌（王玉梅等，2005）；山东海阳一带养殖大菱鲆暴发溃疡病中检测到该菌（范文辉等，2005）。秦皇岛和唐山的 9 个养殖场取得具有腹水病典型症状的病鱼样品中发现致病菌，并在秦皇岛的牙鲆检测中发现有嗜水气单胞菌（高晓田等，2007）；唐山会达水产养殖公司、唐山普林海珍、唐山十里海紫天养殖场患腹水病褐牙鲆体内分离致病菌嗜水气单胞菌（李楠等，2009）；2006 年 4 月江苏南通市某特种鱼养殖场濒死的大黄鱼体内分离出该菌（曹军等，2007）；河南郑州市海洋馆送检的海南牛鼻鲼中检出有嗜水气单胞菌（倪沛佩等，2010）。

**对宿主的影响** 病鱼的临床症状为局部损伤、坏死、水肿、突眼及腹部膨胀，伴有腹水、贫血及内脏器官坏死，脾、肾颜色变黑，肝变白，胆汁变黄（沈锦玉，2008）。也可表现为各鳍基部、口部、鳃裂后部出血，鳃盖凹陷，鳃丝发白，呈贫血状，解剖后观察，肝脏肿大，外观颜色不均匀，消化道内有少许白色黏性团块，肾肿大、充血；镜检腹水及血液水封片，有大量运动的细菌（王玉梅等，2005）。

**诊断** ① 免疫学技术：酶联免疫吸附试验、免疫荧光技术、SPA 协同凝集试验、血凝抑制试验（HI）。② 基因检测诊断：常规 PCR、多重 PCR、免疫捕获 PCR、荧光定量 PCR。③ 环介导恒温基因扩增法。④ 常规生化鉴定方法：首先进行细菌的分离，参照国家标准进行细菌的鉴定。而在细菌分离中，对污染材料选用 RS 选择培养基的效果更加明显。在生化反应原理的基础上采用 API 快速反应板和细菌鉴定仪（单晓枫等，2010）。

### 2.3.4 副溶血弧菌

**病害名称** 皮肤溃疡，大黄鱼皮肤溃烂病，牙鲆出血病，大菱鲆出血症。

**病原学名、分类和生物学特征** 副溶血弧菌（*Vibrioparahaem olyticus*）弧菌科（Vibrionaeae）弧菌属（*Vibrio*）。该菌为革兰氏阴性短杆菌；单个分散排列；极生单鞭毛（图 2.5）；无芽孢、无荚膜；氧化酶阳性，发酵型；精氨酸双水解酶、ONPG、尿素酶为阴性，赖氨酸脱羧酶、鸟氨酸脱羧酶、淀粉酶、明胶酶为阳性，柠檬酸盐、IPA、VP 为阴性，吲哚为阳性且不产生 $H_2S$；利用葡萄糖、甘露醇产酸，不利用肌醇、鼠李糖、蔗糖、蜜二糖、苦杏仁苷；在不含 NaCl 胨水、10% NaCl 胨水中不生长，3% NaCl 胨水、6.5% NaCl 胨水中能生长，1% NaCl 胨水 42℃ 也能生长。在普通培养基平板上菌落光滑、圆形、隆起、半透明、湿润；在 TCBS 上生长良好，呈绿色，菌落边缘不规则，大小在 1.5~2.5 mm。

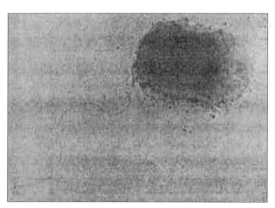

图 2.5 副溶血弧菌的电镜照片（13 000×）

**宿主** 大黄鱼（*Pseudodciaena crocea*），大菱鲆（*Scophthalmus maximus*），牙鲆（*Paralichthys olivaceus*），黄姑鱼（*Nibrio albiflora*）。

**地理分布** 从南至北，福建厦门海水养殖网箱中的黄姑鱼发现有副溶血弧菌（黄志明，2002）；厦门西海域某渔排养殖大黄鱼患皮肤溃烂病病灶部位也分离到该优势菌（纪荣兴等，2002）；2000

年 7—8 月，福建宁德地区东吾洋海区患败血病的大黄鱼体内也分离到该菌（许斌福等，2002）；1999 年夏季，从福建宁德北斗都网箱养殖发生大面积死亡的大黄鱼病鱼体内分离出的两株致病菌之一即为副溶血弧菌（鄢庆枇等，2001）；福建东山、漳浦等地的大菱鲆体内也相继发现了此菌（陈晓凤等，2008）；大连湾大菱鲆养殖场的病鱼体内也有副溶血弧菌的存在（胡亮等，2008）。

**对宿主的影响**　临床表现为：患病牙鲆游动缓慢、离群，摄食量减少，游泳失去平衡，体表有大小不一的溃疡面，溃烂部位鳞片脱落、充血肿胀、分泌物增多，上下颌、鳃盖、鳍、体表等处明显充血，鳃丝褪色。解剖可见：肝发白或具白点，胆囊肿大，胆汁褪色，肾充血，脾无明显症状，胃肠微充血，肠道无食物，有淡黄色黏液（黄志明，2002；陈晓凤等，2008）。患皮肤溃烂病的大黄鱼离群独游，行动缓慢，摄食减少乃至不摄食。体表褪色、呈浅黄色、有出血点，头部、尾部皮肤溃烂，病鱼的尾柄被严重腐蚀，大多数病鱼都露出尾椎骨，肌肉充血，部分病鱼的身体一侧或两侧鳞片成片脱落，下颌、鳍基部充血。解剖发现，肝肿大、土黄色或有红斑，有腹水，肠与腹部粘连（鄢庆枇等，2001）。通过对此菌的人工感染实验观察到，牙鲆呈急性死亡，死亡症状主要为上下颌、鳃盖、鳍、体表等处明显充血，鳃丝褪色；肝发白或具白点，胆囊肿大，胆汁褪色，肾充血，脾无明显症状，胃肠微充血，肠道无食物，有淡黄色黏液（陈晓凤等，2008）。

**流行情况**　该病发病季节主要为 6 月上旬至 8 月下旬，发病水温在 22～28℃（纪荣兴等，2004）。人工回感实验中，副溶血弧菌的致死率达到了 60%～100%（鄢庆枇等，2001）。对大菱鲆的回感实验中，菌液浓度为 $1.0 \times 10^9$ CFU/mL，0.05 mL/尾时死亡率为 40%，感染率为 100%；菌液浓度为 $3.0 \times 10^8$ CFU/mL，0.05 mL/尾时死亡率为 0%，感染率为 20%（胡亮等，2008）。

**诊断**　① 分子生物学方法：基因探针，PCR（常规 PCR，复合 PCR，Real-time PCR，流式细胞仪-isPCR），环介导等温扩增技术，基因芯片。② 免疫学检测方法：酶联免疫吸附试验，胶体金免疫渗滤法，蛋白芯片法，免疫传感器（王国玲等，2010）。

## 2.3.5　哈氏弧菌

**病害名称**　大菱鲆红体病，大菱鲆溃疡症，大黄鱼体表溃烂症。

**病原学名、分类和生物学特征**　哈维氏弧菌（*Vibrio harveyi*）弧菌科（Vibrionaceae）弧菌属（*Vibrio*）。该菌是一种广泛分布于海洋与盐湖中的嗜盐性细菌，大小为（0.6～0.8）μm×（1.4～1.6）μm；革兰氏染色阴性，短杆状，两端钝圆；具一根极生单鞭毛，鞭毛长 3.6～4.5 μm（图 2.6 和图 2.7）；在 TSB 培养基 28℃培养 24 h 后，菌落圆形、边缘整齐、表面隆起光滑、呈淡灰黄色，能在 TCBS 培养基上生长良好并使培养基变黄。

**宿主**　大黄鱼（*Pseudodciaena crocea*），大菱鲆（*Scophthalmus maximus*），花鲈（*Lateolabrax japonicus*）。

**地理分布**　2004 年夏季山东海阳一带养殖大菱鲆暴发溃疡病，经研究发现致病菌为副溶血弧哈维氏弧菌（范文辉等，2005）；2004—2005 年浙江象山、舟山大黄鱼养殖区，从症状典型的濒死病鱼中分离出了哈维氏弧菌（王国良等，2008）；1998 年 8—9 月福建宁德渔潭大黄鱼养殖场的发病大黄鱼病灶部位发现了这一致病菌哈维氏弧菌的存在（林克冰等，1999）；山东沿海的鲈鱼体内分离出了该菌（陈吉祥等，2005）；2000—2002 年浙江象山港和奉化港以及周边的养殖大黄鱼体内分离出此菌（吴建军，2003）。

**对宿主的影响**　大菱鲆患病初期表现为烂鳃、黏鳃，体表病灶部位稍发白，局部病灶充血发

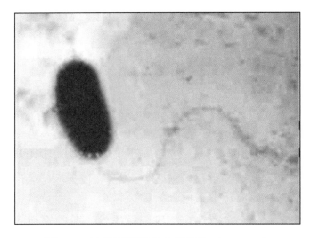

图 2.6　哈维氏弧菌的电镜照片（15 000×）

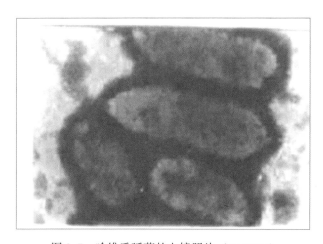

图 2.7　哈维氏弧菌的电镜照片（20 000×）

红，与周围皮肤分界明显，此时病鱼停止摄食，缓慢浮游于养殖池边缘；中后期表现为体表开始溃烂，溃烂多发生在头部、鳃盖周围，上、下体侧鳍基处，形成溃疡面或深洞。水浸片镜检发现病灶部位有大量活泼运动的细菌，病鱼体表黏液增多，黏液中可见大量的细菌。解剖肝脏充血，脾液化状，肾脏和胆囊肿大，肠壁充血并变得薄而透明，肠内有淡黄色液体。患病鱼如得不到及时的治疗，可引起大批死亡（范文辉等，2005）。

大黄鱼前期症状不明显，中后期主要症状为鱼体发白，体侧鳞片脱落，脱落处表皮充血，逐渐溃烂，而后下颌、眼球、腹部及各鳍基发红，鳍条散裂，病鱼缓慢浮游于网箱边缘水面，严重者两侧体表大片溃烂直至肌肉、肝，肾充血肿大，胆囊褪色，胃幽门肿大，停止摄食，逐渐死亡（林克冰等，1999）。

**流行情况**　大黄鱼体表溃烂症一般在夏季高水温期（27~28℃），经过哈维氏弧菌感染的大黄鱼可引起较高的致病率，即使低浓度感染，仍使鱼100%发病（林克冰等，1999）。人工感染后，高浓度菌悬液（$3.2×10^9$ CFU/mL）感染大菱鲆，大菱鲆在24 h内死亡；中浓度（$3.2×10^8$~$3.2×10^7$ CFU/mL）菌液感染大菱鲆，大菱鲆在48 h后开始出现发病症状，5 d后体表病灶部位开始出现轻度溃疡，至第7天时实验组大菱鲆全部死亡，对照组无一例死亡（范文辉等，2005）。

诊断 ① 特定基因片段的 PCR 检测技术；② DNA 指纹技术，包括 RFLP、AFLP 和 RAPD 等技术；③ 16S rRNA 检测技术；④ 其他的检测技术，包括单克隆抗体技术、DNA 探针技术、免疫荧光技术、DNA 杂交技术、全细胞蛋白分析技术等（颜显辉，2004）。

## 2.3.6 迟缓爱德华氏菌

**病害名称** 大菱鲆腹水病，大菱鲆出血性败血症，大菱鲆体表出血病，大菱鲆红体病。

**病原学名、分类和生物学特征** 迟缓爱德华氏菌（*Edwardsiella tarda*）肠杆菌科（Enterobacteriaceae）爱德华氏菌属（*Edwardsiella*）。该菌为革兰氏阴性菌，呈短杆状近球形，电镜下可见周生鞭毛，菌体大小为（0.5~1）μm×（1~2）μm，具有运动性（图 2.8）。该菌广泛存在于各种水生环境，有较广的宿主范围，在多种动物如鱼类、两栖类、爬行类以及包括人类在内的哺乳动物都发现它的存在。

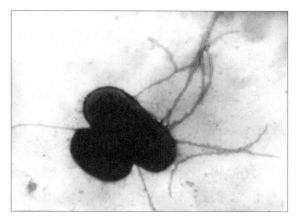

图 2.8 迟缓爱德华氏菌在电镜下的形态（×15 000）

**宿主** 漠斑牙鲆（*Paralichthys lethostigmo*），牙鲆（*Paralichthys olivaceus*），大菱鲆（*Scophthalmus maximus*），鳗鲡（*Anguilla japonica*）。

**地理分布** 2004 年在河北秦皇岛养鱼场，2006 年在山东胶南大珠山养鱼场大菱鲆暴发的细菌病即为迟缓爱德华氏菌所引起（李杰等，2008）；2003—2005 年对天津地区患腹水病的大菱鲆和褐牙鲆进行监测发现，迟缓爱德华氏菌是该病的病原菌之一（薛淑霞等，2006，2008）；2001 年 3 月至 2003 年 9 月，对河北唐山和秦皇岛的养殖牙鲆的发病鱼进行研究发现致病菌为迟缓爱德华氏菌，并在 2003—2004 年对河北和辽宁发生的 3 起大菱鲆暴发的病害进行调查发现，致病菌仍为迟缓爱德华氏菌（张晓君等，2005，2007）；大连旅顺北海大菱鲆养殖场的患出血病发病鱼中也分离出了该菌（王斌等，2010）；2003—2004 年间，从河北唐海县和滦南县牙鲆中分离的病原菌均为迟缓爱德华氏菌（朱壮春等，2006）；2002 年秋季，山东沿海部分养殖场的苗期和养成期大菱鲆发生批量死亡现象，研究证实其为迟缓爱德华氏菌；天津汉沽的牙鲆体内也发现该菌存在（崔青曼等，2008）；2007 年 8 月，唐山市会达养殖公司采集的漠斑牙鲆中分离到此菌（贺宝玲等，2009）；山东文登市采集的患红体病的大菱鲆体内分离出了致病菌为迟缓爱德华氏菌（董丽等，2009）；2004 年 5 月至 2005 年 9 月间，对山东潍坊、烟台、威海和青岛等沿海区域养殖的患病大菱鲆研究发现也分离出了迟缓爱德华氏菌（王印庚等，2007）；山东地区引起养殖大菱鲆腹水病病原为迟缓爱德华氏菌（李筠等，2006）；威海、青岛和乳山采集的大菱鲆中也发现了迟缓爱德华氏菌的存在（秦蕾，2006）。2014—2015 年，辽宁葫芦岛和兴城市 4 家养殖场和绥中县 5 家养殖场大菱鲆发病由迟缓爱德华氏菌感染造成（于新然等，2018）。迟缓爱德华菌呈世界性分布，在非洲、美洲和亚洲已经有较多报道，该菌对日本和我国的鳗鲡养殖业也造成了较严重的损失（房敬真等，2018）。

**对宿主的影响** 受感染的大菱鲆分为急性感染和慢性感染，两者呈现不同的临床外观症状：急性感染的大菱鲆，鱼体充血发红，严重者腹面或鳍基部出血，形成皮下脓肿；而慢性感染的大菱鲆，典型特征是身体后半部体色明显变黑，解剖发现，病鱼的肾脏病变最为显著，表现出严重肿大、溃疡性坏死，形成粟粒状结节等临床特征（秦蕾，2006）。2008 年在调查中还发现，有一种由迟缓爱德华氏菌引起的疾病时有发生，其症状是病鱼体色发黑，眼周围组织有轻微水肿；内部解剖发现，肝脏已经萎缩，且肝脏内有大量的积水现象，鳃绝大多数充血，也有个别贫血现象，有些鳃的顶部已经溃烂。

迟缓爱德华氏菌引起的腹水病腹部隆起，解剖观察发现胃肠腔中或腹腔内有大量无色或淡黄色液体。慢性感染时，发病初期，病鱼摄食率下降，反应迟钝；随着病情发展，鱼体体色逐渐发暗，失去光泽，部分病鱼尾部变黑，随着时间延长，变黑的部分向前延伸，逐渐扩大，呈现"黑白两截"现象；解剖发现肝脏肥大，呈粉红色，伴有血丝出现；肾脏肿大，表面出现灰白色粟粒状结节，严重时呈灰白色，并伴有出血现象；有时肠道积液中出现白色黏性团块，消化道内充满胶状液体，呈薄而透明状；通过显微镜观察，肝组织以中央静脉为中心呈现病灶性变化，细胞间隙增大，血管发生扩张和空泡化；病鱼停止摄食数日后，开始死亡，死亡个体首尾翘起。急性感染时，病鱼的下颌、鳃盖缘膜、鳍基部以及腹面皮下充血发红，并发展为出血点或出血斑甚至溃疡化脓，形成皮下脓肿；体表背部呈现灰白色，或黑色和灰白色斑片状分布；解剖发现病鱼鳃丝贫血，肾脏呈灰白色，异常肿大，多处溃疡性坏死，甚至整个肾脏呈脓样坏死，肝脏呈弥散性出血，肠壁和腹腔膜也有发炎充血现象，病鱼脾脏偶见肿大，失血呈粉红色（赵贵萍，2008）。

**流行情况** 2007 年 8—9 月，某一大菱鲆养殖场大菱鲆患有红体病，感染率几乎达到100%（董丽，2009）。2004 年在河北秦皇岛养鱼场和 2006 年在胶南大珠山养鱼场大菱鲆暴发的细菌病中，病鱼的死亡率在 25% 左右（李杰等，2008）。体长 10~20 cm 的养殖期大菱鲆易感染此病（王印庚等，2007）。一般情况下，大部分养殖场的病鱼表现为慢性感染，疾病传播蔓延速度非常慢，其死亡率在 10% 以下；而严重感染时也可达到 30%~40% 的死亡率，甚至 90% 以上。人工感染实验中，腹腔注射菌液不小于 $7.9 \times 10^5$ CFU/mL 浓度组，实验个体在第 4 天死亡率均为 100%。在浓度 $7.9 \times 10^3$ 和 $7.9 \times 10^4$ 组直到第 14 天实验结束，死亡率分别为 60% 和 80%。对照组为 0。死亡率为 100%；至第 14 天，注射浓度 10 倍系列稀释后的死亡率分别为 80%、60% 和 0%，而对照组大菱鲆无一例死亡（王燕等，2009）。大连地区许多养殖场的大菱鲆幼鱼在春、夏季频繁发生一种以全身出血合并腹水为主要症状的疾病，发病率高达 70%~80%（王斌等，2006）。全长 10~15 cm 规格的发病鱼死亡率极高，为 90%~95%；鱼发生病害的水温一般为 18~20℃。

**诊断** ① 细菌培养法；② 分子生物学方法：基因探针，PCR 环介导等温扩增技术，基因芯片；③ 免疫学检测方法：酶联免疫吸附试验，胶体金免疫渗滤法，蛋白芯片法，免疫传感器。

### 2.3.7 肠弧菌

**病害名称** 牙鲆败血感染症。

**病原学名、分类和生物学特征**　肠弧菌（*Vibrio ichthyoenteri*）弧菌科（Vibrionaeae）弧菌属（*Vibrio*）。该菌为革兰氏染色阴性，杆状（多数稍弯曲），一端或两端钝圆（多数一端或两端稍尖些），散在，无芽孢，大小多在（0.4~0.7）μm×（1.2~2.5）μm；做电镜检查，菌体为弧状端生单鞭毛（图 2.9）。在 28℃ 条件下生长，菌苔呈较透明状的灰白色，生长中度；在 37℃ 下不生长。对 37 种抗菌类药物的敏感性结果为对氨苄青霉素、头孢唑啉、头孢拉定、头孢噻肟、头孢曲松、头孢他啶、头孢哌酮、头孢吡肟、氨曲南、红霉素、阿奇霉素、链霉素、卡那霉素、庆大霉素、妥布霉素、丁胺卡那霉素、新霉素、大观霉素、诺氟沙星、氧氟沙星、环丙沙星、四环素、多西霉素、氯霉素、多黏菌素 B、呋喃妥因、呋喃唑酮、恩诺沙星、青霉素 G、克林霉素、万古霉素、利福平、复方新诺明、甲氧苄啶、新生霉素 35 种药物呈高度敏感（抑菌圈直径在 20~42 mm），仅对苯唑青霉素和杆菌肽 2 种耐药（无抑菌圈形成）。

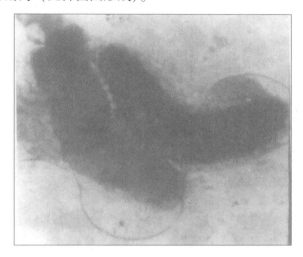

图 2.9　肠弧菌的电镜照片（×24 000）

**宿主**　大菱鲆（*Scophthalmus maximus*），牙鲆（*Paralichthys olivaceus*）。

**地理分布**　2007 年 1 月，山东省胶南某养殖场人工养殖的大菱鲆发生严重病害并大批死亡，经研究致病菌为肠弧菌（吕俊超等，2009）；2001 年河北某海水鱼养殖场发生的呈败血症感染的牙鲆病原菌为肠弧菌（陈翠珍等，2006）；山东流亭采集的大菱鲆的腹水和肠道也发现了该菌的存在（颜显辉，2004）。

**对宿主的影响**　病鱼鱼体腹部体表溃疡、鳍有血丝、腹部有细的血丝；经解剖观察，发现多个内脏器官发生病变，较明显的病变有：腹腔有淡黄色腹水，肠道透明并充水肿胀，肝脏萎缩、色暗红，胆囊颜色暗绿；经组织切片观察发现肝脏、脾脏、肾脏、脑等组织都有异常（吕俊超，2008）。病死鱼（体重 500 g 左右）主要表现在鳍基、口部尤其是下颌、鳃裂后部及腹面有不同程度出血（其中一些鱼还在这些部位有不同程度的溃疡但均较轻）；另外一些存在不很透明的腹水，肝脏肿胀（4 尾有出血），胆囊稍肿，肾及脾均肿胀，肠道内无食物且充有淡黄色黏液并有程度不同、数量不一的白线状团块物（陈翠珍，2007）。在病鱼还呈现眼球突出，白便等特征（颜显辉，2004）。

**流行情况**　对河北秦皇岛某牙鲆养殖场发病的病（死）鱼进行了检验，该场养殖越冬成鱼（11 月龄左右）5 000 尾左右（约 500 尾/池，共 10 池），从 1 月 10 日始见明显发病，每天均有死亡鱼，投喂鲜活饵（野杂鱼）和配合饵料。病鱼表现为不摄食、身体失去平衡、多数腹部不同程度膨胀，至送检时（2 月 23 日）已发病约 1 500 尾（占 30%左右），死亡约 1 000 尾（病死率占 66.7%左右），且日渐严重，当时水温 15~18℃（陈翠珍，2007）。

将肠弧菌以不同浓度腹腔注射感染大菱鲆，连续观察 1 个月后，没有出现 1 例死亡；但以浓度 2.4×10$^8$ CFU/mL 腹腔注射感染牙鲆，25 d 后实验鱼出现了死亡。死亡鱼的主要症状表现为：有腹水，胃肠发白、不透明、无内容物（颜显辉，2004）。

**诊断**　① 根据发病症状，分离病原细菌进行鉴定；② 针对分离的可疑细菌进行 16S rRNA 基因序列测序并比对；③ 采用抗血清进行凝集实验。

## 2.3.8　创伤弧菌

**病害名称**　大菱鲆出血性败血症，黄姑鱼原发性败血症，石斑鱼溃烂病。

**病原学名、分类和生物学特征**　创伤弧菌（*Vibrio vulnificus*）弧菌科（Vibrionaeae）弧菌属（*Vibrio*）。该菌为革兰氏阴性短杆菌，多呈单个排列，无芽孢，无荚膜，大小为（0.5~0.8）μm×（0.8~3.2）μm；无色素，不发光，有运动性，极端单鞭毛；需氧或兼性厌氧；液化明胶，可水解淀粉，葡萄糖发酵产酸，*L*-鸟氨酸脱羧酶阳性，*L*-精氨酸脱羧酶阴性，精氨酸双水解酶阴性，β 溶血（兔血），对弧菌抑制剂敏感（150 μg）；0.5%的氯化钠胨水中不生长，最适盐度 30；4℃不生长，43℃生长，45℃不生长。在普通琼脂平板上生长呈光滑、圆形、湿润、隆起、灰白色的菌落，直径为 1~3 mm，有的菌株随着培养时间或放置时间的延长而呈黄色菌落，有特殊气味。

**宿主**　大菱鲆（*Scophthalmus maximus*），海鲷（*Sparus sarba*），石斑鱼（*Epinephyelus* sp.），石鲽（*Platichthys bicoloratus*），黄姑鱼（*Nibea albiflora*）。

**地理分布**　2007 年 8—9 月间，浙江乐清湾海水网箱养殖的黄姑鱼出现以创伤弧菌为致病菌的败血症症状，经检测主要病原菌为该菌（马爱敏等，2008）；山东荣成某渔场饲养的石鲽鱼大批发病死亡，经鉴定为创伤弧菌所引起（沈志强等，2001）；1986 年 11 月初，广东惠阳县澳头镇衙前的养殖石斑鱼出现溃烂病，经鉴定，致病菌为创伤弧菌（刘秀珍等，1994）；1995 年 5 月至 1997 年 2 月，从香港吐露港和白沙港网箱养殖的海鲷出现体表出血，背、尾鳍溃烂等症状，鉴定为由创伤弧菌所引起（李军等，1999）；旅顺北海一养殖场采集的大菱鲆也发现该菌（于兰萍等，2008）。

**对宿主的影响**　病鱼的主要症状是行动迟缓，经常游出水面，摄饵量降低或不摄饵，尾鳍、腹鳍、背鳍等溃烂，发病初期鳍末端充血、发炎，鳍间组织逐渐散开，肌肉组织坏死，严重时鳍条溃烂；鱼体表面发生部位不定的溃烂面，溃烂面渐变成一深洞，体色异常，最终死亡（刘秀珍等，1994）。

在 2007 年 8—9 月间，浙江省乐清湾网箱养殖的黄姑鱼发生病害，体表有出血点甚至溃烂，各鳍基充血、出血（马爱敏等，2008）。1995 年 5 月至 1997 年 2 月，病鱼的主要症状为鱼体表面出血，背、尾鳍溃烂，有的出现眼珠混浊、鳞片脱落；解剖后常可观察到内脏器官肝、肾肿大充血，有的出现腹水（李军等，1999）。患病养殖大菱鲆呈现全身弥漫性出血（于兰萍等，2008）。山东荣成某渔场饲养的石鲽鱼大批发病死亡，出现其体表鳞片局部出血，肝、胰、脾肿胀坏死，腹腔积水等症状（沈志强等，2001）。

**发病情况**　该菌的毒力较强，感染死亡率可达 80%（刘秀珍等，1994）。通过注射（菌液浓度分别为 4×10$^8$ CFU/mL、5×10$^7$ CFU/mL，剂量 0.1 mL/尾）、灌喂（4×10$^6$ CFU/mL，0.5 mL/尾）和创伤浸泡（4.7×10$^5$ CFU/mL）3 种途径对大菱鲆进行人工感染实验，结果表明：以上 3 种途径均可造成大菱鲆的发病，灌喂感染和创伤浸泡对实验鱼的感染率为 100% 和 57.1%，未发现死亡；注射感染的死亡率分别为 100% 和 71.4%（于兰萍等，2008）。人工感染实验中，实验组的健康黄姑鱼于攻毒后 2~4 d 开始死亡，死亡率达 80%~100%（马爱敏等，2008）。

**诊断** ① 根据发病症状，对分离病原细菌进行鉴定；② 针对分离的可疑细菌进行 16S rRNA 基因序列测序并比对；③ 采用抗血清进行凝集实验。

## 2.3.9 链球菌

**病害名称** 皮肤溃疡症，盾纤毛虫链球菌并发症。

**病原学名、分类和生物学特征** 链球菌（*Streptococcus*）链球菌科（Streptococcaceae）链球菌属（*Streptococcus*）。该类菌为在显微镜下观察可见球形细胞呈长短不一的链状排列；革兰氏染色呈阳性；庆大霉素、复方新诺明、林可霉素、氟哌酸、丁氨卡那、卡那霉素 6 种抗生素对两株菌完全无抑制效果，但对氨苄青霉素、万古霉素和先锋Ⅴ等高度敏感。

**宿主** 眼斑拟石首鱼（*Sciaenops ocellatus*），大菱鲆（*Scophthalmus maximus*），牙鲆（*Paralichthys olivaceus*）。

**地理分布** 2001 年 9—12 月，浙江舟山部分网箱养殖红拟石首鱼发生此菌引起的疾病（沈智华等，2005）。1995 年初冬，在山东荣成 1 家牙鲆养殖场发生盾纤毛虫和链球菌并发症，尔后又在2000 年初冬、2002 年晚春和 2003 年初春的大连 3 家企业发现牙鲆的此类病（杜佳垠，2003）。山东日照检测出大菱鲆幼体发育过程中病原菌——链球菌（姚志刚等，2004）。

**对宿主的影响** 病鱼体表皮肤多处溃疡，眼球突出、色混浊或发白，多血色腹水，脾肿大或萎缩成黄绿色，部分病鱼肝脏失血，出现白片状花纹（沈智华等，2005）。在慢性发病，而又无并发感染时，患鱼主要症状是停食，游动迟缓，鱼体消瘦，肠道发红；但是，在急性发病而又并发盾纤虫病时，患鱼症状复杂得多，不过，外部主要症状是眼多突出，吻端、鳃盖或无眼侧多出血或溃疡，鳃多发灰，腹部多膨胀，内部主要症状是肝发黄，腹腔和胸腔多有积液，肠多松弛，有时肌肉糜烂（杜佳垠，2003）。

**流行情况** 在并发盾纤虫病场合，牙鲆稚鱼日死亡率为 0.5%~1.0%，养成个体日死亡率为0.5%（杜佳垠，2001）。用 $1.6 \times 10^9$ CFU/尾剂量攻击，发病死亡率分别达到 83% 和 90%（沈智华等，2005）。

**诊断** ① 根据发病症状，分离病原细菌进行鉴定；② 对分离的可疑病原菌进行 PCR 鉴定。

## 2.3.10 诺卡氏菌

**病害名称** 诺卡氏菌病，大黄鱼结节病。

**病原学名、分类和生物学特征** 诺卡氏菌（*Nocardia*）诺卡氏菌科（Nocardiaceae）诺卡氏菌属（*Nocardia*）。该菌革兰氏阳性，好氧，具有弱抗酸性；菌体呈长或短杆状，或细长分枝状，常断裂成杆状至球状体，直径 0.2~1.0 μm，长 2.0~5.0 μm，可单个、成对、"Y"或"V"字状排列或排列成栅状，有假分枝，并具膨大或棒状末端（图 2.10 和图 2.11）；不运动，不生孢子；过氧化氢酶阳性、氧化酶阴性，产生脲酶，还原硝酸盐，不水解酪素、黄嘌呤、酪氨酸、淀粉和明胶，水解七叶灵，能以柠檬酸盐为唯一碳源生长；病原菌生长缓慢，在 TSA、L2J 和小川培养基上 28℃，7~10 d 才能长出单菌落，菌落呈白色或淡黄色沙粒状，粗糙易碎，边缘不整齐，偶尔在表面形成皱折；该菌基丝发达、繁茂，呈分枝状，丝状体长 10~50 μm。

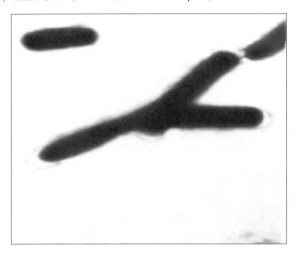

图 2.10　诺卡氏菌的透射电镜照片（×12 000）

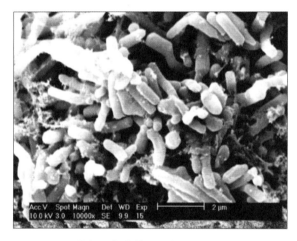

图 2.11　诺卡氏菌菌体形态扫描观察（×10 000）

**宿主**　大黄鱼（*Larimichthys crocea*），卵形鲳鲹（*Trachinotus ovatus*）。

**地理分布**　2003 年 9—11 月，在浙江台州大陈岛海水网箱养殖的大黄鱼发生了诺卡氏菌病（袁思平等，2005）；浙江台州和舟山的大黄鱼发生类似症状，经鉴定也为诺卡氏菌病（王国良等，2006）；湛江港、阳江闸坡海水网箱养殖的卵形鲳鲹患结节病，鉴定为诺卡氏菌引起（黄郁葱等，2008）。

**对宿主的影响**　患病初期，病鱼无明显症状，主要是体表或鳍基部有轻微的擦伤症状；随着病情的发展，病鱼浮于水面，离群独游或者打转，反应迟钝，体表出现充血发炎、溃烂或结节样脓疮，腹部肿胀，有腹水，鳍基部充血发红，逐渐出现死亡；解剖内脏发现肝、肾、脾充血并稍有肿大，鳃、肝、肾、脾、鳔、肠系膜等有大量直径 0.1~0.3 cm 的白色结节（黄郁葱等，2008）。随着病情加重，部分鱼体表出现了白色或淡黄色结节，直径 0.5~2.0 cm，体表有损伤并溃烂出血，尾鳍也有溃烂出血，随后逐渐死亡（王国良等，2006）。

**流行情况**　发病季节在 9—11 月，平均死亡率 15%（王国良等，2006）。该病主要发生在浙江沿海网箱养殖大黄鱼，患病对象主要是 2 龄鱼，体重约 250 g，均已达商品鱼规格，病情发展缓慢，但发病率和死亡率较高。2003 年 9—11 月，在浙江台州大陈岛网箱养殖的 30 万尾大黄鱼中，因该病而死亡 4 万余尾，平均发病率达 20%，平均死亡率达 15%，病情重的网箱，死亡率可达 60%。卵形鲳鲹的结节病流行范围很广，发病季节主要是水温较低的 10—12 月至翌年的 1—4 月，发病率一般为 20%~30%，严重时可达 50%~60%，平均死亡率约 20%，该病为慢性病，持续时间较长（黄郁葱等，2008）。

**诊断** ① 根据病症进行初步诊断；② 细菌分离培养及菌丝观察；③ 分离可疑病原菌的生化鉴定。

## 2.3.11 杀鲑气单胞菌

**病害名称** 杀鲑气单胞菌病。

**病原学名、分类和生物学特征** 杀鲑气单胞菌（*Aeromonas salmonicida*）弧菌科（Vibrionaeae）气单胞菌属（*Aeromonas*）。该类菌至少有 4 个亚种：杀鲑亚种、无色亚种、杀日本鲑亚种和史氏亚种。无色亚种为革兰氏阴性短杆菌，单个或成对分布；菌体较小，有荚膜，无芽孢，无鞭毛；在 LB 培养基上生长较缓慢，早期菌落稍隆起，白色，质地较硬。杀鲑气单胞菌新亚种——杀鲽亚种，为革兰氏染色阴性，两端钝圆，散在或个别成双排列，无芽孢，大小多在（0.4~1.0）μm×（1.0~2.0）μm 的杆状（多为短杆状或球状）细菌，偶可见有个别长丝状菌丝（图 2.12）。

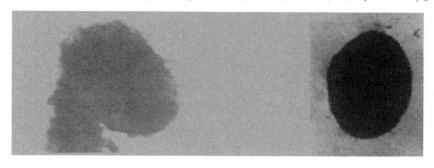

图 2.12 杀鲑气单胞菌杀鲽亚种电镜照片（×52 000）

**宿主** 大菱鲆（*Scophthalmus maximus*），石鲽（*Platichthys bicoloralus*），虹鳟（*Oncorhynchus mykiss*）。

**地理分布** 2007 年 4 月，山东省胶南市某海水养殖场大菱鲆幼苗（体长约 5 cm）发生病害死亡，鉴定为杀鲑气单胞菌无色亚种（吕俊超等，2009）；2001 年和 2002 年，在河北省的两个海水鱼养殖场野生转为池养的石鲽发生病害，鉴定为杀鲽亚种（张晓君等，2006）。2016 年山东潍坊某虹鳟养殖场暴发了一起病害，经鉴定为杀鲑气单胞菌病（刁菁等，2018）。

**对宿主的影响** 病鱼的早期症状是口周围皮下出血，肝呈灰白色并萎缩坏死，养殖水温为 18℃ 左右（吕俊超等，2009）。病鱼最明显的症状是颌部破损出血，肝也可见颜色稍变暗；其他内脏由于体积过小而看不到明显病变（张晓君等，2006）。

**流行情况** 人工感染实验证实对大菱鲆有较强的致病性，其半数致死剂量 $LD_{50}$ 为 $2.75 \times 10^3$ CFU/g（吕俊超等，2009）。

**诊断** ① 根据症状初步诊断，继而对分离可疑病原菌鉴定；② 组织病理切片；③ 分离可疑病原菌 16S rDNA 序列测定。

## 2.3.12　变异微球菌

**病害名称**　牙鲆出血性败血病。

**病原学名、分类和生物学特征**　变异微球菌（*Micrococcus varians*）微球菌科（Micrococcaceae）微球菌属（*Micrococcus*）。该菌菌体为革兰氏染色阳性，圆形或椭圆形，单个或不规则排列。菌体大小为 0.5~1.8 μm、无鞭毛，不运动、无芽孢、无荚膜。固体培养基上菌落边缘不整齐，周围有颗粒状分泌物。

**宿主**　牙鲆（*Paralichthys olivaceus*）。

**地理分布**　1993 年 7 月，青岛黄岛电厂建安公司在水泥池中养殖的牙鲆发生了一种流行病，为变异微球菌引起的牙鲆出血性败血病（郭青等，2000）。

**对宿主的影响**　病鱼的典型外部症状为皮下大面积弥漫性出血，上下颌、鳍基部出血发红，部分病鱼表皮局灶性水肿、糜烂，解剖后可见肠中无食，肝脏土黄色，有些病鱼肝脏上分布有不规则的出血点（郭青等，2000）。

**发病情况**　该病流行水温在 23℃ 左右，每天都有鱼死亡，累计死亡率达 40%~50%。人工感染实验中，对照组的鱼在注射当天体表分泌黏液，活动减弱，不摄食，次日即恢复正常，继续饲养观察无任何异常反应。注射变异微球菌的鱼上下颌、尾鳍、胸鳍及腹面均出现明显的弥漫性出血的症状，于注射后第 3~4 天死亡（郭青等，2000）。

**诊断**　① 根据症状初步诊断，继而对分离可疑病原菌鉴定；② 组织病理切片；③ 分离可疑病原菌 16S rDNA 序列测定。

## 2.3.13　海藻施万氏菌

**病害名称**　红拟石首鱼溃疡病。

**病原学名、分类和生物学特征**　海藻施万氏菌（*Shewanella algae*）弧菌科（Vibrionacea）施万氏菌属（*Shewanella*）。该菌为单个，TCBS 培养基上生长，菌落为绿色；革兰氏染色阴性，产生橙红色色素，但不分泌到培养基中；不发光，氧化酶阳性产硫化氢，能将硝酸盐还原为亚硝酸盐，鸟氨酸脱氢酶阳性，赖氨酸脱氢酶和精氨酸脱氢酶阴性；在无 NaCl 的胨水中不能生长，在 6% NaCl 的胨水中生长缓慢，在 10% NaCl 的胨水中不能生长；在 4℃ 和 40℃ 不能生长，在 35℃ 生长良好。

**宿主**　眼斑拟石首鱼（*Scinenops ocellata*）。

**地理分布**　2000 年 5 月，在珠海、深圳、湛江等地网箱发生的养殖红拟石首鱼流行性病害，经检测，病原菌为海藻施万氏菌（陈偿等，2003）。这是国内外第一次证明海藻施万氏菌是海水养殖鱼类的病原菌。

**对宿主的影响**　感染海藻施万氏菌的红拟石首鱼的体表出现散在溃烂、腹腔积水、肠积水、肾毛细血管充血，严重时可导致死亡（陈偿等，2003）。

**发病情况**　采用一定浓度的海藻施万氏菌人工注射或创伤感染健康红拟石首鱼。在注射感染实验中，细菌浓度为 $2.6×10^8$ CFU/mL 时，实验鱼第 5 天全部死亡；$2.6×10^6$ CFU/mL 时，1 周内未见死亡。在创伤浸泡感染实验中，细菌浓度为 $5.6×10^7$ CFU/mL 时，实验鱼第 6 天全部死亡；$5.6×10^6$ CFU/mL 时，1 周内未见死亡（陈偿等，2003）。

**诊断** ① 根据症状初步诊断，继而对分离可疑病原菌鉴定；② 组织病理切片；③ 分离可疑病原菌 16S rDNA 序列测定；④ 快速检测海藻施万氏菌的 PCR 试剂盒。

### 2.3.14 费氏弧菌

**病害名称** 大黄鱼体表溃烂症。

**病原学名、分类和生物学特征** 费氏弧菌（*Vibrio fischeri*）弧菌科（Vibrionaeae）弧菌属（*Vibrio*）。该菌革兰氏染色阴性，短杆状，极生鞭毛，能运动，菌体大小为（0.5~1.0）μm×（1.5~2.0）μm（图 2.13）；精氨酸双水解，明胶酶、淀粉酶和 V-P 反应阴性，氧化酶、接触酶和脂酶阳性，发酵乳糖、蜜二糖和蔗糖；在 2% NaCl 普通营养琼脂培养基 48 h 的菌落呈圆形，表面光滑，边缘整齐，直径 1.5 mm 左右；在 TCBS 培养基上的菌落绿色，直径 2.5~3.0 mm（张庆华等，2003）。

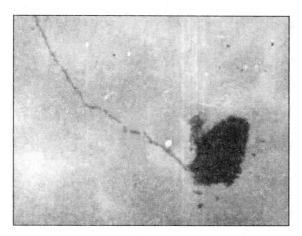

图 2.13 费氏弧菌电镜照片（×10 000）

**宿主** 大黄鱼（*Pseudosciaena crocea*）。

**地理分布** 2000 年 7—9 月，浙江象山网箱养殖患体表溃烂病大黄鱼的致病菌为费氏弧菌（张庆华等，2003）。

**对宿主的影响** 该病的主要症状为：体表溃疡。发病早期大黄鱼无食欲，游动缓慢，体色发黑，平衡失调，腹部朝天受惊后回旋狂游；中期上下颌、鳃盖、眼球、尾柄及各鳍基部充血，鳃丝发白且有大量黏液；后期背鳍和尾鳍糜烂呈"扫帚"状，体表皮肤有淤点或淤斑，出现不规则的红斑区，尤其以腹部和尾柄最为明显；严重时，皮肤肌肉腐烂形成出血性溃疡，肛门红肿，挤压腹部有黄色黏液流出。解剖可见腹腔有大量腹水，肝土黄色或发白有出血斑点和血丝，脾肿大，暗红色，肠道充血，肠内有黄色黏液（张庆华等，2003）。

**发病情况** 在人工感染实验中测定，对大黄鱼有很强的致病性，在 $2.3×10^9~1.9×10^6$ CFU/mL 的浓度下每尾鱼 0.3 mL 肌肉注射，原液和 $10^{-1}$、$10^{-2}$、$10^{-3}$ 稀释度的死亡率分别为 100%、100%、90%、80%（张庆华等，2003）。

**诊断** 根据症状初步诊断，继而对分离可疑病原菌鉴定。

### 2.3.15　河川弧菌

**病害名称**　牙鲆弧菌病。

**病原学名、分类和生物学特征**　河川弧菌（*Vibrio flurialis*）弧菌科（Vibrionaeae）弧菌属（*Vibrio*）。该菌株为革兰氏阴性，弧状，以极生单鞭毛运动，单个存在，菌体大小（0.5~0.8）μm×（1.8~2.5）μm（图2.14）（常建波等，2001）；在添加50%海水的营养琼脂平板上28℃培养24 h后形成圆形、光滑、半透明小菌落，直径约1 mm，不产生色素；生长的pH为6~10，最适pH为6.15~8.15；盐度范围为5~60，最适10~50；在10℃和42℃均有生长。液体培养基中静置培养后，菌液微浑浊，表面有菌膜，轻轻摇动即碎。该菌株对环丙沙星、氟哌酸、利福平、呋喃唑酮、呋喃妥因、红霉素和链霉素等药物敏感。

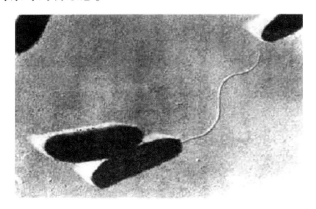

图2.14　河川弧菌-Ⅰ（*Vibrio flurialis*）透射电镜照片（×15 000）

**宿主**　牙鲆（*Paralichthys olivaceus*）。

**地理分布**　1998年7月，荣成市寻山水产集团总公司养鱼场养殖牙鲆鱼发病，鉴定河川弧菌-Ⅰ为其病原菌（常建波等，2001）。

**对宿主的影响**　病鱼体色发黑，头部和嘴发红，鳃盖充血，鳃丝褪色，腹胀；解剖见腹腔内有大量透明液体，肝脏发白，肾脏红色、肿胀（常建波等，2001）。

**发病情况**　经人工感染得出，仅有创伤感染实验中有死亡，从第3天开始出现，死亡率75%（常建波等，2001）。

**诊断**　① 根据症状初步诊断，继而对分离可疑病原菌鉴定；② 组织病理切片。

### 2.3.16　腐败假单胞菌

**病害名称**　大黄鱼体表溃疡症。

**病原学名、分类和形态学特征**　腐败假单胞菌（*Pseudomonas putrefaciens*）假单胞菌科（Pseudomonadaceae）假单胞菌属（*Pseudomonas*）。革兰氏阴性短杆菌，单极生鞭毛，菌体大小为（1.0~2.1）μm×（0.5~0.8）μm（林克冰等，1999）。该菌在营养琼脂上生长良好，TCBS上生长不良，菌落圆形，淡红褐色，表面光滑湿润，边缘整齐。

**宿主**　大黄鱼（*Pseudosciaena crocea*）。

**地理分布**　1998年8—9月，从福建宁德渔潭大黄鱼养殖场采集的患体表溃疡症的病鱼中分离出病原菌之一——腐败假单胞菌（林克冰等，1999）。

**对宿主的影响**　病鱼前期症状不明显，中后期主要症状为鱼体发白，体侧鳞片脱落，脱落处表皮充血，逐渐溃烂，继而下颌、眼球、腹部及各鳍基发红，鳍条散裂，病鱼缓慢浮游于网箱边缘水面；严重者两侧体表大片溃烂直至肌肉、肝、肾充血肿大，胆囊褪色，胃幽门肿大，停止摄食，逐渐死亡（林克冰等，1999）。

**发病情况**　腐败假单胞菌菌株致死率不高，但致病率却很高，即使低浓度感染仍使鱼100%发病（林克冰等，1999）。

**诊断**　① 根据症状初步诊断，继而对分离可疑病原菌鉴定；② 人工感染实验确定诊断。

## 2.3.17　腐败希瓦氏菌

**病害名称**　大菱鲆细菌病。

**病原学名、分类和生物学特征**　腐败希瓦氏菌，假单胞菌科（Pseudomonadaceae），希瓦氏菌属（Shewanella）。自然状态下广泛分布在水中和底泥里，它是仅有的能产硫化氢又无发酵能力的革兰氏阴性杆菌，它的菌落能产生特征性的水溶性微红或粉红色素，其厌氧呼吸过程有还原三价铁和四价锰以及三价锰的能力。

**宿主**　牙鲆（Paralichthys olivaceus）。

**地理分布**　2007年4月，从胶南某养殖场采集的大菱鲆的病灶部位分离出病原菌——腐败希瓦氏菌（吕俊超等，2008）。

**对宿主的影响**　病鱼的肝细胞的细胞膜破碎，部分溶解，只有细胞核还保持完整结构；肾的肾间质细胞与肝细胞发生相同的变化，肾小管的结构也发生损坏；小肠的上皮发生大面积溃疡（吕俊超等，2008）。

**发病情况**　用菌液腹腔注射，分别感染大菱鲆和斑马鱼，体重25 g的大菱鲆半数致死量为$1×10^5$ CFU/尾，体重为2 g的斑马鱼，半数致死剂量为$1.3×10^2$ CFU/尾。实验结束时（10 d后），死亡率分别为80%和50%。

**诊断**　① 病原菌的培养；② 人工感染试验；③ 菌体染色；④ 细菌16S rDNA序列测定；⑤ 病原菌的药敏试验；⑥ 组织切片的观察。

## 2.3.18　维氏气单胞菌

**病害名称**　大黄鱼气单胞菌病。

**病原学名、分类和生物学特征**　维氏气单胞菌（Aeromonas veronii），气单胞菌属（Aeromonas），革兰氏阴性短杆菌，具有运动性。28℃培养24 h后，在TSA培养基上形成表面隆起，半透明光滑、圆形、湿润呈液滴状、边缘整齐的灰白色菌落，直径为1~2 mm。生化特征：氧化酶、V-P、ONPG试验呈阳性，能产生吲哚，利用赖氨酸、枸橼酸盐。不能利用苯丙氨酸、鸟氨酸和尿素酶等。

**宿主**　大黄鱼（Pseudosciaena crocea）。

**地理分布**　2014年7月，福建厦门集美大学海水试验场养殖大黄鱼出现疫情。

**对宿主的影响**　症状表现为体表皮肤出现点状出血，表皮鳞片脱落，严重时出现溃疡，背、尾鳍出血，解剖鱼体发现部分肠道有黄色黏液，肝有白色结节。

**发病情况**　采用罗非鱼作为人工感染对象，不同浓度菌悬液注射攻毒，患病鱼体表现为不进食，反应迟钝，体表和尾鳍呈点状出血，严重时可产生溃疡，解剖后发现肠道有黄色黏液，肝出现白色结节等，与自然发病大黄鱼症状相同。注射量为 $4.43×10^6$ CFU/g 组罗非鱼在 4 d 内全部死亡，$4.43×10^5$ CFU/g 与 $4.43×10^4$ CFU/g 组罗非鱼在感染 1 d 后开始死亡，累计死亡率达到 90%。罗非鱼的半致死剂量（$LD_{50}$）为 $1.08×10^3$ CFU/g（李忠琴等，2017）。

**诊断** 根据发病症状，结合分离病原菌的鉴定可作出诊断。

### 2.3.19 我国海水鱼类细菌病原分布规律

根据 2006 年秋季航次弧菌调查显示，烟台的大菱鲆、威海的牙鲆、日照的大菱鲆弧菌检测均为阳性（表 2.8）。检测月份为 9 月，这与弧菌流行规律一致。

表 2.8 弧菌调查结果

| 采样地点 | 样品名称 | 采样日期 | 体长/cm | 体重/g | 疾病情况 | 检测方法 | 检测结果 |
|---|---|---|---|---|---|---|---|
| 烟台 | 大菱鲆 | 2006.09.09 | 24.5 | 535.7 | 腹水 | PCR、细菌培养 | + |
|  | 大菱鲆 | 2006.09.09 | 22.2 | 524.1 | 腹水、出血 | PCR、细菌培养 | + |
|  | 大菱鲆 | 2006.09.09 | 22.8 | 525.6 | 腹水 | PCR、细菌培养 | + |
|  | 大菱鲆 | 2006.09.09 | 22.1 | 513.2 | 皮肤溃烂 | PCR、细菌培养 | + |
| 威海 | 牙鲆 | 2006.09.11 | 23.3 | 246.1 | 腹水 | PCR、细菌培养 | + |
|  | 牙鲆 | 2006.09.11 | 23.7 | 276.5 | 皮肤溃烂 | PCR、细菌培养 | + |
| 日照 | 大菱鲆 | 2006.09.17 | 17.6 | 315.4 | 腹水 | PCR、细菌培养 | + |
|  | 大菱鲆 | 2006.09.17 | 18.7 | 319.3 | 腹水 | PCR、细菌培养 | + |

注：+为检出；-为未检出。

根据我国有关海水鱼类细菌病原公开发表的文献资料报道，1980—2017 年，我国海水鱼类细菌病原共计 21 种，有变异微球菌、肠弧菌、迟缓爱德华氏菌、创伤弧菌、费氏弧菌、腐败假单胞菌、腐败希瓦氏菌、副溶血弧菌、哈氏弧菌、海豚链球菌、海藻施万氏菌、河川弧菌-Ⅰ、链球菌、鳗弧菌、诺卡氏菌、溶藻弧菌、杀鲑气单胞菌、鲨鱼弧菌、嗜水气单胞菌、豚鼠气单胞菌和牙鲆肠弧菌。鱼类细菌病原宿主共计 15 种，有大菱鲆、紫石斑鱼、牙鲆、大黄鱼、欧氏六线鱼、太平洋鲱鱼、蓝点马鲛、海鲷、卵形鲳鲹、红拟石首鱼、黄姑鱼、石蝶鱼、石斑鱼、漠斑牙鲆和褐牙鲆。渤海报道有肠弧菌、迟缓爱德华氏菌、副溶血弧菌、哈氏弧菌、鳗弧菌、溶藻弧菌、嗜水气单胞菌。黄海报道有变异微球菌、迟缓爱德华氏菌、创伤弧菌、腐败希瓦氏菌、副溶血弧菌、哈氏弧菌、河川弧菌-Ⅰ、链球菌、鳗弧菌、溶藻弧菌、杀鲑气单胞菌、鲨鱼弧菌、嗜水气单胞菌、牙鲆肠弧菌（图 2.15）。东海报道有创伤弧菌、费氏弧菌、腐败假单胞菌、副溶血弧菌、哈氏弧菌、海豚链球菌、鳗弧菌、诺卡氏菌、溶藻弧菌、嗜水气单胞菌（图 2.16）。南海报道有创伤弧菌、副溶血弧菌、海藻施万氏菌、鳗弧菌、诺卡氏菌、溶藻弧菌、鲨鱼弧菌、豚鼠气单胞菌（图 2.17）。细菌病原报道共计 163 次，1980 年报道 1 次，1986 年报道 1 次，1993 年报道 1 次，1995 年报道 7 次，1996 年报道 6 次，1997 年报道 10 次，1998 年报道 5 次，1999 年报道 13 次，2000 年报道 9 次，2001 年报道 6 次，2002 年报道 20 次，2003 年报道 22 次，2004 年报道 24 次，2005 年报道 14 次，

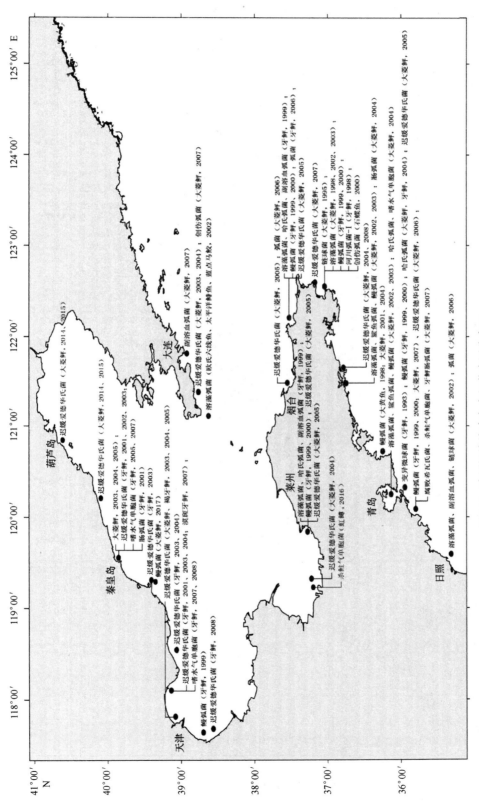

图2.15　我国沿海海水鱼类细菌病原分布(I)

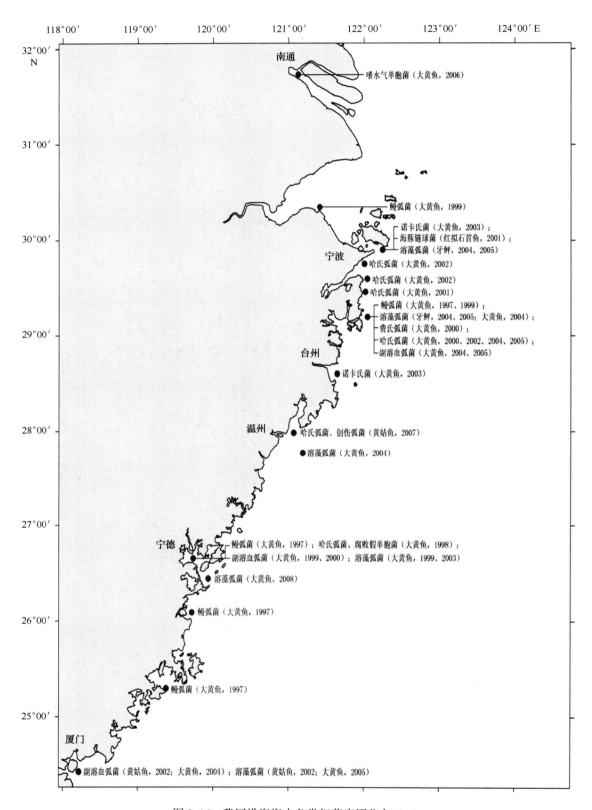

图 2.16  我国沿海海水鱼类细菌病原分布（Ⅱ）

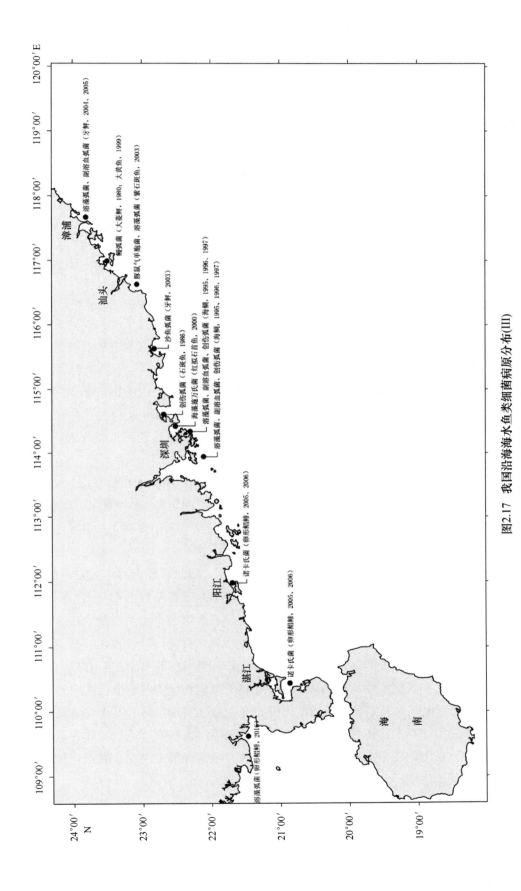

图2.17 我国沿海海水鱼类细菌病原分布(III)

2006 年报道 3 次，2007 年报道 11 次，2008 年报道 4 次，2010 年报道 1 次，2014 年报道 2 次，2016 年报道 2 次，2017 年报道 1 次。已报道细菌性病原可导致牙鲆皮肤溃烂症、牙鲆仔鱼肠道白浊病、牙鲆鱼腹水病、牙鲆出血性败血病、牙鲆弧菌病、大黄鱼鳗弧菌病、大黄鱼溶藻弧菌病、大黄鱼结节病、大黄鱼体表溃疡症、大菱鲆烂鳍病、大菱鲆红体病、大菱鲆溃疡症、大菱鲆腹水病，大菱鲆出血性败血症、大菱鲆细菌病、白便病、黄姑鱼原发性败血症、石斑鱼腐烂病、盾纤毛虫链球菌并发症、诺卡氏菌病、杀鲑气单胞菌病、红拟石首鱼溃疡病。

# 2.4 特殊微生物

## 2.4.1 类立克次氏体

**病害名称** 立克次氏体病。

**病原学名、分类和生物学特征** 立克次氏体目（Rickettsiales）下分 3 个科，即立克次氏体科（Rickettsiaceae）、巴尔通氏体科（Bartonellaceae）和无形体科（Anaplasmataceae）（林晓婷等，2005）。但立克次氏体的分类学地位目前有两种不同的观点，并被同时采用，其分类学地位尚未最终确立。该病原体具有完整的细胞包膜，内部具有低电子密度拟核。在胞浆中以两种类型存在——繁殖型和静止型。繁殖型类立克次氏体呈圆形、椭圆形、哑铃形、长棒状，其长轴为 0.2~0.8 μm，形成包涵体，以分裂方式进行增殖；静止型类立克次氏体为圆形，中等电子密度，直径为 40~70 nm，由繁殖型类立克次氏体出芽增殖形成，线粒体参与了包涵体的形成和类立克次氏体的增殖过程。细胞病理变化为上皮细胞肿胀并部分解体，微绒毛破坏，线粒体变形，部分内嵴溶解；内质网膨胀，核糖体脱落（姜明等，2003）。

**宿主** 尼罗罗非鱼（*Oreochromis niloticus*），真鲷（*Pagrus major*），石斑鱼（*Epinephyelus* sp.）

**地理分布** 1992 年，中国台湾省养殖罗非鱼感染了立克次氏体（林晓婷等，2005）；1995 年，在患真鲷病毒病的病鱼肠上皮组织中检测出类立克次氏体（姜明等，2003）；中国台湾养殖的石斑鱼感染了类立克次氏体（Chen et al.，2000）。

**对宿主的影响** 患病鱼主要为体长 9.2 cm 的真鲷幼体。症状表现为游泳无方向性，身体侧翻，严重者腹部上翻。体征表现为眼球微突、腹部及体侧表皮下有分布不均的细小出血点、处于濒死状态的鱼体表有黑色的损伤。解剖可见前肠、中肠和后肠呈现严重的水肿及空肠状态、内脏大范围充血，脾、肾和肝出现坏死，脾肿大并有白色结节。镜检发现血管内血栓性损伤、造血组织有慢性弥漫性的炎症、血液呈水状并且变稀薄、血液、肾、脾、肝和鳃的细胞有空泡、存在大量多形态且嗜碱性的颗粒，在脾、肾和肝组织中检测到病原体，在坏死细胞和巨噬细胞中也检测到病原体（Chen et al.，2000）。用透射电镜对其中肠和后肠上皮组织进行超微结构观察，发现在上皮细胞的细胞质和微绒毛中存在大量类立克次氏体样原核生物及其发生基质。这些类立克次氏体是造成肠上皮组织病变的主要病原体，在细胞质中主要以包涵体及长棒状、哑铃等形态存在。并且这种病原体只感染肠上皮组织细胞，其他组织器官未见感染（姜明等，2000）。

**发病情况** 进行人工回感实验，每尾实验鱼注射 100 μL 病鱼肾组织匀浆上清液，14 d 后实验鱼出现了类似症状（Chen et al.，2000）。

**诊断** 检测和诊断立克次氏体通过：① 细胞培养分离；② 组织切片；③ PCR 检测；④ 核酸探

针检测；⑤ 酶联免疫吸附试验。

### 2.4.2 我国海水鱼类特殊微生物病原分布规律

根据我国有关鱼类类立克次氏体病原公开发表的文献资料报道，1995—2000 年，我国鱼类类立克次氏体病原宿主共计 2 种，有真鲷和石斑鱼。报道共计 2 次，1995 年报道 1 次，发生在青岛；2000 年报道 1 次，发生在台湾（图 2.18）。

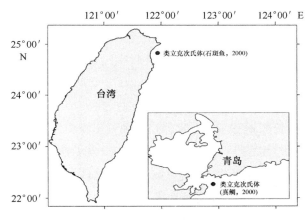

图 2.18　我国沿海鱼类立克次氏体病原分布

# 2.5　寄生虫

## 2.5.1　线虫

**病害名称**　线虫病。

**病原学名、分类和生物学特征**　线虫（*Caenorhabditis elegans*），线虫动物门（Aschelminthes），线虫纲（Nematoda），异尖线虫属（*Anisakis*）拟地新线虫属（*Pseudoterranoval*）。异尖线虫幼虫虫体呈无色或黄色微透明，拟地新线虫属幼虫呈橘红至深红，胃部呈白色，虫体头端钝圆，尾部尖锐，体长 1.5~50 mm 不等。不同属的幼虫唇瓣分化程度不同，排泄孔在前端唇下或神经环附近，头端腹侧有一钻齿，其后腹唇之间为排泄管开口。表皮 3 层，体壁肌层较厚，肠管为发达的圆柱状上皮细胞构成，细胞核规则而整齐地排列于基底部，内腔呈"Y"形。内弯宫脂线虫虫体白色，中等大小，头具 3 片唇，背唇略小于亚腹唇，背唇具 2 对双乳突，亚腹唇具 1 对双乳突、1 个单乳突和 1 个头感器，间唇发育良好，约为唇长的 1/2。侧翼发达，起始于亚腹唇基部，在食道中部位置最宽，向后逐渐变窄。食道较长，后端略宽于前端。神经环紧绕食道，约在食道的 1/5~1/4 处。胃近圆形，胃盲囊较窄，一般略长于或短于肠盲囊。排泄孔在神经环的略后端，肠盲囊约为食道长的 1/3~1/2。直肠管状，具 3 个大的单细胞直肠腺。尾圆锥形，较短，尾尖具很多小棘。虫体外观呈微白半透明，在水中似蛆闯样蠕动；对少数虫体测其体长，多在 18~26 mm；胃与肠连接呈斜形，无胃及肠盲囊，其头部有钻齿，尾部有尾突（张百秀等，1995）。

**宿主**　带鱼（*Trichiurus haumela*），许氏平鲉（*Sebastes schlegelii*），大泷六线鱼（*Hexagrammos* otakii），鲐（*Pneumatophorus japonicus*），青鳞鱼（*Harengula zunasi*），绿鳍马面鲀（*Navodon septentrionalis*），小黄鱼（*Pseudosciaena polyactis*），孔鳐（*Raja porosa*），石鲽（*Platichthys bicoloratus*）等。

**地理分布** 2008 年 7—12 月，从厦门、宁德、罗源、汕尾、霞浦、连江、台湾等地渔排送检的海水养殖鱼类检测出异尖线虫（冷淑珍等，2009）；2005 年 5 月至 2006 年 10 月，对山东省烟台市石岛渔港采集的鱼类进行鱼类寄生线虫调查，发现内弯宫脂线虫（李亮等，2007）；大亚湾采集的 34 种海水养殖鱼类检出有异尖线虫（刘劲松等，2005）；沧州采集的 49 种鱼中也检出异尖线虫（张莉等，2002）；2004 年 4 月至 2005 年 5 月，在东海捕获的 23 种鱼中检测出有异尖线虫存在（叶丽萍等，2006）；长海县大长山，王家岛，普兰店市，旅顺口区和大连市的 25 种鱼中检出异尖线虫的存在（张百秀等，1995）；1996 年 4 月至 1998 年 1 月，对台湾海峡常见 80 多种经济鱼类进行了调查，发现存在有异尖线虫幼虫（罗大民，1999、2000）；2007—2009 年，从浙江舟山渔场采集的带鱼、鲐鱼、鲵鱼、白姑鱼和海鳗等检出有异尖线虫，感染率均大于 90%（张均和等，2010）；1985 年分别在上海、广州、长岛和三亚的海水养殖鱼中检出异尖线虫（孙世正等，1986）。

**对宿主的影响** 幼虫囊包多寄生于各种鱼的胃、肠、肝、腹腔、肠系膜、生殖腺以及肌肉等处，尤其多见于近肛门的肠管处（孙世正等，1986）。从总体样本中抽取代表性强的带鱼、鲐鱼、白姑鱼和小黄鱼，观察异尖线虫幼虫在上述 4 种鱼体内寄生分布情况，该幼虫的寄生部位主要是肠系膜和胃壁，其次是肝、体腔和生殖腺，脂肪块、气鳔和腹肌少有分布（张均和等，2010）。剖开鱼腹腔，少见游离虫体；胃、肠内容物经水洗过筛后，亦检出虫不多，但在浆膜层多见虫体和包囊；肝、肠系膜和生殖腺处亦有虫寄生，而鱼的肌肉内则极少见异尖线虫（张百秀，1995）。

**流行情况** 检查 177 种鱼，发现感染鱼 151 种，感染率为 86.46%；检查鱼 3 951 尾，发现感染鱼 1 861 尾，感染率为 47.10%（阮廷清等，2007）。剖检数 50 尾 19 种鱼，其中蓝圆鲹感染率为 100.0%（252/252），海鳗为 95.4%（124/130），鳄鲬为 92.7%（51/55），鲐鱼为 89.0%（105/118），带鱼为 82.0%（155/189），许氏平鲉为 58.7%（37/63），小黄鱼为 58.1%（86/148），白姑鱼为 51.5%（34/66），黄姑鱼为 50.0%（97/194），大黄鱼为 38.2%（26/68）。感染率为 100% 的鱼种有：蓝圆鲹、脂眼凹肩鲹、皮氏豹鲂鮄、长条蛇鲻和黑带棘鳞；未检出该虫的鱼种有：章鱼、鳎鱼、宽体舌鳎、焦氏舌鳎、白鲳、红鲹、薄叶单棘鲀和马头鱼。100 余种从台湾海峡渔场捕获的鱼类，鉴定到种的有 81 种，有 48 种鱼感染有线虫幼虫，占检查鱼数的 59.26%（罗大民，1999）。可以感染 6 种线虫幼虫的鱼种有灰海鳗、脂眼凹肩鲹、蓝圆鲹和大带鱼，占 4.93%；可同时感染 4~5 种线虫幼虫的有 7 种，占 8.64%；可感染 2~3 种幼虫的鱼类有 19 种，占 23.46%；仅感染一种线虫幼虫的鱼类计有 17 种，占 20.99%。台湾海峡鱼类中主要感染的是异尖线虫属和对盲囊线虫属幼虫（罗大民等，2000）。海鱼 33 种 321 尾，其中 23 种 249 尾中检出异尖线虫 I 型幼虫者 207 尾，总检出率达 84%；高感染率鱼种为：鲐鱼（33/33）、带鱼（22/22）、大黄鱼（11/13）和小黄鱼（17/20）等共 9 种（孙世正，1986）。检出总虫数为 5 681 条，感染度以检出虫数/尾和各鱼种平均检出数计，显示种间及同种个体间差异相当大。

**诊断** 一般采用对病鱼的解剖观察诊断此病的发生。

## 2.5.2 盾纤毛虫

**病害名称** 盾纤毛虫病，体表溃烂综合征。

**病原学名、分类和生物学特征** 盾纤毛虫隶属纤毛虫门，少膜纲，膜口亚纲，盾纤目的嗜腐虫属（*Saprophilus*）该病原体活泼运动，泪珠状，在高倍显微镜下可看出周身纤毛，大小一般几十微米，长50~75 μm，宽20~50 μm，内质不透明，常有多个食物泡及内储颗粒；虫体的前半部稍向内侧弯曲，顶端裸毛区形成明显的喙状突起，呈指状或尖角状；体被纤毛，后端有一根较长的尾毛，大核位于身体的中央，近球形，小核一个，通常不易观察到。

**宿主**　大菱鲆（*Scophthatmus maximus*），牙鲆（*Paralichthys olivaceus*），真鲷（*Pagrus major*），黑鲷（*Sparus macrocephlus*）。

**地理分布**　最初该病于1995年11月确认于威海马山水槽养殖牙鲆（杜佳垠，2001）；2000年3月见于大连水槽养殖红鳍东方鲀，5月见于大连水槽养殖牙鲆，7月见于大连水槽养殖大菱鲆；2003年7月至2004年4月，在山东青岛、蓬莱、即墨、烟台和日照等地区养殖的大菱鲆患盾纤毛虫病（陈洁君，2005）；2000年7月中旬两次从大连一家水槽试验养殖大菱鲆企业采集的大菱鲆都患有该病（杜佳垠，2001）；山东日照市及莱州、龙口、胶南、文登、昌邑、赣榆等地养鱼场采集的大菱鲆有明显的感染盾纤毛虫病的个体（张永明，2009）。

**对宿主的影响**　感染初期病鱼体表出现白斑，黏液增多；随着病情的发展，病鱼一般体色变暗、活力减弱、摄食量降低、生长减慢、在养殖池中散群，偶有出现打转游动现象，严重者体表及鳍基部发红糜烂，头部发红，鳃出血、鳃盖内侧红肿；纤毛虫除侵害鱼体表皮肤、鳍、肌肉外，亦可侵入腹腔、肾、胰甚至脑而造成鱼大量死亡；感染盾纤毛虫病濒死鱼最常见病理变化在于脑、肾、脾液化，皮肤或皮下肌肉组织出血（崔青曼等，2007）。牙鲆患病后病鱼静卧池底，体色变暗，摄食差，生长缓慢；病鱼发病初期出现口唇部、鳃盖、鳍边缘发白的症状，严重者出现体表溃烂和充血；镜检体表病灶部位发现有大量纤毛虫寄生，剖检发现腹腔积水，肝充血，脾花状，肾暗红，肠中有大量黄色黏液；而在成鱼的内脏组织器官极少发现纤毛虫；另外病灶处常与细菌复合感染，造成组织溃烂（张立坤等，2007）。感染初期病鱼均出现体色发黑现象，虫体聚集处的体表出现白斑，黏液增多；随着病情的发展，病鱼的体表和鳍开始出现溃烂，溃烂严重者可至鱼的脊椎骨；鳃通常苍白，鳃组织完整但黏液增多，黏液内也有大量虫体；病鱼多有腹水，腹水呈淡黄色，内有大量细菌和少量纤毛虫；消化道内通常无食物，充满淡黄色黏液，内有大量细菌和少量纤毛虫（濒死个体），但轻度感染的鱼则摄食旺盛；牙鲆及大菱鲆稚鱼患病后在脑组织、肾脏和眼球内均可见密集纤毛虫，红鳍东方鲀则没有这种情况；盾纤毛虫喜聚集在细菌丰富的基质中钻营，并可聚集成极高的密度，因此进行检查时常可见同时存在大量虫体和细菌的现象，病鱼也常常表现出被细菌感染的临床症状（宫春光，2009）。

**流行情况**　盾纤毛虫病在苗期、养成期和亲鱼培育期均可发生，传染快，发病率高，可引起大规模海水养殖鱼死亡；全年均可发病，以4—8月尤甚（崔青曼等，2007）。一年四季均有发生，冬、春两季为发病高峰；从牙鲆苗种、幼鱼到成鱼都可感染此病，以体重250 g以下的幼鱼发病率高，特别是育苗及暂养期间尤为严重，发病率可高达90%；该病传染速度快，感染群体从慢性到急性死亡均有发生（张立坤等，2007）。大菱鲆的苗期、养成期、亲鱼培育期均可发生纤毛虫感染，幼鱼期发生率较高；发病水温14~20℃，盐度12~40；该病感染率高，个别发病鱼池可达90%以上，且传染快；感染群体从慢性到急性死亡均可发生，日死亡率可高达0.5%~1%，并可造成大规模死亡；在严重感染组织中，盾纤毛虫数量极高，常以抽取的腹水中为最高，虫体密度可达（40~50）×10⁴/mL；此外，盾纤毛虫病常与细菌病并发（王印庚等，2005）。

**诊断**　盾纤毛虫病的诊断比较容易，由于虫体较大且往往高密度聚集，因此可根据外观症状进行初步诊断后，取病鱼患处组织制成水封片，在显微镜下（100~400 倍）观察到虫体即可确诊。值得注意的是，盾纤毛虫属兼性寄生虫，在海水中（尤其有机质含量高）经常存在，因此在鱼的体表少量见到此虫属正常现象，不要误诊（宫春光等，2009）。自病鱼溃疡部位用镊子或载玻片刮取黏液在显微镜下镜检，若发现葵花籽状、活泼游动、全身被覆纤毛、大小为 20~40 μm 的虫体，即可确诊（郑春波等，2003）。

### 2.5.3　本（贝）尼登虫

**病害名称**　贝尼登虫病。

**病原学名、分类和生物学特征**　本（贝）尼登虫（*Benednia seriolae*）扁形动物门、吸虫纲、单殖目。在低倍镜下，活病原体近椭圆形，背腹扁平，前端两侧各具 1 个吸盘，后端一固着器有 3 对中央大钩，8 对边缘小钩，口在前吸盘之后在不断吞食，下接咽及两条树枝状肠，肠分枝遍及整个虫体在口的前方两侧有两对眼点，有两个精巢，1 个卵巢；外观虫体为半透明状，大小有 1/3~1/2 米粒大，以两个前吸盘和后固着口紧紧吸附鱼体表不动，因此肉眼诊视病鱼难以见到（薛学忠，1993）。新鲜虫体呈浅灰白色，近透明状，活体观察时内部结构更为清晰，虫体背腹扁平，似芝麻状，腹面观呈近长椭圆形，腹面微凹，侧面观似鳞片状。成虫体表无棘；前端具两个并列的肌质吸盘，一般称为前吸器；两对黑色眼点呈"八"字形前后并列分布于两吸盘之间的中后下方，前一对眼点仅有后一对的 1/2 大小；虫体口囊漏斗状，位于两吸盘间中央后缘发达的腺体质咽部，咽分"前三后二"五瓣，中有口囊，底部有 10 个齿状突起；食道很短，两树枝状肠管分两侧向后延伸至后吸器前缘，并终止于盲端，肠管末端不相连；树枝状的肠分支前端绕咽伸至顶端，肠叉部分向中央和侧边缘各发出树枝状分支，并有 2~3 级分支；虫体后吸器发达，近圆形，与体部不分离，无柄，上有一对附甲片和两对中央大钩，分前后排列于后吸器腹面；最前一对中央大钩，称为附甲片，铲状，钩近末端分为不等长的两支，内支较外支长；中间一对中央大钩最长，称为前钩，末端不分叉，呈丁钩状；最后一对中央小钩亦呈丁钩状；后吸器边缘具有 7 对辐射状；虫体内雄性生殖器官具并列的睾丸两个，近扁圆形，边缘稍有凹凸，略呈齿轮状，位于虫体中部稍偏后位置，两睾丸各发出输出管，会合成粗大的输精管，输精管沿卵巢侧向前延伸，未绕过肠支，紧接发达的雄性交接器，交接器梨形长囊状，称为阴茎囊，斜置于咽后缘，内有储精囊，交接器后的附腺细胞清晰可见，分两组连接于阴茎囊后缘，阴茎未见伸出，交接器开口于前吸盘后侧缘，即雄性生殖孔；雌性卵巢单个，密集扁圆块状，边缘整齐，紧靠于两睾丸中间前缘，卵巢中含有受精囊，并由卵巢前腹部发出输卵管，经卵模进入子宫，子宫粗短管状上行斜列，内含 1 个虫卵，末端开口于生殖孔，与雄性交接器并列上行并列开口于前吸盘后侧缘，即虫体的亚边缘；卵黄腺细胞发达，滤泡状，环绕分布于虫体四周皮质部，前端起于咽部侧缘，后端终止于体部末端；卵黄横管发达，呈弧形囊状横卧于卵巢前缘，卵黄总管末端与输卵管相连接；虫体未见阴道，后藤腺可见，鞋底形，位于两睾丸后缘，有的虫体付缺；虫卵呈不规则多面体形状，正面观呈子弹头状，后端一般有两个小钩，对侧末端有一条细长丝状物，卵丝中有线状排列的空腔（杨文川等，2001）。

**宿主**　大黄鱼（*Pseudosciaena crocea*），高体鰤（*Seriola dumerili*），青石斑鱼（*Epinephelus awoara*）和真鲷（*Pagrus major*）等。

**地理分布**　福建宁德和厦门内海域网箱养殖的大黄鱼体表采集到的贝尼登虫新鲜虫体（杨文川等，2001）；从 2001 年 7 月以来，在福建福安、霞浦、三都大黄鱼网箱养殖场相继发现贝尼登虫

（王全溪等，2001）。

**对宿主的影响** 2龄成鱼从9月上旬（水温25℃左右）发现部分鱼体表着白点，继而白点扩大成片呈白斑状，有的鱼体整个尾鳍发白，中旬出现病鱼眼睛变白，似白内障症状，严重者眼球红肿充血或发黑，甚至脱落，随后病鱼白斑部位鳞片脱落，尾部或鳍基部充血溃烂，体表受伤发炎，个别病鱼体表肌肉溃疡穿孔，头部磨损呈蜂窝状或下颌撕裂畸形；巡视网箱大部分病鱼在表层环游，躁动不安，不断往网边蹿动磨擦，有时呆滞水面游动迟缓；摄食逐渐减少，病鱼陆续死亡。死鱼外观体表破烂不堪，黏液增多，鳞片脱落，眼睛受损，鳍条残缺不全，鳃丝暗红，鱼体消瘦，个别肛门红肿。解剖观察胃肠无食物、伴有不同程度的胃壁、肠壁充血，有的肠内有较多黄色黏液，个别肠系黏膜也充血。此寄生虫广泛寄生于鱼体的体表、鳍和鳃丝等部位，虫体破坏鱼类黏液组织，大量吸取宿主血液，吞食宿主组织细胞，而且经常并发细菌感染，引起宿主鳃呼吸困难，体表大面积肌肉组织脱落，溃疡糜烂，病变部位多呈"火山口"状（薛学忠，1993）。

**流行情况** 虫体严重危害宿主生存，病鱼烦躁不安，食欲降低、厌食或拒食，不久即因衰竭而死亡，如1998年福建宁德地区贝尼登虫病暴发流行，鱼群自然感染率达70%以上，病鱼死亡率达30%～40%，最高可达90%以上，经济损失很大，严重地影响福建沿海水产养殖业的发展。总之，对大黄鱼危害最大，死亡率最高；石斑鱼感染率最高，几乎达100%；高体鰤感染强度最高（杨文川等，2001）。患此病原体的鱼死亡率一般在50%～90%，且主要侵害体长20～30 cm的大鱼，造成经济损失（王全溪等，2001）。9—11月为流行季节，在秋苗培育阶段，常与刺激隐核虫、锚首虫混合感染，加重病情，若不及时治疗，可在短时期内造成大批量死亡（单晓鸾，2005）。

**诊断** ① 结合临床观察的症状，剖检可初诊；② 将病鱼放入装有淡水的脸盆中浸泡2～5 min，可见许多白色透明的虫体脱落并下沉到盆底，肉眼可见虫体呈椭圆形，背腹扁平，大小（5.5～6）mm×（3.1～3.9）mm；取上述白色透明物做湿片镜检可确诊。

### 2.5.4 车轮虫

**病害名称** 车轮虫病。

**病原学名、分类和生物学特征** 车轮虫隶属原生动物门、寡毛纲、缘毛亚纲、游走目、车轮虫科，共有包括车轮虫属（*Trichodina*）在内的11个属。车轮虫侧面观像毡帽，反口面似圆碟（单晓鸾，2005）。虫体离开寄主自由游动时，一般反口面朝前像车轮般转动。车轮虫属的特征为：齿体具发达的齿钩、齿锥和齿棘，口围绕度为360°～540°。车轮虫属活体直径约为35 μm，虫体直径与高之比约为1∶1。活体可见齿钩呈三角形，中央有一明显的凹陷区，为本种重要的活体鉴别特征。鲈鱼中直钩车轮虫种群的大核为马蹄形，外径为15～24 μm；斑头鱼中直钩车轮虫种群的大核呈"C"形，外径为32～36 μm；小核处于-y位，直径约3 μm；蛋白银染色显示，组成本种口围纤毛旋的单动基列为2列毛基粒，而复动基列为3列。杜氏车轮虫（*Trichodina domerguei*）虫体直径约50 μm，活体在附着盘的缘膜处高度扁平，虫体高与直径之比约为1/4～1/3。蛋白银染色显示，本种的单动基列为2列毛基粒，而复动基列为3列；大核为马蹄形，外径为36～48（41.9±4.0）μm；小核处于+y位，直径约6 μm，齿钩呈弯月形，前后曲度较大，齿锥发达，具锥突，这一特征在虫体的无性二分裂时尤为显著；齿棘略向后弯曲，末端钝圆；本种的一个显著特征是附着盘中央区恒为1个明亮的近圆形大颗粒，直径12～18（14.7±1.8）μm，大颗粒中部的表面呈蜂窝状，上有斑块样嗜染小颗粒。日本车轮虫（*Trichodina japonica*）虫体个体小，银法染色标本的直径为24～32

μm；齿体数较少，仅 18~20 个；齿体外辐线 6~7 条，辐线外缘为明显嗜染的缘膜，呈相互平行的细条纹；附着盘中央无颗粒；齿体的齿钩较为宽大，其外缘较为圆滑，前缘弯曲，后缘平直；齿锥宽度小，相互间嵌合不紧密；齿棘为较细的针状，通常向前倾斜，齿棘与齿钩近等长；无钩突和棘突；大核马蹄形，小核球形，处于+y 位。小粒车轮虫（*Trichodina minuta*）虫体侧面观近三角形，活体直径 40~50 μm；虫体的附着盘中央区通常为 1 个近圆形的大颗粒，但此颗粒在未成熟个体中可为数个较小的颗粒；辐线外具一环细条纹（即缘膜），每条辐线外环绕 2~3 条；齿钩外端圆滑，前、后缘较平直；在未成熟个体中，齿钩外端通常近平截，故齿钩此时状似四边形；齿锥间嵌合紧密；齿棘光滑，末端钝圆，具锥突；大核呈马蹄形，小核球形，通常处于+y 位。拟车轮虫属的特征为：齿体间仅以齿锥相互嵌合，但嵌合明显疏松；许多种类在齿钩基部前有突起，但不嵌入相邻齿体中；齿棘存在；口围绕度 150°~280°。小车轮虫属的特征为：齿体具直的齿钩和较纤细的齿锥，齿棘为极为短小的纤细的弯钩状（或近消失）；齿锥前方形成突出并嵌合于前面齿体的齿钩和齿棘间的凹口；口围绕度 180°~270°。两分虫属的特征为：齿体由齿钩和不发达的齿锥构成，无齿棘，口围绕度约 270°（徐奎栋等，2000）。

**宿主**  鲈鱼（*Lateolabrax japonicus*），斑头鱼（*Agrammus agrammus*），真鲷（*Pagrus major*），黑鲷（*Sparus macrocephalus*），许氏平鲉（*Sebastes schlegeli*）、大黄鱼（*Pseudosciaena crocea*），大菱鲆（*Scophthalmus maximus*）。

**地理分布**  青岛流亭，威海，莱州威海养殖场购进的鲈鱼、真鲷、黑鲷和许氏平鲉等检测有车轮虫（徐奎栋等，2000）。

**对宿主的影响**  在外观上，感染车轮虫的鲈鱼鳃黏液分泌明显增多，鳃丝泛白。症状较为严重的鱼鳃外缘出现溃烂。在行为上，鱼体表现为游动缓慢，摄食量明显减少。少量寄生时没有明显症状；严重感染时车轮虫用它的齿轮环磨损鱼体表皮细胞和鳃丝、鳍等的上皮细胞，刺激鱼体产生大量黏液。病鱼不摄食，游动缓慢，最终呼吸困难而死。严重感染车轮虫的鱼种，其身体极度消瘦，体色呈暗黑色，有时能见到"白头白嘴"症状。有的鱼成群结队围绕池边狂游呈"跑马"症状，全身或大部分变白（徐奎栋等，2000）。

**流行情况**  直钩车轮虫是目前已知车轮虫中分布最为广泛的种类之一，迄今已发现在 20 余种海水鱼类中寄生，杜氏车轮虫为我国北方海水养殖的鲈鱼鳃表上寄生的一种常见的寄生虫，多与日本车轮虫、劳牧小车轮虫、简单两分虫和/或直钩车轮虫与小袖车轮虫共同寄生，其危害较大的时期基本处于鱼类越冬期及夏季高水温期。小袖车轮虫主要为海洋中鳕形目和鲈形目鱼类的寄生虫。本种的大量寄生曾导致青岛越冬的黑鲷出现死亡现象，因此是鱼类越冬工作中应注意预防的寄生虫之一。车轮虫寄生在鱼类的鳃部及体表各处，主要危害鱼苗，一般四季均可发生。此虫的适宜繁殖水温为 20~28℃。从鱼体脱落的车轮虫能在水里生活 1~2 d，然后侵袭新的寄主（徐奎栋等，2000）。

## 2.5.5  刺激隐核虫（海水小瓜虫）

**病害名称**  白点病。

**病原学名、分类和生物学特征**  刺激隐核虫（*Cryplocaryon irritans*）[海水小瓜虫（*Ichthyophthirius marinus*）] 属原生动物门、纤毛亚门、寡膜纤毛纲、膜口亚纲、膜口目、凹口科、隐核虫属。该虫体为卵圆形或球形，成熟的个体直径达 0.4~0.5 mm，虫体表面周生纤毛，寄生时由于刺激宿主分泌黏液，可形成外径为 90~400 μm 的胞囊，因此，该虫对不良环境条件的抵抗能力较强，这给防病治病带来一定的困难。

**宿主** 大黄鱼（*Pseudosciaena crocea*），大菱鲆（*Scophthalmus maximus*），牙鲆（*Paralichthys olivaceus*），真鲷（*Pagrus major*），黑鲷（*Sparus macrocephlus*），赤点石斑鱼（*Epinephelus akaara*），五鲥鱼（*Seriola quinqueradiata*），尖吻鲈（*Lates calcarifer*），黄鳍鲷（*Sparus latus*）。

**地理分布** 2000—2001 年，山东荣成市几家培育大菱鲆亲鱼的养殖场先后暴发了由于海水小瓜虫寄生而引起的亲鱼大量死亡的突发事例，是自大菱鲆引入我国境内以来，在国内首次发生的疾病（唐永新等，2002）；1996—2000 年，从福建霞浦、宁德、福清、罗源等地发生有白点病的大黄鱼仔、稚鱼以及在网箱、池塘中养的鱼种（王昌各等，2002）。

**对宿主的影响** 患此病原体的鱼体首先肉眼可观察到病鱼体表、鳃表等出现大量球形小白点，大小基本相等；严重时，整个鱼体覆盖一层白色薄膜，鱼体表皮发炎、坏死，鳞片易于脱落，鳍条、鳃腐烂；眼组织被虫体侵袭时，会引起发炎、瞎眼；该病多发生在水温高的夏季和秋初（陈总会等，2007）。鱼发病初期，体表可见少量的白点，病鱼表现为烦躁不安，但摄食正常；随着病情的加重，白点逐渐蔓延到全身，甚至鳃上；鱼体受刺激后体表分泌的黏液遍布全身，形成一层混浊的白膜；鳃组织溃烂，摄食量逐渐下降直至完全不摄食，鱼体消瘦，游泳缓慢。重者呼吸困难，窒息而死亡（崔青曼等，2007）。

**流行情况** 刺激隐核虫广泛寄生于赤点石斑鱼、牙鲆、大菱鲆、黄鳍鲷、黑鲷、真鲷等海水鱼类的体内，为世界性分布的寄生虫种类。春、秋两季为其流行季节，但当水质恶化、养殖密度高、鱼体抵抗力差时，冬季和盛夏也有发生。该病借助胞囊和幼虫传播，刚孵出的幼虫侵袭力较强，随着时间的推移而逐渐减弱，水温 15~25℃ 时侵袭力最强，孵化后 24 h 内侵袭力较高，26 h 后降低（崔青曼等，2007）。每年 3 月中旬至 8 月，当水温在 15~30℃，育苗室水温在 25.2~30.0℃ 时，若池水换水量每日不足 4/5，20 日龄以上的鱼苗最易发生此病，且传染速度快、死亡率高，1~2 d 内可造成全部死亡。网箱养殖以水体不流动或水流不畅、水质差、有机物含量丰富、高密度放养等发病严重；池塘放养以流水率低，污染严重的水池为甚（王昌各等，2002）。流行季节 5—7 月，虫体最适繁殖温度 23~27℃、池水密度 1.017~1.020、pH 为 7.7~8.0。虫体无需中间寄主，靠胞囊及其幼虫传播。

**诊断** 患病初期取鳃组织放在显微镜下可观察到鳃丝之间有黑色椭圆形或者近圆形的团块，有的做旋转运动；患病后期取具有典型白点的鳍条，放在盛有海水的白底容器中，用解剖针将白点的膜挑破，如看到有小虫体滚出，在水中游动即可确诊（陈总会等，2007）。

## 2.5.6 石斑瓣体虫

**病害名称** 瓣体虫病。

**病原学名、分类和生物学特征** 石斑瓣体虫（*Petalasoma epinephelis*），原生动物门、纤毛亚门、动基片纲、下口亚纲、管口目、斜管科、瓣体虫属（*Petalosoma*）。腹面平坦的椭圆形或卵形，大小（45~80）μm×（29~53）μm；腹面有一圆形胞口和漏斗状口管，有一椭圆形大核和一圆球形小核；大核之后有一花朵状折光瓣状体；腹面左右侧各有 12~14 条纤毛线，中间 5~8 条纤毛线，背面裸露无纤毛。

**宿主** 大黄鱼（*Pseudosciaena crocea*），石斑鱼（*Epinephelus* sp.）。

**地理分布** 在闽东（福建省东北部）发生大黄鱼的瓣体虫病（何丽斌，1998）。

**对宿主的影响** 瓣体虫寄生在鱼体表、鳍条、鳃丝上，使鱼体黏液分泌增多；患鱼离群缓慢游动，体色变浅，鳍条挂脏，患鱼由于呼吸困难而把鳃盖打开，其摄食量大量减少，日死亡率可达10%以上（刘振勇，1998）。

**流行情况** 鱼体瓣体虫病一般夏天发病，此病蔓延迅速，死亡率较高（何丽斌，1998）。

**诊断** 当发现类似症状时，刮取体表黏液和剪下少许鳃丝在显微镜下观察检出较多虫体便可确诊（刘振勇，1998）。

### 2.5.7 指状拟舟虫

**病害名称** 牙鲆体表溃烂综合征。

**病原学名、分类和生物学特征** 指状拟舟虫（*Paralembus digitiformi*），寡膜纲、盾纤目、嗜污科、拟舟虫属。活体葵花籽形，（50~75）μm×（20~50）μm。虫体大小随营养状况而有较大的变化，刚从组织分离出的虫体，体内常因含有大量食物颗粒，虫体略显"粗胖"；经培养后，外形开始变得瘦长，呈瓜子形。虫体皮膜薄，无缺刻，前端可见结晶颗粒。内质不透明，体内常充斥有多个食物泡及内储颗粒（图2.19）。虫体的前半部分略向右侧弯曲，顶端裸毛区形成明显的喙状突起，呈指状或尖角状（图2.20）。体纤毛长7~8 μm，一根尾毛长约15 μm。单一伸缩泡位于虫体后部亚尾端。繁殖多为横二分裂，运动呈旋转式。虫体喜聚集在细菌丰富的基质中钻动，并可聚集成极高的密度，体动基列为20~22列。口区开阔，长可达体长的一半以上（图2.21）。口区内3片小膜，位于虫体近顶端的小膜1（M1）呈短小的尖三角形，约由10数个毛基粒组成，小膜2（M2）很发达，长14~16 μm，为相互平行的3排纵行的毛基粒列，其中靠近口侧膜（PM）的一列较其他两列略短；小膜3（M3）最短小，为斜向的2排毛基粒列，含数个毛基粒。口侧膜（PM）起始于M2中部，自M2中部至M3前端为一单列毛基粒，后变为"之"形的双动基列构造，并绕行至胞口（Cs）后。盾片（Sc）呈倒三角形，由多对毛基粒构成。虫体尾端为多个毛基粒构成的尾毛复合体（Cco），单一尾毛由此发出（图2.22）（周丽等，2001）。大、小核各一个，位于体中部，大核（Ma）为不规则的椭圆形，小核（Mi）近球形，紧位于大核上方，长1.5~2.5 μm。银浸法染色标本显示，伸缩泡开口大约位于第7和第8动基列间的下部。

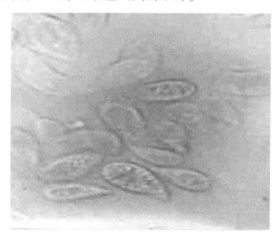

图2.19 指状拟舟虫活体

**宿主** 牙鲆（*Paralichthys olivaceus*）。

**地理分布** 1996年1月，在山东威海华信海珍品有限公司养殖的牙鲆（15~18 cm）患体表溃

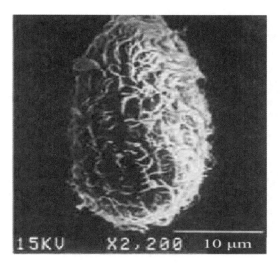

图 2.20　扫描电镜示虫体外观

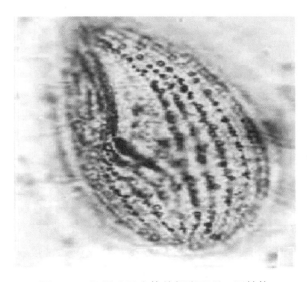

图 2.21　银浸法示虫体前部腹面观口区结构

烂病，经检测确诊为指状拟舟虫引起（周丽等，2001）；福建长乐的牙鲆养殖场也发现有此寄生虫（石宏武等，2008）。

**对宿主的影响**　感染初期病鱼皮肤颜色发白，病灶处外观表现为浮肿状；严重感染个体的病灶处皮肤发生溃烂、出血。解剖可观察到病鱼多有腹水；肝脏充血，部分病鱼肝脏内可观察到有虫体存在；胃及肠壁充血、发炎，肠内常见有白色粪便。镜检病灶处组织可见大量活动的盾纤虫（陈总会等，2002）。

**流行情况**　纤毛虫类往往侵入水产养殖动物的敏感或要害部位（如鳃表、感官或运动器官表面）而危及动物正常的呼吸、运动、摄食以及其他生理活动，从而对水生经济动物造成危害。指状拟舟虫是危害水产养殖的一类纤毛虫，而且近年来其感染流行和危害均有日趋严重的趋势（石宏武等，2008）。

**诊断**　镜检鱼体浊白病灶处可见大量瓜子状虫体，再结合发病症状基本可以确诊（陈总会等，2002）。

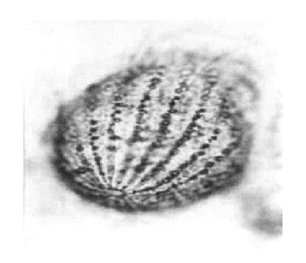

图 2.22 银浸法示虫体尾部尾毛复合体

## 2.5.8 水滴伪康纤虫

**病害名称** 牙鲆体表溃烂症。

**病原学名、分类和生物学特征** 水滴伪康纤虫（*Pseudocohnilembus persalinus*），纤毛门，寡膜纲，盾纤目，嗜污亚目，嗜污亚科伪康纤虫属。活体外形呈饱满的水滴状（图 2.23），皮膜薄而无缺刻；体长（35~50）μm×（15~20）μm，虫体大小受营养状况及生长环境变化的影响较明显。虫体前端形成尖端而无平截面，常向背弯曲，后端浑圆。体内具有多个直径 2~4 μm 的内储颗粒，中央区为较透亮的大核。口区约占体长的 1/2（图 2.24）。体纤毛排列稀疏，长约 8 μm（图 2.25），单一尾纤毛约 18 μm（张立坤等，2007）。伸缩泡 1 个，位于体后端位。虫体在体外培养液中常为云雾状悬浮于水中。在自由培养状态下，游动表现活跃，典型地做摇摆状直线巡游。虫体喜聚集在组织碎屑中，并通过体前端的尖顶在基质中钻营，可集聚成极高密度，并通过二分裂（多为二分裂）快速繁殖。

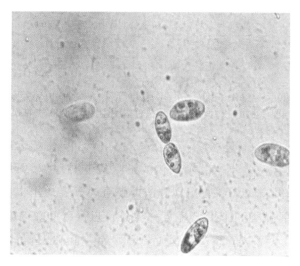

图 2.23 水滴伪康纤虫活体

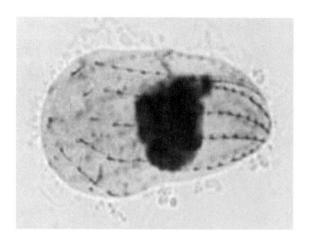

图 2.24　水滴伪康纤虫体正面观

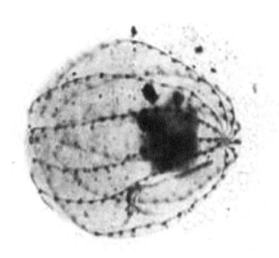

图 2.25　水滴伪康纤虫体体动基列

**宿主**　牙鲆（*Paralichthys oliuaceus*）。

**地理分布**　2006 年 2 月 22 日，在山海关养鱼场的患皮肤溃疡病症的牙鲆鱼体中发现有水滴伪康纤虫（张立坤等，2007）。

**对宿主的影响**　水滴伪康纤虫造成牙鲆体表皮肤溃烂的症状（图 2.26）（张立坤等，2007）。

**流行情况**　山东省自 1989 年牙鲆苗种人工生产获得成功以来，牙鲆养殖规模迅速扩大，尤其室内工厂化养殖的兴起，鱼病种类增多，危害程度随之加剧，盾纤毛虫病发生率最高，经调查统计，牙鲆幼鱼培养时期死亡率甚至高达 90%，严重影响了养殖户的积极性（张立坤等，2007）。

**诊断**　选取了带有明显特征的牙鲆病鱼，直接刮取牙鲆体表溃烂组织，培养于灭菌海水中（盐度 25），滴入数滴牙鲆鱼肉汤，常温（14~16℃）培养 1~2 d，活体经光学显微镜观察（张立坤等，2007）。

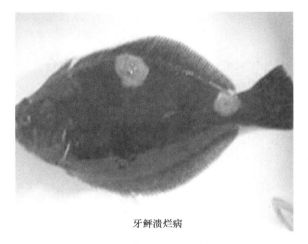

牙鲆溃烂病

图 2.26　体表溃烂的牙鲆鱼

### 2.5.9　蟹栖异阿脑虫

**病害名称**　盾纤毛虫病。

**病原学名、分类和生物学特征**　蟹栖异阿脑虫（*Mesanophrys carcini*），寡膜纲、盾纤目、嗜污亚目、嗜污科、异阿脑虫属。活体外观呈瓜子形，皮膜薄，无缺刻，新鲜分离得到的虫体大小为（28~48）μm×（15~29）μm，个体平均大小为 38.4 μm × 21.7 μm，而人工培养的虫体大小为（25~42.2）μm×（13.4~18.7）μm，个体平均大小为 30.8 μm×15.6 μm。可见虫体大小随营养状况和生长环境而变化。虫体顶端几乎不形成裸毛区，前端尖削并常向背面弯曲，后端浑圆，单一伸缩泡位于此端位。内质透明，饱食个体常因充斥多个食物泡和内储颗粒而呈浅褐色（图 2.27A，B）。体纤毛长 6~7 μm（图 2.27C），一根尾毛长 11~12 μm 运动呈旋转式快速前进。虫体喜聚集在细菌丰富的基质上，并通过体前端的尖顶在基质中钻营，成极高的密度，并可通过二分裂（多为横二分裂）快速繁殖（图 2.27H）。碳酸银法和扫描电镜结果显示，本种体动基列为 11 列，为混合式构造，即前部由成对的毛基粒排列组成，单动基列仅在其后 1/4~1/6 处出现（图 2.27D）。口区达体长的 1/3，为前尖狭长的三角形。口区内有 3 片小膜（M1，M2，M3），小膜右边有一条口侧膜（PM）（图 2.27E，F）。PM 起始于 M2 和 M3 之间，终止于胞口后。盾片呈倒三角形，由 6~7 对毛基粒构成。虫体尾端为多个毛基粒构成的尾毛复合体，单一尾毛（CC）由此发出，伸缩泡开孔（CVP）位于第二体动基列末端（图 2.27I）。大、小核各一个，位于体中上部（图 2.27H）。大核（MA）为不规则的椭圆形，长 6~9 μm，小核（MI）近球形，紧位于大核侧边（图 2.27G）（王印庚等，2005）。

**宿主**　大菱鲆（*Scophthalmus maximus*）。

**地理分布**　2003 年 7 月至 2004 年 4 月，对山东青岛、蓬莱、即墨、烟台和日照等地区养殖的患病大菱鲆调查发现病原体蟹栖异阿脑虫（王印庚等，2005）。

**对宿主的影响**　患病鱼静伏池底，体色变暗，活力弱，摄食差，生长减慢。其最明显的特征是病灶部位变白色，略有水肿触摸柔软。白色病灶多发生在头部眼睛、鳃盖周围，上下体侧的鳍基处，严重时，出现充血和溃疡症状。感染波及眼睛时，眼球呈白色，混浊不透明。镜检变白的病灶

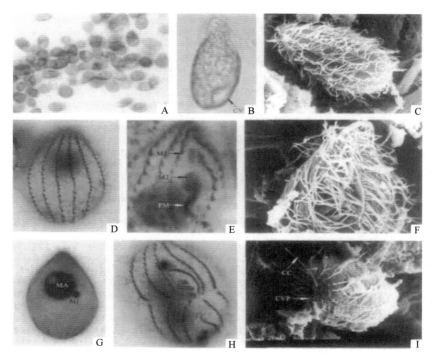

图 2.27 蟹栖异阿脑虫的形态学特征

组织可见大量活泼游动的纤毛虫，并伴有大量细菌。鳃丝黏液增多，鳃组织相继出现充血、贫血和溃烂现象。解剖鱼体可见腹腔积水，肝充血，脾液化状，肾暗红，肠中有大量黄白色黏液。镜检发现肠道黏液和腹水中有大量毛虫；有时在脑中可见大量纤毛虫，造成脑组织液化。感染的幼体病鱼一般先是头部发白，当逐渐扩大到整个头部及至内脏团部位时，病鱼死亡。死亡后整个身体逐步发白，混浊。有时，尾部或鳍基部发白并逐步扩大，有的鱼体鳍溃烂，形成缺刻。镜检发现，病灶处有大量纤毛虫和细菌，眼球中和脑部也发现大量纤毛虫寄生，内脏团中有中量的纤毛虫（王印庚等，2005）。

**流行情况** 大菱鲆的苗期、养成期、亲鱼培育期均可发生纤毛虫感染，幼鱼期发生率较高。发病水温 14~20℃，盐度 12~40。该病感染率高，个别发病鱼池可达 90% 以上，且传染快。感染群体从慢性到急性死亡均可发生，日死亡率可高达 0.5%~1%，并可造成大规模死亡。在严重感染组织中，盾纤虫数量极高，常以抽取的腹水中为最高，虫体密度可达 $(40~50) \times 10^4 mL^{-1}$。此外，盾纤虫病常与细菌病并发（王印庚等，2005）。

**诊断** 采取密布虫体的组织，以灭菌过滤海水为培养液，加入煮沸的新鲜大菱鲆鱼肉汁数滴作为饵料，在培养皿中 18℃ 恒温培养 2~3 d，所培养的虫体作为实验观察材料，通过光学电镜和扫描电镜观察以及组织切片等手段确诊病原体（王印庚等，2005）。

## 2.5.10 异沟虫

**病害名称** 鲀异沟虫病。

**病原学名、分类和生物学特征** 异沟虫（*Heterobothrium*），八铗科，八铗属。虫体细长，棕黑色呈长梭形，体长一般在 5~20 mm；身体后部延长，末端成为后固着器。

**宿主** 红鳍东方鲀（*Takifugu rubripes*）。

**地理分布** 2003 年 5 月间，福建宁德市三都镇一家网箱养殖的 2 万多尾红鳍东方鲀发生了由异沟虫引起的大量死亡事件（林永添等，2003）。

**对宿主的影响** 病鱼鳃上有成链状的虫卵拖在鳃孔以外，这是比较显著的症状。虫体用固着铁固着在鳃部的肌肉上，宿主被寄生处的周围组织隆起，将虫体后部包埋在组织内，一般一尾鱼鳃部上寄生着几十个，多的达上百个不等。异沟虫完全以吸食鱼体的血液为营养，寄生数量多时，鱼体体色变白。鳃部明显贫血呈苍白色，分泌过多黏液，鳃瓣与寄生虫接触的地方组织崩坏，有腐臭味。病鱼失去食欲，游动无力，逐渐衰弱而死（林永添等，2003）。

**流行情况** 大量死亡的红鳍东方鲀规格都在 300 g 左右，病情发展十分迅速，从刚发病开始只有几百尾，经过 2~3 d，50% 以上都发病，而且一旦发病死亡率都在 50% 左右，高的达到 80% 以上。该病主要发生在夏、秋季，危害 100 g 以上的东方鲀及亲鱼（林永添等，2003）。据有关资料了解，日本每年春季鲀类产卵时，捕捞蓄养后作为亲鱼的东方鲀发病率在 17% 左右。山东省青岛养殖东方鲀也曾大量发生过此病。

**诊断** 主要通过光学显微镜镜检和病理学观察确诊。

### 2.5.11　黏孢子虫

**病害名称** 黏孢子虫病。

**病原学名、分类和生物学特征** 黏孢子虫，刺胞动物门（Cnidaria），黏孢子虫纲（Myxasporea）。该寄生虫属的孢子球形或肾形，孢子的厚不大于孢子高的 2 倍，但大于孢子的长，两个极囊球形或梨形，极囊位于缝线的两侧。

**宿主** 大黄鱼（*Pseudosciaena crocea*）、鮸（*Miichthys miiuy*）。

**地理分布** 2001 年 9—11 月间，在福建宁德、福州两市发生黏孢子虫病例（林永添，2002）；山东青岛也发生有海水鱼黏孢子虫病（赵元苗等，2009）。

**对宿主的影响** 黏孢子虫寄生在鱼体的皮肤、鳃、鳍和体内的各器官组织。早期感染的病鱼，体表无明显症状。随着病情加重，在尾部、背鳍基部及体两侧线附近开始出现小瘤状的凸起，大小不一，凸出部位的鳞片稍竖起，无光泽、粗糙，有的病灶区鳞片部分脱落。严重的形成脓包，挤破，有脓血状黏质物流出。揭开鳃盖，可见鳃丝失血或点状出血，黏液明显增多，局部鳃小片有血性渗出物，鳃上布满了由孢子虫包囊形成的白点，解剖鱼体观察，体内大部分组织器官如肝、肾、鳔、肠系膜、心、脾、肌肉等均布有大小不同的白色包囊，其中以心、脾为甚。心颜色比正常更显暗红色，似为一层血膜所包被。肉眼仔细观察，可见有许多针头大小，或是数个小米粒大小的白色包囊。肝颜色变浅或充血，肾失血或水肿，有的被一层白膜覆盖，中间有白色突起。同是寄生在鳃上的黏孢子虫与刺激隐核虫、淀粉卵涡鞭虫的区别在于黏孢子虫需要 400~500 倍显微镜下才能观察到，而刺激隐核虫、淀粉卵涡鞭虫在 100 倍显微镜下即可观察到。黏孢子虫与巴斯德氏菌病肉眼观察的相似之处为病鱼的鳃、脾、肝、心、肠系膜、鳔等器官，都有白点不同的巴斯德氏菌病，肌肉中没有白色的包囊和"脓肿"，也没有肝的肥大和肾的肿胀现象（林永添，2002）。

**流行情况** 该病没有明显的季节性，一年四季均会发生，但以秋季发病率较高。主要危害海水网箱养殖中大黄鱼、鮸、石首鱼类以及鲈鱼等。局部网箱区的养殖鱼感染率可达 30%，但死亡率较低，目前在 1% 以下（林永添，2002）。

**诊断** 剪取病灶上的白点做成水浸片，镜检发现大量的黏孢子虫，经初步判断是碘泡虫和尾孢虫这两种（林永添，2002）。

### 2.5.12 我国海水鱼类寄生虫病原分布规律

根据我国有关鱼类寄生虫病原公开发表的文献资料报道，1995—2009 年，我国鱼类寄生虫病原报道共计 12 种，包括指状拟舟虫、黏孢子虫、异尖线虫、异沟虫、水滴伪康纤虫、内弯宫脂线虫、盾纤毛虫、刺激隐核虫、车轮虫、贝尼登虫、蟹栖异阿脑虫、白斑瓣体虫；鱼类寄生虫宿主共计 38 种，牙鲆、海鳗、脂眼凹肩鲹、金线鱼、大黄鱼、真鲷、鲈鱼、美国红鱼、石蝶鱼、高眼碟鱼、绒杜父鱼、鮸鱼、带鱼、蓝点马鲛、蓝圆鲹、长条蛇鲻、花斑狗母鱼、灰海鳗、臂斑角鱼、日本金线鱼、六丝马发鱼、皮氏豹鲂鮄、黑带棘鳞鱼、鲐鱼、褐菖鲉、星鳗、长蛇鲻、鳝、细纹鲥鱼、鮟鱇、黑鲴、白姑鱼、红鳍东方鲀、六线鱼、大菱鲆、野生斑头鱼、青石斑、高体鰤。渤海报道有异尖线虫、盾纤毛虫。黄海报道有指状拟舟虫、异尖线虫、内弯宫脂线虫、盾纤毛虫、刺激隐核虫、车轮虫（图 2.28）。东海报道有黏孢子虫、异尖线虫、异沟虫、水滴伪康纤虫、刺激隐核虫、贝尼登虫。南海报道有异尖线虫（图 2.29）。寄生虫病原报道共计 118 次，1995 年报道 6 次，1997 年报道 5 次，1998 年报道 6 次，1996 年报道 6 次，1999 年报道 8 次，2000 年报道 10 次，2001 年报道 6 次，2002 年报道 4 次，2003 年报道 10 次，2004 年报道 12 次，2005 年报道 8 次，2006 年报道 8 次，2007 年报道 8 次，2008 年报道 14 次，2009 年报道 7 次。已报道寄生虫病原可导致牙鲆体表溃烂综合征、线虫病、盾纤毛虫病、贝尼登虫病、车轮虫病、白点病、瓣体虫病、鲀异沟虫病、黏孢子虫病、白点病。

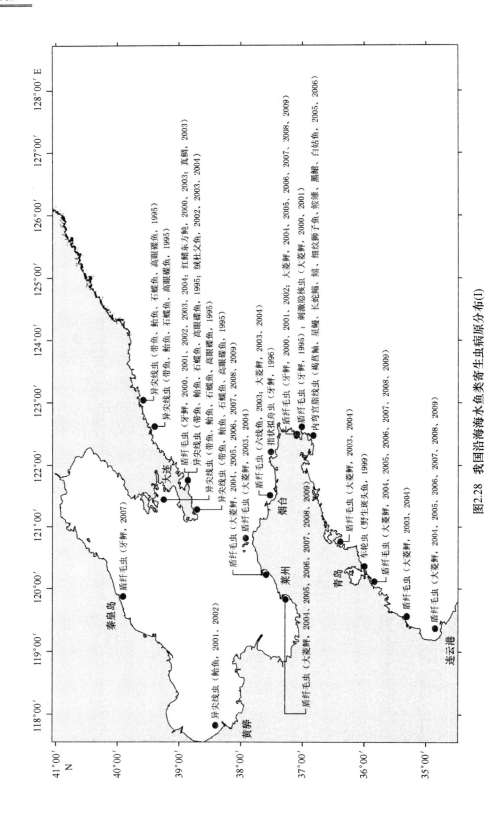

图2.28 我国沿海海水鱼类寄生虫病原分布(I)

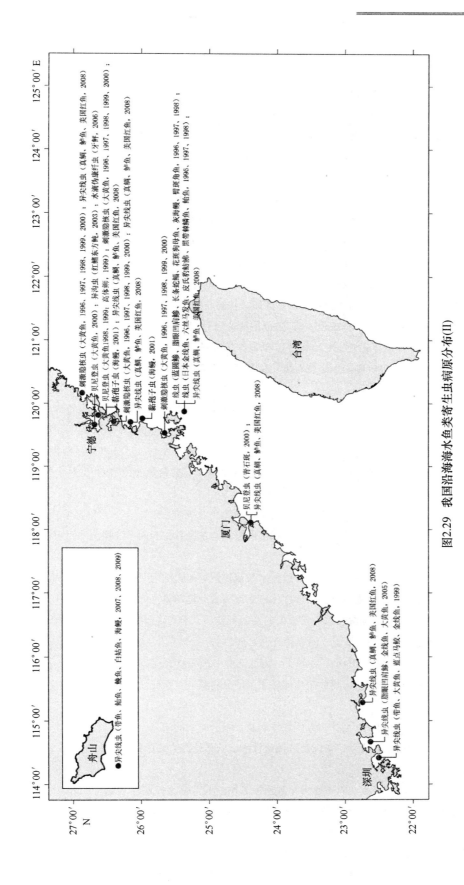

图2.29 我国沿海海水鱼类寄生虫病原分布(II)

## 参考文献

安淑荣,姜敏.1992.大连地区海生物中致病性弧菌及气单胞菌分布的研究[J].中国微生态学杂志,4(1):22-24.

曹军,冯学芝,冯展波,等.2007.大黄鱼致病性嗜水气单胞菌的分离与鉴定[J].湖北农业科学,46(5):808-811.

常建波,宫向红.2001.养殖牙鲆弧菌病病原菌初步研究[J].海洋水产研究,22(1):37-41.

陈偿,胡超群,陈晓燕,等.2003.新发现的红拟石首鱼溃疡病病原海藻施万氏菌的分离和分子鉴定[J].海洋与湖沼, 34(1):1-8.

陈翠珍,房海,张晓君,等.2006.牙鲆鱼肠道弧菌感染症及病原特性研究[J].热带海洋学报,25(5):80-87.

陈翠珍.2007.牙鲆细菌败血感染症及其病原检验[D].陕西杨凌:西北农业科技大学.

陈晖,肖颖,方成俊,等.2018.一起石斑鱼苗病毒性神经坏死病的诊断[J].中国动物检疫,35(01):104-106.

陈吉祥,杨慧,颜显辉,等.2005.致病性哈维氏弧菌溶血素基因克隆及其检测[J].中国水产科学,12(5):580-587.

陈洁君.2005.养殖大菱鲆(Scophthalmus maximus)盾纤虫病及其防治研究[D].青岛:中国海洋大学.

陈梅,王奎旗,徐怀恕.2000.山东近海主要养殖动物的弧菌检测与病害防治的研究[J].齐鲁渔业,17(6):6-10.

陈晓凤,常建波,蔡道财.2008.牙鲆"体表出血病"病原的研究[J].集美大学学报(自然科学版),13(1):12-18.

陈晓艳.2005.鱼类病毒性神经坏死病研究现状[J].动物医学进展,26(5):17-21.

陈信忠,龚艳清,苏永全,等.2004.闽南地区紫石斑幼鱼暴发性传染病的病原学研究[J].厦门大学学报,43(4):557- 563.

陈信忠,苏亚玲,龚艳清,等.2004.逆转录聚合酶链式反应(RT-PCR)检测5种养殖石斑鱼的神经坏死病毒[J].中国 水产科学,11(3):202-206.

陈总会,肖宝华,黄志斌,等.2007.海水养殖鱼类主要纤毛虫病及其防治方法[J].水产科技情报,34(2):94-96.

崔青曼,袁春营,李春岭,等.2007.主要海水养殖鱼类白点病和盾纤毛虫病防治技术[J].水生态学杂志,27(6):85- 87.

崔青曼,袁春营,张青田,等.2008.牙鲆腹水病病原及免疫学防治效果初步研究[J].水生态学杂志,28(2):98-99.

刁菁,李乐,王晓璐,等.2018.虹鳟致病性杀鲑气单胞菌的分离鉴定及其毒力因子的检测[J].大连海洋大学学报,33 (04):435-443.

丁文超,胡健饶,史雨红,等.2009.环介导恒温扩增技术快速检测溶藻弧菌[J].分子细胞生物学报,42(1):70-77.

董丽,王印庚,张正,等.2009.养殖大菱鲆细菌性红体病病原菌的分离与鉴定[J].海洋科学,33(7):57-63.

董丽.2009.养殖大菱鲆几种重要细菌性疾病病原菌的鉴定及其病原学初步研究[D].青岛:中国海洋大学.

杜桂银.2001.海水养殖鱼类盾纤虫病[J].渔业研究,(2):12-13.

杜佳银.2003.牙鲆盾纤虫病·链球菌病并发症[J].河北渔业,129(3):36-37.

范文辉,黄健,王秀华,等.2005.养殖大菱鲆溃疡症病原菌的分离鉴定及系统发育分析[J].微生物学报,45(5):665- 671.

范文辉,史成银,窦海鸽,等.2005.大菱鲆病毒性红体病及其综合防治的研究[J].科学养鱼,(1):48-49.

房敬真,房保海,徐守振.2018.迟缓爱德华氏菌可视化核酸试纸条检测方法的研究[J].青岛农业大学学报(自然科学 版),35(03):220-223.

冯东岳,李巍,吕永辉.2010.开展水产养殖病害预测预报工作刻不容缓[J].科学养鱼,(9):48.

高晓田,王玉梅,肖国华,等.2007.牙鲆腹水病病原及防治[J].河北渔业,(6):33-35.

宫春光,于清海,陈福杰.2009.工厂化养殖海水鱼盾纤毛虫病的防治策略[J].科学养鱼,(10):48-49.

桂朗,李正秋,张奇亚.2007.牙鲆一株弹状病毒病原的分离与鉴定[J].水生生物学报,3(3):345-353.

郭青,俞开康.2000.牙鲆出血性败血病病原的初步研究[J].湛江海洋大学学报,20(1):9-14.

韩一凡,莫照兰,李杰,等.2009.溶藻弧菌的PCR快速检测方法[J].中国海洋大学学报,39(6):1237-1240.

何丽斌,林克冰,周宸.2001.闽东海水网箱养殖大黄鱼的病害及防治方法[J].水产科学,20(6):24-26.

贺宝玲,张玉芬,何生美,等.2009.漠斑牙鲆迟缓爱德华氏菌的分离与鉴定[J].安徽农业科学,37(12):5529-5530.

胡亮,赵凤梅,于兰萍,等.2008.副溶血弧菌对养殖大菱鲆致病性研究[J].水产科学,27(7):340-343.

黄郁葱,简纪常,吴灶和,等.2008.卵形鲳鲹结节病病原的分离与鉴定[J].广东海洋大学学报,28(4):49-53.

黄志明.2002.从皮肤溃疡的鮸状黄姑鱼检出弧菌[J].福建农业学报,17(4):223-225.

纪荣兴,邹文政,李印龙.2004.大黄鱼皮肤溃烂病病原的研究[J].海洋科学,28(11):57-60.

姜明,范瑞青,汝少国,等.2000.真鲷肠上皮组织中类立克次氏体的超微形态与细胞病理学的初步研究[J].青岛海洋大学学报,30(2)Ⅱ:129-134.

蒋方军.2008.鱼类神经坏死病毒的分离和部分特性研究[D].武汉:华中农业大学.

金珊,蔡完其,於宏,等.2003.大黄鱼溶藻弧菌病细胞病理变化的初步研究[J].海洋科学,27(2):59-62.

拉尔其布,王国杰,简生龙,等.2018.青海:传染性造血器官坏死病控制与净化工作经验[J].中国水产,(08):78-80.

冷淑珍.2009.福建沿海鱼类异尖线虫幼虫感染情况调查及其分类鉴定方法的研究[D].福州:福建农林大学.

李灏,丁子元,徐林通,等.2015.论我国水产养殖病害控制技术现状与发展趋势[J].农业与技术,35(24):171.

李杰,莫照兰,茅云翔,等.2008.两株养殖大菱鲆体表出血病原菌的分离鉴定[J].海洋科学,32(10):1-6.

李军,叶军,傅慰亭,等.1999.香港养殖海鲷弧菌致病菌药物敏感性及耐药质粒研究[J].微生物学报,39(5):461-469.

李筠,颜显辉,陈吉祥,等.2006.养殖大菱鲆腹水病病原的研究[J].中国海洋大学学报,36(4):649-654.

李亮,徐真,张路平.2007.黄海和渤海经济鱼类感染内弯宫脂线虫的调查[J].中国寄生虫学与寄生虫病杂志,25(5):364-367.

李楠,孙祎敏,田莉瑛,等.2009.嗜水气单胞菌的分离培养及鉴定[J].河北师范大学学报,33(2):240-244.

李清禄,陈强.2001.海水网箱养殖大黄鱼细菌性病原鉴定与感染治疗研究[J].应用与环境生物学报,(5):489-493.

李正义,贾俊涛,陈晓,等.2010.养殖大菱鲆出血病病原菌的分子生物学鉴定[J].水产科学,29(1):44-48.

李忠琴,张坤,林茂,等.2017.大黄鱼(*Pseudosciaena crocea*)致病性维氏气单胞菌的分离鉴定与药敏特性研究[J].海洋与湖沼,48(1):139-147.

林克冰,方琼珊,吴建绍,等.2011.石斑鱼神经坏死病毒传播途径阻断的初步研究[J].福建水产,33(5):16-19.

林克冰,周宸,何丽斌,等.1999.海水网箱养殖大黄鱼弧菌病的病原菌[J].台湾海峡,18(3):342-248.

林克冰,周宸,刘家富,等.1999.海水网箱养殖大黄鱼病原菌研究[J].海洋科学,(4):58-62.

林晓婷,汪岷.2005.鱼立克次氏体的研究进展[J].中国水产科学,12(6):807-817.

林永添,郑钦华,游建峰.2003.红鳍东方鲀异沟虫病的诊断与防治[J].科学养鱼,(11):51.

林永添.2002.网箱养殖海水鱼黏孢子虫病的防治[J].齐鲁渔业,19(12):41.

刘劲松,吴绍强,陈虹虹,等.2005.大亚湾市售海鱼异尖线虫幼虫感染情况的调查[J].中国动物检疫,22(7):39.

刘秀珍,李家炳.1994.海水网箱养殖石斑鱼病原菌研究[J].热带海洋,13(1):81-86.

刘振勇.1998.大黄鱼瓣体虫病的防治技术[J].中国水产,24(11):39.

龙存敏,赵娟,高桂香.2018.青海省2017年水产养殖病害监测分析[J].青海农林科技,(01),94-97.

吕宏旭,汪岷,李红岩,等.2003.利用牙鲆鳃细胞系分离和培养淋巴囊肿病毒[J].青岛海洋大学学报,33(2):233-239.

吕俊超,李轩,韩茵,等.2009.养殖大菱鲆中牙鲆肠弧菌的分离鉴定及组织病理学[J].水产学报,33(2):311-318.

吕俊超,张晓华,王燕,等.2009.养殖大菱鲆病原菌——杀鲑气单胞菌无色亚种的分离鉴定和组织病理学研究[J].中国海洋大学学报,39(1):91-95.

吕俊超.2008.养殖大菱鲆病原菌的分离鉴定、组织病理学及免疫组织化学[D].青岛:中国海洋大学.

栾林林,张永刚,王凤军,等.2018.大菱鲆源鳗弧菌的分离鉴定及药敏分析[J].饲料工业,(22):60-64.

罗大民,方文珍.2000.异尖线虫病病原线虫在台湾海峡鱼类中的分布及动态[J].台湾海峡,19(2):218-222.

罗大民.1999.台湾海峡经济鱼类感染寄生线虫幼虫的调查[J].厦门大学学报(自然科学版),38(4):604-610.

马爱敏,闫茂仓,常维山,等.2008.黄姑鱼创伤弧菌的分离和鉴定[J].中国人兽共患病学报,24(10):960-964.

莫照兰,陈师勇,谭训刚,等.2003.养殖牙鲆细菌性病原分离与鉴定[J].海洋科学集刊,45:163-168.

莫照兰,茅云翔.2002.一株牙鲆皮肤溃烂症病原菌的鉴定[J].微生物学报,42(3):263-269.

倪沛佩,杨玉荣,孙哲,等.2010.海南牛鼻鲼嗜水气单胞菌病的病理组织学观察[J].江西农业学报,22(1):140-142.

彭智发,龚艳清,陈信忠.2007.鱼类神经坏死病毒的检测与细胞培养技术研究进展[J].渔业研究,(1):32-36.

秦蕾,王印庚,史成银,等.2009.一种虹彩病毒感染大菱鲆的病理学研究[J].渔业科学进展,30(5):6-12.

秦蕾,王印庚,张晓君.2009.迟缓爱德华氏菌感染大菱鲆的病理学研究[J].中国水产科学,16(3):411-420.

秦蕾.2006.养殖大菱鲆爱德华氏菌病及其几种重要疾病的病理学研究[D].青岛:中国海洋大学学报.

曲径,江育林,沈海平,等.1998.牙鲆鱼淋巴囊肿病初报[J].中国动物检疫,15(2):1-3.

阮廷清,张鸿满.2007.我国海鱼感染异尖线虫调查研究进展[J].中国人兽共患病学报,23(9):948-949.

阮廷清.2007.我国大陆沿海海鱼感染异尖线虫调查数据统计分析[J].中国热带医学,7(7):1223-1225.

沈锦玉.2008.嗜水气单胞菌的研究进展[J].浙江海洋学院学报(自然科学版),27(1):78-86.

沈志强,刘吉山,李峰,等.2001.石鲽鱼创伤弧菌病的病原分离鉴定与防治[J].中国兽医科技,31(10):22-23.

沈智华,钱冬,许文军,等,2005.红拟石首鱼海豚链球菌分离、鉴定及致病性研究[J].水生生物学报,29(6):678-683.

绳秀珍,邢婧,战文斌,等.2007.4种海水鱼淋巴囊肿组织的病理特征比较[J].中国水产科学,14(5):849-853.

石宏武,汪彦愔,吴静.2008.6种中草药对鲤斜管虫和指状拟舟虫的体外杀灭试验[J].齐鲁渔业,25(10):3-7.

史成银,王印庚,黄健,等.2003.大菱鲆病毒性疾病研究进展[J].高技术通讯,(9):99-105.

宋晓玲,黄健,杨冰,等.2003.牙鲆淋巴囊肿病的病理和病原分离[J].中国水产科学,10(2):117-120.

孙世正,张亚莉,潘桂芳,等.1986.近海鱼类异尖线虫幼虫感染的初步调查[J].寄生虫学与寄生虫病杂志,4(3):181-186.

孙修勤,黄捷,刘允坤,等.2003.牙鲆淋巴囊肿病的诊断技术研究[J].高技术通讯,(1):89-94.

孙颖杰,江育林,刘荭,等.2009.石鲽鱼苗中一种弹状病毒的分离与鉴定[J].中国兽医学报,(3):277-282.

孙颖杰,岳志芹,刘荭,等.2010.牙鲆弹状病毒环介导等温扩增检测方法的建立与应用[J].华中农业大学学报,29(2):203-207.

唐永新,谭福伟,岳连新,等.2002.大菱鲆养殖技术之四——大菱鲆亲鱼海水小瓜虫病的防治方法[J].中国水产,(5):57.

王斌,刘双凤,袁甜.2010.迟缓爱德华氏菌黏附及侵袭特性的研究[J].大连水产学院学报,25(1):1-7.

王斌,孙岑,范薇,等.2006.养殖大菱鲆出血性败血症病原菌致病性的研究及鉴定[J].大连海洋大学学报,21(2):100-104.

王昌各,王月香.2002.大黄鱼刺激隐核虫病的防治[J].水产科技情报,29(2):60-62.

王广军.2004.虹彩病毒生物学研究现状及展望[J].湛江海洋大学学报,24(3):74-78.

王国良,袁思平,金珊.2006.大黄鱼结节病病原菌——诺卡氏菌的鉴定及其系统发育分析[J].中国水产科学,13(3):410-414.

王国良,袁思平,金珊.2006.网箱养殖大黄鱼诺卡氏菌病的初步研究[J].水产学报,30(1):103-107.

王国良,祝璟琳,金珊.2008.养殖大黄鱼(Pseudosciaena crocea)3种致病弧菌的分子鉴定及其系[J].海洋与湖沼,39(2):162-168.

王国良,祝璟琳,金珊.2008.养殖大黄鱼3种致病弧菌的分子鉴定及其系统发育学分析[J].海洋与湖沼,39(2):162-167.

王国玲,栾玉明,刘达雄,等.2010.副溶血弧菌检测方法的研究进展[J].中国卫生检验杂志,20(6),1574-1577.

王军,鄢庆枇,苏永全,等.2002.溶藻弧菌的间接荧光抗体快速检测[J].海洋科学,26(7):1-5.

王全溪,林树根.2001.大黄鱼贝尼登虫的防治[J].福建畜牧兽医,23(1):54.

王燕,张晓华,吕俊超,等.2009.养殖大菱鲆病原菌迟缓爱德华氏菌的分离鉴定及其疫苗研制[J].中国水产科学,16(3):394-403.

王印庚,陈洁君,秦蕾.2005.养殖大菱鲆蟹栖异阿脑虫感染及其危害[J].中国水产科学,12(5):594-601.

王印庚,牟潜,张肖荣.2009.7种消毒剂对大菱鲆烂鳍病致病原鳗弧菌的杀灭作用研究[J].齐鲁渔业,26(5):12-15.

王印庚,秦蕾,张正,等.2007.养殖大菱鲆的爱德华氏菌病[J].水产科学,31(4):487-495.

王玉梅,吴新民,王六顺.2005.牙鲆鱼腹水病病原菌的理化特性研究[J].河北渔业,(5):33-36.

王玉梅,郗艳娟,张福崇.2005.牙鲆鱼腹水病病原的研究[J].中国水产,(9):57-58.

吴建军.2003.大黄鱼弧菌病免疫预防研究[D].武汉:华中农业大学.

熊权鑫,朱玲,汪开毓,等.2018.一株虹鳟源传染性胰腺坏死病病毒的分离与鉴定[J].水产学报,42(7):1132-1139.

徐洪涛,朴春爱,姜忠良,等.2000.养殖牙鲆淋巴囊肿病病原的研究[J].病毒学报,16(3):223-226.

徐奎栋,宋微波.2000.海水养殖鱼类外寄生车轮虫 I:车轮虫属[J].青岛海洋大学学报,30(3):406-412.

徐奎栋,宋微波.2000.海水养殖鱼类外寄生车轮虫 II:拟车轮虫属、小车轮虫属及两分虫属[J].青岛海洋大学学报,30(3):413-417.

许斌福,林能锋,杨金先,等.2002.大黄鱼副溶血弧菌的分离、鉴定及致病力分析[J].福建农业学报,17(3):174-177.

薛良义,王国良.1998.海水网箱养殖鲈鱼淋巴囊肿病的初步研究[J].海洋科学,22(2):54-57.

薛淑霞,冯守明,孙金生.2006.海水工厂化养殖大菱鲆和褐牙鲆腹水病病原菌的分离与鉴定[J].海洋与湖沼,37(6):548-555.

薛淑霞,孙金生.2008.检测鲆鱼腹水病病原菌迟缓爱德华氏菌和溶藻弧菌的嵌套 PCR 方法[J].水生生物学报,32(6):856-861.

薛学忠.1993.大黄鱼贝尼登虫病及防治技术[J].水产科学,12(5):12-13.

鄢庆枇,陈强,邹文政,等.2006.不同环境条件对溶藻弧菌黏附大黄鱼肠黏液的影响[J].水产学报,30(2):254-260.

鄢庆枇,王军,苏永全,等.2001.网箱养殖大黄鱼弧菌病研究[J].集美大学学报(自然科学版),6(3):191-197.

闫云锋,苏友禄,郭志勋,等.2010.鱼类神经坏死病毒对军曹鱼仔鱼的致病性[J].海洋科学,34(4):6-10.

颜显辉.2004.大菱鲆病原菌的鉴定及哈维氏弧菌溶血素的克隆[D].青岛:中国海洋大学.

杨文川,李立伟,石磊,等.2001.福建海水养殖鱼类寄生贝尼登虫病原学研究[J].应用海洋学学报,20(2):205-209.

姚志刚,丁天宝.2004.大菱鲆育苗期的细菌病研究[J].海洋科学,28(9):10-13.

叶丽萍,孙峰,许国章,等.2006.东海鱼类异尖线虫感染调查及其幼虫对青芥辣的耐受研究[J].中国热带医学,6(8):1345-1346.

于兰萍,王斌,李艳,等.2008.大菱鲆出血性败血症病原菌的分离与鉴定[J].大连水产学院学报,23(5):335-339.

于新然,姚洪,叶仕根,等.2018.养殖大菱鲆感染迟缓爱德华氏菌的分离、毒力基因及 ERIC-PCR 分析[J].大连海洋大学学报,33(02):36-41.

余庆,李菲,王一兵,等.2018.广西北部湾大宗海水养殖鱼类卵形鲳鲹感染溶藻弧菌及其致病性研究[J].广西科学,25(01):68-73.

袁思平,王国良,金珊.2005.海水网箱养殖大黄鱼诺卡氏菌病及防治[J].中国水产科学,24(9):35-36.

单晓枫,郭伟生,陈畅,等.2010.嗜水气单胞菌检测技术研究进展[J].动物医学进展,31(5):90-93.

单晓鸾.2005.大黄鱼的疾病与防治[J].中国水产,(9):53-54.

张百秀,孙永惠.1995.海鱼体内异尖线虫生态分布初步研究[J].中国微生态学杂志,7(4):53-55.

张立坤,王玉梅,肖国华,等.2007.寄生于养殖牙鲆体表溃烂组织中的水滴伪康纤虫[J].河北渔业,166(10):42-43.

张立坤,王玉梅,肖国华,等.2007.牙鲆盾纤毛虫病及防治技术研究[J].河北渔业,(6):30-32.

张庆华,瞿小英,郑岳夫,等.2003.大黄鱼体表溃烂症病原菌的鉴定[J].上海海洋大学学报,12(3):233-237.

张伟妮,周丽,邢婧,等.2006.养殖大菱鲆腹水症病原菌 SR1 的分离及鉴定[J].中国水产科学,13(4):603-610.

张伟妮.2006.大菱鲆腹水症病原菌的鉴定及其外膜蛋白的抗原性研究[D].青岛:中国海洋大学.

张晓君,房海,陈翠珍,等.2006.杀鲑气单胞菌一新亚种的生物学特性及系统发育学分析[J].中国水产科学,13(6):917-923.

张晓君,房海,陈翠珍,等.2007.大菱鲆爱德华氏菌病——病例报告[J].中国兽医学报,27(4),516-520.

张晓君,战文斌,陈翠珍,等.2005.牙鲆迟缓爱德华氏菌感染症及其病原的研究[J].水生生物学报,29(1),31-37.

张永嘉.1992.云纹石斑鱼淋巴囊中病的光镜和电镜研究[J].海洋学报,14(6):97-102.

张永明.2009.大菱鲆盾纤毛虫病的病理学观察及中草药防治效果研究[D].青岛:中国海洋大学.

张正.2004.养殖大菱鲆流行病调查及主要细菌性疾病的病原学研究[D].青岛:中国海洋大学.

赵贵萍,张璐,汤陈坚.2008.大菱鲆和牙鲆腹水病的危害与防治[J].科学养鱼,(6):54-55.

赵元君,宋微波.2009.青岛近岸海洋鱼类4种寄生薄壳虫属黏孢子虫——包括1新种的研究粘体门双壳目[J].水生生物学报,33(1):61-66.

郑春波,王世党,于诗群,等.2003.大菱鲆与牙鲆盾纤类纤毛虫病的防治技术[J].科学养鱼,(5):44.

郑天伦,王国良,黄家庆,等.2006.养殖大黄鱼溃疡病的病原菌及其防治药物[J].浙江大学学报,33(5):573-578.

周丽,徐奎栋,战文斌,等.2001.一种纤毛虫的分类及形态研究——寄生于牙鲆体表溃烂组织中的指状拟舟虫[J].中国海洋大学学报(自然科学版),31(2):190-194.

朱壮春,史相国,张淑杰,等.2006.牙鲆腹水病病原研究[J].水产科学,25(7):325-329.

Chen R S, Wang P C A. 2000. *Piscirickettsia salmonis*-like organism in grouper, *Epinephelus melanostigma*, in Taiwan[J]. Fish Dis, 23:415-418.

# 3 虾蟹类病原生物

## 3.1 引言

虾蟹类增养殖业作为水产业的一个重要组成部分，近年在世界许多沿海国家发展起来。我国虾蟹类的海水养殖也已经形成大规模生产的局面，虾类有中国对虾、斑节对虾、长毛对虾、墨吉对虾、日本对虾和凡纳滨对虾等；蟹类有锯缘青蟹、三疣梭子蟹等；海水虾蟹类养殖在我国海水养殖业中占有重要的地位，2002 年，我国对虾产量就占据了世界首位，2007 年我国对虾养殖产量 126 万 t，约占世界对虾养殖总产量的 31.32%。2008 年，我国养殖对虾产量占据全球养殖对虾产量的份额更是高达 37%，以青蟹（*Scylla* spp.）、三疣梭子蟹（*Portunus trituberculatus*）为主体的海水蟹类养殖面积近 70 000 hm²，养殖产量超过 20 万 t（亓磊等，2009）。虾蟹类养殖业是我国重要的经济产业之一，为解决沿海及内陆农民的就业和经济增收做出了巨大贡献，产生了巨大的社会和经济效益。但近年来，由于病害猖獗、种质退化、环境恶化等原因，虾蟹养殖业的可持续发展受到了严重制约（张成松，2009），由于病害频发加之环境的恶化，2014—2016 年，国内对虾产量分别为 130 万 t、90 万 t、60 万~80 万 t。病原生物成为制约虾蟹养殖的主要因素之一，了解虾蟹类病原生物的特性、对宿主的影响以及传播方式有利于建立健康的养殖模式。

## 3.2 调查方法

虾类病原生物常规调查内容包括白斑综合征病毒、传染性皮下和造血组织坏死病毒、桃拉病毒和副溶血弧菌等。

（1）白斑综合征病毒调查。自北向南从辽宁省（锦州、营口、东港、庄河）、河北省（唐山、丰南、黄骅）、天津市（汉沽）、山东省（东营、威海、青岛、日照）、江苏省（连云港）、浙江省（舟山、象山、三门、台州、乐清、温州）、福建省（宁德、长乐、莆田、泉州、漳州、东山）、广东省（汕头澄海、汕尾、阳江、湛江）、广西壮族自治区（北海、防城港）到海南省（陵水、三亚）10 个省、市、自治区，共设 33 个采样站位。采样时间为 2006 年 7 月 19 日至 9 月 23 日，2007 年 6 月 23 日至 8 月 5 日，2008 年 1 月 8 日至 5 月 3 日。测定日期为 2006 年 11 月 30 日，2007 年 6 月 28 日至 11 月 6 日，2008 年 1 月 21 日至 8 月 15 日。采集虾类样品种类共计 6 种，样品数共计 2 039 份，其中斑节对虾 150 份，凡纳滨对虾 1 289 份，脊尾白虾 30 份，墨吉对虾 60 份，日本对虾 303 份，中国对虾 207 份。

（2）传染性皮下和造血组织坏死病毒调查。从辽宁省（锦州、营口、东港、庄河）、河北省（丰南、黄骅）、天津市（汉沽）、江苏省（连云港）、浙江省（舟山、象山、三门、台州、乐清、温州）、福建省（宁德、长乐、莆田、泉州、漳州、东山）、广东省（汕头澄海、汕尾、阳江、湛江）、广西壮族自治区（北海、防城港）到海南省（陵水、三亚）9 个省、市、自治区，共设 28 个采样站位。采样时间为 2006 年 7 月 19 日至 9 月 23 日，2007 年 6 月 23 日至 8 月 5 日，2008 年 1 月

8 日至 5 月 3 日，测定日期为 2006 年 11 月 30 日，2007 年 6 月 28 日至 11 月 6 日，2008 年 1 月 21 日至 6 月 23 日。采集虾类样品种类共计 5 种，样品数共计 1 050 份，其中斑节对虾 90 份，凡纳滨对虾 660 份，墨吉对虾 30 份，日本对虾 180 份，中国对虾 90 份。

（3）桃拉病毒、副溶血弧菌调查，辽宁省（营口）、河北省（黄骅、唐山）、天津市、山东省（东营、威海、青岛、日照）4 个省（市），共设 8 个采样站位。采样时间为 2006 年 7 月 19 日至 9 月 23 日，测定日期为 2006 年 11 月 30 日，采集虾类样品种类共计 3 种，样品数共计 13 份，其中凡纳滨对虾 9 份，日本对虾 3 份，中国对虾 1 份。所采集样品检测方法均采用 PCR 检测法。此外，本书还收集了我国现有虾类病害公开发表的文献资料，并进行了综合分析比较。

## 3.3 病毒

### 3.3.1 白斑综合征病毒

**病害名称**　对虾白斑综合征病毒病。

**病毒名称和生物学特征**　白斑综合征病毒（White spot syndrome virus，WSSV），病毒粒子杆状，具囊膜，无包涵体。平均大小为 350 nm×100 nm。完整的 WSSV 粒子外观呈椭圆短杆状，横切面圆形（图 3.1）（徐洪涛等，1999）。WSSV 核酸是双链环状 DNA，其分类地位目前不确定。

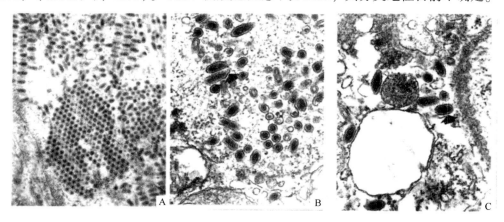

图 3.1　对虾白斑杆状病毒感染组织的电镜照片

**宿主**　文献报道宿主有中国对虾（*Fenneropenaeus chinensis*），日本对虾（*Penaeus japonicus*），斑节对虾（*Penaeus monodon*），长毛对虾（*Penaeus penicillatus*）和墨吉对虾（*Penaeus merguiensis*）。

在 2006—2008 年春、夏、秋、冬 4 个航次调查，共采集 6 种虾类，共计 2 039 份样品，总的感染率为 16.5%，其中墨吉对虾未检出白斑病毒。其他宿主感染率依次为脊尾白虾 56.7%，中国对虾 32.4%，斑节对虾 20.0%，凡纳滨对虾 14.6%，日本对虾 11.2%（表 3.1）。

表 3.1　白斑病毒宿主调查结果

| 样品类别 | 样品数 | − | + | ++ | +++ | 感染率/% |
|---|---|---|---|---|---|---|
| 斑节对虾 | 150 | 120 | 0 | 1 | 29 | 20.0 |

续表

| 样品类别 | 样品数 | - | + | ++ | +++ | 感染率/% |
|---|---|---|---|---|---|---|
| 凡纳滨对虾 | 1 289 | 1 101 | 67 | 23 | 98 | 14.6 |
| 脊尾白虾 | 30 | 13 | 0 | 1 | 16 | 56.7 |
| 墨吉对虾 | 60 | 60 | 0 | 0 | 0 | 0.0 |
| 日本对虾 | 303 | 269 | 3 | 1 | 30 | 11.2 |
| 中国对虾 | 207 | 140 | 43 | 18 | 6 | 32.4 |
| 总计 | 2 039 | 1 703 | 113 | 44 | 179 | 16.5 |

注：+++：严重污染；++：中度污染；+：轻度污染；-：阴性。

**地理分布**　对虾白斑病毒病是从 1992 年开始在我国乃至东南亚对虾养殖地区普遍发生的，是危害性极大的一种急性流行病。我国大陆沿岸是 1992 年首先在福建省发生，1993 年很快蔓延到广东，以后迅速沿海岸向北发展，一直到辽宁省，几乎遍布全国各养虾地区。

在 2006—2008 年，连续 3 年调查的 10 个省、市、自治区共计 33 个站位，样品数总计 2 039 个，总的感染率为 16.5%。2006 年感染率为 15.4%，2007 年感染率为 26.9%，2008 年感染率为 0.9%，可以看出，2007 年虾类感染白斑病毒较为严重（表 3.2）。海南省未检出，其他各地感染率依次为河北省 55.6%、辽宁省 49.8%、天津市 48.4%、江苏省 38.3%、山东省 12.5%、广西壮族自治区 4.2%、浙江省 2.1%、广东省 0.7%、福建省 0.2%；采集于营口、唐山、丰南（2007 年 7 月 7 日采集）、黄骅（2006 年 9 月 21 日采集）、东营、青岛、日照、舟山、乐清、宁德（2008 年 4 月 26 日）、长乐、莆田、泉州、东山、汕头澄海、阳江、湛江、陵水、三亚的凡纳滨对虾未检出白斑病毒，采集于东营、青岛、日照、乐清、温州、汕尾的日本对虾未检出白斑病毒，采集于日照、东山的中国对虾未检出白斑病毒，采集于温州、漳州的斑节对虾未检出白斑病毒，采集于北海的墨吉对虾未检出白斑病毒，庄河的凡纳滨对虾、汉沽的斑节对虾、威海的凡纳滨对虾白斑病毒感染率高达 100%，庄河的日本对虾感染率也较高，为 96.7%（表 3.3）。感染率较高月份为 7 月和 9 月，这与白斑病毒高发季节流行规律基本一致。

表 3.2　不同年份白斑病毒感染率比较

| 年份 | 样品数 | - | + | ++ | +++ | 感染率/% |
|---|---|---|---|---|---|---|
| 2006 | 13 | 11 | 2 | 0 | 0 | 15.4 |
| 2007 | 1 216 | 889 | 109 | 41 | 177 | 26.9 |
| 2008 | 810 | 803 | 2 | 3 | 2 | 0.9 |
| 总计 | 2 039 | 1 703 | 113 | 44 | 179 | 16.5 |

注：+++：严重污染；++：中度污染；+：轻度污染；-：阴性。

表 3.3 不同地区样本 WSSV 检测情况

| 省、市、自治区 | 采样地点 | 样品类别 | 采样日期 | 样品数 | − | + | ++ | +++ | 感染率/% |
|---|---|---|---|---|---|---|---|---|---|
| 辽宁 | 东港 | 中国对虾 | 2007.7.13 | 60 | 52 | 6 | 2 | 0 | 13.3 |
| | 锦州 | 凡纳滨对虾 | 2007.8.5 | 60 | 20 | 19 | 5 | 16 | 66.7 |
| | 营口 | 凡纳滨对虾 | 2006.9.23 | 1 | 1 | 0 | 0 | 0 | 0.0 |
| | | | 2007.8.5 | 60 | 60 | 0 | 0 | 0 | 0.0 |
| | 庄河 | 凡纳滨对虾 | 2007.7.25 | 30 | 0 | 2 | 0 | 28 | 100.0 |
| | | 日本对虾 | 2007.7.25 | 30 | 1 | 1 | 0 | 28 | 96.7 |
| | | 中国对虾 | 2007.7.25 | 60 | 17 | 31 | 6 | 6 | 71.7 |
| | 合计 | | | 301 | 151 | 59 | 13 | 78 | 49.8 |
| 河北 | 丰南 | 凡纳滨对虾 | 2007.7.15 | 30 | 10 | 14 | 4 | 2 | 66.7 |
| | | | 2007.7.7 | 25 | 25 | 0 | 0 | 0 | 0.0 |
| | 黄骅 | 凡纳滨对虾 | 2006.9.21 | 1 | 1 | 0 | 0 | 0 | 0.0 |
| | | | 2007.8.3 | 60 | 15 | 14 | 6 | 25 | 75.0 |
| | 唐山 | 凡纳滨对虾 | 2006.9.23 | 1 | 1 | 0 | 0 | 0 | 0.0 |
| | 合计 | | | 117 | 52 | 28 | 10 | 27 | 55.6 |
| 天津 | 汉沽 | 斑节对虾 | 2007.7.14 | 30 | | 0 | 1 | 29 | 100.0 |
| | | 凡纳滨对虾 | 2006.7.19 | 2 | 1 | 1 | 0 | 0 | 50.0 |
| | | | 2007.6.23 | 60 | 49 | 9 | 2 | 0 | 18.3 |
| | | 脊尾白虾 | 2007.7.9 | 30 | 13 | 0 | 1 | 16 | 56.7 |
| | 合计 | | | 122 | 63 | 10 | 4 | 45 | 48.4 |
| 山东 | 东营 | 凡纳滨对虾 | 2006.9.19 | 1 | 1 | 0 | 0 | 0 | 0.0 |
| | | 日本对虾 | 2006.9.19 | 1 | 1 | 0 | 0 | 0 | 0.0 |
| | 青岛 | 凡纳滨对虾 | 2006.9.15 | 1 | 1 | 0 | 0 | 0 | 0.0 |
| | | 日本对虾 | 2006.9.15 | 1 | 1 | 0 | 0 | 0 | 0.0 |
| | 日照 | 凡纳滨对虾 | 2006.9.17 | 1 | 1 | 0 | 0 | 0 | 0.0 |
| | | 日本对虾 | 2006.9.17 | 1 | 1 | 0 | 0 | 0 | 0.0 |
| | | 中国对虾 | 2006.9.17 | 1 | 1 | 0 | 0 | 0 | 0.0 |
| | 威海 | 凡纳滨对虾 | 2006.9.11 | 1 | 0 | 1 | 0 | 0 | 100.0 |
| | 合计 | | | 8 | 7 | 1 | 0 | 0 | 12.5 |
| 江苏 | 连云港 | 凡纳滨对虾 | 2007.6.25 | 60 | 30 | 0 | 3 | 27 | 50.0 |
| | | 中国对虾 | 2007.6.25 | 60 | 44 | 6 | 10 | 0 | 26.7 |
| | 合计 | | | 120 | 74 | 6 | 13 | 27 | 38.3 |

续表

| 省、市、自治区 | 采样地点 | 样品类别 | 采样日期 | 样品数 | − | + | ++ | +++ | 感染率/% |
|---|---|---|---|---|---|---|---|---|---|
| 浙江 | 象山 | 凡纳滨对虾 | 2007.7.25 | 60 | 57 | 2 | 1 | 0 | 5.0 |
| | 三门 | 日本对虾 | 2008.4.26 | 60 | 57 | 1 | 0 | 2 | 5.0 |
| | 台州 | 日本对虾 | 2008.4.26 | 60 | 59 | 1 | 0 | 0 | 1.7 |
| | 乐清 | 凡纳滨对虾 | 2007.7.24 | 60 | 60 | 0 | 0 | 0 | 0.0 |
| | | 凡纳滨对虾 | 2008.4.26 | 60 | 60 | 0 | 0 | 0 | 0.0 |
| | | 日本对虾 | 2008.4.26 | 60 | 60 | 0 | 0 | 0 | 0.0 |
| | 温州 | 斑节对虾 | 2008.1.19 | 30 | 30 | 0 | 0 | 0 | 0.0 |
| | | | 2008.1.9 | 30 | 30 | 0 | 0 | 0 | 0.0 |
| | | 日本对虾 | 2008.4.26 | 30 | 30 | 0 | 0 | 0 | 0.0 |
| | 舟山 | 凡纳滨对虾 | 2008.1.8 | 60 | 60 | 0 | 0 | 0 | 0.0 |
| | 合计 | | | 330 | 323 | 4 | 1 | 2 | 2.1 |
| 福建 | 长乐 | 凡纳滨对虾 | 2008.4.27 | 60 | 60 | 0 | 0 | 0 | 0.0 |
| | 东山 | 凡纳滨对虾 | 2007.7.6 | 30 | 30 | 0 | 0 | 0 | 0.0 |
| | | 中国对虾 | 2007.7.7 | 26 | 26 | 0 | 0 | 0 | 0.0 |
| | 宁德 | 凡纳滨对虾 | 2008.4.26 | 30 | 30 | 0 | 0 | 0 | 0.0 |
| | | | 2008.4.27 | 30 | 29 | 0 | 1 | 0 | 3.3 |
| | 莆田 | 凡纳滨对虾 | 2007.7.6 | 30 | 30 | 0 | 0 | 0 | 0.0 |
| | 泉州 | 凡纳滨对虾 | 2008.1.11 | 30 | 30 | 0 | 0 | 0 | 0.0 |
| | | | 2008.1.11 | 30 | 30 | 0 | 0 | 0 | 0.0 |
| | 漳州 | 斑节对虾 | 2007.7.6 | 60 | 60 | 0 | 0 | 0 | 0.0 |
| | 合计 | | | 506 | 505 | 0 | 1 | 0 | 0.2 |
| 广东 | 湛江 | 凡纳滨对虾 | 2007.7.19 | 30 | 30 | 0 | 0 | 0 | 0.0 |
| | 汕头澄海 | 凡纳滨对虾 | 2007.7.9 | 60 | 60 | 0 | 0 | 0 | 0.0 |
| | 汕尾 | 凡纳滨对虾 | 2008.4.30 | 60 | 59 | 0 | 1 | 0 | 1.7 |
| | | 日本对虾 | 2008.4.30 | 30 | 30 | 0 | 0 | 0 | 0.0 |
| | | | 2008.4.30 | 30 | 29 | 0 | 1 | 0 | 3.3 |
| | 阳江 | 凡纳滨对虾 | 2008.1.18 | 30 | 30 | 0 | 0 | 0 | 0.0 |
| | | | 2008.1.18 | 30 | 30 | 0 | 0 | 0 | 0.0 |
| | 湛江 | 凡纳滨对虾 | 2007.7.19 | 30 | 30 | 0 | 0 | 0 | 0.0 |
| | 合计 | | | 300 | 298 | 0 | 2 | 0 | 0.7 |
| 广西 | 北海 | 墨吉对虾 | 2007.7.12 | 60 | 60 | 0 | 0 | 0 | 0.0 |
| | 防城港 | 凡纳滨对虾 | 2007.7.12 | 60 | 55 | 5 | 0 | 0 | 8.3 |
| | 合计 | | | 120 | 115 | 5 | 0 | 0 | 4.2 |
| 海南 | 陵水 | 凡纳滨对虾 | 2007.7.16 | 55 | 55 | 0 | 0 | 0 | 0.0 |
| | 三亚 | 凡纳滨对虾 | 2008.5.3 | 60 | 60 | 0 | 0 | 0 | 0.0 |
| | 合计 | | | 115 | 115 | 0 | 0 | 0 | 0.0 |
| | 总计 | | | 2 039 | 1 703 | 113 | 44 | 179 | 16.5 |

注：+++ 重度感染；++ 中度感染；+ 轻度感染；−未检出。

**对宿主的影响**　病虾最早出现停止进食，行动迟钝，弹跳无力，漫游于水面或伏于池边水底不动，很快死亡。典型的病虾在甲壳的内侧有白点，白点在头胸甲上特别清楚，肉眼可见。头胸甲与其下方的组织分离，容易剥下。白点在显微镜下呈花朵状，外围较透明，花纹清楚，中部不透明。野生虾类感染 WSSV 后，活动能力减弱，身体退色，并在光照下略呈微红。病虾血淋巴浑浊，淋巴器官和肝胰腺肿大，鳃、皮下组织、胃、心等组织均发生病变。感染组织细胞核肿大约为正常核的 1.5 倍以上，核仁扁，浓缩成电子密度很大的团块或破成数小块，分布在核边缘。核内有大量病毒粒子，严重者核膜破裂，病毒粒子散在细胞质中。在光学显微镜下观察，病虾的不同组织均存在广泛的变性、坏死、细胞大量解体脱落的症状。

**侵染途径与流行规律**　该病主要是水平传播，经口感染，即由病虾排出的带有病毒的粪便，污染了水体或饵料再由健康的虾吞入后感染，或健康的虾吞食了病、死的虾而受感染，这已被各种实验所证实。虽然从亲虾和虾苗上都可检出此种病毒，不能排除由垂直感染的可能性，但还不能证实是垂直感染，也可能是亲虾排出的粪便感染了水体后传给虾苗。

**诊断**　① 外观症状：无论是自然感染的对虾还是实验感染的对虾，在头胸甲上都表现出白斑的症状；② 体征：濒死的对虾血淋巴不凝固，淋巴器官肥大，肝胰腺坏死；③ 病理表现：病虾的鳃、胃、淋巴器官、皮下组织等的细胞核肥大；④ 超薄切片电镜观察：病虾的鳃、胃、淋巴器官、皮下组织等可观察到细胞核内的病毒粒子，具囊膜；⑤ 负染电镜观察：可观察到完整的病毒粒子和囊膜破损后裸露的核衣壳，螺旋排列的衣壳粒清晰可见；⑥ PCR：通过 PCR 可获得 WSSV 特异性条带；⑦ DNA 探针：应用核酸探针有斑点杂交和原位杂交法；⑧ 单克隆抗体：应用单克隆抗体有斑点免疫印迹，免疫荧光抗体核 ELISA 等方法。

### 3.3.2　对虾杆状病毒

**病害名称**　对虾杆状病毒病。

**病原学名、分类和生物学特征**　对虾杆状病毒是一种 A 型杆状病毒，有囊膜，核酸为双链 DNA。病毒粒子棒状，大小为 74 nm×270 nm。病毒在肝胰腺及前中肠上皮细胞内增殖，包涵体为多角形和锥形。

**宿主**　美国的桃红对虾（*Penaeus duorarum*），褐对虾（*P. aztecus*），白对虾（*P. setiferus*），万氏对虾（*P. vannamei*）和墨吉对虾（*P. marginatus*）的成体、幼体及仔虾。

**对宿主的影响**　病虾的摄食差，生长率降低，体表和鳃上有外部共栖生物和污物附着。在肝胰腺和中肠上皮细胞的病理组织切片中可观察到角锥形的包涵体，包涵体从椎底至锥顶的高度为 0.5~20 μm，一般垂直高度为 8~10 μm。肝胰腺的小管和前中肠的上皮细胞的细胞核肥大，核内有 1 至几个角锥形包涵体，核仁被挤到一边，染色质分布于核的边缘，呈环状排列，严重时退化或消失。被感染的上皮细胞受损伤或坏死，引起相应器官的功能性障碍，往往并发性细菌感染。

**诊断**　取患病对虾的肝胰腺和中肠压片，在相差或明视野显微镜下看到角锥形包涵体，基本即可诊断。或取一部分肝胰腺和中肠用 FAA 液固定后用苏木精曙红染色或用甲基绿派洛宁染色观察细胞核的病理变化和核内包涵体。确诊需用电子显微镜观察棒状的病毒粒子。

### 3.3.3　桃拉综合征病毒

**病害名称**　桃拉综合征病毒病。

**病毒名称和生物学特征** 桃拉综合征病毒（Taura Syndrome Virus，TSV）粒子为无囊膜的二十面体病毒，直径 31~32 nm，为单股 RNA，属小 RNA 病毒科。

**宿主** 凡纳滨对虾（*Litopenaeus vannamei*）。

2006 年秋季航次对桃拉病毒共调查 4 个省（直辖市）共计 8 个站位，包括营口、唐山、黄骅、天津、东营、威海、青岛、日照。所采集的样本为患红体病及鳃上有斑点的对虾，均未检测到桃拉病毒。根据文献报道，桃拉病毒综合征病毒主要侵犯凡纳滨对虾（表 3.4）。

**表 3.4 样品调查情况**

| 省、市 | 采样地点 | 样品类别 | 采样日期 | 检测日期 | 疾病情况 | 检测方法 | 检测结果 |
|---|---|---|---|---|---|---|---|
| 辽宁 | 营口 | 凡纳滨对虾 | 2006.9.23 | 2006.11.30 | 红体 | PCR | 阴性 |
| 河北 | 黄骅 | 凡纳滨对虾 | 2006.9.21 | 2006.11.30 | 红体 | PCR | 阴性 |
| | 唐山 | 凡纳滨对虾 | 2006.9.23 | 2006.11.30 | 红体 | PCR | 阴性 |
| 天津 | 天津 | 凡纳滨对虾 | 2006.7.19 | 2006.11.30 | 鳃上有斑点 | PCR | 阴性 |
| | | 凡纳滨对虾 | 2006.7.19 | 2006.11.30 | 红体 | PCR | 阴性 |
| 山东 | 东营 | 凡纳滨对虾 | 2006.9.19 | 2006.11.30 | 红体 | PCR | 阴性 |
| | | 日本对虾 | 2006.9.19 | 2006.11.30 | 红体 | PCR | 阴性 |
| | 威海 | 中国对虾 | 2006.9.17 | 2006.11.30 | 红体 | PCR | 阴性 |
| | | 凡纳滨对虾 | 2006.9.11 | 2006.11.30 | 鳃上有斑点 | PCR | 阴性 |
| | 青岛 | 凡纳滨对虾 | 2006.9.15 | 2006.11.30 | 红体 | PCR | 阴性 |
| | | 日本对虾 | 2006.9.15 | 2006.11.30 | 红体 | PCR | 阴性 |
| | 日照 | 凡纳滨对虾 | 2006.9.17 | 2006.11.30 | 红体 | PCR | 阴性 |
| | | 日本对虾 | 2006.9.17 | 2006.11.30 | 红体 | PCR | 阴性 |

**对宿主的影响** TSV 病主要发生在虾的蜕皮期，病虾不吃食或少吃食，在水面缓慢游动，离水后迅速死亡。急性期，幼虾身体虚弱，外壳柔软，消化道空无食物，在附足上会有红色的色素沉着，尤其是尾足、尾节、附肢，有时整个虾体体表均呈红色，在虾蜕皮前后表现得较为典型。患病严重的个体，常死于蜕皮期，个别急性期幸存者进入慢性期，可恢复。

**侵染途径与流行规律** 该病暴发规律：① 通常在气温剧变后 1~2 d，特别是水温升至 28℃ 以后易发病；② 发病对虾规格在 6~9 cm，养殖时间约在 30~60 d；③ 发病对虾池水色浓，透明度低，仅在 20 cm 以内，pH 值高于 9.0，氨氮含量则在 0.5 mg/L 以上。桃拉病毒病主要传播途径是水平传播。

**诊断** ① 临床症状观察：桃拉病毒病有 3 个明显不同的阶段，急性期、过渡期和慢性期，各个阶段的症状明显不同。② 组织学方法：苏木精-伊红染色，可以观察到全身体表、附肢、鳃、胃和后肠的上表皮有多处坏死。③ 分子生物学方法：RT-PCR 扩增。

### 3.3.4 黄头病病毒

**病害名称** 黄头病。

**病原分类和形态特征**　属单链 RNA，病毒粒子杆状，大小为（150~200）nm×（40~50）nm，完整的病毒粒子横切显示电子密度高的核衣壳，直径 20~30 nm，被 3 层囊膜所包围。病毒粒子存在于病虾的细胞质中，通过宿主细胞的细胞膜出芽而释放出来。目前黄头病的分类地位还未明确。

**宿主**　斑节对虾（*Penaeus monodon*）。

**地理分布**　2001 年，在台湾患病斑节对虾体内检测到黄头病毒。

**对宿主的影响**　病毒感染的靶器官为虾的鳃、触角腺、造血组织、淋巴器官等。病虾发病初期摄食量增加，然后突然停止吃食，在 2~4 d 内会出现临床症状并死亡。许多濒死的虾聚集在池塘角落的水面附近，其头胸甲因里面的肝胰腺发黄而变成黄色，对虾体色发白，鳃棕色或变白。濒死的对虾出现多器官坏死，组织细胞内并形成强嗜碱性细胞质包涵体。

**侵染途径与流行规律**　1990 年，在泰国东部和总部地区首次报道了斑节对虾流行一种黄头病，使对虾的养殖遭受严重的损失。随后在印度、中国、马来西亚、印度尼西亚等地蔓延，并与 WSSV 混合感染。黄头病主要是水平传播，另外鸟类也是传播媒介之一。

**诊断**　①临床症状观察法：斑节对虾感染 YHV 后，表现出鳃丝和头胸部肝胰腺区变成淡黄色，即"黄头"；②组织学方法：取病虾鳃组织固定，用苏木精–伊红染色可看到均匀染色的球形，强嗜碱性细胞质包涵体；③分子生物学方法：例如 DNA 探针、RT-PCR 和免疫诊断方法。

### 3.3.5　传染性皮下和造血组织坏死病毒

**病害名称**　传染性皮下和造血组织坏死病。

**病毒名称、分类和生物学特征**　传染性皮下和造血组织坏死病毒（Infection hypodermal and hematopoietic necrosis virus），该病毒与单链 DNA 的细小核糖核酸病毒状病毒结构类似，病毒粒子直径约 20 nm。有 3 种类型的病毒粒子：Ⅰ型平均直径 27 nm，在细胞质内有小聚合体；Ⅱ型很少见，具有膜结构包裹的包涵体，其中有明显的病毒粒子状的类晶体列阵，病毒粒子的平均直径为 17 nm；Ⅲ型的病毒粒子不形成集合体或列阵，直径为 20 nm，多聚集在肥大的细胞核内。

**宿主**　文献报道宿主有日本对虾（*Penaeus japonicus*）、白对虾（*Penaeus setiferus*）、褐对虾（*Penaeus aztecus*）和桃红对虾（*Penaeus duorarum*）。

2007—2008 年春、夏、冬 3 个航次共调查 5 种虾类共计 1 050 份样品，总的感染率为 8.6%，其中墨吉对虾、日本对虾未检出传染性皮下和造血组织坏死病毒。其他宿主感染率依次为：中国对虾 14.4%，斑节对虾 13.3%，凡纳滨对虾 9.8%（表 3.5）。

表 3.5　传染性皮下和造血组织坏死病毒宿主调查结果

| 样品名称 | 样品数 | – | + | ++ | +++ | 感染率/% |
|---|---|---|---|---|---|---|
| 斑节对虾 | 90 | 78 | 10 | 2 | 0 | 13.3 |
| 凡纳滨对虾 | 660 | 595 | 33 | 27 | 5 | 9.8 |
| 墨吉对虾 | 30 | 30 | 0 | 0 | 0 | 0.0 |
| 日本对虾 | 180 | 180 | 0 | 0 | 0 | 0.0 |
| 中国对虾 | 90 | 77 | 7 | 6 | 0 | 14.4 |
| 总计 | 1 050 | 960 | 50 | 35 | 5 | 8.6 |

注：+++、++、+：带病毒（阳性），–：阴性。

地理分布　本次传染性皮下和造血组织坏死病毒调查共调查 9 个省、市、自治区共计 28 个站位，总的感染率为 8.6%。2007 年感染率为 11.6%，2008 年感染率为 4.0%（表 3.6）。浙江省、海南省未检出，其他各省之间感染率依次为江苏省 45.0%，广西壮族自治区 20.0%，广东省 10.0%，天津市 8.3%，福建省 8.1%，河北省 6.7%，辽宁省 3.3%。采集于营口、东港、丰南、汉沽、舟山、象山、乐清（2008 年 4 月 26 日）、东山、阳江、湛江、陵水、三亚的凡纳滨对虾；采集于庄河、三门、台州、乐清、温州、汕尾的日本对虾；采集于东港、庄河的中国对虾；采集于北海的墨吉对虾；采集于温州的斑节对虾均未检测到传染性皮下和造血组织坏死病毒。采集于连云港、汕尾、防城港的凡纳滨对虾感染率较高，分别为 46.7%、36.7% 和 40.0%；采集于连云港的中国对虾感染率也较高，为 43.3%（表 3.7）。感染率较高月份为 4 月、6 月和 7 月，这与报道的传染性皮下和造血组织坏死病毒流行月份相一致。

表 3.6　不同年份传染性皮下和造血组织坏死病毒感染率

| 年份 | 样品总数 | − | + | ++ | +++ | 感染率/% |
|---|---|---|---|---|---|---|
| 2007 | 630 | 557 | 38 | 32 | 3 | 11.6 |
| 2008 | 420 | 403 | 12 | 3 | 2 | 4.0 |
| 总计 | 1 050 | 960 | 50 | 35 | 5 | 8.57 |

注：+++：严重污染；++：中度污染；+：轻度污染；−：阴性。

表 3.7　传染性皮下和造血组织坏死病毒地理分布调查结果

| 省、市、自治区 | 采样地点 | 样品名称 | 采样日期 | 样品数 | − | + | ++ | +++ | 感染率/% |
|---|---|---|---|---|---|---|---|---|---|
| 辽宁 | 东港 | 中国对虾 | 2007.7.13 | 30 | 30 | 0 | 0 | 0 | 0.0 |
| | 锦州 | 凡纳滨对虾 | 2007.8.5 | 30 | 25 | 1 | 2 | 2 | 16.7 |
| | 营口 | 凡纳滨对虾 | 2007.8.5 | 30 | 30 | 0 | 0 | 0 | 0.0 |
| | 庄河 | 日本对虾 | 2007.7.25 | 30 | 30 | 0 | 0 | 0 | 0.0 |
| | | 中国对虾 | 2007.7.25 | 30 | 30 | 0 | 0 | 0 | 0.0 |
| | 合计 | | | 150 | 145 | 1 | 2 | 2 | 3.3 |
| 河北 | 丰南 | 凡纳滨对虾 | 2007.7.15 | 30 | 30 | 0 | 0 | 0 | 0.0 |
| | 黄骅 | 凡纳滨对虾 | 2007.8.3 | 30 | 26 | 1 | 3 | 0 | 13.3 |
| | 合计 | | | 60 | 56 | 1 | 3 | 0 | 6.7 |
| 天津 | 汉沽 | 斑节对虾 | 2007.7.14 | 30 | 25 | 5 | 0 | 0 | 16.7 |
| | | 凡纳滨对虾 | 2007.6.23 | 30 | 30 | 0 | 0 | 0 | 0.0 |
| | 合计 | | | 60 | 55 | 5 | 0 | 0 | 8.3 |
| 江苏 | 连云港 | 中国对虾 | 2007.6.25 | 30 | 17 | 7 | 6 | 0 | 43.3 |
| | | 凡纳滨对虾 | 2007.6.25 | 30 | 16 | 5 | 8 | 1 | 46.7 |
| | 合计 | | | 60 | 33 | 12 | 14 | 1 | 45.0 |

| 省、市、自治区 | 采样地点 | 样品名称 | 采样日期 | 样品数 | − | + | ++ | +++ | 感染率/% |
|---|---|---|---|---|---|---|---|---|---|
| 浙江 | 象山 | 凡纳滨对虾 | 2007.7.25 | 30 | 30 | 0 | 0 | 0 | 0.0 |
| | 三门 | 日本对虾 | 2008.4.26 | 30 | 30 | 0 | 0 | 0 | 0.0 |
| | 台州 | 日本对虾 | 2008.4.26 | 30 | 30 | 0 | 0 | 0 | 0.0 |
| | 乐清 | 凡纳滨对虾 | 2007.7.24 | 30 | 26 | 2 | 2 | 0 | 13.3 |
| | | 凡纳滨对虾 | 2008.4.26 | 30 | 30 | 0 | 0 | 0 | 0.0 |
| | | 日本对虾 | 2008.4.26 | 30 | 30 | 0 | 0 | 0 | 0.0 |
| | 温州 | 斑节对虾 | 2008.1.9 | 30 | 30 | 0 | 0 | 0 | 0.0 |
| | | 日本对虾 | 2008.4.26 | 30 | 30 | 0 | 0 | 0 | 0.0 |
| | 舟山 | 凡纳滨对虾 | 2008.1.8 | 30 | 30 | 0 | 0 | 0 | 0.0 |
| | 合计 | | | 180 | 180 | 0 | 0 | 0 | 0.0 |
| 福建 | 漳州 | 斑节对虾 | 2007.7.6 | 30 | 23 | 5 | 2 | 0 | 23.3 |
| | 长乐 | 凡纳滨对虾 | 2008.4.27 | 30 | 28 | 2 | 0 | 0 | 6.7 |
| | 东山 | 凡纳滨对虾 | 2007.7.6 | 30 | 30 | 0 | 0 | 0 | 0.0 |
| | 宁德 | 凡纳滨对虾 | 2008.4.26 | 30 | 28 | 2 | 0 | 0 | 6.7 |
| | 莆田 | 凡纳滨对虾 | 2007.7.6 | 30 | 25 | 0 | 5 | 0 | 16.7 |
| | 福建泉州 | 凡纳滨对虾 | 2008.1.11 | 30 | 28 | 0 | 2 | 0 | 6.7 |
| | 合计 | | | 270 | 248 | 11 | 11 | 0 | 8.1 |
| 广东 | 湛江 | 凡纳滨对虾 | 2007.7.19 | 30 | 30 | 0 | 0 | 0 | 0.0 |
| | 汕头澄海 | 凡纳滨对虾 | 2007.7.9 | 30 | 26 | 2 | 2 | 0 | 13.3 |
| | 汕尾 | 凡纳滨对虾 | 2008.4.30 | 30 | 19 | 8 | 1 | 2 | 36.7 |
| | | 日本对虾 | 2008.4.30 | 30 | 30 | 0 | 0 | 0 | 0.0 |
| | 阳江 | 凡纳滨对虾 | 2008.1.18 | 30 | 30 | 0 | 0 | 0 | 0.0 |
| | 合计 | | | 150 | 135 | 10 | 3 | 2 | 10.0 |
| 广西 | 北海 | 墨吉对虾 | 2007.7.12 | 30 | 30 | 0 | 0 | 0 | 0.0 |
| | 防城港 | 凡纳滨对虾 | 2007.7.12 | 30 | 18 | 10 | 2 | 0 | 40.0 |
| | 合计 | | | 60 | 48 | 10 | 2 | 0 | 20.0 |
| 海南 | 陵水 | 凡纳滨对虾 | 2007.7.16 | 30 | 30 | 0 | 0 | 0 | 0.0 |
| | 三亚 | 凡纳滨对虾 | 2008.5.3 | 30 | 30 | 0 | 0 | 0 | 0.0 |
| | 合计 | | | 60 | 60 | 0 | 0 | 0 | 0.0 |
| | 总计 | | | 1 050 | 960 | 50 | 35 | 5 | 8.6 |

注：+++：严重污染；++：中度污染；+：轻度污染；−：阴性。

**对宿主的影响**　急性感染的蓝对虾，最初的症状是游泳反常，慢慢浮到水面，停止不动或漫游，腹部翻转向上，然后游泳足和步足停止活动，身体沉于水底，不食不动，过一段时间再上浮和下沉，重复上述动作。病虾一般在蜕皮期间或刚蜕皮后死亡。患急性和亚急性的传染性皮下组织和造血组织坏死的虾结缔组织的细胞核肥大，核内有大而明显的嗜曙红包涵体。恢复期的病虾在表皮下层、结缔组织和鳃中有许多黑点，部分可见包涵体存在。鳃和心脏等器官的吞噬细胞中有大的细胞质内包涵体。

**侵染途径与流行规律** 传染性皮下组织和造血组织坏死病主要危害蓝对虾，能够引起严重的流行病。体重为 0.05~2 g 的稚虾，在发病后 14~21 d 内死亡率达 90% 以上。在较大的蓝对虾和斑节对虾的稚虾和成虾中，也都能引起严重流行病。万氏对虾和短沟对虾也可被感染，但没有发现症状和死亡。日本对虾、白对虾、褐对虾和桃红对虾的人工感染试验都已成功，但在天然条件下尚未发现此病。此病是幼虾和成虾的疾病，幼体和仔虾不受其害，因此，在对虾育苗场中不发生此病。

**诊断** 根据上述症状可初步诊断，但确诊必须用组织学方法检查，即取鳃、前肠、后肠、造血组织、神经等组织，用 FAA 液或包氏液固定后，苏木精曙红染色，检查特征性的嗜曙红细胞存在情况，查找肥大的细胞核中嗜曙红的弗尔根阴性核内包涵体。

### 3.3.6 肝胰腺细小病毒样病毒

**病害名称** 肝胰腺细小病毒样病毒病。

**病毒名称和生物学特征** 肝胰腺细小病毒样病毒（Hepatopancreatic parvo-like virus，HPV）是一种小型的单链 DNA 的细小病毒样病毒，病毒粒子直径 22~24 nm。多数为球形，少数为多角形。

**宿主** 中国对虾（*Fenneropenaeus chinensis*）、日本对虾（*Penaeus japonicus*）、斑节对虾（*Penaeus monodon*）、长毛对虾（*Penaeus penicillatus*）和墨吉对虾（*Penaeus merguiensis*）。

**地理分布** 细小病毒样病毒病首先发现在新加坡和马来西亚养殖的墨吉对虾内，以后又发现在野生和养殖的中国对虾、波斯湾短沟对虾、菲律宾的斑节对虾和澳大利亚的可食对虾内。

**对宿主的影响** 病虾无特有症状，只是食欲不振，行动不活泼，生长缓慢，体表附着物多，偶然发现尾部肌肉变白。幼虾出现这些症状后很快就死亡。有时有继发性细菌或真菌感染。主要的病理变化是肝胰腺坏死或萎缩。肝胰腺上皮细胞的细胞核过度肥大，核内有一个大而显著的包涵体，核仁被挤到一边，染色质分布在核的周边。

**诊断** 需进行组织学诊断，取病虾的肝胰腺用 FAA 液或包氏液固定，用苏木精曙红染色，检查出明显的嗜曙红，通过弗尔根染色阳性的核内包涵体可初步诊断，进一步确诊需用透射电镜观察核内包涵体中的病毒粒子。

### 3.3.7 斑节对虾杆状病毒

**病害名称** 斑节对虾杆状病毒病

**病毒名称和形态特征** 斑节对虾杆状病毒（MBV）是一种 A 型杆状病毒。病毒粒子具被膜。大小约为（75±4）nm 宽，（324±33）nm 长（图 3.2）（修文琼等，1999）。

**宿主** 斑节对虾（*Penaeus monodon*）。

**地理分布** MBV 主要发生在我国台湾及东南亚国家和美洲地区。

**对宿主的影响** 严重的病虾往往嗜睡，食欲降低，体色较深，鳃和体表有固着类纤毛虫、丝状细菌、附生硅藻等生物附着。侵害的器官组织是肝胰腺的腺管和中肠的上皮细胞。主要的病理变化是受感染的上皮细胞核肥大，核内有明显嗜曙红性的圆形包涵体。在电子显微镜下，包涵体呈类晶体结构。包涵体的形态与 BP 包涵体形态有明显区别。在感染的初期，包涵体不易检查出来，但此时细胞核肥大，核内染色质减少，核仁移向细胞核的一侧。用电子显微镜检查受感染细胞的超薄切片，很容易发现 MBV 的病毒粒子。病毒粒子可游离在细胞核内或存在包涵体内。

**诊断** 诊断方法有 4 种：① 取肝胰腺或其他病变组织负染色，投射电镜观察病毒粒子。② 病

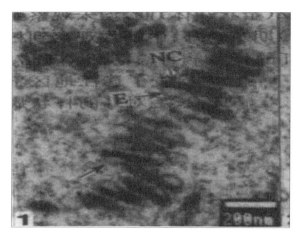

图 3.2　斑节对虾杆状病毒

注：图中病毒颗粒有的纵切，有的横切，其内为电子致密的核衣壳（nucleo-capsid，NC），外为
囊膜（envelope，E），囊膜一端稍尖，另一端膨大，有的病毒似有双层囊膜（↑）

理组织切片：取肝胰腺或其他病变组织用 FAA 固定液固定 12~48 h，再用 50%酒精透洗标本，70%
酒精保存，石蜡切片 3~5 μm，苏木精曙红染色，用加拿大树胶封片后，即可在显微镜下观察组织
病理变化和病毒包涵体，包涵体染成红色。③肝胰腺压片法：可用以观察包涵体和肥大的细胞核。
④从粪便中检查包涵体。

### 3.3.8　中肠腺坏死杆状病毒

**病害名称**　中国对虾肝胰腺坏死病，日本对虾中肠腺坏死杆状病毒病（俗称"白浊肝"病）。

**病毒名称和形态特征**　中肠腺坏死杆状病毒（Baeuloviral midgut gland necrosis virus，BMNV），
平均长度约为 293.2 nm，直径为 81.5 nm，病毒粒子核心为电子致密的核衣壳（为核酸和蛋白质衣
壳），核衣壳的平均长度为 283.9 nm，直径为 50.8 nm。病毒粒子外围具囊膜。

**宿主**　中国对虾（*Fenneropenaeus chinensis*），日本对虾（*Penaeus japonicus*）。

**地理分布**　1993 年浙江和沿海各省、市、自治区从南到北均发生了特大的暴发性流行病，来势
迅猛，流行广泛，损失惨重，该病毒并发弧菌感染是引起对虾死亡的主要原因（吴友吕等，1993）。
2002 年 6—8 月，我们分别在山东乳山某育苗场和辽宁普兰店国营农场育苗场进行日本对虾育苗生
产，两个地方都出现了日本对虾中肠腺坏死杆状病毒病，俗称"白浊肝"病（勇江波等，2003）。

**对宿主的影响**　患病日本对虾虾苗，游泳力差，浮于水体表层，刺激反应迟钝，头上尾下与水
面垂直旋转，肝胰腺白浊，身体微红，俗称"白浊肝"病。

患病中国对虾病虾体表除色素斑点加多、加深外，在无并发症情况下没有明显症状，严重时器
官检查可见肝胰腺肿大，外有一层黏膜（其上有的出现白点），破膜后有酱油色的液体溢出，肝胰
腺已局部或大部分糜烂坏死，也有的肝胰腺出现局部红色，少数呈萎缩坏死；大多空胃、空肠或内
含物少。患病初期，个别病虾在水面缓慢游动或旋转，反应迟钝，随着病情加重，沉底不动或旋
转，有的在蜕皮过程中死亡。电镜观察表明，中国对虾肝胰腺和前中肠黏膜上皮细胞核内和细胞质
中均可看到大量密集和散布的杆状病毒粒子，细胞质中内质网和线粒体减少。被感染的前中肠、肝
胰腺上皮细胞细胞核异常肥大畸形、染色质减少、核仁退化并被挤到核膜边缘、核膜增厚有袋状结

构、可见大量病毒粒子聚集。

**侵染途径与流行规律** BMNV 曾对糠虾幼体到仔虾期的日本对虾造成严重危害，死亡率高，而成虾期相对少见。发病早、发病快、病程短、感病率和死亡率高、流行面积广、死亡快。从发现摄食量减少到大批死亡仅 2~3 d 至 1 周左右。

**诊断** 对病虾体内病毒进行病毒纯化，负染色通过电镜观察以确诊。

### 3.3.9　C 型杆状病毒

**病害名称** 中国对虾病毒病。

**病原分类和形态特征** C 型杆状病毒，完整的病毒粒子具囊膜，呈椭圆形，一端较平并轻微凹陷，另一端略细，大小为（300~370）nm×（90~130）nm。较细一端带一乳头状突起，由此延伸出一很长的尾，宽 20~30 nm，长 500~700 nm。尾部常呈盘旋、卷曲状态；完全伸展的尾部长度可达病毒体长的 1.5 倍以上。经 Tirtonx-100 处理的完全脱去囊膜后可见核衣壳，结构为螺旋圆柱体形，大小为（270~320）nm×（60~80）nm。核衣壳宽 20 nm 左右，螺旋间距在 2.5 nm 左右。衣壳螺旋由两条平行的约 7 nm 宽的螺旋夹一条宽约 6 nm 的中间带组成；在衣壳螺旋的边缘及中间带上可清晰地区分出衣壳的结构单位；在两端为一对高度约 20 nm 的梯形帽状结构，帽状结构之间有 14 圈衣壳螺旋。

**宿主** 中国对虾（*Fenneropenaeus chinensis*）。

**地理分布** 1994 年 7 月和 1995 年 7 月，从山东青岛崂山上马镇发生对虾暴发性流行病的养殖池现场采集的患病中国对虾体内分离到 C 型杆状病毒（孔杰等，1997）。

**对宿主的影响** 中国对虾中肠组织的细胞核被大量的有囊膜无包涵体的杆状病毒侵染。电镜下观察，在染病中国对虾中可发现大量的病毒粒子分布在病变组织的细胞核内，部分分布在细胞质中，染病中国对虾的细胞核肿胀或破裂，核仁模糊不清甚至消失，核内异染色质明显减少或完全消失。细胞核的核膜增生并扩散至细胞质中，形成多层膜的回纹结构。细胞质减少，线粒体变圆，嵴变模糊。

**诊断** 取患病对虾进行病毒纯化，负染色电镜观察，发现病毒可确诊。随机扩增多态性 DNA 技术能将中国对虾 C 型杆状病毒扩增出多态性 DNA 片段而达到病毒鉴别和诊断的目的。

### 3.3.10　虹彩病毒和小 RNA 病毒

**病害名称** 中国对虾病毒病。

**病原学名、分类和形态特征** 虹彩病毒（*Iridovirus*）是一种球形病毒，有囊膜，平均直径为 136 nm，病毒分布于细胞质内，或成团存在。小 RNA 病毒（*Picornavirus*）为一种小的球形病毒，形状为正二十面体，无囊膜，平均直径 33 nm 左右。病毒在胞浆内及一种双层膜结构中大量繁殖或成熟，这种双层膜结构的电子密度与溶酶体相似，可能来源于溶酶体。细胞质中有些形状为半圆形，电子密度较大、染色深的区域可能是病毒包涵体。在细胞核内未发现该病毒。

**宿主** 中国对虾（*Fenneropenaeus chinensis*）。

**地理分布** 1995 年和 1996 年的 9—10 月，从采自青岛地区对虾养殖场或市售海捕活对虾的淋巴组织细胞中发现一种球形病毒，似虹彩病毒。与此同时，在养殖对虾淋巴器官及培养过的组织细胞中还发现另一种病毒，似为一种小 RNA 病毒（苗宏志等，1999）。

**对宿主的影响** 带病毒对虾外观无明显病变体征，甲壳上未发现许多病虾所特有的白色斑点。肝胰腺、心脏未发现异常，仅可见部分个体的血淋巴组织肿大。

成熟的病毒粒子大量堆积于细胞质中，在细胞核核膜内也发现了少数病毒粒子，感染病毒的细胞都不同程度地呈现细胞病变。表现为细胞核膜肿胀、染色质板块化、线粒体内嵴模糊、粗面内质网水肿。光镜下观察，发现有些细胞的细胞核明显肿大、细胞空泡化，淋巴组织的纤维结缔组织瓦解，组织结构显得松散、紊乱。

**诊断** 病虾组织匀浆，提纯病毒，负染色后通过电镜观察确诊。

### 3.3.11 非包涵体杆状病毒

**病害名称** 对虾白斑症。

**病原形态特征** 中国对虾非包涵体的杆状病毒，病毒粒子形态为短杆状，两端钝圆形，病毒颗粒大小约为（250~300）×110 nm。病毒粒子具有双层囊膜结构，核衣壳电子密度较深。病毒主要在细胞核内装配，不形成包涵体。在胞质内有时也可以装配，形成封入体蛋白结构。该病毒在中国对虾体内发生的靶细胞为肝胰腺和中肠上皮细胞（张建红等，1994）。在自然发病对虾的鳃、胃、头胸甲下表皮、淋巴样器官及触角腺中，可见大量核内长椭圆形病毒颗粒。病毒有囊膜，呈单位膜结构，厚8~100 nm，内包杆状核衣壳。完整毒粒大小平均（125±7.6）nm×（345±16）nm，核衣壳平均（85±6.5）nm×295 nm。核衣壳呈杆状，螺旋对称，大小为（80±13）nm×（380±24）nm，由13~16条螺旋带构成。细胞核内未见包涵体螺旋带与衣壳长轴垂直（徐洪涛等，1999）。

**宿主** 中国对虾（*Fenneropenaeus chinensis*），日本对虾（*Penaeus japonicus*），斑节对虾（*Penaeus monodon*）。

**地理分布** 1993年河北省乐亭县水产局养殖试验场感染发病成虾的肝胰腺和中肠上皮细胞的胞核内检测出中国对虾非包涵体型杆状病毒（张建红等，1994）；1996年6—8月，青岛地区养殖的中国对虾大面积暴发流行病，死亡率达90%以上，其病原为中国对虾非包涵体型杆状病毒（徐洪涛等，1999）；1996年6—8月收集于青岛地区发病虾场的中国对虾及日本对虾和1996年9月收集于广西北海发病虾场发病斑节对虾中均扩增出中国对虾非包涵体型杆状病毒基因（徐洪涛等，1999）。

**对宿主的影响** 病虾不喜进食，在水面旋转，体色变深呈暗灰色或红棕色，行动迟缓，肝肿大致使头胸甲膨大，有时甲壳出现白色斑点，2~6 d内全部死亡。经解剖后有肝肿大、空肠等病症。人工感染对虾死亡率为100%（张建红等，1994）。

甲壳白斑、空胃、体色发红、甲壳易剥离，不粘表皮，称"白斑征"，人工感染实验中，对虾自第3天起开始死亡，9 d内累计死亡率达100%。电镜观察显示患病对虾细胞核肥大，核质消失，细胞膜破裂。胃组织内病毒颗粒纵横切面呈晶格状排列，胞核肥大。人工感染对虾鳃及胃组织细胞核内均见相似病毒颗粒，胞核肥大，染色质边移，核周池扩张，线粒体肿胀。部分毒粒一端可见包膜延伸，形成乳头状突起。除完整毒粒外，可见未装配成熟的病毒空壳和裸露核衣壳（徐洪涛等，1999）。

**诊断** 根据发病症状即可初步诊断，确诊需要从病变组织中提纯病毒粒子，负染色后电镜观察。

### 3.3.12　呼肠孤病毒

**病害名称**　中华绒螯蟹颤抖病。

**病毒名称和生物学特征**　呼肠孤病毒样病毒（Reovirus-like virus），该病毒粒子呈球状，无囊膜，大小为 55 nm 左右，病毒表面可见刺突（图 3.3）（贡成良，2000）。病毒核酸为 dsRNA，由 12个片段构成，总分子量约 20 kb。

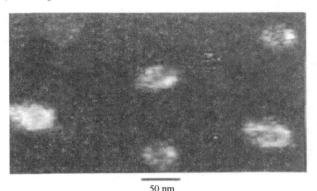

50 nm

图 3.3　病毒粒子的形态

**宿主**　中华绒螯蟹（*Eriocheir sinensis*）。

**地理分布**　1999 年，从采自江苏省昆山某养殖场患颤抖病中华绒螯蟹体内分离到呼肠孤病毒（贡成良等，2000）。2003 年，从来自江苏某养殖场正处于"颤抖病"发病高峰的病蟹中纯化出呼肠孤病毒（魏育红等，2003）。

**对宿主的影响**　病蟹患病初期症状不太明显，后期行动趋缓，对外界的刺激不敏感，步足将蟹支撑起来，出现程度不同的阵发性颤抖，可持续 1~2 d，病蟹指节段变红（也有人称红肢病），步足上有明显的锈斑。濒死前步足表现为卷缩，病蟹血色微混，血液不易凝固，鳃丝褐色，肝区呈糜烂状。

电镜观察表明：在病毒增殖复制过程中，病蟹的肝胰腺、心和肠等组织细胞呈明显异常的病理变化，成病毒基质发生于细胞质，并可在成病毒基质中观察到大量的直径 55 nm 左右的无囊膜病毒粒子，未观察到病毒包涵体。肝胰腺组织超薄切片观察表明，游离病毒粒子首先吸附于细胞的微绒毛上，感染细胞初期，细胞核内染色质凝集，电子密度增加，并向细胞核膜内侧聚集，表明病毒核酸大量复制，并向细胞质转移。在病毒感染过程中，可观察到肝胰腺细胞核电子密度极高，染色质高度浓缩致密，并聚集成块，整个胞核呈眼球状；细胞质中内质网发达，推测与病毒蛋白旺盛合成有关；随着病程的进一步加剧，微丝束成同心板层状结构（髓样小体）并开始解体。肠组织的超薄切片观察表明，病毒也大量寄生在肠细胞中，病毒感染后的病理现象与在肝胰腺中的表现类似。病毒感染细胞线粒体结构严重受损，甚至内嵴消失，同时可观察到成病毒基质的形成以及大量装配成熟的病毒粒子。同样在病毒感染的心肌细胞中也可检测到病毒粒子，感染的心肌细胞出现染色质边集的现象，细胞内质网腔扩大，粗面内质网十分发达。

**侵染途径与流行规律**　给健康蟹注射病毒悬液、投喂病蟹组织、病蟹组织匀浆从口壳边缘注入病毒，均可引起感染。说明该病毒可以通过食物和体表传染。温度与该病的发生有密切的关系，

32℃明显加速病势的发展，这同生产上6—9月颤抖病流行暴发的气象条件一致。

**诊断**　根据患病症状初步诊断，确诊提纯病毒，负染色进行电镜观察。

### 3.3.13　斑节对虾球形病毒

**病害名称**　斑节对虾球形病毒病。

**病毒名称和形态特征**　斑节对虾球形病毒（MSV），成熟MSV粒子呈球形，直径28~35 nm。在超薄切片上可见一个居中位置的高电子密度的核心，它是由膜性衣壳紧密裹着核蛋白质组成，称之为核衣壳，其直径21~28 nm。病毒粒子最外层是囊膜，厚度与宿主细胞质膜相当，可能来源于质膜。囊膜表面光滑无纤突，它与核衣壳之间有一狭窄而均匀的间隙，其间无填充物质，成为电子透明区域。

**宿主**　斑节对虾（*Penaeus monodon*）。

**地理分布**　1992—1995年，福建省养殖对虾暴发性流行病时，发现斑节对虾肝胰腺上皮、肠上皮和淋巴样细胞质中有一种国内外未曾报道过的球形病毒，暂称之为斑节对虾球形病毒（MSV）（陈细法等，1996）。

**对宿主的影响**　MSV主要感染斑节对虾的肝胰腺上皮细胞、肠上皮细胞和淋巴样细胞。细胞病变为核膜不规则扩张、内质网扩张和水肿以及代偿性的线粒体增多。但病理表现不严重，提示MSV在1992—1995年福建省对虾暴发性流行病期间，不是主要病原，可能仅起着协同作用。

**诊断**　根据患病症状初步诊断，确诊需对提纯病毒，负染并电镜观察。

### 3.3.14　中国对虾球形病毒

**病害名称**　中国对虾球形病毒病。

**病原学名和形态特征**　中国对虾球形病毒（*Fenneropenaeus chinensis spheroviruses*），该病毒直径80~100 nm，具有完整的核衣壳，核衣壳与包膜分界不十分清楚。包涵体亦有两种类型：电子密度较低的球形病毒粒子，可观察到较多的包涵体，一般1~5个；电子密度较高的病毒粒子，包涵体呈晶格状或不规则形状。

**宿主**　中国对虾（*Fenneropenaeus chinensis*）

**地理分布**　1994年7—8月从采自崂山、即墨、胶南等地养殖场发病虾池患病对虾体内检测到大量球形病毒（李秋芬等，1999）。1994年8月，从取自胶州市营房镇患病中国对虾体内分离到球形病毒（汝少国等，1997）。1994年7—10月及1995年3—10月从取自山东文登市高岛盐厂对虾养殖池和育苗池的患病中国对虾发现大量球形病毒（汝少国等，1999a）。1995年10月，从取自青岛东风盐场对虾养殖场患病对虾淋巴器官中检测到大量球形病毒（汝少国等，1999b）。1996年，从取自山东文登市高岛对虾养殖场患病对虾横纹肌和平滑肌组织中均检测出球状病毒粒子（姜明等，1999）。

**对宿主的影响**　患病的中国对虾糠虾表征表现为行动迟缓，伏底，部分糠虾有行动僵直表现，均少量进食或不进食，症状可维持几天至十几天，病虾死亡较为缓慢（姜明等，1999）。

亲虾的卵巢、卵细胞和无节幼体、溞状幼体、糠虾幼体、仔虾及幼、成虾均有球形病毒感染，球形病毒主要侵染组织为中肠、鳃、肌肉和肝胰腺，感染球形病毒的虾糠虾横纹肌和平滑肌组织均出现不同程度的板结和紊乱现象，这可能是造成患病中国对虾糠虾行动迟缓，肌肉强直的主要原因。球形病毒分布在各组织细胞的胞质中，在细胞核未发现。病毒感染后，核膜扭曲变形，核扩大，染色质电子密度不均匀，有的核周间隙充满中等电子密度的物质，线粒体内嵴部分溶解，粗面内质网有轻度水肿现象。高尔基器变形肿胀，形成许多囊泡，其周围分布有许多病毒粒子。与杆状病毒混合感染，使宿主细胞的结构处于崩解状态，形成不可逆的病理变化。

**侵染途径与流行规律** 可能为垂直传播，中国对虾球形病毒可能经卵传递给子代。

**诊断** 根据患病症状初步诊断，确诊提纯病毒，负染色并电镜观察。

### 3.3.15 河蟹颤抖病病毒

**病害名称** 河蟹颤抖病。

**病原分类和形态特征** 小RNA病毒科病毒。病毒无囊膜，直径为28~32 nm，分布在细胞质内，形成包涵体。

**宿主** 中华绒螯蟹（*Eriocheir sinensis*）。

**对宿主的影响** 病蟹呈昏迷状，附肢痉挛状颤抖、抽搐或僵直，活动缓慢，反应迟钝，上岸不回。病蟹环爪、倒立、拒食。伴有"黑鳃""灰鳃""白鳃"等鳃部症状；肌肉发红，尤以大螯、附肢中的肌肉明显；肛门有时红肿、无粪便，偶有长条状污物黏附；头胸甲下方透明肿大，充满无色液体（方敏等，2002）；肝胰腺脓肿成灰白色，肝组织糜烂并发出臭味（图3.4）。

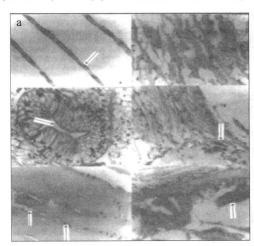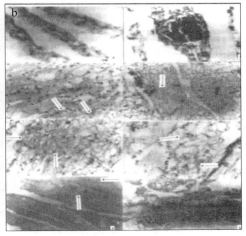

图3.4 （a）正常河蟹的组织学观察；（b）患病河蟹的组织病理变化

**侵染途径与流行规律** 此病从幼蟹到成蟹皆有发生。发病时间为5—10月，在8—9月夏、秋高温季节发病严重，死亡率高。该病流行期间的水温23~33℃，立秋后25~25.8℃水温时发病最为严重，10月以后水温降至20℃以下，该病逐渐减少。放养密度越高、规格越大、养殖期越长，患病越严重、死亡率越高。

**诊断** 根据症状可作诊断，确诊需提纯病毒，负染色并电镜观察到病毒粒子。

### 3.3.16 I型疱疹病毒

**病害名称** 中华绒螯蟹疱疹病毒病。

**病毒形态特征** I型疱疹病毒，截面呈球形，直径为0.4~1.3 μm，具有4层结构，中央为电子致密的圆核心，其外为透明的环带核壳，核壳外层是环带被膜，最外一层是具有膜结构的囊膜。

**宿主** 中华绒螯蟹（*Eriocheir sinensis*）。

**地理分布** 1998 年，在营口市老边区采集的中华绒螯蟹仔蟹大量死亡的两份样品中发现了 I 型疱疹病毒（孙丽敏等，1999）。

**对宿主的影响** 发病蟹濒于死亡，活力减弱，空胃，附肢杂物附着，上岸后大量死亡。发病快，在短时间内大量死亡。

**侵染途径与流行规律** I 型疱疹病毒侵染细胞质而不侵染细胞核，病毒可以湿润的黏膜面接触传染，以水源性途径传播，也可经过摄食病蟹组织传染。

**诊断** 对病蟹体内病毒进行分离、纯化，通过电镜观察确诊。

### 3.3.17 小球状病毒

**病害名称** 中华绒螯蟹病毒病。

**病原分类和形态特征** 一种小球状病毒粒子，直径约 30 nm，形态呈六角形或近球形，将病毒放大到 15 万倍，可见其表面亚单位结构，少数病毒粒子周围似有破碎的囊膜，有极少数球状颗粒具完整囊膜，但病毒形态特征不典型。

**宿主** 中华绒螯蟹（*Eriocheir sinensis*）。

**地理分布** 1995 年 5 月，辽宁省盖州市一养蟹场病蟹体内观察到一种小球状病毒粒子，数量较多，此病毒有可能是造成幼蟹大量死亡的病原（姜静颖等，1996）。

**对宿主的影响** 病蟹不爱摄食，肉眼或光镜下可见空胃，活力弱，扒到池塘边不活动，体色发白，附肢上沾有脏物，出现上述症状后，幼蟹脱壳不下或一脱壳即发生大批死亡。但也有尚未出现异常症状，便发生大批幼蟹死亡，幼蟹死后常见于池塘岸边和水底。

**侵染途径与流行规律** 辽宁沿海蟹苗投放时间为 5 月中、下旬，水温为 18~20℃，一般蟹苗在池塘中经 3~5 d 养殖脱壳为第一期幼蟹时死亡率较高。

**诊断** 对病蟹体内病毒进行纯化，负染色后通过电镜观察确诊。

### 3.3.18 我国虾蟹类病毒病原分布规律

根据我国有关虾蟹类病毒病原公开发表的文献资料报道，1991—2017 年，我国虾蟹类病毒病原报道共计 17 种，有白斑综合征病毒、对虾杆状病毒、桃拉综合征病毒、黄头病病毒、传染性皮下和造血组织坏死病毒、肝胰腺细小病毒样病毒、斑节对虾杆状病毒、中肠腺坏死杆状病毒、C 型杆状病毒、虹彩病毒和小 RNA 病毒、非包涵体杆状病毒、呼肠孤病毒、斑节对虾球形病毒、中国对虾球形病毒、河蟹颤抖病病毒、I 型疱疹病毒、小球状病毒；病毒病原宿主共计 13 种，有中国对虾、凡纳滨对虾、斑节对虾、日本对虾、万氏对虾、脊尾白虾、长毛对虾、短沟对虾、刀额新对虾、天津厚蟹、隆背张口蟹、日本大眼蟹、中华绒螯蟹；渤海和黄海沿海报道有白斑综合征病毒、桃拉综合征病毒、传染性皮下和造血组织坏死病毒、对虾杆状病毒、杆状病毒、肝胰腺细小病毒、非包涵体杆状病毒、I 型疱疹病毒、小球状病毒粒子（图 3.5）。东海沿海报道有白斑综合征病毒、对虾杆状病毒、杆状病毒、肝胰腺细小病毒、非包涵体杆状病毒、传染性皮下和造血组织坏死病毒、中肠腺坏死杆状病毒、C 型杆状病毒、虹彩病毒、呼肠孤病毒、中国对虾球形病毒（图 3.6）。南海沿岸报道有白斑综合征病毒、肝胰腺细小病毒、非包涵体杆状病毒、传染性皮下和造血组织坏死

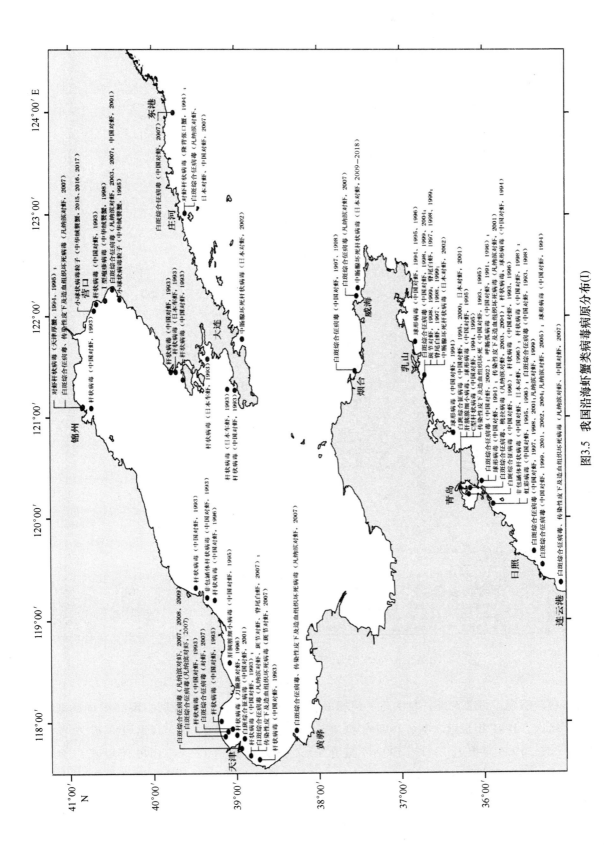

图3.5 我国沿海虾蟹类病毒病原分布(I)

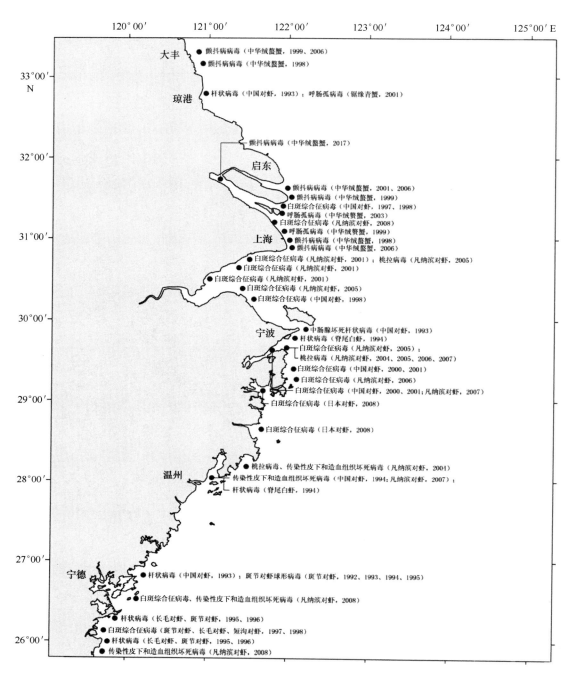

图 3.6　我国沿海虾蟹类病毒病原分布（II）

死病毒、桃拉病毒、斑节对虾杆状病毒、河蟹颤抖病病毒（图 3.7）。我国沿海虾蟹类病毒病原报道共计 224 次，1991 年报道 1 次，1992 年报道 2 次，1993 年报道 22 次，1994 年报道 24 次，1995年报道 15 次，1996 年报道 13 次，1997 年报道 5 次，1998 年报道 18 次，1999 年报道 17 次，2000年报道 6 次，2001 年报道 13 次，2002 年报道 6 次，2003 年报道 7 次，2004 年报道 16 次，2005 年报道 15 次，2006 年报道 10 次，2007 年报道 7 次，2008 年报道 3 次，2009 年报道 2 次，2014 年报道 1 次，2015 年报道 17 次，2016 年报道 3 次，2017 年报道 1 次。已报道病毒性病原可导致对虾白斑综合征、对虾杆状病毒病、桃拉综合征病毒病、黄头病、传染性皮下和造血组织坏死病、肝胰腺

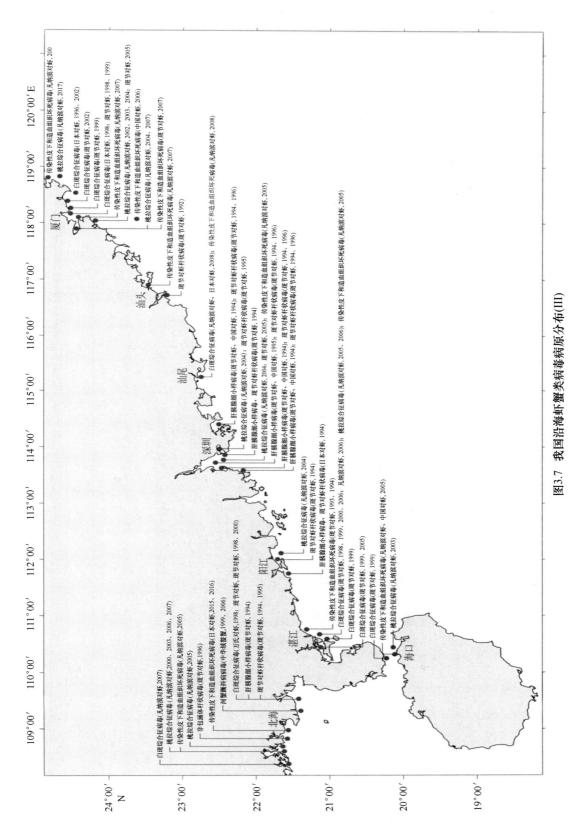

图3.7　我国沿海虾蟹类病毒病病原分布(III)

细小病毒状病毒病、斑节对虾杆状病毒病、中国对虾肝胰腺坏死病、中华绒螯蟹颤抖病、球形病毒病、中华绒螯蟹疱疹病毒病。

## 3.4 细菌

### 3.4.1 副溶血弧菌

**病害名称** 斑节对虾"红体病"。

**病原学名、分类和生物学特征** 副溶血弧菌（*Vibrio parahaemolyticus*），革兰氏阴性，散在或成双排列，两端钝圆、无芽孢，极端单鞭毛，大小多在（0.8~1.0）μm×（1.2~2.0）μm 的短杆菌（个别菌体稍弯曲）（图 3.8）。在 2216E 海水培养基上培养 24 h 检查其菌落特征为圆形光滑、不透明、隆起、灰白色、边缘呈锯齿状、直径多在 1 mm 左右，48 h 的菌落直径多在 1.5 mm 左右，生长良好；在 TCBS 琼脂培养基上，28℃培养 24 h 为圆形光滑、稍隆起、表面有光泽、直径多在1.2 mm左右（48 h 多在 1.8 mm 左右）的绿色菌落，菌落中间深绿色，边缘不整齐，生长良好；在普通营养肉汤中，28℃培养 24 h 检查呈轻度均匀混浊生长，管底形成点状沉淀菌体（摇动易消散）。具有淀粉酶、明胶酶、卵磷脂酶活性，但不具有蛋白酶、脂肪酶活性，KP 溶血均呈阴性，且均具有 K 抗原，对供试 49 种抗菌药物中的林可霉素等 6 种药物耐药（张晓君等，2009）。

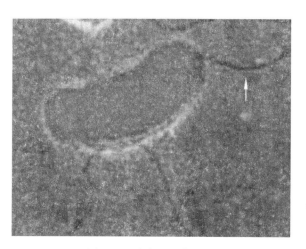

图 3.8 副溶血弧菌电镜

**宿主** 文献报道宿主有中国对虾（*Fenneropenaeus chinensis*），凡纳滨对虾（*Penaeus vannamei*），斑节对虾（*Penaeus monodon*），日本对虾（*Penaeus japonicus*）。

2006 年秋季航次对副溶血弧菌共调查 3 种虾类总计 13 份样品，总的感染率为 84.6%，其中日本对虾和中国对虾感染率均为 100%，凡纳滨对虾感染率为 77.8%（表 3.8）。

表 3.8　副溶血弧菌宿主调查结果

| 样品类别 | 样品数 | 阴性 | 阳性 | 感染率/% |
|---|---|---|---|---|
| 凡纳滨对虾 | 9 | 2 | 7 | 77.8 |
| 日本对虾 | 3 | 0 | 3 | 100.0 |
| 中国对虾 | 1 | 0 | 1 | 100.0 |
| 总计 | 13 | 2 | 11 | 84.6 |

**地理分布**　1999 年从湛江市东海岛养虾试验场患病斑节对虾血淋巴和肝胰分离到病原菌副溶血弧菌（陶保华等，2001）。2001 年 7 月辽宁省盘锦市大洼对虾养殖场出现大面积凡纳滨对虾（体长 7~12 cm）红体现象，从患病对虾肌肉组织中分离病原菌为副溶血弧菌（樊景凤等，2006）。江苏赣榆养殖凡纳滨对虾幼虾发生毁灭性死亡，病虾大小在 2~3 cm，其病原为副溶血弧菌（张晓君等，2009）。

2006 年秋季航次对副溶血弧菌共调查 3 省 1 直辖市共计 8 个站位。采集于天津、威海的凡纳滨对虾鳃盖上有斑点，均未检测出副溶血弧菌；采集于营口、黄骅、唐山、天津、东营、青岛、日照的凡纳滨对虾和采集于东营、青岛、日照的日本对虾以及采集于日照的中国对虾均患红体病，均检测到副溶血弧菌（表 3.9）。检出月份为 7 月和 9 月，这与副溶血弧菌多发于 6 月下旬后的高温多雨季节流行规律相一致。

表 3.9　副溶血弧菌地理分布调查结果

| 省、市 | 采样地点 | 样品类别 | 采样日期 | 检测日期 | 疾病情况 | 检测方法 | 检测结果 |
|---|---|---|---|---|---|---|---|
| 辽宁 | 营口 | 凡纳滨对虾 | 2006.9.23 | 2006.11.30 | 红体 | PCR、细菌培养 | 阳性 |
| 河北 | 黄骅 | 凡纳滨对虾 | 2006.9.21 | 2006.11.30 | 红体 | PCR、细菌培养 | 阳性 |
|  | 唐山 | 凡纳滨对虾 | 2006.9.23 | 2006.11.30 | 红体 | PCR、细菌培养 | 阳性 |
| 天津 | 天津 | 凡纳滨对虾 | 2006.7.19 | 2006.11.30 | 鳃上有斑点 | PCR、细菌培养 | 阴性 |
|  |  | 凡纳滨对虾 | 2006.7.19 | 2006.11.30 | 红体 | PCR、细菌培养 | 阳性 |
| 山东 | 东营 | 凡纳滨对虾 | 2006.9.19 | 2006.11.30 | 红体 | PCR、细菌培养 | 阳性 |
|  |  | 日本对虾 | 2006.9.19 | 2006.11.30 | 红体 | PCR、细菌培养 | 阳性 |
|  | 青岛 | 凡纳滨对虾 | 2006.9.15 | 2006.11.30 | 红体 | PCR、细菌培养 | 阳性 |
|  |  | 日本对虾 | 2006.9.15 | 2006.11.30 | 红体 | PCR、细菌培养 | 阳性 |
|  | 日照 | 凡纳滨对虾 | 2006.9.17 | 2006.11.30 | 红体 | PCR、细菌培养 | 阳性 |
|  |  | 日本对虾 | 2006.9.17 | 2006.11.30 | 红体 | PCR、细菌培养 | 阳性 |
|  |  | 中国对虾 | 2006.9.17 | 2006.11.30 | 红体 | PCR、细菌培养 | 阳性 |
|  | 威海 | 凡纳滨对虾 | 2006.9.11 | 2006.11.30 | 鳃上有斑点 | PCR、细菌培养 | 阴性 |

**对宿主的影响**　凡纳滨对虾红体病主要症状最初为活动减弱，在池边水面缓慢游动或沉底不

动，有时旋转或垂直游动，反应迟钝，食欲减退，游泳足变红，继而全身变红，最后死亡，胸甲鳃区呈淡黄色，壳变硬；也有的死亡后无红体症状出现。人工回感实验中，肌肉注射 6 h 后凡纳滨对虾开始出现症状，表现为不活跃，大部分凡纳滨对虾卧于缸底，18 h 后个别凡纳滨对虾出现红体现象，19 h 后有 1 尾凡纳滨对虾死亡，其他凡纳滨对虾陆续出现红体症状并逐渐加重。30 h 死亡数超过 50%，余者有的也出现红体现象，至 72 h 实验组凡纳滨对虾全部死亡（樊景凤等，2006）。

主要症状为运动能力差、摄食能力下降，身体弯曲，体表和附肢上常有大量污物附着，肌肉浑浊、鳃部呈黑色等症状。人工回感实验中，浸浴感染凡纳滨对虾、中国对虾、日本对虾仔虾后，供试虾于感染后 48 h 内全部死亡（张晓君等，2009）。

**侵染途径与流行规律** 多发于 6 月下旬后的高温多雨季节，多年养殖的池塘，且清淤和消毒不彻底、池水交换不良的情况下更易发生（樊景凤等，2006）。

**诊断** 通过测定 16S rRNA 基因序列和 gyr B 基因序列鉴定（张晓君等，2009）。

### 3.4.2 虾源溶藻弧菌

**病害名称** 对虾红腿病。

**病原学名、分类和生物学特征** 溶藻弧菌（*Vibrio alginolyticus*），革兰氏阴性菌，大小为（0.4~0.5）μm×（0.8~1.5）μm，呈弧状或短杆状，无芽孢。在 2216E 平板上呈弥漫生长，电镜下可见周毛、侧生鞭毛和丛生鞭毛。在 TCBS 琼脂平板上形成黄色圆形菌落，直径 1.5~2.5 mm。对弧菌抑制剂（O/129）150 μg 敏感。生长需要 Na⁺，无盐胨水不生长，3%~10% NaCl 蛋白胨水中生长良好，温度范围是 8~43℃，41~43℃能正常生长繁殖。pH 值的适应范围为 5.5~10，最适 pH 为 6~9。氧化酶、VP、靛基质、赖氨酸脱羧酶、阿拉伯胶糖、甘露糖、甘露醇、蔗糖、麦芽糖、单糖、淀粉酶、甲基红反应阳性；乳糖发酵、肌醇、水杨酸素、尿素酶、精氨酸双水解酶阴性。产生乙酰甲基甲醇，能还原硝酸盐，能利用蔗糖、戊酸、L-亮氨酸和 L-酪氨酸；不利用纤维二糖，β 羟基丁酸和 γ-氨基丁酸。

**宿主** 中国对虾（*Fenneropenaeus chinensis*），凡纳滨对虾（*Penaeus vannamei*）。

**地理分布** 对虾红腿病国内最早发现于 1981 年 8 月下旬山东潍坊市一养虾场，1988 年 8 月，在辽宁庄河、东沟县一带虾场开始流行。1990 年 5 月 28 日，位于象山港大佳何高潮塘养殖场的 5 号、24 号塘内的对虾突然发病，病原菌为溶藻弧菌（吕贤善等，1992）。1990—1992 年，从大连市营城子镇西小磨虾场红腿病虾的心脏等组织中分离到病原细菌为溶藻弧菌（王丽霞等，1995；于占国等，1996）。2001 年 7 月从取自海南省琼山市东营镇的某对虾养殖场患红体病凡纳滨对虾的肝胰腺和肌肉中分离出病原菌溶藻弧菌和副溶血弧菌（周永灿等，2003）。2007 年，从广东省湛江市两个对虾育苗场大批濒死凡纳滨对虾溞状Ⅱ期幼体中分离得到病原菌溶藻弧菌和副溶血弧菌（温崇庆等，2008）。

**对宿主的影响** 主要症状为附肢变红（游泳足更加明显），头胸甲的鳃区呈黄色，病虾多在池边慢游，厌食。

电子显微镜观察结果表明：肝组织中侵入大量溶藻弧菌，肝细胞中线粒体，肿胀变形、嵴消失，细胞核固缩，核膜溶解（正常细胞核膜为双层，基本上是平行排列），细菌体四周的细胞质呈空泡状。在心脏组织中，对虾心肌原纤维基质中有大量溶藻弧菌，线粒体肿胀，嵴呈不规则排列，细菌菌体四周的细胞质已形成空泡状态。在腹肢组织中，肌原纤维间侵入大量溶藻弧菌，细菌的细胞壁和菌体外的黏液层清晰可见，菌体外膜上的放射状纤毛，亦很清晰。在病虾肠上皮细胞里侵入大量细菌，细胞器解体，细胞核固缩，细胞质成溶解状态，整个细胞除核的电子密度较高，色深外，其余部分均呈空泡状。此外还发现，细胞质中的溶藻弧菌正在与溶酶体合并成消化泡。消化泡内的细菌，有的已被消化，其剩余的残渣还留在消化泡中依稀可见，也有外部形态完好的菌体存在。鳃丝细胞中细胞核固缩，细胞质松散变性，可见位于细胞表面，即将进入细胞的菌体。

**侵染途径与流行规律**　红腿病发病时间长、蔓延速度快、死亡率高、危害大。

**诊断**　根据其发病症状进行初步诊断，确诊需要对病原菌进行分离、纯化和鉴定。

### 3.4.3　哈氏弧菌

**病害名称**　对虾发光病，中国对虾"红腿病"。

**病原学名、分类和生物学特征**　哈氏弧菌（*Vibrio harveyi*），革兰氏阴性杆菌，菌体为杆状或短杆状，菌体大小为（1.4~1.5）μm×（0.7~0.8）μm，略微弯曲，极生单鞭毛运动，鞭毛长度为菌体的4倍以上（图3.9）。TCBS平板上呈蓝绿色，在血琼脂平板上，菌落周围生成绿色环，呈α-溶血。2216E平板上菌落乳白色，边缘整齐，直径1.5~2 mm，初期具发光性，多次转代后发光性消失。另一种菌落乳白色，边缘不整齐，具弥漫生长倾向，两种菌 DNA 的 GC 值相近。氧化酶阳性，发酵葡萄糖产酸，对弧菌抑制剂 O/129（150 g/mL）敏感（刘问等，2004）。

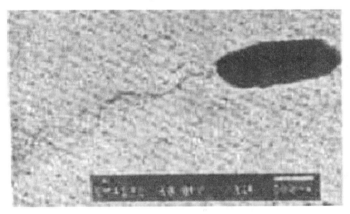

图 3.9　发光细菌哈氏弧菌的电镜照片（×10 000）

**宿主**　长毛对虾（*Penaeus penicillatus*），中国对虾（*Fenneropenaeus chinensis*），凡纳滨对虾（*Penaeus vannamei*）、日本对虾（*Penaeus japonicus*）、墨吉明对虾（*Fenneropenaeus merguiensis*）。

**地理分布**　1987年7月，在福建省云霄县岱南村4号养殖池有部分体长5~7 cm大小的长毛对虾虾体局部发白，夜晚虾体局部发光，对虾活动性减弱，不摄食，有部分对虾死亡。1989年7月间在安西柯垦区超过400 hm²的虾池中1周之内就有近53.3 hm²虾塘相继患对虾发光病，死亡率超过60%，有的虾池基本绝收。成虾发光病的流行和危害在1992—1993年达到最高潮，福建省南起诏安，北至连江、霞浦等沿海县市的养殖区每年有许多虾池受到该病危害，在漳浦狮头村1991—1993年每年都有40%以上的虾池受到该病的危害，有的虾池连续3年都发生发光病，直接经济损失达30万元以上。1993年8—9月，先后从漳浦、同安等地发生发光病养殖长毛对虾和日本对虾体内背肌、心肌和腹肌分离到病原菌哈氏弧菌（陈月忠等，2000）。1994年和1996年，在青岛丰城地区一些对虾育苗场发生大规模暴发性传染病，分离病原菌为哈氏弧菌（李军等，1998）。2002 年，浙江某凡纳滨对虾苗种场在虾苗淡化过程中发生了发光病。通过对典型发光病虾的镜检、细菌分离，鉴定病原菌为哈氏弧菌（刘问等，2004）。

**对宿主的影响**　该病原菌主要感染中国对虾幼体的无节幼体晚期、蚤状期和糠虾早期并导致其大量死亡，而在仔虾期感染死亡率较低。患病虾苗摄食减少，随水流翻滚，濒死或死亡的虾苗在夜间发光，虾苗发光亮度随发病程度而不同，发病早期看不到荧光，当虾苗处于濒死状态时，可见微弱的荧光，虾苗死后发光最强。

该菌对成虾也有致病性，患病成虾最初出现活动力下降，游动迟缓，离群，不摄食，胃肠空等现象，接着断须，有的红腿或黄鳃，背部、腹部和体侧肌肉变白，并且区域逐渐扩大，直到全身发白，在暗光背景下局部或全身发光，最后沉底侧卧，死亡。

**侵染途径与流行规律**　细菌很容易通过创口侵入虾体内，造成死亡对虾的捕捉搬运、受惊吓以及频繁活动，都有可能造成虾体创伤，导致虾体的第一道防御屏障被破坏，使得细菌乘虚而入，通过创口侵入到肌肉组织，造成肌肉组织发炎、溃烂、细胞崩解。哈氏弧菌侵入虾体后，利用机体组织作为营养物质进行大量繁殖，并在荧光素酶的作用下使还原型荧光素氧化成氧化型荧光素，同时放出荧光，因而，我们可见对虾局部组织发白发光。大量繁殖的发光菌随着虾体的循环系统逐渐侵入到虾体全身器官，遍布全身就使得虾体全身发光并死亡。对虾的养殖密度过高，除了容易使对虾产生应激反应、降低抗病力、败坏水质、造成缺氧之外，也常因活动中彼此间的频繁碰撞而加大了受伤的可能性，为病菌感染创造了条件。消化道也是细菌侵入的一个重要途径，健康虾摄食了已被感染发光病的虾后，细菌就通过这些虾的肠壁细胞间隙进入虾体组织内，并迅速侵染全身导致对虾死亡。

该菌主要感染中国对虾幼体，尤其是溞状幼体，死亡率高达 80% 以上，也经常发生于成虾养殖，其危害十分严重，对虾患此病后在 3~5 d 内就会大量死亡，死亡率达 60% 以上，甚至导致绝收。

**诊断**　根据其发病症状进行初步诊断，确诊需要对病原菌进行分离、纯化和鉴定。

### 3.4.4　哈氏弧菌、溶藻弧菌、需钠弧菌

**病害名称**　中国对虾"红腿病"

**病原学名和生物学特征**　哈氏弧菌（*Vibrio harveyi*）、溶藻弧菌（*Vibrio alginolyticus*）、需钠弧菌（*Vibrio natriegens*），3 种菌均为革兰氏阴性，细胞呈直杆、弯杆和近球形多种形态。葡萄糖发酵型产酸，氧化酶阳性，过氧化氢酶阳性，单极毛，对 O/129 敏感。虾源溶藻弧菌形态特征等见 3.4.2 小节，哈氏弧菌形态特征等见 3.4.3 小节。需钠弧菌为单极毛，菌落形态为乳白色圆形菌落，边缘整齐半透明，直径 2~3 mm，TCBS 平板上菌落黄色，中心色深，边缘色浅，明胶液化阴性，淀粉酶阳性，精氨酸双解酶阴性，DNA 中 GC 值为 45.38 mol%。

**宿主**　中国对虾（*Fenneropenaeus chinensis*）

**地理分布**　1990—1991 年，从大连地区普兰店港建虾场患"红腿病"的中国对虾心脏、血淋巴液或肝中分离到病原菌哈氏弧菌、溶藻弧菌和需钠弧菌（王斌等，1993）。

**对宿主的影响**　病虾首先游泳足端出现红色斑点，逐渐扩散至整个附肢，继而鳃部发黄，体色变深，活动迟缓，最后直至死亡。

人工回感实验中，肌注注射菌液后 3 h 开始出现症状，划伤浸泡和单纯浸泡发病时间后延约 20~24 h，发病率也较前者低，但发病症状与自然发病症状完全相同，感染实验中需钠弧菌用量最低而引起发病的时间最早，死亡率达 87.5%~100%，显示出较强的毒力。

**侵染途径与流行规律**　当虾池水中菌数多达一定量时，病原菌可通过体表（尤其脱皮时）或创伤部位侵入虾体引起发病，大连地区养虾场近年来也有"红腿病"发生，严重时造成大面积死亡，发病高峰为 8 月中旬至 9 月上旬。

**诊断**　根据其发病症状进行初步诊断，确诊需要对病原菌进行分离、纯化和鉴定。

**防治**　在中国对虾养成期内，控制由于环境改变（如水温升高）而造成的各种细菌大量繁殖（尤其水生弧菌）。

## 3.4.5　鳗弧菌

**病害名称**　对虾"红腿病"。

**病原学名、分类和生物学特征**　鳗弧菌（*Vibrio anguillarum*）。革兰氏阴性，呈短弧形，无芽孢，大小为（0.6~0.9）μm×（1.5~2.5）μm，单个或两个连在一起，以极端生单鞭毛运动。在 2% NaCl 的营养琼脂平板上的菌落形态（30℃下培养 4 d 后）为圆形、湿润、全缘、半透明，直径 2~3 mm。需要注意的是鳗弧菌有的菌株在 TCBS 琼脂平板上不生长。发酵葡萄糖，产酸不产气，氧化酶、过氧化氢酶阳性。能还原硝酸盐成亚硝酸盐。精氨酸脱羧；鸟氨酸、赖氨酸不脱羧。对弧菌抑制剂 O/129 敏感。V-P 反应阳性，在 42℃ 中不能生长。不能在无盐和含有 8% NaCl 的胨水中生长，但在含有 3% 和 6% NaCl 的胨水中生长良好。

**宿主**　中国对虾（*Fenneropenaeus chinensis*）。

**地理分布**　1987 年 7—10 月，福建省平潭县的对虾养殖场发生了一起严重的流行病。发病严重的虾池，死亡率高达 90% 以上，分离鉴定病原菌为鳗弧菌（郑国兴等，1990）。

**对宿主的影响**　病虾活动力减弱，食欲下降，个体消瘦，大多空胃，头胸甲心区附近由原来的青色透明变为白色或浅橘红色，血淋巴液稀薄、混浊、不能凝固，因病虾步足、游泳肢及尾扇呈鲜红色，被称为"红腿病"。

人工回感实验中，将培养 18~24 h 的分离菌的细菌悬液注射到健康虾的腹部肌肉后，一般在 2 h 后即开始出现病状，首先是游泳肢的末端出现红色斑点，以后逐渐扩大到整个附肢，有时步足和尾扇也呈鲜红色。头胸甲心区附近由原来的青色透明变为浅橘红色。病虾沉底，活动呆滞，随着病情的加重，逐渐失去平衡，最后侧翻于池底。此时，从垂死病虾心脏抽取的血淋巴液稀薄、混浊、长时间不凝固。死亡开始见于感染后 12 h，死亡高峰出现在 18~24 h，48 h 后除 1 尾虾存活外，其余全部死亡。

病虾血细胞内部超微结构亦有明显的病理变化，病情轻微时，血细胞核膜有不同程度的解体，胞质内出现许多吞噬体和空泡，线粒体嵴模糊或消失。病情严重者，核膜全部消失，核质分散在细胞质中，细胞器解体或整个细胞破裂，仅留核和其他细胞器的碎片。

**诊断**　根据其发病症状进行初步诊断，确诊需要对病原菌进行分离、纯化和鉴定。

## 3.4.6　河流弧菌（Ⅰ型）

**病害名称**　斑节对虾"红体综合征"。

**病原学名、分类和生物学特征** 河流弧菌Ⅰ型（*Vibrio fluvialis* typeⅠ），革兰氏染色阴性，呈弧状或杆状，一般单个，大小为（0.5~0.8）μm×（1.3~1.7）μm，端生单鞭毛（图3.10）。在TCBS上菌落直径为0.5~1.5 mm，黄绿色，菌落表面隆起、光滑、湿润，有鱼腥味。在无盐胨水中可生长，在8% NaCl的胨水中不生长，氧化或发酵葡萄糖产弱酸，不产生 $H_2S$，V-P反应阴性，氧化酶、精氨酸脱羧酶及精氨酸双水解酶反应阳性，色氨酸脱氢酶、β-半乳糖苷酶、赖氨酸脱羧酶和鸟氨酸脱羧酶反应阴性，可利用柠檬酸盐、蔗糖、阿拉伯糖、酪蛋白及卵磷脂，对O/129（150 μg）敏感（张朝霞等，2000）。

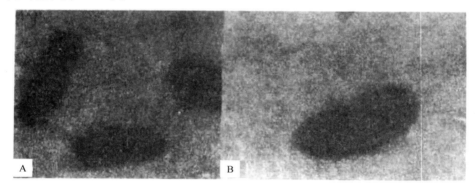

图3.10 河流弧菌（Ⅰ型）电镜照片（×14 000）

**宿主** 斑节对虾（*Penaeus monodon*）。

**地理分布** 1997年8月初，厦门同安对虾养殖区大面积发生了斑节对虾"红体综合征"，其病原菌为河流弧菌Ⅰ型（张朝霞等，2000）。

**对宿主的影响** 病虾头胸甲、背部、尾扇及步足均发红，肝区红肿。电镜观察致死对虾肝组织细胞严重受损。河流弧菌（Ⅰ型）有胞外产物作用于宿主细胞，破坏组织中的蛋白和磷酸酯成分，使对虾的细胞出现核受损，细胞器被破坏，细胞质空泡化，组织中成片细胞破碎，导致对虾细胞无法进行正常的物质和能量代谢，对虾因丧失正常的生理功能而死亡。

人工回感实验中，注射该菌6101菌株（$10^7$个/mL）0.2 mL的健康对虾，4 h后开始死亡，死亡率达87.5%。注射 $10^5$个/mL 的健康对虾12 h后开始出现死亡，死亡率为25%。注射6101菌株胞外产物2倍稀释液的健康对虾不到1 h开始死亡，死亡率为100%，注射胞外产物16倍稀释液的对虾3 h开始死亡，死亡率也为100%。注射胞外产物的对虾肝组织细胞破坏最严重，核仁消失，核膜受损，线粒体嵴（M）消失，有些细胞质均解体呈碎片，细胞器散落在细胞间隙，多数细胞胞内物质破碎消失呈空白状。

**诊断** 根据其发病症状进行初步诊断，确诊需要对病原菌进行分离、纯化和鉴定。

### 3.4.7 海弧菌、溶藻弧菌

**病害名称** 中国对虾养成期细菌性黑鳃、褐斑综合征。

**病原学名、分类和生物学特征** 海弧菌（*Vibrio pelagius*），革兰氏阴性短杆菌，直或弧形，无芽孢，菌体大小约1.6 μm×0.6 μm。具端生单鞭毛，鞭毛有外鞘，无侧毛，鞭毛长约4.3 μm，宽约8 nm。菌细胞中间为一拟核区。周围为电子密度致密的胞质，胞质外有一层厚约为30 nm的电子密度较浅的胞壁。在固体培养基上不形成侧毛，不能游动，在TCBS琼脂平板上培养1 d后，形成直径为 2.8~4 mm 的黄色菌落，发酵葡萄糖产酸不产气，在无盐蛋白胨水中不能生长。甲基红阴性、V-P 反应阳性、β 溶血（羊血），能还原硝酸盐成亚硝酸盐，精氨酸双解酶阳性，赖氨酸脱羧阴性、鸟氨酸阴性，对弧菌抑制剂 O/129（10 μg）和新生霉素（5 μg）敏感。生长的温度范围为 10~40℃，最适生长温度为 25~30℃；盐度的适应范围为 5~100，最适生长盐度为 10~30；该菌在 pH 为 5.5~10 的范围内生长，最适 pH 为 7~8。

**宿主** 中国对虾（*Fenneropenaeus chinensis*）。

**地理分布** 1990 年 7—8 月，浙江舟山市一些对虾养殖塘发生流行性黑鳃褐斑综合征，发生大量死亡，从濒临死亡的对虾体内分离到病原菌为海弧菌、溶藻弧菌（杨季芳等，1992）。

**对宿主的影响** 主要表现为静卧于塘边或打转、停食，鳃一侧或两侧数条鳃丝呈深黑色。虾体头胸甲甲壳内侧有黑色物沉着，甲壳外侧可见黑褐色轮廓。病虾甲壳体表有许多黑斑，呈圆形、长条形不等，边缘有白色"浸润"圈。人工回感实验中，感染第 2 天后陆续出现黑鳃，伴有死亡。褐斑出现在感染第 3 天，但着色较浅，数量也少。感染第 4~5 天，病变鳃丝质地较硬，着色加深，体表上可见数处黑色溃疡病灶（杨季芳等，1992）。

**诊断** 根据其发病症状进行初步诊断，确诊需要对病原菌进行分离、纯化和鉴定。

## 3.4.8 杀虾微杆菌

**病害名称** 日本对虾杀虾微杆菌病。

**病原学名、分类和生物学特征** 杀虾微杆菌（*Microbacterium shrimpcida* sp. nov.），微杆菌属（*Microbacterium*）细菌的一个新种，革兰氏阳性，杆状，多数菌体一端明显宽于另端（弹状），散在及个别成双排列，两端钝圆，无芽孢，大小多在（0.2~0.4）μm×（0.3~1.4）μm（个别大的达 3.5 μm 左右）。在 2216E 培养基上培养 48 h 可形成密集的藤黄色、圆形光滑、边缘整齐、直径多在 0.2 mm 左右的小菌落。在普通营养琼脂上为圆形光滑、边缘整齐、稍隆起、半透明、藤黄色的菌落，培养 24 h 检查其直径 0.1~0.2 mm，48 h 可达 1.0 mm 左右。在血营养琼脂上的菌落特征与在普通营养琼脂上的相同，不溶血。培养 48 h 菌落直径多在 1.2 mm。在 TCBS、庆大霉素琼脂、RS、XLD、伊红美蓝琼脂、麦康凯琼脂及 SS 琼脂上，培养 48 h 检查均未见生长。在 TSA 上的菌落不透明、藤黄色，培养 24 h 直径 0.1~0.2 mm，48 h 直径 1.0 mm 左右。在 FA 上的菌落特征与 TSA 上的基本一致，培养 24 h 直径 0.2 mm，48 h 直径 1.2 mm 左右。在菌苔可见隆起的薄片状横向皱褶（有的皱褶可高出菌苔 1.0 mm 左右）。

**宿主** 日本对虾（*Penaeus japonicus*）。

**地理分布** 2001 年 4 月，河北某水产养殖育苗场的日本对虾溞状幼体发生群体死亡，严重的池内死亡率达 80% 左右，分离病原菌为杀虾微杆菌（房海等，2007）。

**对宿主的影响** 虾苗死亡前主要表现为摄食减少、反应迟钝、部分上浮水面、活力低下，取死亡虾苗置低倍显微镜下观察，可见体色暗红或发白、刚毛断裂、附肢不健全、食道变细。人工回感实验中经注射感染的 10 尾实验虾，于接种感染后 5 d 内全部死亡。直接浸浴的 10 尾虾于感染后的 8 d 内死亡 3 尾，余 7 尾观察 14 d 未见发病。创伤浸浴的 10 尾于感染后 6 d 内死亡 5 尾，余 5 尾观察 14 d 未见发病。死亡虾外观见体色发暗，虾体较混浊。

**诊断** 根据其发病症状可初步诊断，确诊需对病原菌进行分离鉴定。可进行血清同源性及血清学检验鉴定病原菌。

### 3.4.9 嗜水气单胞菌和副溶血弧菌

**病害名称** 斑节对虾"红体病"。

**病原学名和生物学特征** 嗜水气单胞菌（*Aeromonas hydrophila*），细胞革兰氏阴性，短杆近球形，大小（0.8~1.2）μm×（0.5~0.8）μm。在 2216E 平板上培养 24 h 形成单个边缘整齐、半透明圆形菌落，直径 1.0 mm 左右，菌落中心略凸、表面湿润、质地黏稠、稍有异味。发酵葡萄糖产气，V-P 反应、柠檬酸盐利用、$H_2S$ 产生、凝固酶、酪蛋白酶均为阳性，石蕊牛奶反应为酸反应。

**宿主** 斑节对虾（*Penaeus monodon*）。

**地理分布** 1997 年，从采自深圳东部南澳、坝光等地的对虾养殖场患"红体病"。斑节对虾体内分离到病原菌嗜水气单胞菌和副溶血弧菌（刘荭等，1999）。

**对宿主的影响** 患病虾体色暗红、软壳，游动无力，摄食，潜伏于岸边，反应迟钝。解剖观察可见空肠，肝呈浅黄色或深褐色，肌肉无弹性。

人工回感实验中，嗜水气单胞菌和副溶血弧菌的菌株浸浴的斑节对虾在 96 h 时的累积死亡率分别为 70%和 90%。感染虾表现出与自然患病虾相同的症状：反应迟钝，体色暗红，不摄食，壳发软。

**侵染途径与流行规律** 该病病程长，累积死亡率高，在虾苗及成虾中都有发生。

### 3.4.10 豚鼠气单胞菌和嗜水气单胞菌

**病害名称** 中国对虾败血病。

**病原学名、分类和生物学特征** 豚鼠气单胞菌（*Aeromonas caviae*），细胞革兰氏阴性，极生鞭毛、能运动的短杆菌，大小平均为（1.0~1.6）μm×（0.5~0.8）μm（图 3.11）。在 2216E 平板培养基上为乳白色菌落。在 TCBS 上不生长，对 O/129 不敏感，在不含 NaCl 的基础培养基上能生长（徐海圣，2001）。葡萄糖不产气，V-P 反应、柠檬酸盐利用、$H_2S$ 产生、凝固酶、酪蛋白酶反应为阴性，石蕊牛奶反应为碱反应。氧化酶、过氧化氢酶阳性，利用蔗糖、麦芽糖和淀粉，产酸不产气；利用果糖、甘露醇、半乳糖和密二糖，产酸产气；不发酵乳糖、肌醇、山梨醇、木糖、蕈糖等，精氧酸双水解、色氢酸脱氨阳性。适宜生长的温度范围为 8~40℃，最适为 30℃；盐度范围为 0~50，最适为 35；pH 为 6~11，最适为 8。

**宿主** 中国对虾（*Fenneropenaeus chinensis*）。

**地理分布** 1992 年 7 月至 1993 年 3 月，黄岛水产增殖站和青岛海洋大学太平角试验场的患病中国对虾病原菌为嗜水气单胞菌和豚鼠气单胞菌（樊海平等，1994、1995）

**对宿主的影响** 病虾体长 8~10 cm，体色加深，部分肢鳃和鳃盖内膜发黑，鳃丝坏死变黑，有时甲壳伴有斑点状溃疡。显微镜观察发现鳃及体表污物附着少，鳃丝水肿或顶端愈合、腐烂，严重者鳃丝全部坏死，血液凝固慢，血液及肝胰腺内有活动细菌。消化道内含有少量食物。

病虾主要病理变化为鳃丝肿大，有的鳃丝顶端愈合，鳃血管内有大量细菌。病情严重时，鳃丝顶部或整个鳃丝坏死发黑。肢鳃和鳃盖内膜，由于血细胞浸润沉积死亡而形成黑色斑块。消化道黏膜层脱落，黏膜下层血细胞浸润，严重时形成结节。心表面膜部分坏死，上皮组织与结缔组织间血细胞浸润，肌纤维坏死，形成结节。肝胰腺坏死。

**侵染途径与流行规律** 病原菌主要经口传播，另外经体表创伤处或体表亦能侵入虾体。引起此

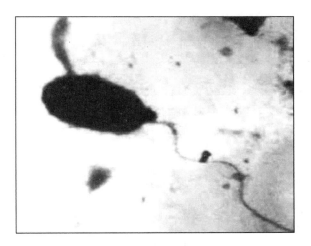

图 3.11　豚鼠气单胞菌的电镜照片（×15 000）

败血病的最初原因可能与池塘的环境条件及虾体质有关。1992 年 6—7 月，北方少雨，养殖水体盐度升高，适于此两种菌的繁殖，使池水中含菌数增加，增加了对虾体的感染机会，在高盐条件下，虾体质减弱，鳃易受损伤，给这两种菌创造了侵入虾体的机会，部分虾被感染死亡后，尸体被健康虾摄食，细菌在对虾间迅速传播。

　　**诊断**　根据体色加深，鳃丝水肿、腐烂坏死发黑，鳃盖内膜发黑，血液凝固慢，血淋巴中具活动细菌，体表及鳃污浊生物附着量少可初步诊断本病，确诊需要对病原菌进行分离鉴定。

### 3.4.11　非 O1 群霍乱弧菌

　　**病害名称**　中国对虾"瞎眼病"；中国对虾糠虾幼体弧菌病。

　　**病原学名、分类和生物学特征**　非 O1 群霍乱弧菌（*Vibrio cholerae* non-O1），该菌特征与 O1 霍乱弧菌基本相同，但不能被 O1 霍乱弧菌多价血清凝集。菌体为短杆近球形或弧状，革兰氏染色阴性，大小（0.5~0.8）μm×（1.5~3.0）μm，有时连成 S 状，单极毛运动。在 TCBS 琼脂平板上呈黄色菌落，不发光，无明显色素。V-P 反应、氧化酶、过氧化酶反应阳性，不产 $H_2S$，能液化明胶，能还原硝酸盐成亚硝酸盐，鸟氨酸脱羧酶、赖氨酸脱羧酶阳性。精氨酸脱羧酶、苯丙氨酸脱氢酶、反应阴性，脲酶反应阴性。发酵葡萄糖产酸不产气，发酵麦芽糖、蔗糖、甘露糖、甘露醇产酸，不发酵水杨苷、苦杏仁甙、蜜二糖、卫茅醇、肌醇、阿拉伯糖、山梨醇、鼠李糖、乳糖、棉子糖产酸。对弧菌抑制剂 O/129（10 μg）敏感。其生长的温度范围为 20~45℃，最适温度为 37℃。能在无盐蛋白胨水中生长，NaCl 浓度在 0.5%~2.0%时生长最旺盛，5%时生长缓性，6%以上不生长；pH 为 5~10 范围内都能生长。

　　**宿主**　中国对虾（*Fenneropenaeus chinensis*）。

　　**地理分布**　1983 年 7—10 月，上海市奉贤县对虾养殖场发生了一起当地称为"瞎眼病"的流行症，从病虾溃疡眼球上及心脏血淋巴液中分离到病原菌，经生物学性状的测定，鉴定为非 O1 群霍乱弧菌，该病在 1984 年 7—10 月间同一地区也有发现（郑国兴，1986a，b）。1988—1989 年，非 O1 群霍乱弧菌为崂山区岘港和上马镇对虾养殖场的几个育苗池中国对虾糠虾幼体大量死亡的主要原因之一，40 $m^3$ 的育苗池一夜之间损失 900 万~1 750 万尾，存活率仅为 5%（王立平等，1997）。

**对宿主的影响**　患"瞎眼病"病虾行动呆滞，匍匐于水草上或池边水底，时而浮头或在水面上翻滚。眼球肿胀，由黑变褐以至溃烂，严重者仅留眼柄，随着病情加重，全身肌肉发白。一般大多在 1 周内死亡。少数存活者，也往往失去了眼球，不少成了"独眼龙"。中国对虾糠虾幼体弧菌病症状是病虾运动能力差、趋光性弱、镜检发现病虾幼体肠道及血液中有大量细菌，且肠道肿胀。

"瞎眼病"人工回感实验中，浸养感染实验开始后的第 2~3 天，感病的对虾开始烦燥不安，不断地抖动眼柄；随后，浮头在水面上打转；腹部肌肉由无色透明逐渐变为白色不透明；眼球逐渐由黑色转为褐色，进而腐烂，萎缩。眼球在扫描电镜下可看到布满细菌，病虾大多在 1 周内死亡。对照组的对虾活动正常，眼球在扫描电镜下观察、未见异常。眼柄肌肉内接种试验中，24 h 内死亡者，往往病症未能充分显露，眼球也未见明显病变。24 h 后死亡者，病状与浸养感染的描述相似，大多数眼球可看到明显病变，甚至溃烂。

中国对虾糠虾幼体弧菌病人工回感实验中，糠虾幼体浸浴感染感染菌 6 h 后，糠虾幼体就开始有发病死亡现象，到第 3 天稳定下来。濒临死亡的幼体镜检发现肠道肿胀，一般没有食物，幼体心脏、血液、肠道中有大量细菌，死亡率在 20% 左右。对照组幼体肠道未见肿胀。养成期幼虾肌肉注射感染菌 4 h 后开始死亡，24 h 几乎全部死亡，对照组因机械损伤致死 1 尾。

**侵染途径与流行规律**　病菌侵入对虾体内与对虾脱皮有关，可能是由于虾体外皮损伤或在脱皮时给细菌进入体内提供了一个特有的条件，疾病是通过接触传染，经水而传播。发生季节为 7—10 月。

**诊断**　根据其发病症状可初步诊断，确诊需对病原菌进行分离鉴定。

**防治**　对患病虾塘可采用 $1×10^{-6}$ 漂白粉全池泼洒，可达到消灭水中病菌的目的。

### 3.4.12　蟹源溶藻弧菌

**病害名称**　梭子蟹牙膏病

**病原学名和生物学特征**　溶藻弧菌：（*Vibrio alginolyticus*）溶藻弧菌特征见 3.4.4 小节。

**宿主**　三疣梭子蟹（*Portunus tributercularus*）

**地理分布**　2005—2006 年，河北昌邑池塘养殖梭子蟹发生牙膏病，并导致大量死亡，病原菌为溶藻弧菌（刘淇等，2007）。

**对宿主的影响**　病蟹症状主要表现为肌肉白浊、无弹性、呈不透明的乳白色，从步足挤出的肌肉似牙膏，命名为"牙膏病"（刘淇等，2007）。煮熟后肌肉糜烂、有异味。

**侵染途径与流行规律**　溶藻弧菌感染梭子蟹导致"牙膏病"发生在每年 7—9 月池塘养殖的高水温期。

**诊断**　根据其发病症状进行初步诊断，确诊需要对病原菌进行分离、纯化和鉴定。

### 3.4.13　假单胞菌

**病害名称**　中华绒螯蟹假单胞菌病。

**病原学名和形态特征**　假单胞菌属（*Pseudoalteromonas*）细菌，为革兰氏阴性的杆菌，单个，长短不一，有的有弯曲。大小约 0.5 μm×（1.5~3.5）μm。无荚膜，不产生芽孢。接种于普通琼脂平板和麦康凯平板，于 28℃ 经培养 24 h，菌落呈圆形，表面光滑、湿润、边缘整齐、乳白色，直径 1~1.5 mm。在营养肉汤中培养 24 h，呈均匀混浊，液面有菌膜。培养 48 h 在底部有白色菌体沉淀，摇动后沉淀呈絮状。在 41℃ 能生长。

**宿主** 中华绒螯蟹（*Eriocheir sinensis*）。

**地理分布** 1998 年夏秋季，安徽巢湖地区人工养殖的中华绒螯蟹又暴发大规模死亡，导致巨大的经济损失，其中部分村的 50%～60% 农户绝收，据报道该流行病由假单胞菌引起（余为一等，1999）。

**对宿主的影响** 病蟹的症状是脚爪无力，被抓起后下垂，容易脱落。

**侵染途径与流行规律** 蟹发病死亡主要在气温最高的立秋前后（7 月下旬至 8 月上、中旬），随气温升高发病渐增，气温下降而逐渐减少。

**诊断** 根据其发病症状进行初步诊断，确诊需要对病原菌进行分离、纯化和鉴定。

### 3.4.14 嗜水气单胞菌

**病害名称** 细菌性河蟹颤抖病。

**病原学名和形态特征** 嗜水气单胞菌（*Aeromonas hydrophila*）特征见 3.4.9 小节。

**宿主** 中华绒螯蟹（*Eriocheir sinensis*）。

**地理分布** 1999 年 6 月，从江苏省启东市某水产养殖场患病濒死的中华绒螯蟹肝胰腺中分离出病原菌嗜水气单胞菌（朱越雄等，2002）。

**对宿主的影响** 病蟹在被感染后依次出现食欲下降、常爬出水面、惧水、反应迟钝，个别步足逐渐开始僵直，多数步足出现颤抖，在颤抖后期，步足会产生卷曲、上翘，实验室内观察死亡蟹在水中绝大多数腹甲朝上，病蟹肝水肿，从肠道和肝中可镜检到大量的细菌。

**侵染途径与流行规律** 中华绒螯蟹"颤抖病"是对 2 龄蟹危害极大的常见病，在流行区的发病率为 30%～80%，死亡率为 10%～100%，流行季节在 4—6 月。温度越高、放养密度越大、规格越大、养殖期越长，患病越严重，死亡率越高。

**诊断** 根据其发病症状可初步诊断，确诊需对病原菌进行分离鉴定。

### 3.4.15 苏云金芽孢杆菌和反硝化产碱菌

**病害名称** 河蟹颤抖病，分为病毒性和细菌性。

**病原学名和形态特征** 苏云金芽孢杆菌（*Bacillus thuringiensis*），为革兰氏阳性芽孢杆菌，两端整齐，多呈链状排列。反硝化产碱菌（*Alcaligenes denitrificans*），为革兰氏阴性杆菌，长短不一，菌体一端较粗，多成堆排列。

**宿主** 中华绒螯蟹（*Eriocheir sinensis*）。

**地理分布** 2002 年 6 月 21—25 日，安徽巢湖市某乡稻田河蟹相继发生了"颤抖病"，是由苏云金芽孢杆菌和反硝化产碱菌混合感染引起（祖国掌等，2004）。

**对宿主的影响** 病蟹"颤抖病"症状表现为对外界几乎无任何反应，附肢颤动、抽搐、发抖并僵硬地撑起机体，抽搐的频率似闪电，而较有规律地连续抽搐 3～4 次，停 4 s 左右，重复出现。同时，口腔吐出的泡沫呈茶褐色，明显少于健康蟹。病蟹应激反应速度极慢，甚至无反抗行为，步足极易脱落，刚脱落的步足各关节僵直，无韧性感觉，步足肌肉松弛。拨开头胸甲可见乳白色或呈浅灰色肝组织，胃内无食物，肛门附近亦少见有粪便。鳃可呈白浊色、黑色和灰色，心脏跳动无力，体腔膜有积水，有异常腥臭味。出现上述症状的患病河蟹，通常在 20 h 左右死亡。

**侵染途径与流行规律** 颤抖病是河蟹养殖生产中危害极大的一种传染病，发病迅速，死亡率高。自1994年在江苏省个别养蟹池塘中发现后仅2~3 a时间，就在江、浙、皖、沪等全国河蟹养殖的许多区域相继暴发流行，造成了巨大的经济损失。

**诊断** 根据"颤抖病"症状即可初步诊断，确诊需要对病原菌进行分离、纯化和鉴定。

**防治** 可采用内服抗菌复合药物和水体消毒相结合的方法展开治疗。

## 3.4.16 毛霉亮发菌

**病害名称** 中华绒螯蟹苗期丝状细菌病。

**病原学名和生物学特征** 毛霉亮发菌（*Leucothrix mucor*），为革兰氏阴性丝状细菌，菌体为无色不分枝的丝状体。在Hoarld、Pringsheim以及谷氨酸钠培养基上均可生长，形成典型的指纹状菌落，有的菌丝平行生长，菌丝形如蛇形，单个菌丝生长时可见有环状结构形成。在含1%谷氨酸钠的无菌海水平皿中静置培养2 d，平皿的底部出现小草样结构的菌丝生长。菌体无色，不分枝，随着时间的延续菌丝不断生长，最长的可达1 cm，营养旺盛时许多菌丝往往缠绕生长形成团状。丝状体可断裂成许多微生子，微生子在液体培养基中可形成玫瑰花环样结构。多次平板划线后可在平板上形成单个菌落，单菌落为隆起、圆形、乳白色。过氧化氢酶阳性，几丁质酶阴性，需氧。其生长的pH适宜范围为5.0~10.0，最适范围为7~8.5，在25℃时生长旺盛，在15℃和35℃时生长较慢，在10℃和40℃时不能生长，盐度最适范围为10~40。

**宿主** 中华绒螯蟹（*Eriocheir sinensis*）。

**地理分布** 从江苏省如东县中华绒螯蟹苗期暴发丝状细菌病的溞状幼体分离得到丝状细菌毛霉亮发菌，经感染实验证实其为中华绒螯蟹苗期丝状细菌病的病原（万夕和等，2003）。

**对宿主的影响** 主要危害蟹卵、溞状幼体、大眼幼体及幼蟹，使卵停止发育，幼体运动受阻，蜕皮困难，变态率下降，最后窒息死亡。

**侵染途径与流行规律** 当养殖池底质污染时，大量污物堆积，容易产生大量丝状细菌。

**诊断** 根据其发病症状可初步诊断，确诊需要对病原菌进行分离、纯化和鉴定。

## 3.4.17 豚鼠气单胞菌

**病害名称** 河蟹颤抖病。

**病原学名和生物学特征** 豚鼠气单胞菌（*Aeromonas caviae*），特征见3.4.10小节。

**宿主** 中华绒螯蟹（*Eriocheir sinensis*）。

**地理分布** 1997—2000年，杭州转塘中华绒螯蟹暴发的严重"颤抖病"，其病原菌为豚鼠气单胞菌（徐海圣等，2001）。

**对宿主的影响** 病蟹外观无明显症状，体表、体色正常。但活动能力减弱，病蟹离水后，步足紧缩，将身体抱作一团，呈间歇性痉挛颤抖（其中部分病蟹步足不颤抖），不久即死。解剖病蟹，可见腹腔内有积水，肌肉萎缩，胃肠内无食，肝胰腺水肿。人工注射感染健康蟹后，均在3 d内死亡，死亡率为100%。

**侵染途径与流行规律** 病蟹步足颤抖是由病毒感染所致，但病毒感染后，致使中华绒螯蟹体质下降，抗病力降低，增强了对病原菌的敏感性，而病原菌豚鼠气单胞菌的感染又可加重其器官的损伤，使病程缩短，加速其死亡。

**诊断**　根据发病症状初步诊断，确诊需对病原菌进行分离、纯化和鉴定。

### 3.4.18　腐败假单胞菌

**病害名称**　中华绒螯蟹腐败假单胞菌病。

**病原学名、分类和生物学特征**　腐败假单胞菌（*Pseudomonas putrefaciens*），最新分类位置定名为：腐败希瓦氏菌。形态为革兰阴性，无芽孢，直杆状或微弯曲，大部分单个或偶有短链状排列。该菌为需氧菌，糖代谢类型为氧化型。对营养要求不高，在肉汤培养基中，经36℃培养3~6 h呈均匀混浊，18~24 h液面形成菌膜，继续延长时间后，则管底形成膜状物沉淀。在pH 8.4的碱性胨水中生长良好。在半固体琼脂中显示有动力，表层菌苔呈淡粉红色，但色素不扩散，也不溶于乙醇及氯仿等有机溶剂。在KIA琼脂中产生大量的硫化氢。在麦康凯琼脂上，形成无色半透明光滑、淡橙色菌落。在CT-SMAC琼脂上形成无色半透明中心略带淡灰色的菌落。在SS琼脂上部分菌株被抑制，在绵羊血琼脂平板上大部分菌落不溶血。

**宿主**　中华绒螯蟹（*Eriocheir sinensis*）。

**地理分布**　1996年5—10月，从盖州市青石岭乡所养殖的病稚蟹体内分离出7株病原菌，1997年9月下旬，从大石桥市沟沿乡病稚蟹体内分离出5株病原菌，12株菌经鉴定均为腐败假单胞菌（陈军昌等，1999）。

**对宿主的影响**　腐败假单胞菌，是假单胞菌属中腐生性很强，并产生不耐热外毒素的革兰氏阴性菌。对仔蟹有很强的致病性和感染力。腐败假单胞菌可产生$H_2S$，而$H_2S$对稚蟹是一种毒力很强的致死物质，$H_2S$也极易使水质恶变。

人工感染实验中，腐败假单胞菌毒力很强，仅注射$1.0 \times 10^6$ $mL^{-1}$菌悬液5 μL，即可使稚蟹3 h内死亡。

**侵染途径与流行规律**　腐败假单胞菌是好氧菌，在营养物富集的水质中可迅速繁殖。而耗去水中大量的溶解氧并产生硫化氢使水质变劣，河蟹因感染腐败假单胞菌而呼吸困难并上岸死亡。

**诊断**　对病原菌进行分离鉴定确诊。

### 3.4.19　恶臭假单胞菌

**病害名称**　三疣梭子蟹"牛奶病"。

**病原学名和生物学特征**　恶臭假单胞菌（*Pseudomonas putida*），革兰氏阴性，好氧兼性厌氧非发酵型杆菌，分散排列，不产芽孢。25℃培养24 h，普通营养琼脂平板上可见呈圆形、白色透明、光滑湿润、边缘整齐的菌落。氧化酶、接触酶均呈阳性，生长需要$Na^+$，发酵葡萄糖产酸，甲基红、维—倍（V-P）实验均为阴性，不能产生靛基质，不能利用肌醇，发酵果糖产酸，能还原硝酸盐，不能液化明胶，不能水解淀粉，精氨酸双水解酶阳性，鸟氨酸脱羧酶、赖氨酸脱羧酶阴性。

**宿主**　三疣梭子蟹（*Portunus tritubercularus*）。

**地理分布**　2004年10月至2006年2月，从浙江舟山市养殖场和暂养场"牛奶病"的三疣梭子蟹乳化的螯足、步足及肝胰腺中分离到恶臭假单胞菌（王高学等，2007）。

**对宿主的影响**　病蟹内脏组织溶解为乳白色液体，折断步足可流出大量白色黏液，患病严重时肌肉可全部化为黏液，如牛奶一般，当地人因此将该病命名为"牛奶病"。

回感实验中，三疣梭子蟹在注射病原菌后表现为行动迟缓，对外界刺激反应慢或无反应，大多于 24~48 h 死亡，打开头胸甲，体液较多且混浊，有一股腐臭气味。感染病例中未见肝胰腺、螯足及步足肌肉溶解液化呈乳白色牛奶状，这可能是由于人工感染发病迅速，病程短。

**侵染途径与流行规律** 三疣梭子蟹"牛奶病"发病季节以春、秋季为主，9 月为发病高峰期。

**诊断** 根据"牛奶病"发病症状即可初诊，确诊需要对病原菌进行分离、培养与鉴定。病原菌的鉴定方法可采用 16S rRNA 基因序列分析法。

### 3.4.20　易损气单胞菌

**病害名称** 中华绒螯蟹易损气单胞菌病。

**病原学名和生物学特征** 易损气单胞菌（*Aeromonas trota*），为革兰氏阴性杆菌，菌体直，两端钝圆，单个或成对排列，单极生鞭毛，无荚膜，无芽孢，菌体大小为（0.4~0.8）μm×（0.8~1.5）μm。在营养琼脂平板上 28℃恒温培养 24 h 后，菌落呈乳白色半透明，直径 1~1.5 mm，圆形、中央微凸，表面光滑、边缘整齐。该菌运动，兼性厌氧发酵葡萄糖产酸产气，氧化酶、过氧化氢酶、纤维二糖阳性，七叶苷、蔗糖、水杨素阿拉伯糖阴性，能还原硝酸盐。

**宿主** 中华绒螯蟹（*Eriocheir sinensis*）。

**地理分布** 2000 年 7—9 月，杭州市袁浦镇养蟹区暴发了严重的蟹病，从濒死蟹中分离到易损气单胞菌（徐海圣等，2002）。

**对宿主的影响** 病蟹活动能力减弱，外观无明显症状，体腔内有积水，肝胰腺水肿等。人工注射感染健康蟹后，在 2 d 内死亡率为 100%。

**侵染途径与流行规律** 发病率达 80% 以上，有些养蟹塘甚至绝产。

**诊断** 根据其发病症状即可初诊，确诊需要对病原菌进行分离、培养与鉴定。

可利用设计引物克隆气溶素基因序列中的 622 bp 片段来检测蟹源致病性易损气单胞菌。

### 3.4.21　类志贺邻单胞菌

**病害名称** 中华绒螯蟹细菌病。

**病原学名和生物学特征** 类志贺邻单胞菌（*Plesiomonas shigelloides*），属于弧菌科（Vibrionaeae），邻单胞菌属（*Plesiomonas*）。为革兰阴性具动力短杆菌，菌体直，两端钝圆，大小为（0.7~0.9）μm×（2.5~3.0）μm，极生单鞭毛。在营养琼脂上为圆形灰白色菌落，微凸，表面光滑、湿润、边缘整齐。对小鼠、鹌鹑、鲫鱼血细胞无溶血性。氧化酶阳性，发酵葡萄糖产酸不产气，发酵麦芽糖、乳糖、肌醇等。不发酵甘露醇、鼠李糖、阿拉伯糖等。触酶、精氨酸双解酶、鸟氨酸脱羧酶、赖氨酸脱羧酶阳性。最适生长温度为 28℃，在 pH 6.0~9.0 范围内细菌均具较快生长速度，最适 pH 为 7.0，而在 pH 5.0 和 pH 10.0 时生长几乎停止。NaCl 含量 1.0% 时生长最佳，在不加 NaCl 而只含蛋白胨和酵母粉的培养液中，细菌仍具一定的生长速度，在 NaCl 含量达 3.0% 及不断增加时，该菌的生长速度呈现逐步降低的趋势。

**宿主** 中华绒螯蟹（*Eriocheir sinensis*）。

**地理分布** 从江苏省启东市某水产养殖场患病的中华绒螯蟹组织中，分离到一株类志贺邻单胞菌（朱越雄等，2001）。

**对宿主的影响** 发病症状为食欲明显下降，蟹足无力，行动迟缓，反应慢，部分蟹在濒死前有步足颤抖现象。由于健康蟹的回感实验未见发病，因此推测该分离菌株可能为非致病菌株。

**诊断**　根据其发病症状即可初诊，确诊需要对病原菌进行分离、培养与鉴定。

## 3.4.22　嗜水气单胞菌、拟态弧菌

**病害名称**　中华绒螯蟹"腹水病"。

**病原学名和生物学特征**　嗜水气单胞菌（*Aeromonas hydrophila*）特征见 3.4.9 小节。拟态弧菌（*Vibrio mimicus*），革兰氏阴性短杆菌，大小为（0.4~0.8）μm×（0.8~1.4）μm，无芽孢和荚膜，端生单鞭毛，单个或双个相连，菌体直或稍弯。菌株在营养琼脂平板上 28℃ 培养生长良好，24 h 左右菌落大小为 0.8~1.4 mm，菌落圆形，中间稍高，边缘较整齐，乳白色。葡萄糖氧化发酵测定为发酵型产酸，但不产气，对 O/129 敏感，V-P 反应和酒石酸盐反应均为阴性，对多黏菌素敏感。

**宿主**　中华绒螯蟹（*Eriocheir sinensis*）。

**地理分布**　1996 年和 1997 年引起上海市崇明县、江苏省太仓市等地养殖的中华绒螯蟹腹水病的致病菌为嗜水气单胞菌和拟态弧菌（陆宏达等，1999）。1998—1999 年对来自浙江湖州、绍兴、桐乡、嘉兴及江苏等多家蟹养殖场中华绒螯蟹主要细菌性疾病"腹水病""抖抖病"并发病病原进行研究，病原为嗜水气单胞菌和拟态弧菌（李槿年等，2005）。1998 年，从安徽六安地区患腹水病的中华绒螯蟹体内分离到病原菌拟态弧菌（李槿年等，2005）。

**对宿主的影响**　病蟹行动缓慢，反应迟钝，腹腔内出现大量腹水，肠中无食，心脏肿大，心跳乏力，临死前蟹腹向上不能自行翻身，所采集的病蟹中部分病蟹步足有时出现抖动现象。

经人工感染试验后的病蟹与自然发病蟹表现为相应的症状，主要症状为腹腔内出现大量腹水，心脏肿大，临死前反应迟钝等病症，但人工感染后的病蟹不出现步足抖动现象。

**侵染途径与流行规律**　该病 5—11 月均有发生，高峰期为 7—9 月。危害对象主要是 1 龄幼蟹到成蟹，死亡率较高，造成较大经济损失。

**诊断**　根据其发病症状进行初步诊断，确诊需要对病原菌进行分离、纯化和鉴定。

## 3.4.23　维氏气单胞菌、鳗利斯顿氏菌和弗氏柠檬酸杆菌

**病害名称**　中华绒螯蟹细菌病。

**病原学名和生物学特征**　维氏气单胞菌（*Aeromonas veronii*）、鳗利斯顿氏菌（*Listonella anguillarum*）、弗氏柠檬酸杆菌（*Citrobacter freundii*）。维氏气单胞菌，革兰氏染色阴性，杆状（有的稍弯曲）、两端钝圆，无芽孢，散在或成双，大小多在（0.3~0.7）μm×（1.2~2.5）μm。在 28℃、37℃ 条件下生长情况基本一致。在普通营养琼脂上形成圆形光滑、边缘整齐、灰白色、不透明菌落，培养 24 h 直径多在 1.2 mm 左右（稍隆起），48 h 直径多在 1.8 mm 左右（较扁平）。在血液营养琼脂上的菌落圆形光滑、边缘整齐、稍隆起、近乳白色、β-溶血，培养 24 h 直径多在 1.2 mm 左右、48 h 多在 2.0 mm 左右。在普通营养肉汤中，均呈均匀混浊生长，管底形成圆点状沉淀，形成轻度菌环。

鳗利斯顿氏菌，属于利斯顿氏菌属，即原弧菌属的鳗弧菌。为革兰氏染色阴性、杆状及短杆状（个别的近似球状）、一端或两端钝圆（有的一端或两端稍尖）、多数菌体稍弯曲、散在、无芽孢、大小多在（0.3~0.5）μm×（0.7~1.8）μm。在普通营养琼脂上呈圆形光滑、边缘整齐、稍隆起、浅橘黄色，培养 24 h 直径多在 1.0 mm 左右（半透明）、48 h 多在 1.5 mm 左右（不透明），生长丰盛；在血液营养琼脂与普通营养琼脂培养基上的菌落特征基本一致，β-溶血（室温放置后更明显）。

在 28℃、37℃条件下生长情况基本一致（28℃的更优些），菌苔不透明、橘黄色。在普通营养肉汤中生长良好，6 株菌生长表现一致，均呈均匀混浊生长，管底形成小圆点状菌体沉淀（摇动后即消散），有较厚的菌膜形成（摇动后呈较大的块状悬浮不易散开并留下明显菌环）。

弗氏柠檬酸杆菌为革兰阴性杆菌，直径 1.0 μm，长 2~6 μm，有周鞭毛，能运动，无芽孢，无荚膜光滑。菌落低凸、温润、半透明或不透明，表面有光泽，边缘不整齐，菌落直径 2~4 mm。可在含有 10×10⁻⁶ MG 的无机盐培养基中正常生长，最适生长温度为 30℃。需氧或兼性厌氧，为条件致病菌，广泛分布于自然界中，是人和动物（哺乳类、鸟类、爬行类及两栖类）肠道内正常的菌群。

**宿主** 中华绒螯蟹（*Eriocheir sinensis*）。

**地理分布** 2001 年 5 月初，河北某水产养殖场所养殖的 1 年生中华绒螯蟹发生病害，经做病原学检验，表明其为鳗利斯顿氏菌、维氏气单胞菌及弗氏柠檬酸杆菌的混合感染（陈翠珍等，2006；房海等，2008）。

**对宿主的影响** 病蟹主要表现为行动迟缓、少食至不食。体腔内有不等量积水，鳃呈暗灰色，肝胰腺呈浅黄色等不同程度的病理变化。人工感染实验中，10 只蟹在感染后 72 h 内死亡。

**侵染途径与流行规律** 2001 年 5 月，平均发病率 35%（35/100），死亡率 22%（22/100）。

**诊断** 根据发病症状可初步诊断，确诊需要对病原菌进行分离、培养与鉴定，病原菌的鉴定方法可采用 16S rRNA 基因序列分析法。

### 3.4.24 温和气单胞菌

**病害名称** 中华绒螯蟹温和气单胞病。

**病原学名和生物学特征** 温和气单胞（*Aeromonas sobria*），革兰氏阴性，具动力短杆菌，在牛肉膏蛋白胨平板上菌落透明圆形、扁平、湿润，在麦康凯平板上菌落扁平、湿润，无砖红色，不发酵乳糖。氧化酶、触酶阳性，发酵葡萄糖产酸产气，鸟氨酸脱羧酶、赖氨酸脱羧酶、精氨酸双水解酶、苯丙氨酸脱氨酶阴性，蔗糖、甘露醇、β-半乳糖苷酶反应阳性，肌醇、山梨醇、鼠李糖、七叶苷反应阴性，菌株培养物具溶血性毒素。

**宿主** 中华绒螯蟹（*Eriocheir sinensis*）。

**地理分布** 对江苏常熟尚湖某养殖场的患病蟹进行了细菌分离及鉴定，病原为温和气单胞菌（朱越雄等，2003）。

**对宿主的影响** 发病病症为食欲明显下降，行动迟缓，一段时间以来生长停滞，并且蟹正处于发病高峰期，解剖发现病蟹肝胰腺有肿大现象。镜检发现病蟹血液和肝胰腺中存在大量细菌。

**诊断** 根据发病症状进行初步诊断，确诊需要对病原菌进行分离鉴定。

### 3.4.25 溶藻弧菌、霍乱弧菌、荧光假单胞菌、豚鼠气单胞菌和梅氏弧菌

**病害名称** 中华绒螯蟹细菌病。

**病原学名和形态特征** 溶藻弧菌（*Vibrio alginolyticus*）、霍乱弧菌（*Vibrio cholerae*）、荧光假单胞菌（*Pseudomonas fluorescens*）、豚鼠气单胞菌（*Aeromonas caviae*）形态及生物学特性分别见 3.4.2 小节、3.4.13 小节和 3.4.11 小节。梅氏弧菌为革兰氏阴性无芽孢短杆菌，不产生荚膜，具单极毛。菌落圆形，表面光滑，透明。

**宿主**　中华绒螯蟹（*Eriocheir sinensis*）。

**地理分布**　从取自江苏无锡、常熟、金坛等地河蟹育苗场各期溞状幼体（Z1～Z5）、大眼幼体至Ⅴ期幼蟹进行了病原菌的分离，主要为溶藻弧菌、霍乱弧菌、荧光假单胞菌、豚鼠气单胞菌和梅氏弧菌（杨弯劼等，2004）。

**对宿主的影响**　发病幼蟹活动异常，常见沉于池底或靠池边，镜检常发现背刺发红，有些甚至断裂，在头胸甲靠近复眼处，常发现大量细菌，并有杨树根状病变，病变部位常呈现褐色或棕红色，同时在附肢和尾部也会有类似的病变。

由于育苗期的河蟹很小，很难进行回感试验。5株菌还将对其毒性、血清型等作进一步的研究。

**诊断**　根据发病症状进行初步诊断，确诊需要对病原菌进行分离鉴定。

### 3.4.26　我国虾蟹类细菌病原分布规律

1983—2017年，我国虾蟹类细菌病原报道共计29种，有恶臭假单胞菌、反硝化产碱菌、非O1群霍乱弧菌、弗氏柠檬酸杆菌、腐败假单胞菌、副溶血弧菌、哈氏弧菌、海弧菌、河流弧菌、霍乱弧菌、假单胞菌、类志贺邻单胞菌、鳗弧菌、鳗利斯顿氏菌、毛霉亮发菌、梅氏弧菌、拟态弧菌、溶藻弧菌、杀虾微杆菌、嗜水气单胞菌、苏云金芽孢杆菌、豚鼠气单胞菌、维氏气单胞菌、温和气单胞菌、需钠弧菌、易损气单胞菌、荧光假单胞菌、未鉴定细菌；病原宿主共计8种，有凡纳滨对虾、中国对虾、斑节对虾、长毛对虾、日本对虾、脊尾白虾、中华绒螯蟹、三疣梭子蟹；渤海沿海报道有腐败假单胞菌、副溶血弧菌、溶藻弧菌、鳗利斯顿氏菌、维氏气单胞菌、弗氏柠檬酸杆菌、哈氏弧菌，黄海沿海报道有非O1群霍乱弧菌、哈氏弧菌、鳗弧菌、副溶血弧菌、溶藻弧菌、杀虾微杆菌、嗜水气单胞菌、需钠弧菌、豚鼠气单胞菌、苏云金芽孢杆菌、反硝化产碱菌、拟态弧菌（图3.12）；东海沿海报道有恶臭假单胞菌、反硝化产碱菌、非O1群霍乱弧菌、哈氏弧菌、溶藻弧菌、嗜水气单胞菌、豚鼠气单胞菌、海弧菌、河流弧菌、霍乱弧菌、假单胞菌、类志贺邻单胞菌、毛霉亮发菌、梅氏弧菌、拟态弧菌、苏云金芽孢杆菌、温和气单胞菌、易损气单胞菌、荧光假单胞菌、未鉴定细菌（图3.13）；南海沿岸报道有哈氏弧菌、鳗弧菌、副溶血弧菌、溶藻弧菌、嗜水气单胞菌、河流弧菌（图3.14）。细菌病原报道共计170次，1983年报道3次，1984年报道2次，1987年报道1次，1988年报道3次，1989年报道2次，1990年报道10次，1991年报道6次，1992年报道7次，1993年报道9次，1994年报道4次，1996年报道6次，1997年报道11次，1998年报道13次，1999年报道14次，2000年报道4次，2001年报道8次，2002年报道13次，2003年报道22次，2004年报道8次，2005年报道2次，2006年报道2次，2007年报道4次，2012年报道3次，2013年7次，2015年3次，2017年3次。已报道细菌病原可导致斑节对虾和脊尾白虾"红体病"、对虾红腿病、对虾发光病、日本对虾杀虾微杆菌病、中国对虾养成期细菌性黑鳃、褐斑综合征、中国对虾败血病、中国对虾"瞎眼病"、中国对虾糠虾幼体弧菌病、梭子蟹牙膏病、中华绒螯蟹假单胞菌病、细菌性河蟹颤抖病、梭子蟹肌肉乳化病、中华绒螯蟹苗期丝状细菌病、中华绒螯蟹腐败假单胞菌病、中华绒螯蟹易损气单胞菌病、中华绒螯蟹"腹水病"中华绒螯蟹温和气单胞病。

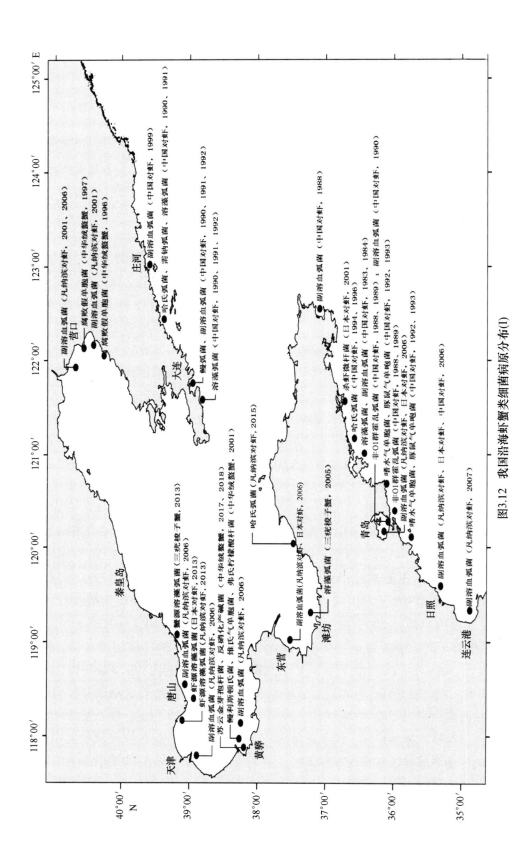

图3.12 我国沿海虾蟹类细菌病原分布(I)

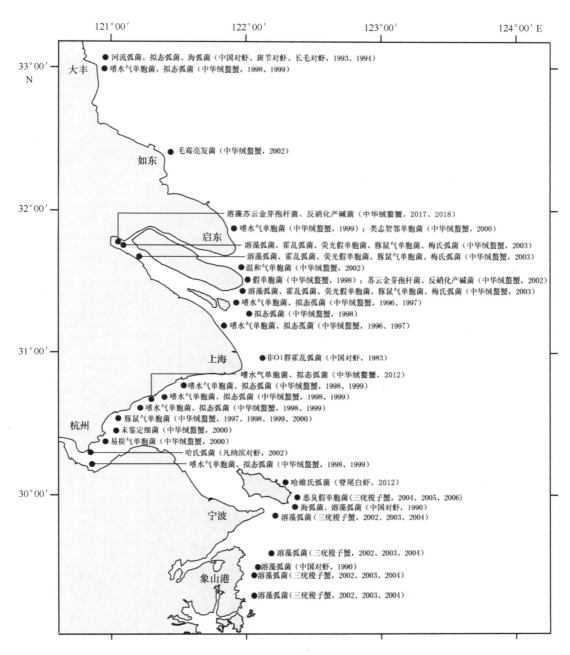

图 3.13　我国沿海虾蟹类细菌病原分布（Ⅱ）

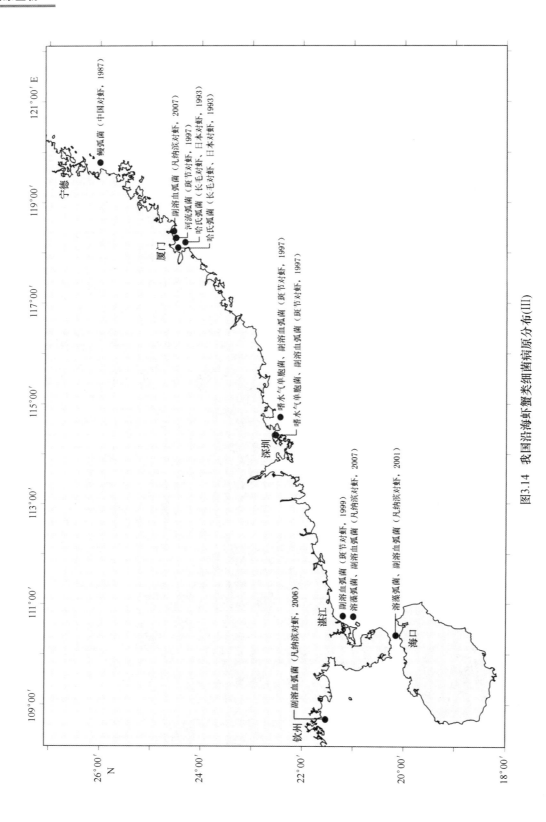

图3.14 我国沿海虾蟹类细菌病病原分布(III)

## 3.5　真菌

### 3.5.1　离壶菌

**病害名称**　离壶菌病。

**病原学名、分类和形态特征**　离壶菌属（*Sirolpidium*），其生活史分为以下几个阶段：① 游动孢子期：孢子大小约 10 μm，椭圆形，生有两条鞭毛，可在水中到处游动寻找宿主。② 休眠孢子期：游动孢子一旦遇到宿主（虾蟹类的卵或幼体）即附着其上，停止活动，失去鞭毛并生出被膜，成为休眠孢子。③ 菌丝期：休眠孢子经过短时间休眠后即向宿主体内萌发、生长，形成菌丝。菌丝为不规则交叉分支，直径 10~40 μm，可吸收宿主营养，在较短的时间内长满整个宿主体内。菌丝内生有孢子囊，游动孢子在孢子囊内成熟后通过伸向宿主体表的排放管端口排入水中。

**宿主**　中国对虾（*Fenneropenaeus chinensis*），中华绒螯蟹（*Eriocheir sinensis*），三疣梭子蟹（*Portunus trituberculus*）。

**地理分布**　1994—1995 年在江苏省启东市吕四港开始河蟹人工繁殖时发现在幼体上寄生病原菌离壶菌（许步劭，2000）；1997 年和 1998 年在宁波市鄞县一个河蟹人工育苗场发现第一期幼体感染离壶菌病（许步劭，2000）；2000 年 5—6 月，在青岛市崂山区秦家土寨育苗场进行三疣梭子蟹育苗生产时，发生了严重的离壶菌病（杨秀生，2003）；2001 年，营口地区中国对虾育苗期间幼体发生了严重的真菌病，营口地区二道沟乡红旗村和兰旗村患病对虾体内均检测到真菌，初步认定病原菌为离壶菌属（单红云等，2002）。

**对宿主的影响**　离壶菌可感染海水虾蟹的卵及各期幼体，以鳋状幼体发病最为常见。患病幼体不活泼，趋光性差，缓慢游动于水的中下层或沉于水底，不摄食 24 h 内死亡。

**诊断**　选取死亡或濒死的卵或幼体进行显微观察，看到其体内生长有菌丝体，菌丝内可看到不活动（未成熟）或活动的游动孢子，即可确诊。

### 3.5.2　链壶菌

**病害名称**　链壶菌病（*Lagenidialesosis*）。

**病原学名、分类和形态特征**　链壶菌属（*Lagenidium*），藻菌纲（Phycomycetes）、链壶菌目（Lagenidiales）。弯曲、分枝的菌丝，大小为 10~37.5 μm，在死亡幼体，菌丝充满幼体全身组织，并可见排放管伸出幼体处，排放管大小为 620×（7.5~12.5）μm 不等，其先端没有顶囊形成。动孢子的大小为（7.5~12.5）μm×（5~7.5）μm，梨形。

**宿主**　斑节对虾（*Penaeus monodon*），长毛对虾（*Penaeus penicillatus*），中华绒螯蟹（*Eriocheir sinensis*）。

**地理分布**　1991 年 8 月，湛江某对虾育苗场约 1 500 万粒斑节对虾溞状幼体在 2 d 之内全部死亡，经临床及实验室诊断，确诊为链壶菌病（朱广勤等，1995）。1997 年，湛江市东海岛，雷州市乌石镇等 5 个孵化场的患病斑节对虾感染链壶菌（梁飞龙等，2000）。1999—2000 年，在江苏连云港河蟹人工育苗生产中，首次发现了抱卵亲蟹及其幼体上因寄生链壶菌而发生幼体大量死亡的现象（徐国成，2001）。

**对宿主的影响**  在斑节对虾幼育苗过程中，溞状幼体易感染链壶菌，一旦感染发病，不及时治疗，全池幼体可在 5~12 h 内死亡。最初出现趋光性差、活力下降，随后不吃食，散游于水的中下层，幼体体色灰白，绵毛状，最后发生大批死亡，死亡的幼体沉于池底中。

**侵染途径与流行规律**  斑节对虾育苗池水温较高，投饵后水质较肥，链壶菌容易生长繁殖。

### 3.5.3  镰刀菌

**病害名称**  镰刀菌病黑鳃病。

**病原学名、分类和形态特征**  镰刀菌属（*Fusarium*），真菌界、无鞭毛门、半知菌亚门、半知菌纲、丛梗孢目、瘤座孢科。镰刀菌的菌丝呈分枝状，有分离。生殖方法是形成大分生孢子、小分生孢子和厚膜孢子。

**宿主**  中国对虾（*Fenneropenaeus chinensis*）。

**地理分布**  1985 年 12 月在河北省人工越冬期的中国对虾上首次发现镰刀菌病（战文斌等，1993）。1987—1988 年从山东省惠民、文登、日照、潍坊，江苏省连云港，浙江奉化县患病中国对虾体内分离出 4 种镰刀菌，腐皮镰刀菌、尖孢镰刀菌、三线镰刀菌和禾谷镰刀菌（战文斌等，1993）。1989 年 8 月在浙江舟山市盘峙乡对虾养殖场患黑鳃病的中国对虾鳃组织上分离到一株镰刀菌（陈波等，1992）。

**对宿主的影响**  镰刀菌寄生在鳃、头胸甲、附肢、体壁和眼球等处的组织内。其主要症状是被寄生处的组织有黑色素沉淀而呈黑色，在日本对虾的鳃部寄生，引起鳃丝组织坏死变黑，中国对虾的鳃感染镰刀菌后，有的鳃丝变黑，有的鳃丝虽充满了真菌的大分生孢子和菌丝，但不变黑。有的中国对虾越冬亲虾的头胸甲鳃感染镰刀菌后，甲壳坏死、变黑、脱落，如烧焦形状。镰刀菌寄生处，除了对组织造成严重破坏以外，还能产生真菌霉素，使宿主中毒。

**流行情况**  镰刀菌是一种慢性病，在养殖成期的对虾上尚未发现有此病的发生。

### 3.5.4  葡萄牙假丝酵母

**病害名称**  梭子蟹肌肉乳化病。

**病原学名和生物学特征**  葡萄牙假丝酵母（*Candida lusitaniae*），大小为（2.3~7.8）μm×（1.3~6.5）μm，细胞球形或近球形或卵圆形，有些细胞稍弯曲。球形直径为 2.1~5.2 μm，卵圆形大小为（2.3~7.8）μm×（1.3~6.5）μm。细胞大多单个或成对排列，多边芽殖。在葡萄糖-酵母膏-蛋白胨液体培养基，25℃培养 3 d，培养液表面有菌膜，管底有菌体沉淀。葡萄糖-酵母膏-蛋白胨琼脂培养基上的菌落乳白色，蜡状，表面光滑，中央稍隆起，边缘整齐。在加盖玻片的马铃薯葡萄糖琼脂培养基上培养可形成原始型的假菌丝，但不形成真菌丝。在葡萄糖-酵母膏-蛋白胨琼脂培养基上不产生掷孢子。在 McClary 和 YM 培养基上不能形成子囊和子囊孢子。对糖的发酵，对碳的同化，利用氮源同化不利用硝酸钾、亚硝酸钠，利用赖氨酸和硫酸铵。其他特征为能水解尿素，25℃、30℃生长，37℃、42℃不生长，无维生素培养基中生长，在 10% NaCl、5%葡萄糖及 YNB 的培养液中生长，重氮基蓝色 B 盐显色反应（DBB 显色反应）阴性。

**宿主**  三疣梭子蟹（*Portunus trituberculatus*）。

**地理分布**  2002 年与 2003 年的 10 月至翌年 2 月，采自浙江舟山市朱家尖、桃花、长崎和西闪等地暂养梭子蟹连续发生被称为"乳化病"的暴发性疾病，并导致大量死亡，假丝酵母菌属酵母菌是该病的病原（许文军等，2005）。2002—2004 年的每年 6—7 月和 9—11 月，取自宁波市北仑、象山、宁海及舟山朱家尖等地养殖场的患肌肉乳化病梭子蟹病原菌为溶藻弧菌和葡萄牙假丝酵母，葡萄牙假丝酵母为继发性感染病原（王国良等，2006）。

**对宿主的影响**　病蟹症状表现为蟹体消瘦，肌肉萎缩，若横切步足，在断口处有乳白色的液体流出，步足甲壳内肌肉基本液化。打开蟹盖亦有大量乳白色牛奶状液体，并伴有食物发酵的味道等（图 3.15A）；而正常梭子蟹甲壳腔内的血淋巴为透明蓝青色（图 3.15B）（许文军等，2005）。组织病理学观察表明，肝胰腺管柱状上皮细胞呈空泡变性，在肝管的管腔中，可见坏死物，管腔缩小或阻塞，肝管间的血隙及结缔组织间充满酵母菌团块（图 3.16 和图 3.17）。鳃薄板细胞水肿变形，鳃薄板血管中含有大量酵母菌块（图 3.18）。心肌纤维弯曲、断裂和局部坏死，其间有大量酵母菌（图 3.19）。肌肉呈不同程度的变性，肌肉组织横纹消失，局部坏死溶解，坏死区内有大量酵母菌体（图 3.20）（许文军等，2005）。人工回感实验中，各实验组全部发病，注射第 4 天开始基本不摄食，第 5 天开始各组先后出现死亡，症状与自然发病的牛奶蟹相同。

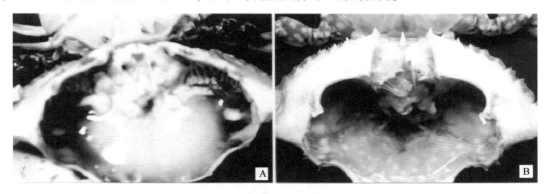

图 3.15　A：人工感染酵母菌的梭子蟹揭下的蟹盖，乳白色；B：健康养殖的正常梭子蟹揭下的蟹盖

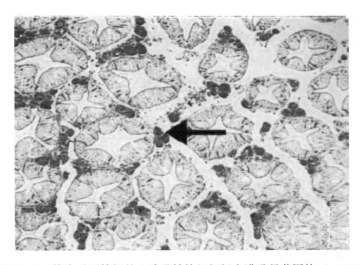

图 3.16　箭头示肝管间的血隙及结缔组织间充满酵母菌团块（×400）

**侵染途径与流行规律**　“乳化病”在宁波及浙江其他沿海地区各梭子蟹养殖场几乎都有发生，此病其发病范围广、死亡率高，发病死亡率一般为 40%，高时可达 60% 以上。在典型的发病养殖场内，从出现病症到死亡历时约 1 周。流行时间以初夏、秋季为主，9—11 月为发病高峰期。

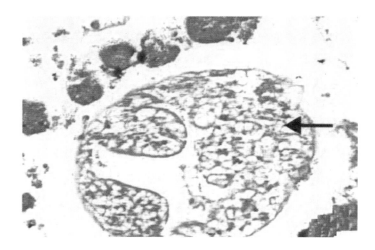

图 3.17　箭头示肝管上皮细胞界线模糊，细胞核坏死、消失（×1 000）

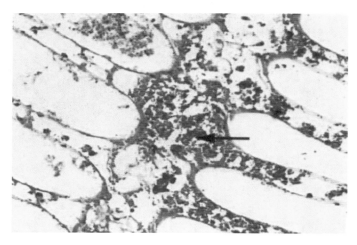

图 3.18　鳃组织细胞肿大，箭头示鳃腔内充满酵母菌（×400）

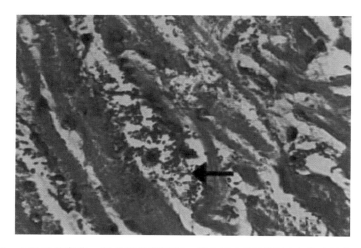

图 3.19　心肌纤维弯曲、断裂和局部坏死，箭头示心肌纤维间充满酵母菌（×400）

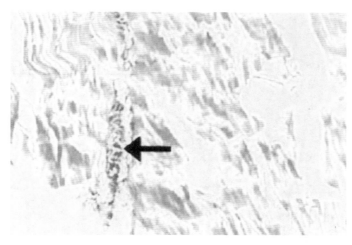

图 3.20　横纹肌纤维变性，局部坏死溶解（箭头示酵母菌侵袭）
（×400）

**诊断**　根据"乳化病"发病症状可进行初步诊断，确诊需要对病原菌进行分离、纯化和鉴定。

### 3.5.5　我国虾蟹类真菌病原分布规律

1984—2017 年，我国虾蟹类真菌病原种类报道共计 8 种，有离壶菌、链壶菌、腐皮镰刀菌、禾谷镰刀菌、尖孢镰刀菌、三线镰刀菌、茄类镰刀菌、葡萄牙假丝酵母。宿主共计 5 种，有中国对虾、斑节对虾、长毛对虾、中华绒螯蟹、三疣梭子蟹；渤海沿海报道有离壶菌、腐皮镰刀菌。黄海沿海报道有离壶菌、链壶菌、腐皮镰刀菌、三线镰刀菌、尖孢镰刀菌、禾谷镰刀菌（图 3.21）；东海沿海报道有离壶菌、禾谷镰刀菌、三线镰刀菌、茄类镰刀菌、葡萄牙假丝酵母（图 3.22）。南海沿海报道有链壶菌（图 3.23）；真菌病原报道共计 32 次，1984 年报道 1 次，1985 年报道 2 次，1987 年报道 6 次，1988 年报道 5 次，1989 年报道 1 次，1991 年报道 1 次，1994 年报道 1 次，1995 年报道 1 次，1997 年报道 3 次，1998 年报道 1 次，1999 年报道 1 次，2000 年报道 2 次，2001 年报道 3 次，2009 年报道 1 次，2015 年报道 2 次，2017 年报道 1 次。

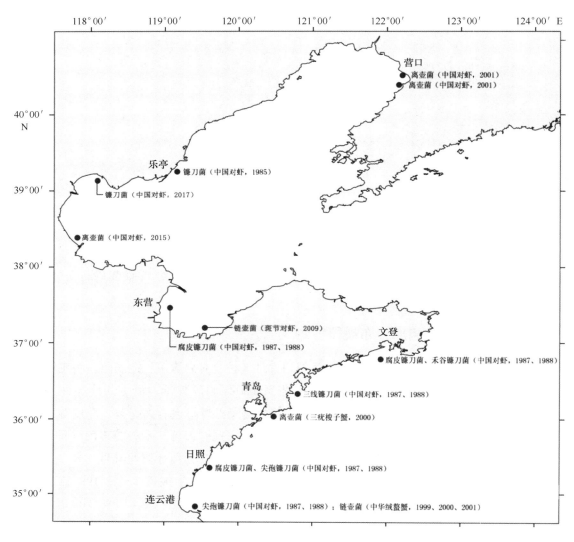

图 3.21　我国真菌病原分布（Ⅰ）

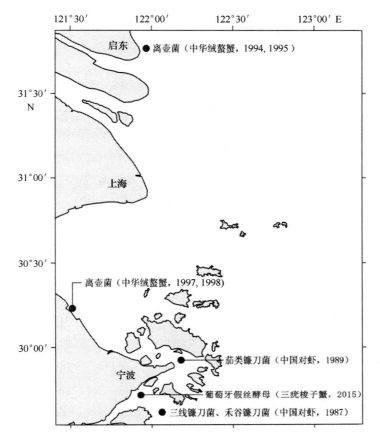

图 3.22　我国真菌病原分布（Ⅱ）

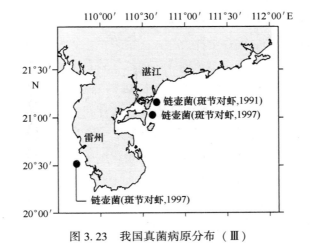

图 3.23　我国真菌病原分布（Ⅲ）

# 3.6 类立克次体、类支原体

## 3.6.1 虾源类立克次体

**病害名称** 对虾类立克次体病。

**病原学名和生物学特征** 立克次氏小体或立克次氏体（*Rickettsia*），无界膜和包涵体。因发育阶段的不同，可分为原体（为个体最小的球状物，直径 0.1~0.2 μm）、中间体（是原体与始体之间的过渡类型，直径为 0.3~0.4 μm）、始体（是由中间体发育而成的个体最大的球形体，直径 0.5~0.7 μm）、繁殖体（是发育成熟的个体，大部分为典型的哑铃状或棒锤状的二分裂体）。

**宿主** 中国对虾（*Fenneropenaeus chinensis*）。

**地理分布** 1999 年的 9—10 月采自青岛地区对虾养殖场中国对虾淋巴组织培养细胞发现类立克次体（汪岷等，2000）。

**对宿主的影响** 对虾从表面上看均健康，肝胰腺、心脏未发现异常，但有些个体的淋巴器官肿大。感染立克次氏体的细胞，都不同程度地出现了细胞病变。表现为核膜肿胀，核染色质凝聚，部分区域形成空白的低电子密度区，水肿明显，部分核中出现脂肪蓄积现象；部分线粒体膜溶解，有些线粒体部分内嵴和外膜水肿，空泡化；粗面内质网变形、水肿，部分内质网呈水池样变化，核糖体脱落。

**侵染途径与流行规律** 卤虫体内也观察到相同的立克次氏小体，推测卤虫、患病的死虾都是立克次氏小体的传染源。立克次氏体毒力强，加之毒性物质，造成对虾死亡，再现症状与病理变化后的 3~5 d 内累计死亡率可达 80%~100%。

## 3.6.2 支原体

**病害名称** 对虾黑鳃褐斑综合征，肝胰腺坏死综合征。

**病原学名、分类和生物学特征** 支原体（*Mycoplasma*），是目前所知具有细胞结构的最小原核生物，支原体多形态，呈近圆形、细长条形不等，无细胞壁，仅有单一膜包围，中为一电子密度较低的区域。细胞质中出现许多包囊体，每一包囊体内包含数目不等的寄生物。该寄生物多形态，呈近圆形、卵形、细长条形不等。近圆形的大小（0.1~0.2）μm×（0.2~0.4）μm。细长条形的大小（0.1~0.2）μm×（0.6~0.8）μm，无明显的细胞壁结构存在，仅有单一的膜包围。该膜厚度约 8 nm，膜外层比内层较致密，膜外层有电子稠密物质吸附。寄生物胞体中心为一电子密度较低的区域，该区域中有数目不等的电子致密的颗粒存在。细条状病原体有弯曲分枝状，有些呈哑铃状。核腔中有的寄生物基体伸出长达数十微米的细丝。

**宿主** 中国对虾（*Fenneropenaeus chinensis*）。

**地理分布** 1990 年 7—8 月，舟山定海等地区的对虾养殖场暴发了由海弧菌引起的流行性对虾黑鳃褐斑综合征，造成对虾大量死亡，在濒死的病虾黑鳃组织呼吸上皮细胞中发现有支原体感染（杨季芳等，1992）。此后连续两年在浙江东部肠结节病虾的中后肠病灶近肠壁表皮细胞中发现了枝原体寄生感染，其寄生部位为宿主细胞质和核周腔。1993 年，我国南源福建，北至山东、河北发生了大范围的对虾流行病。浙江省温州地区 5 月初陆续发病，然后逐渐蔓延至乐清、温岭、玉环、三门。宁波地区宁海县 5 月 15 日左右最先发病。到 7 月上旬，浙江省东至舟山，北到平湖，约 10 万亩①虾塘基本染病，疫情所到之处，对虾死亡率高达 95% 以上。在浙江省沿海 5 个地区对虾养殖塘采集的病虾样品肝胰腺细胞中均检出病毒粒子和病毒包涵体，另外尚有支原体合并感染（杨季芳等，1993）。1995 年 10 月，从取自青岛东风盐场对虾养殖场患病对虾淋巴器官中检测到大量球形病毒，在细胞质中发现大量支原体存在，与病毒共同感染（汝少国等，1999b）。

**对宿主的影响**　肝胰腺坏死综合征病虾早期无明显表观症状，体色透明良好，仅见肝胰腺两边白色包膜呈弥散状增生，肝胰腺内色泽正常，无明显异变。中期患病对虾的肝胰腺有的显著萎缩，肝体由正常的青褐色逐渐转为暗红色，肝一碰即散，肝胰腺外表面可见许多细小球状体增生。后期病虾肝胰腺严重糜烂，对虾体色呈粉黄色，头甲壳内侧可见许多白色花斑，不能抹去。有些腹甲基部和尾甲基部也可见白色花斑，肌肉不透明，呈混浊。

透射电镜观察发现病虾肝胰腺肝小管近壁上皮细胞质中有类支原体（MLO）寄生。该类支原体呈卵形、弯条状不等。弯条状丝状体的一端膨大，膨大的基体中心电子密度较低，有电子致密颗粒存在。卵形支原体直径 125～375 nm 不等，细胞膜边缘电子密度较高，膜厚约 8 nm，无细胞壁。细胞基质电子密度较低，仅在胞体中心有一些电子致密细小颗粒分布。宿主细胞线粒体多位于支原体寄生病灶附近，其内嵴模糊。支原体呈波浪状向组织深处逐渐推进。

**侵染途径与流行规律**　核腔中的支原体最初是由于核腔与胞质中的包菌囊膜相融合而进入核周腔的。

**诊断**　电镜观察。

### 3.6.3　蟹源类立克次体

**病害名称**　蟹类立克次体病。

**宿主**　中华绒螯蟹（*Eriocheir sinensis*）。

**地理分布**　1999 年采自江苏洪泽、泗洪县、淮安县、金湖、溧湖、六合、高邮和安徽等养殖场和 2000 年采自江苏六合、宜兴、高邮、金湖、淮安县、常州、溧湖及安徽天长、来安等地，患典型"颤抖病"的河蟹体内发现类立克次体寄生（顾志峰等，2000；顾志峰等，2001；王文等，2001；王进科等，2003）。2000 年 7—9 月，先后从安徽马鞍山和江苏金坛、新化等地收集患不同发病时期颤抖病病蟹的鳃上皮细胞、肝胰腺上皮细胞和血淋巴细胞中发现类立克次体寄生（张凤英等，2002）。

### 3.6.4　我国虾蟹类类立克次体、类支原体病原分布规律

1990—2000 年，我国虾蟹类类立克次体、类支原体病原宿主共计 2 种，有中国对虾、中华绒螯蟹；主要分布在我国黄海、东海和南海海域（图 3.24）。类立克次体、类支原体病原报道共计 25 次，1990 年报道 1 次，1991 年报道 1 次，1992 年报道 1 次，1993 年报道 1 次，1999 年报道 8 次，2000 年报道 12 次，2011 年报道 1 次，总计 25 次。

---

①　亩为非法定计量单位，1 亩 = 1/15 hm²。

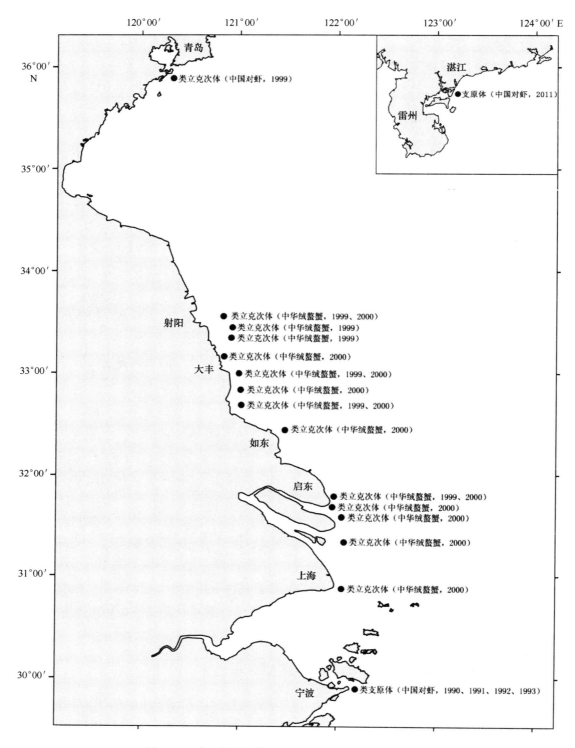

图 3.24　我国沿海虾蟹类类支原体和类立克次体分布

## 3.7 寄生虫

### 3.7.1 固着类纤毛虫

**病害名称** 固着类纤毛虫病（*Sessilinasis*）。

**病原学名、分类和生物学特征** 主要是固着类纤毛虫中的聚缩虫（*Zoothamnuium*）、钟虫（*Vorticella*）、单缩虫（*Carchesium*）等，属于纤毛门、寡膜纲、缘毛亚纲、缘毛目、固着亚目中的许多种类。这些纤毛虫的身体构造大致相同：都呈倒钟罩形；前端为口盘，口盘的边缘有纤毛；胞口在口盘顶面，先是从口沟按时针方向盘曲，口沟两缘各有 1 行纤毛；口沟末端进入细胞内，即为胞口（图 3.25）。

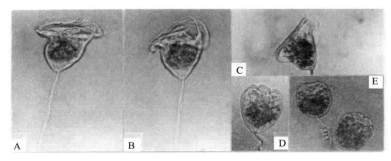

图 3.25 钟虫活体形态

A~C 为伸展状态及脂肪滴；D~E 为收缩状态

**对宿主的影响** 固着类纤毛虫是以细菌或有机碎屑为食，并不直接侵入宿主的器官或组织，仅以宿主的体表和鳃作为生活的基地，因此，不是寄生虫，而是共栖关系。共栖数量不多时，肉眼看不出症状，危害也不严重，在宿主蜕皮时就随之推掉，但数量多时，危害就非常严重。感染严重的虾，鳃丝上布满了虫体，并且经常与丝状细菌或其他原生动物同时存在，在虫体之间还黏附一些单细胞藻类、有机碎屑和污物等，肉眼看上去鳃部变黑，也称为黑鳃。患病的成虾或幼体，有的缓慢，摄食能力下降，生长发育停止，不能蜕皮，就更促进了固着纤毛虫的附着和增殖，结果引起宿主的大批死亡。虫体附着在蟹体表、附肢上，大连附生时如棉绒状。病蟹反应迟钝，行动缓慢，呼吸困难。幼蟹发育缓慢，不能蜕皮，严重者死亡。

**流行情况** 固着类纤毛虫的分布是全世界性的，在我国沿海各地区的虾蟹养殖场和育苗场都经常发生，尤其对幼体危害严重。

**防治** 预防措施：①保持水质清洁是最有效的措施。②育苗用水除采取严格的沙滤和网滤外，可用 10~20 mg/L 漂白粉处理，1 d 后可用。③卤虫卵用漂白粉 300 mg/L 消毒处理 1 h，冲洗干净至无味后入池孵化。④投喂的饲料要营养丰富，数量适宜；尽量创造优良的环境条件，以加速虾蟹蜕皮。

治疗措施：①养成期疾病治疗：可用茶粕全池泼洒，浓度为 10~15 mg/L。②亲虾越冬期疾病的治疗：可用福尔马林 25 mg/L 的浓度侵袭病虾 24 h。③对于虾蟹幼体的固着类纤毛虫除了改善饵料、加大换水量、调整好适宜水温促进幼体蜕皮外尚没有理想的治疗方法。

### 3.7.2 匹里虫

**病害名称** 对虾匹里虫病。

**病原学名、分类和生物学特征** 匹里虫（*Pleisotophora* sp.），原生动物门（Protozoa），微孢亚门，微孢子目，单丝亚目，微粒子虫科（Nosematidae）。匹里虫的孢囊为乳白色，形态多样，圆形、椭圆形、梨形，外有一层包膜，圆形孢囊直径 42.6～906.7 μm，椭圆形孢囊为（35.56～1 006.4）μm×49.52 μm。显微镜下，孢子母细胞呈球形、椭圆形或不规则形状，外层有一被膜包裹，母细胞中有 16～52 个孢子，球形母细胞直径 6.1～19.86 μm，椭圆形母细胞为（7.26～12.13）μm×（5.9～10.87）μm，电镜下孢子母细胞呈囊状结构，外层包裹着一连续而曲折的被膜。匹里虫孢子呈圆形或梨形，（2.32～4.24）μm×（1.24～2.16）μm，活体半透明，折光性强，高倍镜下观察，可见孢子后部中央有一椭圆形液泡，染色后的孢子，细胞质呈带状，液泡不着色。成熟孢子由细胞壁、质膜、细胞核、细胞器组成。

**宿主** 长毛对虾（*Penaeus penicillatus*）。

**地理分布** 2008 年，从厦门海区捕获的长毛对虾，翔安东坑垦区池塘和同安西柯垦区池塘中的长毛对虾中检测出匹里虫（苏亚玲，2008）。

**对宿主的影响** 患病长毛对虾游泳乏力，反应迟钝，易于捕捉，生长缓慢，瘦弱，对环境的耐受力下降，雾天、气压低、水中溶解氧下降时，经常出现死亡。病虾整体甲壳色素加深，呈黄褐色或黄绿色，肝胰腺呈灰褐色或土黄色。腹部肌肉和附肢出现白色斑点或斑块，白斑处甲壳隆起。

匹里虫主要寄生于长毛对虾的肌肉、鳃、附肢等组织。孢子多数寄生在肌细胞的质膜下方，破坏线粒体，占据线粒体的位置，导致周围的糖原消失，成为空白区。孢子寄生处的肌原纤维节、带模糊不清，肌丝的排列规律被破坏，出现大量空泡。严重时，细胞核周围的糖原消失，被孢子占据，核膜破裂，细胞膜破损，孢子从缺口处游离到细胞间隙中。在发生病理变化的细胞中，可见大量结构完好的孢子母细胞，也有一些崩解的孢子母细胞，被膜完整，但腔中的孢子出现不同程度的解体，固缩成高电子密度的团块和碎片，结构难辨，这种现象可能是宿主的免疫反应，使寄生的匹里虫受到抑制、排斥，导致崩解死亡的结果。

**侵染途径与流行规律** 匹里虫主要破坏对虾的鳃和线粒体等供能器官和结构，鳃是对虾的呼吸器官，线粒体是真核细胞主要的供能细胞器，通过氧化磷酸化作用进行能量转换，提供细胞进行各种生命活动所需的能量，由于匹里虫的寄生，线粒体被破坏，导致对虾呼吸功能受损，细胞机能丧失，对环境的耐受力下降，当水中溶解氧降低时，引发窒息死亡。

**诊断** 通过其发病症状进行初步诊断，通过组织病理切片、电镜观察进行确诊。

**防治** 目前尚无有效防治手段。

### 3.7.3 多态壳吸管虫

**病害名称** 凡纳滨对虾多态壳吸管虫病

**病原学名、分类和生物学特征** 多态壳吸管虫（*Acinetapolymorpha* sp.），纤毛动物门（Ciliophora），动片纲、吸管目（Suctorida），壳吸管科。其虫体形态变化很大，充分伸展的个体正面观呈倒钟罩形外被透明的壳，前端左右两侧角上各有一束透明的吸管，吸管末端膨大成球形。侧面观略呈橄榄形，两端较尖，壳的后端往往收缩变形，因而使虫体呈四方形、僧帽形等多种形状。壳的后端有一条很短的柄，但多数虫体的柄不明显。虫体的细胞质呈淡黄色。此虫由内出芽生殖。

**宿主**　凡纳滨对虾（*Penaeus vannamei*）。

**地理分布**　2004年6月中旬，海安县老坝港海涂垦区虾池患病凡纳滨对虾检测出多态壳吸管虫（梅广海等，2005）。

**对宿主的影响**　多态壳吸管虫寄生在凡纳滨对虾的鳃和附肢上，是常见的共栖原虫，寄生数量很少时，无明显的致病性。寄生数量很多时，病虾的鳃、体表和附肢上都布满了虫体，因虫体本身呈黄色，所以病情严重的对虾，全身部呈黄色，每天有部分虾死亡。

它对虾体的损害可能是由于大量虫体的寄生，使虾行动迟缓、取食困难，重者停止发育和蜕皮，诱发鳃组织变性，出现闭塞、阻滞性缺氧等，最后使虾体质消瘦衰竭死亡。

**诊断**　诊断时剪取一点鳃丝或附肢或刮取体表附着物，做成水浸片，在低倍镜下就可看到，在高倍镜下容易确诊。

**防治**　目前尚无有效防治手段。

### 3.7.4　微孢子虫

**病害名称**　微孢子虫病。

**病原学名、分类和生物学特征**　微孢子虫（*Nosema*）又称微粒子虫（*Nosema*），微孢亚门、微孢纲、微孢目、单丝亚目，微粒子科（Nasematidae）。病原是微孢子虫的一个未定种。形态呈卵形或近圆形，大小平均为$2.5~\mu m \times 2.0~\mu m$。孢子有外膜（孢壳），外膜（M）较厚约$0.5~\mu m$由薄的蛋白质外壳和较厚的几丁质内壳组成，一般在孢子的前端外膜较薄。孢子内部有孢子质、极泡、腔、核、极丝，核（N）多位于孢子的一端，外有极丝盘绕。

**宿主**　中国对虾（*Fenneropenaeus chinensis*），斑节对虾（*Penaeus monodon*）。

**地理分布**　中国科学院海洋研究所1979年8月在试验池中饲养的东方对虾体内发现微孢子虫；1991年又在冰冻虾体内检查出微孢子虫；1991年6月在营口市郊区路南乡大水塘养虾场采集的病虾是由微孢子虫感染所致，属微孢子虫病（国际翔等，1995）。

**对宿主的影响**　虾体肌肉变白，不透明，逐步扩大整个腹部呈乳白色，鳃丝肿大，活动迟缓，不进食，病虾小于正常虾。组织切片可观察到在病虾肌间细胞、胃黏膜细胞、心肌细胞、肝脏细胞、肠膜细胞及鳃纤维组织中都有微孢子虫。微孢子虫在肌间细胞内发育、增殖，使细胞肿大，核变形或消失，细胞膜破裂，肌纤维被破坏，造成肌肉坏死。

**侵染途径与流行规律**　微孢子虫病已在我国山东、广东和广西发现。不仅在养殖对虾中发生，而且在野生对虾中也常发现，在市场上卖虾中经常可以看到病虾。此病传播途径还不清楚，一般认为健康虾或蟹捕食了病虾蟹而受感染。微孢子虫的营养体在宿主消化道结缔组织间血窦内的血细胞中进行发育和增殖，以后就扩展到全身的横纹肌中进行孢子生殖。

**防治**　除一般预防疾病的方法外，目前没有专用于此病的防治方法。

### 3.7.5　线虫

**病害名称**　对虾线虫病。

**病原学名、分类和生物学特征**　已报道的有驼形线虫（*Camallanidae*）、纤咽线虫科（Leptolaimidae）和拟蛔线虫等的幼虫，而最普遍的是对盲囊线虫（*Contracaecum rudophii*）的幼虫。

**宿主** 中国对虾 (*Fenneropenaeus chinensis*)。

**地理分布** 1990 年 2—3 月在辽宁省瓦房店市的横山对虾养殖场发现池养殖越冬中国对虾受线虫幼虫大量入侵，造成对虾大量死亡。

**对宿主的影响** 幼虫寄生在对虾的肝胰腺、肝胰腺周围的组织或胃和肠内，不形成包囊。由于其感染率和感染强度不大，所以无明显症状。如果幼虫大量侵入，可造成对虾死亡。

**流行情况** 我国养殖的对虾尚未发现有线虫幼虫的寄生。1979 年曾在文登海区捕获的产卵亲虾中各发现 1 尾虾的肠道中有线虫幼虫，幼虫不形成包囊，由于感染率和感染强度低，看不出对虾体的危害性。

**防治** 尚无研究。

### 3.7.6 中国急游水虱

**病害名称** 凡纳滨对虾虫害

**病原学名、分类和生物学特征** 中国急游水虱 (*Tachaea chinensis*)，节肢动物门 (Arthropoda)、甲壳纲 (Crustacea)、软甲亚纲 (Malacostraca)、等足目 (Isopoda)、浪飘水虱亚目 (Cymothoidea)、珊瑚水虱科 (Corallanidae)、急游水虱属 (*Tachaea*)。虫体背腹扁平，卵圆形，体外披几丁质甲壳，体色淡黄色，背部有黑色小斑点。身体长 5~7.5 mm，分头、胸、腹三部分 (图 3.26)。头部很小，呈横椭圆形，其后部被第一胸节掩盖。复眼 1 对，呈 "八" 字形分布于头部两侧；头前方有两对触角，一对为第一触角，另一对为第二触角。第一触角较短，分 7~8 节，第一节向前膨大，呈半圆形，第二至八节呈鞭状，其末端达头部后缘；第二触角较长，分 17~18 节，其末端达第三胸节的后缘。胸部分 7 节。第一胸节最长，第三胸节最宽。第七胸节呈弓状，后缘向前深凹，两端膨大向后伸展。胸部着生 7 对强壮的胸足，前 3 对向前，后 4 对向后。每个胸足分 7 节，其末节呈钩状。腹部分 6 节。虫体第一腹节比第七胸节窄，且为第七胸节所覆盖；尾节略呈三角形，其后缘分布 8 个硬棘。腹肢 5 对，每对腹肢分内外肢，其形状相同。尾肢生于尾节的侧位，内肢比外肢略长且宽，外肢边缘有硬棘 7 对，内肢后缘有硬棘 6~8 对。尾肢和尾节呈扁平扩大，合成尾扇 (王玉佩等，2008)。

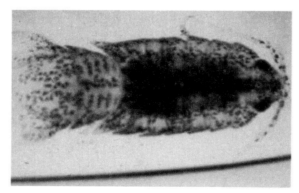

图 3.26 中国急游水虱虫体

**宿主** 凡纳滨对虾 (*Penaeus vannamei*)。

**地理分布** 2007 年 6 月，天津市津南区咸水沽镇南洋村一半咸水养虾池的凡纳滨对虾受到中国急游水虱的侵袭（王玉佩等，2008）。

**对宿主的影响**　中国急游水虱附着在对虾的头胸部或腹部，每尾虾附害虫 2~5 尾，受侵袭的对虾体力虚弱，游动缓慢，最终可导致死亡。

**诊断**　肉眼观察即可确诊。

**防治**　以预防为主，采取放苗前彻底清塘，放苗后严禁饵料、水源等将其带入的防治措施。

### 3.7.7　复殖吸虫

**病害名称**　日本大眼蟹复殖吸虫病。

**病原学名、分类和生物学特征**　后睾异类茎吸虫（*Allomicrophalloides opisthoorchis*），扁形动物门（Platyhelminthes），吸虫纲（Trematoda），复殖吸虫目（Digena），异微杯科（Allomicrocotylide），异微茎属（*Allomicrophallus*）。根据分类地位后睾异类茎吸虫与侧孔吸虫都隶属于复殖吸虫目。囊蚴椭圆形，外径（0.410~0.450）mm×（0.250~0.300）mm，活体时呈金黄色。囊壁透明，分成外薄内厚的两层，壁厚 0.040~0.060 mm（平均 0.050 mm），囊的内部结构不太清晰，仅可见其内的童虫翻滚，童虫的直径）0.350~0.390）mm×（0.210~0.230）mm；整体封片并染色的标本，卵黄腺、精巢、吸盘清晰可见，卵巢偶有可见。童虫虫体扁平，舌状，具皮刺，大小（0.400~0.460）mm×（0.400~0.420）mm，最宽处为肠叉与腹吸盘间。口吸盘在体前端，（0.025~0.040）mm×（0.025~0.038）mm。腹吸盘距体前端为 0.250~0.260 mm，腹吸盘（0.035~0.040）mm×（0.033~0.040）mm，稍大于口吸盘，前咽很短，咽 0.015~0.025 mm，食道细长 0.426~0.663 mm，几乎达赤道线，然后又分成左右两支，左支 0.208~0.228 mm；右支 0.218~0.248 mm。末端终止于睾丸前侧缘。睾丸两个，位于虫体后端，横位椭圆形，对称且边缘不齐，左睾（0.100~0.110）mm×（0.060~0.100）mm；右睾（0.100~0.110）mm×（0.050~0.110）mm。阴茎囊位于腹吸盘前肠叉之后，（0.125~0.135）mm×（0.025~0.033）mm，横拱状自右向左延伸，阴茎囊内含烧瓶状的贮精囊和前列腺。在生殖孔开口处，突出一条光滑的雄性乳突，0.013~0.020 mm。卵巢紧贴腹吸盘之后，常部分被腹吸盘下沿所覆盖，边缘不整齐，大小（0.100~0.110）mm×（0.025~0.060）mm。卵黄腺呈块状，分布于肠支两侧末端的外侧，并向体中线延伸，最终汇合形成横干状的卵黄滤泡，有的呈马蹄形，子宫限于虫体后部的肠支范围内，子宫末端延伸至雄性生殖孔附近开口，排泄囊"V"形，开口于体末端。

侧孔吸虫（*Paragono* sp.），扁形动物门（Platyhelminthes），吸虫纲（Trematoda），复殖吸虫目（Digena），隐孔科（Troglotrematidae）。囊蚴椭圆形，外径（0.290~0.330）mm×（0.180~0.220）mm，活体时呈浅黄色，内部结构不太清晰，囊壁可分成外薄内厚的两层，壁厚 0.020~0.040 mm（平均 0.030 mm）。整体封片并染色的标本，卵黄腺、精巢、吸盘均可见。卵巢偶有可见。幼虫虫体活时两端尖形，体两侧内卷。染色后的虫体扁平，前端稍尖，后端钝圆。体具皮刺，大小（0.400~0.590）mm×（0.280~0.350）mm，口吸盘在体前端，（0.038~0.050）mm×（0.028~0.040）mm，腹吸盘距体前端为 0.200~0.330 mm，腹吸盘太小（0.051~0.073）mm×（0.038~0.055）mm，稍大于口吸盘。前咽很短 0.023 mm，咽发达 0.023 mm×（0.018~0.020）mm，食道 0.053~0.105 mm，肠管简单，末端达睾丸前缘外侧。睾丸两个，位于虫体末端两侧，对称而且边缘具深的凹陷，左右睾太小均为（0.100~0.150）mm×（0.080~0.090）mm。阴茎囊位于腹吸盘的背前方，（0.103~0.150）mm×（0.020~0.025）mm，底部超过或不超过腹吸盘后缘水平，分为贮精囊和前列腺两部分。生殖孔位于腹吸盘的左侧。卵巢呈不规则的分枝状，（0.125~0.150）mm×（0.050~0.088）mm，位于赤道线中央腹吸盘后，或部分与腹吸盘重叠，其后方为梅氏腺，排泄囊"V"形。

**宿主** 日本大眼蟹（*Macrophthalmus japonicus*）

**地理分布** 采自天津北塘沿海滩涂日本大眼蟹检测出复殖吸虫寄生（刘晓鹏等，2000）。

**诊断** 肉眼观察即可确诊。

### 3.7.8 血卵涡鞭虫

**病害名称** "黄水病"，梭子蟹"牛奶病"。

**病原学名、分类和生物学特征** 血卵涡鞭虫（*Hematodinium* sp.），原生动物界，涡鞭毛动物亚门（Dinozoa），绒毛虫纲（Syndiniophyceae），共甲藻目（Syndiniales），共甲藻科（Syndiniales），血卵涡鞭虫属（*Hematodinium*），是危害甲壳动物的重要寄生虫，可引起雪蟹、挪威龙虾等重要甲壳类养殖品种的病害，已经证明是梭子蟹乳化病的重要病原（钱冬等，2008）。血卵涡鞭虫病的显著特征为宿主血淋巴呈现明显的白浊状态并丧失正常的凝聚能力，形态类似牛奶状，因此当地渔民也称这种血卵涡鞭虫病为"牛奶病"。血卵涡鞭虫能够侵入宿主血淋巴系统，随后在宿主器官的结缔组织间隙或血窦内增殖，引发一系列组织病变而致使宿主死亡。感染前期，病原虫首先在肝胰腺中出现，而在心脏、鳃中鲜有病原虫细胞的存在；在感染中后期，各组织中均现大量的病原虫体（王金凤等，2015）。

**宿主** 锯缘青蟹（*Scylla serrata*），三疣梭子蟹（*Portunus trituberculatus*）。

**地理分布** 2004年7—9月，采自舟山市登步乡、小沙乡、朱家尖镇等梭子蟹养殖基地的有典型"牛奶病"症状的垂死病蟹体内可见大量血卵涡鞭虫（许文军等，2007）。2005—2006年采自浙江三门县人工养殖锯缘青蟹体液中发现大量疑似血卵涡鞭虫的寄生原虫（施慧等，2008）。

### 3.7.9 利氏才女虫

**病害名称** "粘线"。

**病原学名、分类和生物学特征** 利氏才女虫（*Polydoraligni* sp.），环节动物门（Annelida），多毛纲（Polychaeta），隐居目（Sedentaria），海稚虫科（Spionidae），利氏才女虫属（*Polydoraligni*）的多毛类环节动物。口前叶前端圆钝或具缺刻，向后延伸为脑后脊。眼有或无。第Ⅰ刚节背刚毛有或无。第Ⅴ刚节大且变形、仅具一种变形粗足刺刚毛，且排成一直棒或稍弯曲，通常具伴随刚毛。体后部背足叶有或无足刺刚毛。腹足叶巾钩刚毛双齿，始于第Ⅶ~ⅩⅦ刚节，两齿之间具明显的角，其柄部有或无收缩部。鳃始于第Ⅴ刚节以后。肛部为收缩或扩张的袖口状、茶蝶状或分叶（张树林，2000）。

**宿主** 三疣梭子蟹（*Portunus trituberculatus*）。

**地理分布** 浙江省宁波市鄞州区有梭子蟹土池育苗面积2300余亩，是华东地区重要的梭子蟹繁育基地。在梭子蟹土池育苗中，利氏才女虫对蟹苗成活率影响非常严重，带来较大的经济损失（戴海平等，2008）。

### 3.7.10 蟹栖拟阿脑虫

**病害名称** 拟阿脑虫病。

**病原学名、分类和生物学特征**　蟹栖拟阿脑虫（*Paranophrys carcini*），纤毛门、寡膜纲、盾纤亚纲、盾纤目、嗜污科，拟阿脑虫属（*Paranophry* sp.）。虫体呈葵花籽形，前端尖，后端钝圆（图3.27）。虫体大小平均49.6 μm×14.0 μm，最宽在后1/3处。虫体大小与营养有密切关系。全身有11～12条纤毛线，多数略呈螺旋排列，具均匀一致的纤毛。身体前端腹面有一胞口。

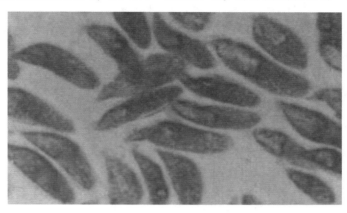

图3.27　拟阿脑虫

**宿主**　中华绒螯蟹（*Eriocheir sinensis*），三疣梭子蟹（*Portunus trituberculatus*）。

**对宿主的影响**　蟹栖拟阿脑虫在感染初期多寄生于残肢等体表伤口处，病蟹多呈现摄饵不良、肢僵直、活力差，蟹体失去平衡或仰卧水底不能翻转，重者蟹脐开张，卵粒流失，日死亡率达10%左右。病蟹感染组织溃烂，呈混浊的乳白色，蟹体肌肉松散鳃丝内脏等器官受到严重损伤。取濒死蟹活体的鳃丝、生殖腺、肌肉及残肢伤口等处组织碎片做成水浸片，置低倍镜下观察发现前端尖、后端纯圆的小虫快速穿行，每个视野在72～100个。虫体运动呈z字形运动，可绕纵轴旋转。用FAA液固定部分样品，测其虫体呈泪滴形，长26.1～47.2 μm，宽9.0～17.4 μm，虫体全身具运动的纤毛。虫体在血淋巴内吞噬细胞，使血淋巴呈混浊的浮白色样，失去凝固性，具体表现为体液增多呈乳白色。

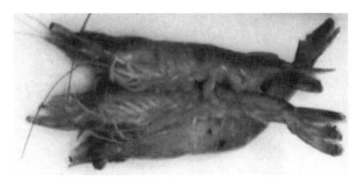

图3.28　拟阿脑虫菌病：示触角鳞片、尾扇创伤处呈褐色

**流行情况**　蟹栖拟阿脑虫是一种广泛存在于育苗用水中的兼性寄生虫，具条件寄生性，其繁殖适宜水温为0～25℃，越冬水温恰适合其寄生繁殖。越冬池水质的好坏，亲蟹体质的强弱是影响蟹栖拟阿脑虫繁殖的主要条件。

**防治**　防治措施主要为：① 挑选健康状况良好的个体作为亲蟹；② 繁育过程水温控制在8～

12℃，尽量减少个体损伤；③ 勤换水，换水时应用经过预热的过滤水或自然海水；④ 整个交配越冬期间每隔 2 d 施土霉毒 $1×10^{-6}$ 以防止因肢体损伤细菌滋生造成原生动物的次寄生。

### 3.7.11 蟹奴

**病害名称** 蟹奴病又称臭虫蟹病。

**病原学名、分类和生物学特征** 蟹奴（*Sacculina* sp.），肢动物门（Arthropoda），甲壳纲（Crastaceae），蔓足亚纲（Ciripedia），根头目（Rhizocephala），蟹奴科（Sacculinidae）。蟹奴形态结构分两部分：内体（Sacculina interna）和外体（Sacculina externa），蟹奴内体呈树枝状根部细管伸入宿主体内吸取营养。蟹奴外体形态独特，暴露在宿主体外脐部内侧寄生，呈椭圆形囊状物，宽 0.4~4.2 cm，长 0.3~3.8 cm，厚度 0.2~1.4 cm，常为棕色，年幼时稍淡色，不分节，无附肢。感觉器官、肠道、排泄器官及附肢等均已消失，仅有生殖器官（孵育囊）。蟹奴的孵育囊为蟹奴外体的主要形态结构。成熟时分为 3 层（未成熟时分为两层）。每两层间隙中有一层卵，最内层囊膜包围的卵数量较大，而且也较成熟，内层卵排出后，内层囊膜随后排出。待次层卵成熟排出后，次内层囊膜也相应排出。排卵前后，蟹奴颜色不变，从 4 月开始至成熟，1 年可产几次卵，排卵前 1~2 d 可见蟹奴有规律地涨缩运动，先排出卵块，再分散成卵粒，接着可以看见蟹奴孵育囊的外套孔上挂有白色块（其形状为几个条形卵群一端相连，另一端游离），卵块离开外套孔，然后在水中进一步发育成无节幼体，排卵周期为 10 d。内层卵排出后，内层囊膜随后排出，该层囊膜薄而软。蟹奴卵块和分散的卵（89.6~102.9）μm×（82.2~96.2）μm，平均 97.4 μm×88.6 μm，发育出眼点的卵，出膜形成无节幼体 119.7~132.8 μm，平均 128.2 μm，再发育成腺介幼体（338.5 μm）发育后入侵蟹体组织形成内体和外体。

**宿主** 中华绒螯蟹（*Eriocheir sinensis*），锯缘青蟹（*Scylla serrata*）。

**地理分布** 1987 年，在南汇县进行河蟹饲养实验过程中，发现蟹奴病危害河蟹相当严重（徐一技，1989）。1992 年，湛江太平、南三患病锯缘青蟹发生蟹奴病（何筱洁等，1992）。2007 年 6—11 月，浙江省沈家荡中华绒螯蟹生态养殖区暴发的簇生蟹奴寄生虫流行病（李恒翔等，2008）。

**对宿主的影响** 寄生有蟹奴的蟹，外表上没有十分明显的病灶，仅腹面的脐略显臃肿。揭开脐盖，可看到长有直径为 2~5 mm，厚为 1 mm 的乳色白或半透明颗粒状虫体，感染强度从 3~4 粒到 20~30 粒不等。7—8 月时，颗粒较硬，以后逐渐变得柔软。病蟹雌雄难辨，雄蟹的脐呈椭圆形，近似雌蟹，蟹足小而少绒毛。寄生有蟹奴的蟹，经解剖可见性腺遭到严重破坏，甚至有的蟹到成熟期也看不见精巢和卵巢。

经蟹奴寄生的蟹，虽没有发现大批死亡，但生长缓慢，11 月起捕蟹时发现，感染严重的蟹头胸甲宽仅 3~4 cm，重 20 g 左右，而感染较轻或未感染的蟹，头胸甲宽一般大于 5.5 cm，凡被感染的蟹均失去繁殖力。此外，严重感染的蟹，蟹肉有一种特殊的味道，俗称"臭笼蟹"，不能食用。

初期症状不明显，随着病情的发展，蟹奴长出内外体，外体（囊状物）逐渐长大，症状就较明显，病蟹身体呈现红褐色，腹部臃肿，不能与头胸甲贴紧。特别是当蟹奴长大至宽 4.2 cm，长 3.8 cm，厚度 1.4 cm，占蟹壳面积 56.8% 时，由于蟹奴的生长，体积增大，造成青蟹腹部脐盖隆起蟹体不能正常爬行，病蟹只好用步足把身体撑高，游泳足伸展在体后，游泳速度缓慢、迟钝，摄食不灵活，同时影响交配与繁殖，性腺不能发育，引起雄蟹变性和雌蟹不育症。蟹奴大量消耗蟹体营养，造成蜕壳时间延长，病蟹日渐消瘦体弱，易受敌害捕捉。产肉率下降，病蟹肉味不鲜而臭味重，不可食用，失去商品价值。

**侵染途径与流行规律**　蟹奴通过一薄角质区排出细胞侵入蟹血中，在寄主的胃和肠相接处，这些细胞附着下来，并形成一团，由此长出分枝小根伸至寄主身体各部位吸收营养，最后蟹奴形成一个开口在寄主的腹面并突出一个软囊，内中充满卵子，蟹奴破坏了促成雄性状腺，大大改变了它的性激素，以致寄主在第二次蜕皮时就成了雌性的。蟹奴病流行有季节变化，大致从 7 月开始，发病率逐月上升，9 月达到高峰。10 月后逐渐下降，11 月只有 5.6%。这可能是由于蟹奴每产出一胎幼体，孵育囊就蜕皮一次，当最末一胎幼体产出后，孵育囊即从宿主上脱落，结束了蟹奴的一生。7.4~10.2 cm 的蟹出现率较高。5—7 月为发病高峰期。

**防治**　药物防治：① 烟丝 $83.3×10^{-6}$ 5 h 后蟹奴幼体死亡率达 16.6%，苦楝树叶 $110×10^{-6}$ 24 h 后死亡率达 52.5%。② 可用工具将蟹奴摘除，不可用力过猛，建议用剪刀小心剪掉蟹奴外体，并把剪下的蟹奴外体拿离养殖水体，最好把它埋入泥中，免得引起再感染。

### 3.7.12　我国虾蟹类寄生虫病原分布规律

1983—2017 年，我国虾蟹类寄生虫病原种类报道共计 19 种，单缩虫、聚缩虫、多态壳吸管虫、复殖吸虫、湖累枝虫、节累枝虫、褶累枝虫、利氏才女虫、匹里虫、微孢子虫、微粒子虫、纤毛虫、线虫、蟹间隙虫、蟹奴、蟹栖拟阿脑虫、血卵涡鞭虫、中国急游水虱、钟形虫。寄生虫病原宿主共 8 种，斑节对虾、中国对虾、长毛对虾、凡纳滨对虾、日本大眼蟹、中华绒螯蟹、三疣梭子蟹、锯缘青蟹；渤海沿海报道有聚缩虫、复殖吸虫、微孢子虫、线虫、血卵涡鞭虫、蟹栖拟阿脑虫、中国急游水虱、钟形虫、利氏才女虫；黄海沿海报道有聚缩虫、蟹栖拟阿脑虫、蟹奴（图 3.29）。东海沿海报道有单缩虫、聚缩虫、多态壳吸管虫、利氏才女虫、纤毛虫、蟹奴、蟹栖拟阿脑虫、血卵涡鞭虫（图 3.30）。南海沿海报道有单缩虫、聚缩虫、湖累枝虫、节累枝虫、褶累枝虫、匹里虫、线虫、蟹间隙虫、蟹奴、血卵涡鞭虫、钟形虫（图 3.31）。寄生虫病原报道共计 112 次，1983 年报道 1 次，1984 年报道 19 次，1985 年报道 19 次，1986 年报道 1 次，1987 年报道 1 次，1988 年报道 1 次，1989 年报道 2 次，1990 年报道 2 次，1991 年报道 2 次，1992 年报道 5 次，1993 年报道 1 次，1995 年报道 1 次，1996 年报道 7 次，1997 年报道 6 次，1998 年报道 6 次，1999 年报道 4 次，2000 年报道 1 次，2001 年报道 3 次，2002 年报道 2 次，2003 年报道 2 次，2004 年报道 6 次，2005 年报道 3 次，2006 年报道 2 次，2007 年报道 4 次，2008 年报道 5 次，2009 年报道 1 次，2013 年报道 1 次，2014 年报道 1 次，2015 年报道 3 次。已报道的寄生虫可导致固着类纤毛虫病，对虾匹里虫病，凡纳滨对虾多态壳吸管虫病，微孢子虫病，对虾线虫病，凡纳滨对虾虫害，日本大眼蟹复殖吸虫病，"黄水病"，梭子蟹"牛奶病"，才女冲病，拟阿脑虫病，蟹奴病。

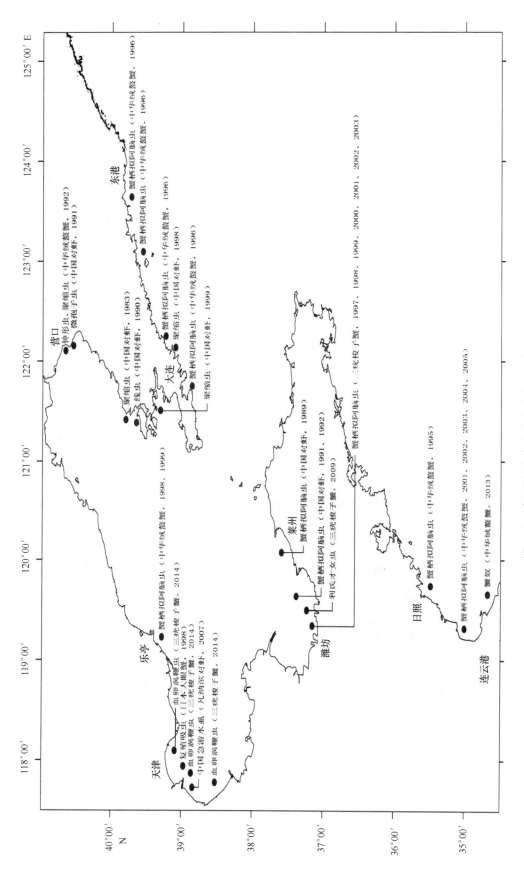

图3.29 我国沿海虾蟹类寄生虫病原分布(I)

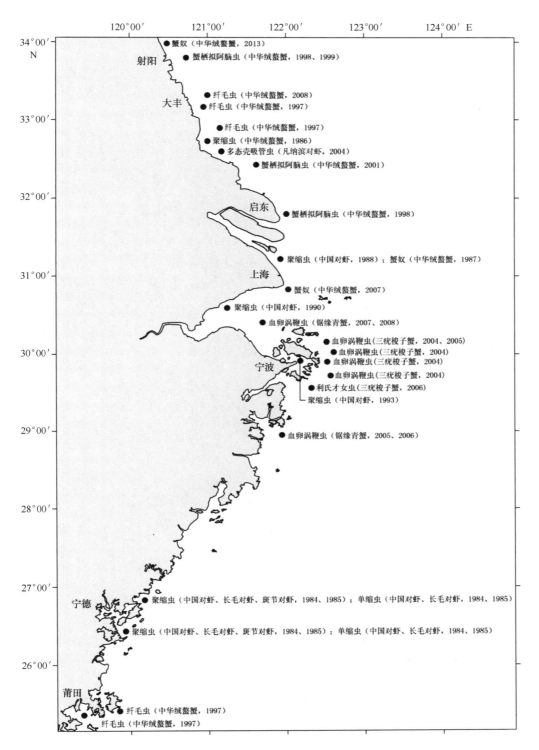

图 3.30 我国沿海虾蟹类寄生虫病原分布（Ⅱ）

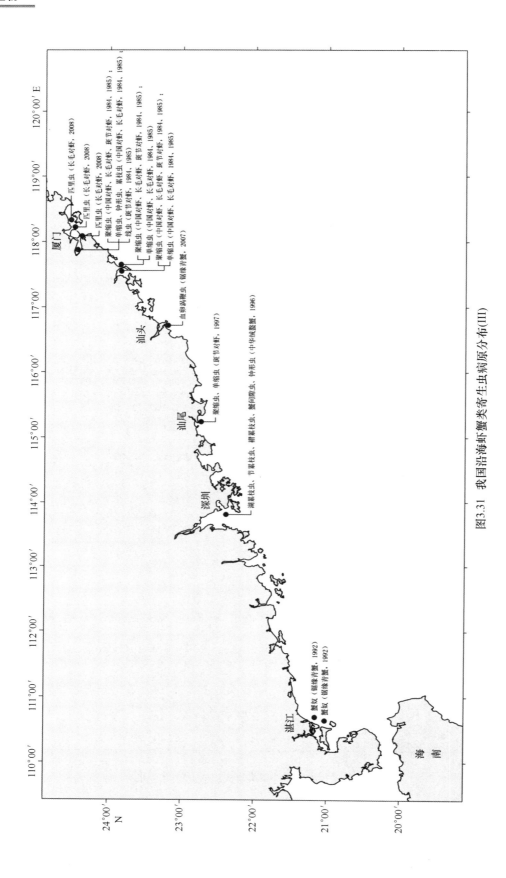

图3.31 我国沿海虾蟹类寄生虫病原分布(III)

# 参考文献

陈波，吴友吕，杨季芳.1992.中国对虾养成期镰刀菌致病性研究［J］.海洋学研究，10（4）：7-15.

陈翠珍，房海，张晓君，等.2006.中华绒螯蟹病原鳗利斯顿氏菌生物学特性［J］.湖泊科学，18（3）：293-298.

陈军昌，徐欣，吕晓民，等.1999.腐败假单胞菌人工感染河蟹的毒性试验及药物敏感性实验［J］.水产科学，18（2）：18-20.

陈细法，吴定虎，黄槐，等.1996.斑节对虾一种新球形病毒的研究.台湾海峡，15（2）：159-162.

陈月忠，钟硕良，周宸.2000.成虾发光病病原体的分离鉴定及防治技术研究［J］.中山大学学报（自然科学版），39（增）：218-223.

戴海平，袁思平，蔡惠凤，等.2008.梭子蟹土池育苗才女虫的危害及防治［J］.中国水产，（08）：62-63.

邓威，许杰，刘群，等.2017.2015—2016年天津市对虾传染性皮下及造血组织坏死病毒感染调查［J］.中国动物检疫，34（9），23-25.

樊海平，孟庆显，俞开康.1995.由二种气单胞菌引起的中国对虾败血病的研究［J］.海洋与湖沼，26（3）：302-308.

樊海平，孟庆显，俞开康.1994.中国对虾败血病病原菌（气单胞菌）的致病性与生物学性状［J］.水产学报，18（1）：32-38.

樊景凤，宋立超，王斌，等.2006.一株引起凡纳滨对虾红体病的病原菌——副溶血弧菌的初步研究.海洋科学，30（4）：40-44.

方敏，金卫中，宋林生，等.2003.中华绒螯蟹颤抖病组织病理学研究.海洋与湖沼，34（03）：324-325.

房海，陈翠珍，张晓君，等.2008.中华绒螯蟹病原维氏气单胞菌的检验［J］.中国人兽共患病学报，24（1）：45-49.

房海，陈翠珍，张晓君，等.2007.日本对虾（*Penaeus japonicus*）虾苗杀虾微杆菌（*Microbacterium shrimpcida* sp. nov.）感染及病原菌检验［J］.海洋与湖沼，38（2）：151-156.

贡成良，薛仁宇，曹广力，等.2000.中华绒螯蟹呼肠孤病毒样病毒病研究.中国病毒学，15（4）：395-399.

顾志峰，王文，杜开和，等.2000.患"颤抖病"中华绒螯蟹体内类立克次体生物的寄生［J］.湖泊科学，12（3）：289-291.

顾志峰，王文，杜开和，等.2000.中华绒螯蟹"颤抖病"病原，病理学初步研究［J］.湖泊科学，12（4）：367-375.

顾志峰，王文，朱宁宁，等.2001.河蟹"颤抖病"病原初步研究［J］.水产养殖，（1）：17-19.

国际翔，王丽霞，李文清，等.1995.中国对虾微孢子虫病的电镜观察［J］.海洋科学，（2）：67-71.

韩琳，王秀华，杨冰，等.2016.一例日本对虾暴发性死亡的病原分析［C］.中国水产学会、中国水产学会学术年会论文摘要集.

何筱洁，王春光，陈卡锋，等.1992.锯缘青蟹蟹奴病的研究［J］.湛江水产学院学报，12（2）：41-45.

姜静颖，邢殿楼，王斌，等.1996.池塘养殖中华绒螯蟹幼蟹的一种球状病毒粒子的电镜观察［J］.大连水产学院学报，11（1）：51-53.

姜明，汝少国，刘晓云，等.1999.中国对虾（*Penaeus chinensis*）糠虾肌肉组织中球形病超微结构研究［J］.海洋湖沼通报，（3）：30-34.

孔杰，石拓，刘萍，等.1997.中国对虾一种C型杆状病毒随机扩增多态性DNA分析［J］.海洋与湖沼，28（4）：394-398.

李恒翔，严岩，苗素英，等.2008.中华绒螯蟹簇生蟹奴寄生虫流行病研究［C］.中国海洋湖沼学会甲壳动物学分会、中国动物学会甲壳动物分会·第六届世界华人虾蟹类养殖研讨会论文摘要集.

李槿年，李玉英，胡守奎，等 . 2005. 中华绒螯蟹腹水病病原分析［J］. 中国水产科学，12（3）：267-274.

李军，徐怀恕 . 1998. 中国对虾幼体致病菌哈维氏弧菌的分离及其生物学特性研究［J］. 海洋与湖沼，29（4）：353-361.

李秋芬，包振民，胡景杰，等 . 1999. 中国对虾 1 种球形病毒及肝胰腺病变的电镜观察［J］. 中国水产科学，6（1）：5-8.

梁飞龙，刘洪军，傅道军 . 2000. 斑节对虾幼体链壶菌病的防治试验［J］. 水产科技情报，27（3）：02-105.

刘莛，王侃，彭锦新，等 . 1999. 斑节对虾"红体病"细菌性病原的初步研究［J］. 水产科技情报，26（1）：7-9.

刘淇，李海燕，王群，等 . 2007. 梭子蟹牙膏病病原菌——溶藻弧菌的鉴定及其系统发育分析［J］. 海洋水产研究，28（4）：9-12.

刘淇，王学忠，戴芳钰，等 . 2007. 梭子蟹溶藻弧菌病的初步研究［J］. 齐鲁渔业，24（9）：1-3.

刘问，钱冬，杨国梁，等 . 2004. 凡纳滨对虾虾苗淡化期间发光病病原研究［J］. 集美大学学报（自然科学版），9（04）：300-304.

刘晓鹏，邱兆祉，李庆奎 . 2000. 渤海湾虾蟹类的复殖吸虫［J］. 南开大学学报，33（3）：78-82.

陆宏达，金丽华，范丽萍，等 . 1999. 中华绒螯蟹细菌性病原的分离和鉴定［J］. 水产学报，23（4）：381-386.

吕贤善，徐绍基，王爱明 . 1992. 溶藻弧菌引起虾病暴发的病原学研究海洋渔业［J］. 海洋渔业，（2）：56-58.

梅广海，谢德友，曹榕，等 . 2005. 凡纳滨对虾多态壳吸管虫初报［J］. 科学养鱼，（10）：58-59.

苗宏志，童裘亮，徐斌，等 . 1999. 中国对虾淋巴组织培养中的病毒及病理观察［J］. 水产学报，23（2）：169-173.

亓磊，乔振国，张晓可 . 2009. 海水虾蟹类不同地理种群自繁，杂交后代形态，生长差异研究进展［J］. 现代渔业信息，24（10）：21-25.

钱冬，邱庆连，刘问，等 . 2008. 血卵涡鞭虫在锯缘青蟹疾病中作用及检测技术研究［C］. 中国水产学会 . 中国水产学会学术年会论文摘要集 .

汝少国，姜明，李永祺，等 . 1999b. 中国对虾淋巴器官中球形病毒的电镜观察［J］. 海洋科学，（5）：44-47.

汝少国，姜明，李永祺，等 . 1999a. 中国对虾育苗期球形病毒的感染及垂直传播途径的初步探讨［J］. 海洋与湖沼，30（3）：255-260.

汝少国，李永祺，姜明，等 . 1997. 中国对虾球形病毒的初步研究［J］. 青岛海洋大学学报，27（1）：45-50.

单红云，齐跃才，王一平，等 . 2002. 对虾育苗期间幼体真菌感染的调查与初步分析［J］. 水产科学，21（3）：18-19.

施慧，许文军，李鹏飞，等 . 2008. 应用 PCR 方法检测患"黄水病"锯缘青蟹中的血卵涡鞭虫［J］. 海洋渔业，30（1）：74-79.

施慧，许文军，徐汉祥，等 . 2008. 三疣梭子蟹感染血卵涡鞭虫 PCR 检测方法的建立［J］. 上海水产大学学报，17（1）：28-33.

苏亚玲 . 2008. 对虾匹里虫超微结构观察［J］. 齐鲁渔业，25（7）：9-10.

孙丽敏，国际翔 . 1999. 中华绒螯蟹放养期仔蟹 I 型疱疹病毒的电镜观察［J］. 水产科学，18（6）：20-22.

陶保华，胡超群，吴蔚 . 2001 等斑节对虾弧菌病的病原生物学研究［J］. 热带海洋学报，20（2）：80-87.

万夕和，李筠，张美如，等 . 2003. 中华绒螯蟹苗期丝状细菌病病原 HL-1 的研究［J］. 中国水产科学，10（5）：392-397.

汪岷，姜明，樊廷俊，等 . 2000. 中国对虾淋巴组织培养细胞中立克次氏体增殖的形态学研究［J］. 海洋科学，24（3）：3-5.

王斌，李华，何幽峰 . 1993. 引起中国对虾红腿病的两种新病原菌的研究［J］. 大连水产学院学报，8（2）：43-48.

王博雅，王力，刘美如 . 2017. 凡纳滨对虾 3 种主要病毒和虾肝肠胞虫在辽宁地区的流行情况分析［J］. 大连海洋大学学报 .

王高学，黄增荣，袁明 . 2007. 三疣梭子蟹牛奶病病原的分离鉴定 [J]. 西北农林科技大学，35（6）：29-33.

王国良，金珊，陈寅儿，等 . 2006. 三疣梭子蟹肌肉乳化病的病原及其致病性研究 [J]. 海洋科学进展，24（4）：526-532.

王金凤，李才文，李蒙，等 . 2015. 血卵涡鞭虫感染三疣梭子蟹的病原形态学及组织病理学变化 [J]. 海洋与湖沼，46（4）：748-757.

王进科，朱清顺，周刚，等 . 2003. 中华绒螯蟹感染类立克次氏体微生物的研究 [J]. 应用与环境生物学报，9（3）：273-278.

王晶晶，方苹，陈静，等 . 2018. 2017 年江苏省水产养殖病情监测分析 [J]. 水产养殖，39（08）：46-52.

王立平，张晓华，刘镁，等 . 1997. 中国对虾糠虾幼体病原菌（非 01 群霍乱弧菌）的研究 [J]. 中国水产科学，4（1）：45-51.

王丽霞，李文清，刘丹，等 . 1995. 大连地区中国对虾"红腿病"病原体及其感染寄主细胞的电镜观察 [J]. 海洋科学，（3）：63-67.

王文，顾志峰，朱宁宁，等 . 2001. 患颤抖病中华绒螯蟹体内类立克次体侵染的光镜和电镜观察 [J]. 中国水产科学，8（4）：32-35.

王文，朱宁宁，李正荣，等 . 2001. 类立克次体侵染中华绒螯蟹神经组织的光镜和电镜观察 [J]. 动物学研究，22（6）：467-471.

王筱珊，胡智博，费荣梅 . 2017. 江苏地区对虾 3 种病毒病的流行病学调查及 5 株 IHHNV 的编码区基因序列分析 [J]. 水产学报，41（10）：1623-1630.

王玉佩，林春友 . 2008. 一种侵袭凡纳滨对虾害虫的形态学观察及其耐受性试验 [J]. 河北渔业，（07）：40-42.

王政，蒋静，张磊萍，等 . 2017. 虾桃拉病毒、黄头病毒和白斑病毒液相芯片快速检测方法的建立 [J]. 中国动物传染病学报，（2）.

魏育红，薛仁宇，贡成良，等 . 2003. 1 种中华绒螯蟹呼肠孤病毒病快速诊断方法 [J]. 内陆水产，（9）：38-40.

温崇庆，薛明，何红，等 . 2008. 两株对虾幼体弧菌病病原的分离和鉴定 [J]. 微生物学通报，35（3）：346-352.

吴友吕，倪梦麟 . 1993. 养殖对虾暴发性流行病——中国对虾肝胰腺坏死病研究 [J]. 东海海洋，11（4）：42-48.

吴友吕，吕美玲，郑国兴 . 1993. 中国对虾弧菌性红腿病的细胞病理研究 [J]. 海洋学报，15（2）：73-77.

修文琼，何爱华，何家鑫，等 . 1999. 两种对虾杆状病毒的超微结构比较及其超微细胞病理的观察 [J]. 电子显微学报，18（04）：404.

徐国成 . 2001. 抱卵蟹及河蟹幼体链壶菌病治疗探索 [J]. 淮海工学院学报，10：18-19.

徐海圣，黄立峰，王淑霞 . 2001. 中华绒螯蟹豚鼠气单胞菌的分离和鉴定 [J]. 浙江大学学报（农业与生命科学版），27（6）：677-681.

徐海圣，曾健，徐步进 . 2008. 蟹源易损气单胞菌气溶素基因的克隆及其 PCR 检测 [J]. 浙江农业学报，20（5）：344-348.

徐海圣，徐步进 . 2002. 中华绒螯蟹细菌性病原的分离与鉴定 [J]. 中国兽医学报，22（2）：137-139.

徐洪涛，朴春爱，王雷，等 . 1999. 检测中国对虾非包涵体型杆状病毒的 PCR 方法的建立 [J]. 病毒学报，15（4）：354-359.

徐洪涛，王运涛，朴春爱，等 . 1999. 1996 年中国对虾暴发性流行病病毒病原研究 [J]. 病毒学报，15（2）：158-163.

徐一技 . 1989. 河蟹蟹奴病的初步观察 [J]. 淡水渔业，（2）：32-33.

许步劭 . 2000. 河蟹真菌病——离壶菌病 [J]. 科学养鱼，（11）：34.

许文军，绳秀珍，徐汉祥，等 . 2007. 血卵涡鞭虫在养殖锯缘青蟹中的寄生 [J]. 中国海洋大学学报，37（6）：916-920.

许文军，施慧，徐汉祥，等 . 2007. 养殖梭子蟹血卵涡鞭虫感染的初步研究 [J]. 水生生物学报，31（5）：637-

640.

许文军, 徐汉祥, 施慧, 等 . 2005. 梭子蟹假丝酵母菌病初步研究 [J]. 水产学报, 29 (6): 831-836.

杨季芳, 吴友吕, 祝希雅, 等 . 1992. 中国对虾养成期细菌性黑鳃, 褐斑综合征的病原生物学研究 [J]. 海洋学研究, 10 (4): 27-36.

杨季芳, 吴友吕 . 1992. 中国对虾支原体的电镜研究 [J]. 东海海洋, 10 (4): 63-67.

杨季芳, 郑胜江, 马殿英 . 1993. '93 中国对虾流行性肝胰腺坏死综合征研究 I. 病毒和类支原体合并感染对虾肝胰腺 [J]. 东海海洋, 11 (3): 34-39.

杨秀生 . 2003. 海水虾蟹苗期离壶菌病的诊治 [J]. 科学养鱼, (5): 40.

杨鸢劼, 陈辉, 吴小琴 . 2004. 中华绒螯蟹的致病菌及抗菌药物的筛选 [J]. 水利渔业, 24 (3): 62-64.

勇江波, 丁树茂 . 2003. 日本对虾中肠腺坏死杆状病毒病的治疗 [J]. 齐鲁渔业, 20 (6): 39-40.

于占国, 林凤翱, 卞正和, 等 . 1996. 溶藻弧菌引起中国对虾红腿病的回接实验观察 [J]. 海洋学报, 18 (6): 135-139.

余为一, 李槿年, 祖国掌 . 1999. 一株中华绒螯蟹病原菌的研究初报 [J]. 安徽农业大学学报, 26 (2): 174-177.

战文斌, 俞开康, 孟庆显 . 1993. 中国对虾镰刀菌病病原体的研究 [J]. 青岛海洋大学学报, 23 (2): 91-100.

战文斌 . 1993. 中国对虾镰刀菌病的治疗试验 [J]. 齐鲁渔业, (4): 23-25.

战文斌 . 1993. 中国对虾镰刀菌病的症状和病理组织学研究 [J]. 青岛海洋大学学报, 23 (3): 125-130.

张朝霞, 苏永全, 王军, 等 . 2000. 斑节对虾病原菌河流弧菌 ( I 型) 的研究 [J]. 中山大学学报, 39: 208-213.

张成松 . 2009. 重要水产养殖虾蟹类的多倍体诱导及性别控制研究 [D]. 青岛: 中国科学院研究生院 (海洋研究所).

张凤英, 王进科, 朱清顺, 等 . 2002. 患 "颤抖病" 中华绒螯蟹病原的电镜观察 [J]. 大连水产学院学报, 17 (4): 336-340.

张建红, 陈棣华, 肖连春, 等 . 1994. 中国对虾非包涵体杆状病毒在体内的感染与发生 [J]. 中国病毒学, 9 (4): 362-366.

张晓君, 陈翠珍, 阎斌伦, 等 . 2009. 凡纳滨对虾 (*Litopenaeus vannamei*) 病原副溶血弧菌 (*Vibrio parahaemolyticus*) 的表型及分子特征 [J]. 海洋与湖沼, 40 (5): 654-662.

郑国兴, 沈亚林, 李何 . 1990. 中国对虾病原菌 (鳗弧菌) 的研究 [J]. 水产学报, 14 (1): 1-7.

郑国兴 . 1986b. 对虾弧菌病致病菌——非 O1 群霍乱弧菌的生理学性状及药物感受性 [J]. 水产学报, 10 (4): 433-439.

郑国兴 . 1986a. 养殖对虾弧菌病致病菌——非 O1 群霍乱弧菌的生物学性状与致病性 [J]. 水产学报, 10 (2): 195-203.

周永灿, 张本, 陈雪芬, 等 . 2003. 养殖对虾细菌性红体病的初步研究 [J]. 海洋科学, 27 (5): 61-65.

朱广勤, 陈立宽, 王恒栋 . 1995. 进口斑节对虾幼体发生链壶菌病 [J]. 动植物检疫, 2: 47.

张树林 . 2000. 利氏才女虫生活史及防治的研究 [D]. 大连: 大连水产学院.

朱越雄, 曹广力, 贡成良, 等 . 2002. 蟹组织中致病性嗜水气单胞菌的分离及其特性 [J]. 中国微生态学杂志, 14 (1): 25-27.

朱越雄, 曹广力 . 2003. 蟹源温和气单胞菌的分离及鉴定 [J]. 水利渔业, 23 (3): 60-61.

朱越雄, 贡成良, 薛仁宇, 等 . 2001. 中华绒螯蟹组织中一株类志贺邻单胞菌的分离与特性分析 [J]. 中国微生态学杂志, 13 (5): 263-264.

祖国掌, 李槿年, 余为一, 等 . 2004. 河蟹细菌性颤抖病的诊断与治疗 [J]. 淡水渔业, 34 (2): 27-30.

# 4  贝类病原生物

## 4.1  引言

海水贝类是养殖海洋生物中一个庞大的经济资源类群，我国海水贝类在世界海水养殖总产量中名列前茅，2017 年贝类养殖产量达 1 420.75 万 t。近十几年来，我国双壳贝类养殖规模逐年扩大，年产量已位居世界首位。随着养殖业向着高密度、集约化、工厂化发展的同时，养殖环境条件日益恶化，养殖病害已成为全世界，特别是我国贝类养殖生产发展的重要制约因素。进入 20 世纪 90 年代中期，贝类病害已成为一个严重的问题，据统计，1999 年中国海水双壳贝类养殖因病害损失超过 60 亿元。我国南方养殖的合浦珠母（*Pinctada martensi*）和墨西哥湾扇贝（*Argopecten irradians concentricus*）等由于嵌线螺及其他病原生物的危害，月死亡率有时达 50%以上；我国海南最具特色的大珠母贝（*Pinctada maxima*）虽早已能大量人工育苗，但其养殖因病害及其他因素的影响始终未能大规模地发展起来；1992 年、1994 年和 1996 年发生在广东深圳、惠东和阳江三地区养殖的近江牡蛎死亡面积就达 3 700 hm²，造成经济损失近 4 亿元；我国北方养殖的海湾扇贝（*Argopecten irradias*）、栉孔扇贝（*Chlamys ferreri*）、虾夷扇贝（*Patinopecten yessoensis*）等则因种质和病害的影响，产量剧减；1997 年仅辽宁长海县沿海养殖的各种贝类的大规模死亡损失就达 1.5 亿元；此外，贻贝和鲍等海洋养殖贝类也都曾因病害而出现过大面积死亡，造成了巨大的经济损失。病原生物学调查已发现的病原有细菌、病毒、寄生虫、类立克次氏体等。从现有资料可知，大多数养殖贝类死亡都是由微生物病原体以及养殖环境恶化引起，特别是一些长期存在的或呈周期性暴发的流行性疾病更是如此。目前，我国养殖贝类病害的研究相对其养殖业的发展还处在严重滞后状态。因此，预防与控制养殖贝类病害的发生，加强贝类微生物性疾病和养殖环境的优化研究，已经成为当前贝类养殖业可持续发展的当务之急。

## 4.2  病毒

### 4.2.1  类疱疹样病毒

**病害名称**  海湾扇贝面盘幼虫"面盘解体病"

**病毒名称和形态特征**  类疱疹样病毒（Similar herpes virus），未成熟的裸体病毒核壳体呈六角形或近圆形，病毒颗粒形态不一，大致有 4 种，与所报道的鸡马立克氏病毒（Marek's disease herpes virus）和火鸡疱疹病毒（Turkey herpes virus）相似，即致密拟核型、中空型、十字型和双环型（姜静颖等，2004）。直径 84~90 nm，有实心和空心两种（图 4.1）。空心裸体病毒衣壳上的壳粒呈中空，以点阵排列构成衣壳（图 4.2）；但在实心裸体病毒颗粒衣壳表面，看不到整齐排列的壳粒。成熟病毒颗粒由拟核、衣壳和囊膜所构成，颗粒直径约 120 nm，偶见具宽松囊膜颗粒直径 150~

250 nm，囊膜上隐约看到衣壳上的壳粒（图 4.3）（姜静颖等，2004）。

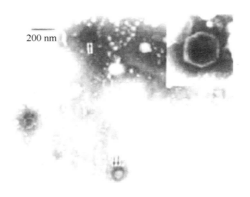

图 4.1　疱疹样病毒核衣壳负染色电镜图谱

注：病毒核壳体（↑）和病毒核壳体（↑↑），×30 000；右上角为病毒核壳体放大图片

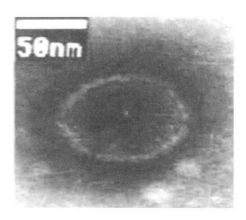

图 4.2　病毒粒子负染色放大图谱，壳粒（↑），×300 000

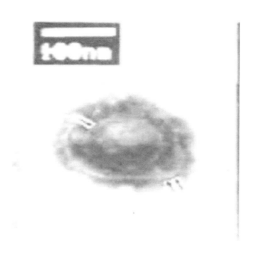

图 4.3　带囊膜成熟病毒粒子负染色图谱

注：衣壳（↑），囊膜（↑↑），×120 000

**宿主**　海湾扇贝（*Argopecten irradias*）。

**地理分布**　1997 年，在国内外首次报道在海湾扇贝体内发现疱疹样病毒（姜静颖等，1997）；1997 年 4 月和 1998 年 4 月，分别于大连金州区正明寺村、杏树屯实验场、大连水产学院苗种基地、辽宁省海洋水产研究所育苗室的发病海湾扇贝面盘幼虫中检测到了疱疹样病毒（姜静颖等，2004）。

**对宿主的影响**　海湾扇贝面盘幼虫丧失浮游能力，大批下沉，沉于池底的幼虫纤毛仍在摆动，数小时后逐渐出现组织解离呈球、块状，靠近壳缘的面盘、口沟、肛门、足等部位的细胞或组织渐渐散落，游泳器官面盘解体，脱落下的纤毛或带纤毛的组织靠纤毛的摆动在壳中或壳外转动。患病的幼虫经过一段时间全部死亡。

用负染法电镜观察可在下沉死亡面盘幼虫样品中，观察到大量病毒颗粒；用超薄切片法电镜观察可见在发病浮游幼虫体内，病毒主要分布于具有附生纤毛上皮细胞组织下的结缔组织中，其次在该上皮细胞内也有少量病毒粒子分布，其中以口沟内部及构成口沟的上皮细胞下的结缔组织间隙中病毒数量较多。幼虫的面盘、口沟、足、肛门器官组织的上皮细胞皆具纤毛，当病毒侵染上述组织细胞后，随着病毒大量增殖会引起细胞崩解，组织溃散，从而导致面盘解体。

超微结构病理研究表明，病毒侵染的细胞，细胞核的染色质聚集，趋边，核较大，核膜间隙不均匀，局部膨大。线粒体嵴减少或崩解呈半空泡状。内质网膜肿胀或崩解，病毒进入肿胀的内质网膜内。严重时细胞器崩解、消失、界线不清，细胞器由于解体而数量减少，细胞质中出现空白区。

**侵染途径与流行规律**　病毒可经水平和垂直两种途径传播，水平传播是在个体之间以水源性途径传播，病毒经幼虫口或体表侵入机体，后经具纤毛上皮细胞进入结缔组织，在结缔组织细胞中大量增殖。垂直传播途径由种贝传播，病毒极有可能是侵染体质虚弱的越冬种贝繁殖器官，然后传播给子一代，在面盘幼虫时期流行和暴发，并在幼虫体内引起侵染和大量增殖。发病面盘幼虫是在人工育苗时，3 月末至 4 月初选育后 5~7 d 面盘幼虫开始发病，培育水温 22~24℃。

人工感染 60 h，即有少量幼虫下沉，运动不活跃，但无"面盘解体"现象出现；感染 100 h 水中已无幼虫浮游，幼虫全部沉于底部，约 30% 的幼虫出现"面盘解体"病状；148 h 幼虫全部出现"面盘解体"而死亡，存活率为 0%，与自然发病情形基本一致。

**诊断**　根据海湾扇贝面盘幼虫"面盘解体"症状可进行初步诊断，确诊可通过负染色方法和超薄切片法对病毒进行分离鉴定。

## 4.2.2　急性病毒性坏死病毒

**病害名称**　急性病毒性坏死症。

**病毒名称和形态特征**　急性病毒性坏死病毒（Acute viral necrosis virus, AVNV），病毒粒子球形，直径 130~180 nm，具囊膜，囊膜厚约 7~10 nm，与核衣壳间距为不同文献描述的病毒粒子有一定差别，王崇明等报道病毒粒子近似圆形，直径为 130~170 nm，核衣壳直径为 90~140 nm，囊膜与核衣壳之间的间距为 13~16 nm，囊膜具长约 20 nm 的刺突，无包涵体（王崇明等，2002）。刘英杰等报道病毒为球形，具有双层囊膜，病毒粒子直径 130~150 nm，核衣壳直径 105~130 nm，囊膜厚度为 5~8 nm，病毒衣壳与囊膜间有 10~12 nm 的透明间隙，病毒核心区电子密度较高，无包涵体，囊膜外具放射状纤突，纤突长度约为 20 nm（刘英杰等，2002）。李登峰等报道绝大多数病毒粒子呈圆形或近圆形，大小差异较大，直径平均为（148±7）nm，具双层囊膜，完整粒子囊膜可见放射状突起，少数形态不规则呈缺刻的叶片状，核衣壳粒呈螺旋状排列不形成包涵体（图 4.4）

（李登峰等，2002）。贺桂珍等报道病毒为具囊膜的球形粒子，直径 130～180 nm，中间是高电子密度的核衣壳，外被囊膜，囊膜和核衣壳之间存在间隙。囊膜外层纤突长 20 nm 左右。另外还有空的核衣壳，大小不一（贺桂珍等，2003）。

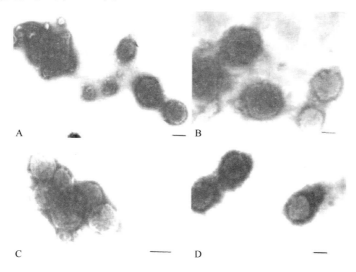

图 4.4　纯化的病毒负染

注：Bar＝100 nm 病毒圆形或近圆形，少数形态不规则呈缺刻的叶片状

**宿主**　文献报道主要宿主为栉孔扇贝（*Chlamys farreri*）。2007 年夏季航次共计 8 种贝类，其中检测出阳性贝类 6 种，阴性贝类 2 种。6 种阳性贝类包括：紫贻贝（感染率 66.7%）、近江牡蛎（感染率 62.5%）、栉孔扇贝（感染率 58%）、虾夷扇贝（感染率 32.9%）、长牡蛎（感染率 10.3%）、菲律宾蛤仔（杂色蛤）（感染率 7.7%）；2 种阴性贝类包括波纹巴非蛤和皱纹盘鲍（表 4.1）。

表 4.1　急性病毒性坏死病毒调查结果——贝类种类统计

| 贝类种类 | 样品份数 | 阳性样品数（+） | 感染率/% |
|---|---|---|---|
| 紫贻贝 | 24 | 16 | 66.7 |
| 近江牡蛎 | 16 | 10 | 62.5 |
| 栉孔扇贝 | 50 | 29 | 58 |
| 虾夷扇贝 | 85 | 28 | 32.9 |
| 长牡蛎 | 58 | 6 | 10.3 |
| 杂色蛤 | 52 | 4 | 7.7 |
| 波纹巴非蛤 | 19 | 0 | 0 |
| 皱纹盘鲍 | 22 | 0 | 0 |
| 总计 | 326 | 93 | 28.5 |

**地理分布**　2000—2010 年，分别在青岛（黄岛海珍品养殖场、太平角贝类养殖区等养殖区）、

长岛、烟台、威海、日照、胶南、荣成等养殖区的栉孔扇贝体内发现疑似栉孔扇贝急性病毒性坏死病毒（王崇明等，2002；王崇明等，2004；刘英杰等，2002；李登峰等，2002；贺桂珍等，2003；王秀华等，2003；曲鹏，2012）。

2007年夏季航次调查7个省（自治区）的海水养殖区，共计11个站位。其中贝类体内急性病毒性坏死病毒检出为阳性的共计4个省、自治区的5个站位，包括：辽宁省（长海县、大窑湾港）、山东省（长岛县）、福建省（莆田市）、广西壮族自治区（北海市），感染率依次为广西壮族自治区（62.5%）、山东省（46.7%）、辽宁省（35.7%）、福建省（9.1%），其中辽宁省的大窑湾港（58.6%）、山东省的长岛县（平均46.7%）、广西壮族自治区的北海市（62.5%）感染率较高；贝类体内急性病毒性坏死症病毒检出为阴性的共4个省的6个站位包括：江苏省（连云港市）、浙江省（象山县、乐清市）、福建省（东山县）和广东省（汕头市、汕尾市）（表4.2）。

**表 4.2　急性病毒性坏死病毒调查结果——地理分布统计**

| 省、自治区 | 采样地点 | 采样时间 | 样品名称 | 检测样品数 | 阳性样品数 | AVNV 感染率/% |
|---|---|---|---|---|---|---|
| 辽宁 | 长海县 | 2007.6.26 | 虾夷扇贝 | 30 | 8 | 26.7 |
| | 长海县 | 2007.7.5 | 虾夷扇贝 | 25 | 5 | 20.0 |
| | 大窑湾 | 2007.7.6 | 栉孔扇贝 | 29 | 17 | 58.6 |
| | 合计 | | | 84 | 30 | 35.7 |
| 山东 | 长岛县 | 2007.8.2 | 长牡蛎 | 30 | 6 | 20.0 |
| | 长岛县 | 2007.8.2 | 栉孔扇贝 | 21 | 12 | 57.1 |
| | 长岛县 | 2007.8.2 | 虾夷扇贝 | 30 | 15 | 50.0 |
| | 长岛县 | 2007.8.2 | 紫贻贝 | 24 | 16 | 66.7 |
| | 合计 | | | 105 | 49 | 46.7 |
| 江苏 | 连云港市 | 2007.6.26 | 杂色蛤 | 17 | 0 | 0.0 |
| 浙江 | 象山市 | 2007.7.25 | 杂色蛤 | 13 | 0 | 0.0 |
| | 乐清市 | 2007.7.24 | 长牡蛎 | 13 | 0 | 0.0 |
| | 合计 | | | 26 | 0 | 0.0 |
| 福建 | 东山县 | 2007.7.8 | 皱纹盘鲍 | 22 | 0 | 0.0 |
| | 莆田县 | 2007.7.8 | 杂色蛤 | 22 | 4 | 18.2 |
| | 合计 | | | 44 | 4 | 9.1 |
| 广东 | 汕尾市 | 2007.7.10 | 波纹巴非蛤 | 19 | 0 | 0.0 |
| | 汕头市 | 2007.7.21 | 长牡蛎 | 15 | 0 | 0.0 |
| | 合计 | | | 34 | 0 | 0.0 |
| 广西 | 北海市 | 2007.7.13 | 近江牡蛎 | 16 | 10 | 62.5 |
| 总计 | | | | 326 | 93 | 28.5 |

**对宿主的影响**　典型发病栉孔扇贝的症状为对外界刺激反应迟缓，贝壳开闭缓慢无力，足丝脱落，失去固着作用。外套膜向壳顶部收缩，外套眼失去光泽。去掉贝壳发现外套腔内分泌物增多，内脏团颜色灰绿色或灰褐色，肠道后段较空，消化腺轻微肿胀，肾脏易剥离，患病严重的扇贝鳃丝轻度糜烂。出现上述症状2~3 d后扇贝死亡，死亡率在90%以上。急性病毒性坏死病毒感染多个器官，其中外套膜及肝胰腺为主要感染器官，肾及肠组织为中等程度感染，鳃以及闭壳肌组织病毒感

染最轻。病理学观察可见在消化腺、外套膜、肾和肠的间质组织细胞与结缔组织细胞间分布有大量病毒粒子，并伴有组织细胞坏死现象。病毒粒子多以团聚的方式存在于结缔组织的细胞质内，形成囊泡样结构。

细胞器病理变化明显，线粒体肿大形状不规则、嵴变短，基质变稀薄，电子密度降低以及出现空泡。内质网扩张膨胀断裂，核蛋白体颗粒脱落，散落于胞质中。感染后期的细胞部分溶解，结构紊乱。细胞核体积膨大变形，染色质破坏严重，病毒集聚成团散在于核内形成异染色质或凝聚于核膜内侧，核仁溶解，核膜周隙扩张或不清晰，细胞核内形成许多空白区域。细胞质内充满大小不等的膜性空泡，严重时细胞器消失，形成大片均质无结构的空白区域，仅剩裸露膨大的细胞核。

**侵染途径与流行规律** 栉孔扇贝大规模死亡发生在 7 月底至 8 月上旬，发病水温 23~25℃；死亡个体集中在 2 龄贝。具流行性、暴发性及极高的死亡率（短期内常达 90% 以上）；病程较短，一般持续 1~2 周。人工感染实验中，病毒注射组扇贝感染实验第 3 天开始死亡，死亡率达 75%，半数死亡时间为 9~10 d；病毒浸浴组扇贝感染实验第 3 天开始死亡，死亡率为 68.7%，半数死亡时间为 11~12 d。

**诊断** 据其发病症状对其进行初步诊断，采集患病个体的感染组织通过下列 3 种方法检测：①提纯病毒，负染色电镜查找病毒粒子；② 提取核酸，PCR 扩增病毒特异性基因片段；③ 采用特异性抗体，通过 ELISA 方法检测病毒（王秀华等，2003；李贽等，2003）。

### 4.2.3　冠状病毒样病毒与副黏病毒样病毒

**病害名称** 栉孔扇贝病毒病。

**病毒名称和形态特征** 冠状病毒样病毒（Coronaviridae）（图 4.5），直径为 80~140 nm，有囊膜，囊膜表面有长 16~24 nm 的纤突，纤突末端呈球形（王品虹，2004）。核衣壳直径 9~14 nm，封闭在一个近二十面体"内部核结构（Intemalcorestructure，ICs）"中（图 4.6），在电镜下观察为六边形，直径 65 nm 左右（王品虹，2004）。装配释放方式为聚集于空泡内细胞崩解时释放。副黏病毒样病毒（Paramyxoviridae）（图 4.7），大小为 150~300 nm，有 8~10 nm 厚的囊膜，囊膜上覆有长 10 nm 左右的纤突，有丝状体结构（图 4.8）。核衣壳直径 20 nm，呈双分子折叠螺旋结构，无规则盘曲在病毒囊膜内。核衣壳与囊膜之间无其他脂类或蛋白包膜。通过出芽方式从细胞内释放并获得囊膜（王品虹，2004）。

**宿主** 栉孔扇贝（*Chlamys farreri*）。

**地理分布** 于 2002—2003 年采自青岛太平角养殖海区的患病栉孔扇贝体内分离到冠状病毒样粒子与副黏病毒病毒粒子（王品虹等，2004）。

**诊断** 根据其发病症状对其进行初步诊断，对病毒进行提纯鉴定确诊。

### 4.2.4　海湾扇贝球形病毒

**病害名称** 海湾扇贝外套膜"糜烂病"、海湾扇贝"性腺萎缩病"。

**病原形态特征** 海湾扇贝外套膜"糜烂病"病毒粒子近球形，直径 150~180 nm，由外部囊膜和内部核衣壳组成。核衣壳直径 120~130 nm，结构均匀、电子密度高。囊膜与核衣壳之间具有明显腔隙，间距 11~20 nm。未成熟的病毒粒子，核衣壳电子密度稍低，结构疏松。

海湾扇贝"性腺萎缩病"病毒颗粒呈圆球形，直径 50~80 nm，无囊膜包裹。颗粒中心电子密

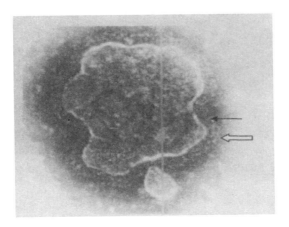

图 4.5　栉孔扇贝中发现的完整的冠状病毒样粒子
(2%磷钨酸负染，pH 7，×20 000)

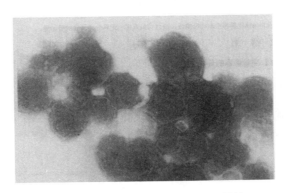

图 4.6　冠状病毒样粒子内部核心结构
(2%磷钨酸负染，pH 7，×20 000)

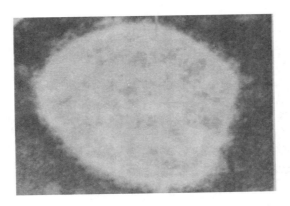

图 4.7　栉孔扇贝中发现的完整的副黏病毒粒子
(2%磷钨酸负染，pH 7，×150 000)

度较低，边缘密度较高。

**宿主**　海湾扇贝（*Argopecten irradias*）。

**地理分布**　2001 年 3—5 月，青岛海区养殖海湾扇贝发生外套膜"糜烂病"，并导致约 50%亲贝死亡，从取自中国海洋大学太平角养殖实验基地患病海湾扇贝中提纯得到球形病毒（任素莲等，

2004）。2002年3—4月，山东日照一扇贝育苗场海湾扇贝亲贝发生性腺萎缩现象，并最终导致约1/3的亲贝死亡（杨宁等，2005）。

**对宿主的影响**　患外套膜"糜烂病"的海湾扇贝主要表现为外套膜糜烂，软体部分消瘦，严重者约2/3的外套膜溃烂成胶水状，消化盲囊松软，性腺萎缩，鳃灰白色并呈轻度糜烂状，闭壳肌开合无力。外套膜"糜烂病"病毒粒子主要存在于消化盲囊上皮细胞及结缔组织细胞质中。受感染的宿主细胞核膜膨胀或溶解；线粒体肿胀变形，嵴溶解或消失；内质网肿胀、膨大为潴泡状；细胞器减少，溶酶体数量增多，细胞质中还出现了大量管泡状结构。

患"性腺萎缩病"的海湾扇贝主要表现为软体部消瘦，无光泽，性腺严重萎缩，鳃苍白色并有轻度糜烂。肠道内含物少，呈空或半空状。在患病海湾扇贝消化盲囊上皮细胞质中发现有大量感染的病毒样颗粒。受感染的宿主细胞的病理学变化十分明显，在消化盲囊细胞质内除大量的泡状包涵体外，另有细胞损伤时常见的板层髓样结构（髓样小体），细胞内普遍出现线粒体膜溶解、嵴消失以及数量减少等现象。内质网水肿并膨大为泡状，核糖体脱落。胞质内次级溶酶体数量增多，有些溶酶体内可见纤维状增生物，核膜膨胀或溶解，染色质显著减少并固缩。

**侵染途径与流行规律**　海湾扇贝外套膜"糜烂病"发病时间为3—5月，发病时水温13~14℃，患病贝壳高（5.5±2）cm；海湾扇贝"性腺萎缩病"发病时间为3—4月，患病贝壳高度平均约5.3 cm。

**诊断**　据其发病症状对其进行初步诊断，采集病变组织提纯病毒负染色电镜查找病毒粒子确诊。

## 4.2.5　贻贝球形病毒

**病害名称**　贻贝病毒病。

**病原形态特征**　一种球形病毒，直径为150~200 nm，具双层囊膜，膜内有核衣壳，核衣壳直径为100~160 nm，未见衣壳粒（图4.8）（王斌，2003）。

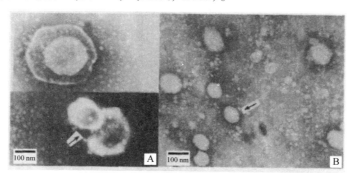

图4.8　患病组织的负染照片

A：负染电镜下贻贝内脏团中的病毒粒子，箭头示病毒粒子从囊膜中破出；

B：提纯的病毒粒子（箭头所示）

**宿主**　贻贝（*Mytilus edulis*）。

**地理分布**　从大连湾养殖海区的发病贻贝内脏团、鳃、外套膜组织中分离到一种球形病毒（王斌等，2003）。

**对宿主的影响**　个体生长缓慢，体瘦，壳薄而脆易碎，内脏团发暗，鳃色灰暗易破损，部分死亡。组织病理超薄切片研究表明，发病贻贝的外套膜、鳃、内脏组织超薄切片的结缔组织细胞质中均观察到病毒粒子，其内脏中见大量病毒粒子聚集（王斌，2003）。病毒粒子直径 20~210 nm，双层囊膜清晰。病毒存在的细胞中细胞器严重解体，核内物质消失，并见类似"封入体"的结构，其中可见正在组装的病毒粒子，未见包涵体（图 4.9）。

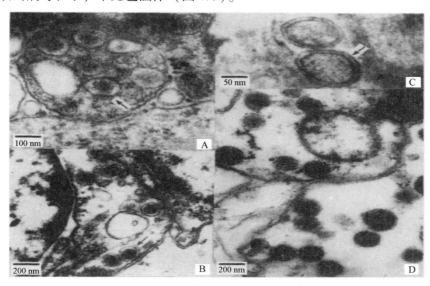

图 4.9　患病组织的超薄切片观察

A：贻贝鳃细胞质中的"封入体"，为箭头所示其中正在组装的病毒；B：鳃细胞质中的病毒粒子（箭头所示）；C：超薄切片中见病毒粒子的双层囊膜（箭头所示）；D：内脏细胞结构解体并见散在的病毒粒子（箭头所示为病毒）

**侵染途径与流行规律**　该病毒可以经口和体表伤口进入机体，造成带毒状态，但无明显的症状出现。当外界条件合适时，病毒可大量复制引起发病。贻贝每年发病高峰均在冬季到春季之间，可能由于低温下贻贝体质较弱，免疫力低下，易被病毒感染。

**诊断**　根据其发病症状对其进行初步诊断，确诊可通过病毒提纯，负染色方法和组织病理超薄切片法电镜观察，找到典型病毒粒子即可确诊。

### 4.2.6　文蛤球形病毒

**病害名称**　文蛤病毒病。

**病原形态特征**　一种球形病毒颗粒，无囊膜，大小为 45~55 nm，核心与核衣壳之间没有明显的界线，未见双层衣壳结构，电子密度较高，呈分散状态分布于细胞质中。经纯化后的病毒粒子呈二十面体对称结构，无囊膜，直径为 60~75 nm，表面结构粗糙，壳粒结构较明显。将提纯病毒粒子进行 RT-PCR 检测，该病毒应初步定为水生双 RNA 病毒。

**宿主**　文蛤（*Meretrix meretrix*）。

**地理分布**　2004 年 9—10 月采集于江苏沿海启东吕四、大丰东沙、如东新港，高塘池养异常死亡的文蛤样品中发现了疑似病毒颗粒。2005 年 9—10 月，江苏省南通东凌养殖场患病文蛤中发现疑似病毒。2006 年 4 月，江苏省南通市启东吕四养殖场文蛤大批死亡病原为疑似病毒。

**对宿主的影响**　发病文蛤多见闭壳无力，对外界刺激反应迟缓，病蛤的肉体依发病轻重程度呈

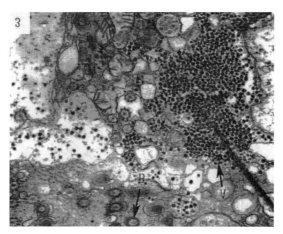

图 4.10　文蛤外套膜细胞质中见大量病毒粒子

（箭头 A）和细胞内微管空泡变性（箭头 B）

淡粉色至橙黄色，内脏团显著消瘦，严重时糜烂或消失；消化管半空或全空，鳃丝结构散乱，严重的末端糜烂。外套膜萎缩、变薄，与贝壳内壁间积水、积沙，濒死蛤或刚死病蛤一般无明显异味。濒死文蛤基本不张口、外壳淡黄、无光泽，少量文蛤不闭壳，剖开贝壳观察，基本观察不到性腺，斧足瘦弱、短小，外套膜贴壳不紧密，整个内脏团肉质偏暗，无光泽。

　　病毒存在于病蛤的上皮组织基底层细胞中，也可在结缔组织和纤维组织的细胞间隙中发现。在一些发病严重的样品的细胞质中，病毒颗粒常以很高的密度聚集在一起，取代了已经崩解、消失的细胞器的位置。外套膜细胞胞浆内有大量病毒包涵体及散的病毒颗粒。鳃和肠上皮细胞的微绒毛结构脱落，肝细胞内脂滴和糖原消失或弥散。在濒死和刚死亡的病蛤细胞中，可以看到细胞结构均遭到了不同程度的破坏。细胞核发生变形（固缩或肿胀），核膜间隙不均匀，局部膨大。染色质变性，凝集于核膜内侧，在细胞核内形成较大的空白区域。细胞质溶酶体增多，有较多吞噬异物形成的次级溶酶体；纤维组织 9+2 微管结构出现空泡变性；线粒体中空，内嵴消失；内质网断裂，核糖体散落于细胞质中；高尔基体崩解（图 4.10）。

　　胞浆内未见完整的细胞器，可见大量空泡化细胞器及髓样结构；斧足细胞核多形性及异染色质边集、线粒体嵴断裂及空泡化、纤毛稀疏、断裂；鳃电镜超薄切片可见核异染色质边集散在、胞浆内次级溶酶体内有病理性包含物，微绒毛排列稀疏，线粒体嵴断裂、空泡化；内脏团细胞核核异染色质凝聚边集，胞浆内有散在病变线粒体，内质网囊泡变。

　　**侵染途径与流行规律**　发病迅速，传播迅速，死亡率高，严重的区域 1 d 内死亡率可达 90% 以上；发病对象的专一性强，在文蛤发病的同一海区，四角蛤蜊和泥螺等底栖贝类均未见死亡。

　　**诊断**　据其发病症状对其进行初步诊断，取病变组织提纯病毒，负染色电镜观察典型病毒粒子基本可确诊。

### 4.2.7　文蛤"红肉病"病毒

　　**病害名称**　文蛤"红肉病"。

　　**病原形态特征**　在患"红肉病"文蛤组织中发现 3 种病毒样颗粒。病毒样颗粒-1（virus-like particle 1，VLP1）呈球形或椭球形，大小（50~60）nm×（50~110）nm，无囊膜包裹，电子致密度较高；病毒样颗粒-2（virus-like particle 2，VLP2）呈球形，直径 160~180 nm，有囊膜，电子致密度高，囊膜与颗粒之间有 15~20 nm，电子致密度低的空隙；病毒样颗粒-3（virus-like particle 3，VLP3）呈球形，无囊膜，直径为 50~80 nm，核心与核衣壳之间无明显的界限，电子密度中等。

**宿主**　文蛤（*Meretrix meretrix*）。

**地理分布**　2000 年 6—7 月从采集于河北省秦皇岛市抚宁养殖场患"红肉病"文蛤中分离到 3 种球形病毒（任素莲等，2002）。

**对宿主的影响**　患病文蛤主要表现为运动迟缓，摄食率降低，闭壳肌开合无力。贝壳外表面手感粗糙，部分发生凹陷现象。软体部为淡红色，严重者呈橘红色，表面黏液增多。消化盲囊、外套膜、性腺等有不同程度的萎缩，鳃轻度糜烂，肠肿胀及粘连等。

病毒样颗粒-1，主要存在于鳃上皮下的结缔组织细胞质中，受感染的鳃上皮下结缔组织细胞结构被严重破坏，细胞器溶解、消失，大量的病毒样颗粒寄生在其内部。相邻细胞的细胞器也发生退化，如内质网肿胀，线粒体嵴消失呈空泡状等。

病毒样颗粒-2，存在于外套膜上皮细胞及结缔组织细胞质中，其周围细胞质中许多异常结构存在，有的结构均匀、电子密度较高，有的内部由不规则的致密颗粒和中等电子密度的基质组成。在病毒样颗粒周围有大量规则排列的球状小颗粒。颗粒呈空心状，直径 20~40 nm。在外套膜上皮细胞质中发现许多尚未装配完好的病毒样颗粒。

病毒样颗粒-3，存在于消化盲囊上皮细胞质内，受感染的消化盲囊正常上皮细胞的线粒体外膜明显，内嵴清晰；粗面内质网呈叠层排列，两端有少量潴泡；溶酶体较小，外膜清晰，内部充满了均匀的、中等电子密度物质。感染病毒粒子的上皮细胞呈现明显的病理变化，主要表现为细胞质内溶酶体数量增加，内含物电子密度增大。部分溶酶体吞噬了退化的细胞器或病原体成为个体较大的次级溶酶体，其附近通常有病毒包涵体存在，有些溶酶体包膜外突形成单层膜泡。线粒体固缩变小、边缘模糊，或嵴退化，内部泡状化，有些线粒体形状发生变化。内质网水肿、膨大形成大量的潴泡，局部可见内质网愈合成电子密度较高的结构。细胞核肿胀或固缩，部分核膜溶解，核内染色质固缩并出现泡状结构。

**侵染途径与流行规律**　此病症多发生于 3~4 龄的高龄贝。

**诊断**　据其发病症状对其进行初步诊断，取病变组织提纯病毒，负染色电镜观察典型病毒粒子基本可确诊。

### 4.2.8　皱纹盘鲍球形病毒

**病害名称**　皱纹盘鲍"裂壳病"。

**病原形态特征**　病毒粒子呈球形，直径 90~140 nm，带双层囊膜，全封闭，表面光滑，无纤突存在，厚 8~10 nm，囊膜内有一层内膜包围着核衣壳，核衣壳直径为 60~120 nm，与核衣壳间距为 15~20 nm，无包涵体。

**宿主**　皱纹盘鲍（*Haliotis discus hannai*）。

**地理分布**　从大连海珍品养殖场患病皱纹盘鲍外套膜、足、内脏团血细胞质内发现疑似病毒（王斌等，1997）；1994—1996 年大连地区患"裂壳病"的养殖皱纹盘鲍鲍苗病原为疑似病毒（李霞等，1998）。

**对宿主的影响**　病鲍主要表现为摄食量下降，生长速度明显减慢，对光反应不敏感，白天不爬到波纹板下，软体部消瘦，足瘦，色黄，失去韧性，表面有大量黏稠状物质，壳变薄，色淡，壳孔相互连串，壳外缘上翻，继而逐渐死亡。

由于存在于血细胞中的病毒粒子破坏了血细胞功能，从而造成器官贫血，其细胞发生坏死样病变，功能丧失。足部肌纤维断裂，表皮细胞脱落，神经细胞形态改变，造成鲍运动能力减弱，敏感性降低；肝脏分泌消化酶和代谢能力减弱，嗉囊组织结构被破坏，从而影响其摄食，以至日趋消瘦；外套膜主要功能是感觉和分泌贝壳，其结构的变化直接影响贝壳形态，造成壳薄、壳孔相互连串。

电镜下可见病毒粒子广泛存在于病鲍的内脏团（包括肝、肠等）、外套膜、足的血细胞中，致使结缔组织排列零散，部分血细胞坏死，上皮细胞的变化也以坏死为主。

**侵染途径与流行规律**　病毒传播途径为水平传播，最大可能性是经口进入体内。人工回感实验中，死亡率达 50%。

**诊断**　据其发病症状对其进行初步诊断，取病变组织提纯病毒，负染色电镜观察典型病毒粒子基本可确诊。

### 4.2.9　杂色鲍球形病毒

**病害名称**　杂色鲍"裂壳病"。

**病原形态特征**　一种球状病毒，大小为 150~220 nm（王江勇等，2000），核衣壳直径 100~130 nm（王江勇等，2007）。病毒颗粒由 3 部分组成，中心部分为电子密度较高的核酸核心，核酸外围为衣壳，最外层为双层囊膜，厚 10~15 nm，全封闭，表面光滑无突起。

**宿主**　杂色鲍（*Haliotis diversicolor*）。

**地理分布**　从 1999 年以来，广东汕尾地区养殖杂色鲍出现了"裂壳病"，经电镜观察到病毒粒子，确认为病原（王江勇等，2000）。2000—2002 年采集于广东省沿海各鲍养殖场的患病杂色鲍中发现疑似病毒（王江勇等，2007）。

**对宿主的影响**　鲍发病初期，养殖池内出现较多泡沫，病鲍活动力减弱，身体消瘦，死亡率高。鲍死后仍然紧贴于鲍笼或池底，部分腹足僵硬，附着不牢。患"裂壳病"病鲍表现为头端壳缘外翻，外翻部分的壳色泛白，呼吸孔融合成一条线，有些甚至裂成"V"字形；外套膜在呼吸孔处裂开，边缘明显萎缩、脱落；腹足表面变黑，表面黏液层消失，部分向内萎缩；触角收缩；鳃瓣色淡。解剖观察病鲍的外套膜外膜、精巢和卵巢、肝胰腺、鳃瓣，发现各器官表面不同程度皱缩、色泽微黄、结构变薄、性腺明显缩小、成熟较差。

电镜下观察到杂色鲍病变组织主要病理变化为肝组织细胞的细胞膜出现溶解现象，细胞质内部较空，溶酶体溶解，内质网、高尔基体解体。外套膜内质网中部扩张，部分线粒体膨胀，嵴比较模糊，细胞核膜溶解甚至消失，细胞核边缘明显肿胀，核染色不均一，核仁萎缩。性腺间质组织，胞核染色质聚边或浓集，核膜疏松，间距不均，胞质内线粒体减少，嵴缩短或消失，内质网出现板层现象，提示细胞衰老和病变。

**侵染途径与流行规律**　"裂壳病"出现于杂色鲍生长发育的各个阶段，壳长从 1~2 cm 的鲍苗到 4~6 cm 的待出售商品鲍，甚至 6~7 cm 的亲鲍均可发生，但对壳长 1 cm 左右的幼鲍危害最大。

杂色鲍球形病毒感染力极强，传染速度快，一旦出现，使用常规水产药物无效。该病一般出现于 11 月至翌年的 3 月，水温低于 20℃时容易暴发，水温高于 23℃时基本不发病。

**诊断**　据其发病症状对其进行初步诊断，取病变组织提纯病毒，负染色电镜观察典型病毒粒子基本可确诊。

## 4.2.10　九孔鲍球形病毒

**病害名称**　九孔鲍苗"脱板症"。

**病原形态特征**　3 种球状病毒颗粒感染，二十面体，具核衣壳，大小分别为 50 nm、95~110 nm、135~150 nm。病毒粒子中央为电子密度很高的核心，外紧裹着一层衣壳，最外层是囊膜，某些直径 150 nm 的病毒颗粒上还有粒子。在超薄切片中可见病毒粒子散布于细胞核与细胞质中，常可见 6~10 个或数十个粒子由 1 或 2 层单位膜包裹，形成包涵体或溶酶体似的结构。

**宿主**　九孔鲍（*Haliotis diversicolor*）。

**地理分布**　1999 年 3—5 月，在福建省东山鲍病重灾区的西埔镇和陈城镇的 P 养鲍场、H 养鲍场和 L 养鲍场采集的病鲍体内分离到 3 种球状病毒（王军等，1999）；1999 年 2—4 月，引起东山县工厂化养殖九孔鲍大量死亡的病原为疑似病毒（宋振荣等，2000；方莹等，2002）；2001 年 7 月，福建省东山县某鲍鱼场九孔鲍幼苗出现"脱板症"而大量死亡现象，病原为疑似病毒（宋振荣等，2003）；1999 年春季福建省东山县九孔鲍暴发流行病的病鲍内脏内分离到疑似病毒（张朝霞等，2003）。

**对宿主的影响**　发病前九孔鲍都没有明显的减食现象，但鲍鱼池水迅速变混浊，气泡增多，水面浮有许多类似鲍鱼呕吐物。发病鲍鱼死亡非常快，常见在采食中的鲍鱼突然死亡，而口器尚未完全缩入口腔中，有的口中还含有海带，因此死鲍常无腐败的臭味。病鲍食量减少或停止摄食，活力下降。多数病鲍的消化腺和肝胀肿大，少数萎缩凹陷；足部发黑、变硬，足肌明显收缩，贴附于池底或筐底面上，贝壳在上；外套膜萎缩，触角反应迟钝或不能伸缩；黏液分泌量增大，致使养殖池面产生大量黏液气泡。一般在表现出病症后 3~7 d 内死亡，东山县 54 个养鲍场平均死亡率约为 70%以上，有的养殖池死亡率高达 95%。

消化腺组织切片可见，腺上皮细胞排列紊乱，细胞肿大，上皮组织与结缔组织有不同程度的细胞脱落，形成空泡，肠黏膜有明显的水肿变性。

超薄切片电镜观察可见病鲍细胞内质网肿胀，细胞核膜破损，细胞核和细胞质内均有大量病毒颗粒分布。

**侵染途径与流行规律**　小鲍比大鲍发病率更高，传染也更快，随着气温的升高，鲍的死亡率降低，有些病鲍的病症随之减弱、消失。该病毒在水温 25℃以上，供试鲍不会发病。养殖九孔鲍暴发性传染病有明显的季节性。主要发生于冬、春季节，即每年的 10—11 月起至翌年的 4—5 月止，此时，水温低于 24℃。九孔鲍的鲍苗、稚鲍、成鲍或者亲鲍都易感，而人工养殖的皱纹盘鲍一般不发病。传染途径有污染病毒的水源传播；污染的人员和运输工具传染；通过污染的饲料传染。

**诊断**　据其发病症状对其进行初步诊断，对病毒进行分离鉴定确诊。

**防治**　养鲍场要全部使用海底砂滤海水，排污水必须经消毒、砂滤后才排入海中；保持良好的养殖环境，注意适宜养殖密度；封锁疫区，加强各个养殖场的隔离消毒；使用优质饵料（如龙须菜等），增强养殖鲍的体质；开展以预防为主的药物（自制的鲍毒清粉剂）饵料和水体药物（自制的鲍毒清粉剂，五氧化二氯消毒剂轮流使用）浸泡相结合的防治实验，避免病原菌产生耐（抗）药性。

### 4.2.11 甲型肝炎病毒

**疾病名称** 甲型肝炎。

**病原学名、分类和形态特征** 甲型肝炎病毒相关信息详见1.1前言部分，其形态特征详见图4.11。

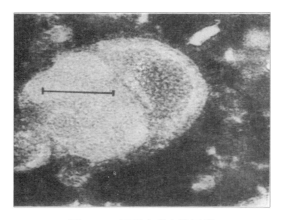

图4.11 甲肝病毒电镜图谱

**宿主** 2007年夏季航次共调查28种贝类，其中检测出甲型肝炎病毒阳性贝类有8种，阴性贝类20种。8种阳性贝类包括：翡翠贻贝、近江牡蛎、青蛤、中国蛤蜊、毛蚶、合浦珠母贝、饼干镜蛤和真曲巴非蛤。

**地理分布** 2007年夏季航次共调查共计9个省、市、自治区，52个站位。其中，贝类体内甲型肝炎病毒检出为阳性的共计4个省（自治区）的5个站位，包括：辽宁省（东港市）、福建省（长乐市）、广西壮族自治区（北海市）、海南省（三亚市、东方）（表4.3）。

表4.3 甲型肝炎病毒调查结果

| 编号 | 样品名称 | 地点 | HAV | 编号 | 样品 | 地点 | HAV |
|---|---|---|---|---|---|---|---|
| X01 | 毛蚶 | 江苏连云港 | – | X82 | 曲波皱纹蛤 | 海南东方 | – |
| X02 | 文蛤 | 江苏连云港 | – | X83 | 菲律宾蛤仔 | 海南海口 | – |
| X03 | 菲律宾蛤仔 | 江苏连云港 | – | X84 | 巴非蛤 | 海南海口 | – |
| X04 | 缢蛏 | 江苏连云港 | – | X85 | 真曲巴非蛤 | 海南海口 | – |
| X05 | 四角蛤蜊 | 江苏连云港 | – | X86 | 真曲巴非蛤 | 海南万宁 | – |
| X06 | 日本镜蛤 | 江苏大丰 | – | X87 | 真曲巴非蛤 | 海南万宁 | – |
| X07 | 四角蛤蜊 | 江苏大丰 | – | X88 | 真曲巴非蛤 | 广东雷州 | – |
| X08 | 缢蛏 | 江苏大丰 | – | X89 | 波纹巴非蛤 | 广东雷州 | – |
| X09 | 四角蛤蜊 | 江苏射阳 | – | X90 | 曲波皱纹蛤 | 广东雷州 | – |
| X10 | 日本镜蛤 | 江苏射阳 | – | X91 | 饼干镜蛤 | 广东湛江 | – |
| X11 | 缢蛏 | 江苏射阳 | – | X92 | 文蛤 | 广东湛江 | – |

续表

| 编号 | 样品名称 | 地点 | HAV | 编号 | 样品 | 地点 | HAV |
|------|----------|------|-----|------|------|------|-----|
| X12 | 缢蛏 | 江苏吕四镇 | – | X93 | 近江牡蛎 | 广东阳江 | – |
| X13 | 四角蛤蜊 | 江苏吕四镇 | – | X94 | 翡翠贻贝 | 广东阳江 | – |
| X14 | 日本镜蛤 | 江苏吕四镇 | – | X95 | 毛蚶 | 广东阳江 | – |
| X15 | 文蛤 | 江苏吕四镇 | – | X96 | 缢蛏 | 大连大长山 | – |
| X16 | 日本镜蛤 | 浙江舟山 | – | X97 | 菲律宾蛤仔 | 大连大长山 | – |
| X17 | 贻贝 | 浙江舟山 | – | X98 | 栉孔扇贝 | 大连大长山 | – |
| X18 | 缢蛏 | 浙江舟山 | – | X99 | 紫石房蛤 | 大连大长山 | – |
| X19 | 四角蛤蜊 | 浙江舟山 | – | X100 | 长牡蛎 | 福建霞浦 | – |
| X20 | 缢蛏 | 浙江温州 | – | X101 | 菲律宾蛤仔 | 福建霞浦 | – |
| X21 | 泥蚶 | 浙江温州 | – | X102 | 菲律宾蛤仔 | 福建泉州 | – |
| X22 | 日本镜蛤 | 浙江台州 | – | X103 | 缢蛏 | 福建泉州 | – |
| X23 | 缢蛏 | 浙江台州 | – | X104 | 翡翠贻贝 | 福建长乐 | + |
| X24 | 泥蚶 | 浙江台州 | – | X105 | 长牡蛎 | 浙江乐清 | – |
| X25 | 缢蛏 | 福建宁德 | – | X106 | 菲律宾蛤仔 | 浙江乐清 | – |
| X26 | 紫贻贝 | 福建宁德 | – | X107 | 菲律宾蛤仔 | 浙江台州 | – |
| X27 | 文蛤 | 福建长乐 | – | X108 | 紫贻贝 | 浙江台州 | – |
| X28 | 缢蛏 | 福建长乐 | – | X109 | 杂色蛤 | 浙江象山 | – |
| X29 | 菲律宾蛤仔 | 福建莆田 | – | X110 | 紫贻贝 | 浙江象山 | – |
| X30 | 缢蛏 | 福建莆田 | – | X111 | 缢蛏 | 浙江象山 | – |
| X31 | 褶牡蛎 | 福建泉州 | – | X112 | 菲律宾蛤仔 | 山东日照 | – |
| X32 | 褶牡蛎 | 福建漳州 | – | X113 | 栉孔扇贝 | 山东日照 | – |
| X33 | 菲律宾蛤仔 | 福建漳州 | – | X114 | 四角蛤蜊 | 山东日照 | – |
| X34 | 缢蛏 | 福建漳州 | – | X115 | 菲律宾蛤仔 | 山东青岛 | – |
| X35 | 菲律宾蛤仔 | 福建东山 | – | X116 | 毛蚶 | 山东青岛 | – |
| X36 | 巴非蛤 | 福建东山 | – | X117 | 紫贻贝 | 山东荣成 | – |
| X37 | 褶牡蛎 | 广东饶平 | – | X118 | 菲律宾蛤仔 | 山东荣成 | – |
| X38 | 巴非蛤 | 广东饶平 | – | X119 | 中国蛤蜊 | 山东荣成 | – |
| X39 | 紫贻贝 | 广东饶平 | – | X120 | 中国蛤蜊 | 山东烟台 | – |
| X40 | 波纹巴非蛤 | 深圳坪山 | – | X121 | 菲律宾蛤仔 | 山东烟台 | – |
| X41 | 文蛤 | 深圳坪山 | – | X122 | 栉孔扇贝 | 大连金石滩 | – |
| X42 | 长牡蛎 | 广东汕头 | – | X123 | 缢蛏 | 大连金石滩 | – |

| 编号 | 样品名称 | 地点 | HAV | 编号 | 样品 | 地点 | HAV |
|------|----------|------|-----|------|------|------|-----|
| X43 | 文蛤 | 广东汕尾 | – | X124 | 四角蛤蜊 | 大连金石滩 | – |
| X44 | 浅边等蛤 | 广东汕尾 | – | X125 | 紫贻贝 | 大连金石滩 | – |
| X45 | 四角蛤蜊 | 广东汕尾 | – | X126 | 菲律宾蛤仔 | 大连金石滩 | – |
| X46 | 缢蛏 | 大连庄河 | – | X127 | 长牡蛎 | 大连金石滩 | – |
| X47 | 菲律宾蛤仔 | 大连庄河 | – | X128 | 紫贻贝 | 大连大长山 | – |
| X48 | 文蛤 | 大连庄河 | – | X129 | 长牡蛎 | 大连大长山 | – |
| X49 | 青蛤 | 大连庄河 | – | X130 | 长牡蛎 | 山东莱州 | – |
| X50 | 毛蚶 | 大连庄河 | – | X131 | 菲律宾蛤仔 | 山东莱州 | – |
| X51 | 四角蛤蜊 | 大连庄河 | – | X132 | 四角蛤蜊 | 山东莱州 | – |
| X52 | 缢蛏 | 丹东东港 | – | X133 | 紫贻贝 | 山东长岛 | – |
| X53 | 文蛤 | 丹东东港 | – | X134 | 菲律宾蛤仔 | 山东长岛 | – |
| X54 | 青蛤 | 丹东东港 | + | X135 | 栉孔扇贝 | 山东长岛 | – |
| X55 | 中国蛤蜊 | 丹东东港 | + | X136 | 虾夷扇贝 | 山东长岛 | – |
| X56 | 四角蛤蜊 | 丹东东港 | – | X137 | 菲律宾蛤仔 | 山东东营 | – |
| X57 | 菲律宾蛤仔 | 丹东东港 | – | X138 | 四角蛤蜊 | 山东东营 | – |
| X58 | 毛蚶 | 丹东东港 | + | X139 | 长牡蛎 | 山东东营 | – |
| X59 | 菲律宾蛤仔 | 广西北海 | – | X140 | 四角蛤蜊 | 河北黄骅 | – |
| X60 | 缘齿牡蛎 | 广西北海 | – | X141 | 四角蛤蜊 | 天津驴驹河 | – |
| X61 | 长肋日月蛤 | 广西北海 | – | X142 | 菲律宾蛤仔 | 河北唐海 | – |
| X62 | 翡翠贻贝 | 广西北海 | – | X143 | 长牡蛎 | 河北唐海 | – |
| X63 | 近江牡蛎 | 广西北海 | – | X144 | 四角蛤蜊 | 河北唐海 | – |
| X64 | 海湾扇贝 | 广西北海 | – | X145 | 菲律宾蛤仔 | 河北乐亭 | – |
| X65 | 合浦珠母贝 | 广西北海 | + | X146 | 毛蚶 | 河北乐亭 | – |
| X66 | 菲律宾蛤仔 | 广西防城港 | – | X147 | 四角蛤蜊 | 河北乐亭 | – |
| X67 | 饼干镜蛤 | 广西防城港 | – | X148 | 紫贻贝 | 河北昌黎 | – |
| X68 | 真曲巴非蛤 | 广西防城港 | – | X149 | 菲律宾蛤仔 | 河北昌黎 | – |
| X69 | 菲律宾蛤仔 | 大连营城 | – | X150 | 四角蛤蜊 | 河北昌黎 | – |
| X70 | 竹蛏 | 大连营城 | – | X151 | 菲律宾蛤仔 | 辽宁锦州 | – |
| X71 | 贻贝 | 大连营城 | – | X152 | 四角蛤蜊 | 辽宁锦州 | – |
| X72 | 竹蛏 | 大连夏家河 | – | X153 | 紫贻贝 | 辽宁锦州 | – |
| X73 | 贻贝 | 大连夏家河 | – | X154 | 杂色蛤 | 辽宁盘锦 | – |

续表

| 编号 | 样品名称 | 地点 | HAV | 编号 | 样品 | 地点 | HAV |
|------|---------|------|-----|------|------|------|-----|
| X74 | 菲律宾蛤仔 | 大连夏家河 | – | X155 | 四角蛤蜊 | 辽宁盘锦 | – |
| X75 | 文蛤 | 大连夏家河 | – | X156 | 毛蚶 | 辽宁盘锦 | – |
| X76 | 近江牡蛎 | 广东湛江 | – | X157 | 菲律宾蛤仔 | 辽宁营口 | – |
| X77 | 真曲巴非蛤 | 海南三亚 | – | X158 | 紫贻贝 | 辽宁营口 | – |
| X78 | 饼干镜蛤 | 海南三亚 | + | X159 | 四角蛤蜊 | 辽宁营口 | – |
| X79 | 近江牡蛎 | 海南三亚 | + | X160 | 长牡蛎 | 辽宁瓦房店 | – |
| X80 | 文蛤 | 海南东方 | – | X161 | 紫贻贝 | 辽宁瓦房店 | – |
| X81 | 真曲巴非蛤 | 海南东方 | + | X266 | 虾夷扇贝 | 大连海洋岛 | – |

注："–"表阴性结果，"+"表阳性结果。

**对宿主的影响** 临床表现多从发热、疲乏和食欲不震开始，继而出现肝肿大、压痛、肝功能损害，部分患者可出现黄疸。HAV 经口途径侵入人体后，先在肠黏膜和局部淋巴结增殖，继而进入血液，形成病毒血症，最终侵入靶器官肝组织，在肝细胞内增殖。由于在组织培养细胞中增殖缓慢并不直接引起细胞损害，故其致病机理，除病毒的直接作用外，可能是机体的免疫应答在引起肝组织损害上起一定的作用。

**侵染途径与流行规律** 甲型肝炎病毒多侵犯儿童及青年，发病率随年龄增长而递减。甲型肝炎病毒主要经口传播，传染源多为病人。多数情况下，无黄疸病例发生率要比黄疸型高许多倍，但大流行时黄疸型比例增高。甲型肝炎的潜伏期为 15~45 d，病毒常在患者转氨酶升高前的 5~6 d 就存在于血液和粪便中。发病 2~3 周后，随着血清中特异性抗体的产生，血液和粪便的传染性也逐渐消失。长期携带病毒者极罕见。

甲型肝炎病毒随患者粪便排出体外，通过污染水源、食物、海产品（如毛蚶等）、食具等的传播可造成散发性流行或大流行，也可通过输血或注射方式传播，但由于甲型肝炎病毒在患者血液中持续时间远较乙型肝炎病毒为短，故此种传播方式较为少见。

**诊断** 目前对甲型肝炎的微生物学检查，以 HAV 的抗原和抗体为主。应用的方法包括免疫电镜、补体结合试验、免疫黏附血凝试验、固相放射免疫和酶联免疫吸附试验、聚合酶链反应、cDNA-RNA 分子杂交技术等。抗 HAVLgM 具有出现早、短期达高峰以及消失快的特点，故测得是甲型肝炎新近感染的标志。

## 4.2.12 诺如病毒

**疾病名称** 肠胃炎。

**病毒名称和生物学特征** 诺如病毒（Norovirus）甲型肝炎病毒相关信息详见 1.1 前言部分，其形态特征详见图 4.12。

**易感人群和感染途径** 全年均可发生感染，感染的对象主要是成人和学龄儿童，大部分的暴发是有季节性的，寒冷季节呈现高发。常在社区、学校、餐馆、医院、托儿所、养老院及军队食堂、

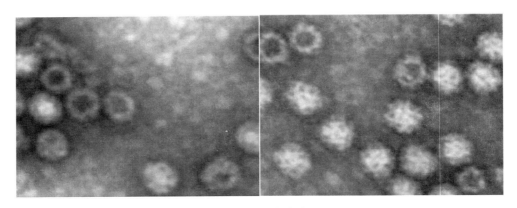

图 4.12　诺如病毒

游船等处引起集体暴发。

**宿主**　紫贻贝、褶牡蛎、青蛤、中国蛤蜊、毛蚶、饼干镜蛤、日本镜蛤、菲律宾蛤仔（杂色蛤）、紫石房蛤、缢蛏、四角蛤蜊、长牡蛎。

**地理分布**　目前，我国东南沿海地区为高发地区，北方如北京、天津、河北、甘肃兰州和山西等地都有该病毒感染病例的发生。

2007 年夏季航次共调查 9 个省、市、自治区，52 个站位。其中，贝类体内诺如病毒检出为阳性的共计 7 个省的 17 个站位，包括：辽宁省（东港、大长山岛、大连金石滩）、河北省（黄骅、唐海、昌黎）、山东省（青岛、荣成、东营）、江苏省（大丰、射阳）、浙江省（舟山、台州）、福建省（泉州）、广东省（饶平、阳江、湛江）（表 4.4）。

表 4.4　诺如病毒调查结果

| 编号 | 样品名称 | 地点 | NV | 编号 | 样品 | 地点 | NV |
|---|---|---|---|---|---|---|---|
| X01 | 毛蚶 | 江苏连云港 | − | X82 | 曲波皱纹蛤 | 海南东方 | − |
| X02 | 文蛤 | 江苏连云港 | − | X83 | 菲律宾蛤仔 | 海南海口 | − |
| X03 | 菲律宾蛤仔 | 江苏连云港 | − | X84 | 巴非蛤 | 海南海口 | − |
| X04 | 缢蛏 | 江苏连云港 | − | X85 | 真曲巴非蛤 | 海南海口 | − |
| X05 | 四角蛤蜊 | 江苏连云港 | − | X86 | 真曲巴非蛤 | 海南万宁 | − |
| X06 | 日本镜蛤 | 江苏大丰 | + | X87 | 真曲巴非蛤 | 海南万宁 | − |
| X07 | 四角蛤蜊 | 江苏大丰 | − | X88 | 真曲巴非蛤 | 广东雷州 | − |
| X08 | 缢蛏 | 江苏大丰 | − | X89 | 波纹巴非蛤 | 广东雷州 | − |
| X09 | 四角蛤蜊 | 江苏射阳 | − | X90 | 曲波皱纹蛤 | 广东雷州 | − |
| X10 | 日本镜蛤 | 江苏射阳 | + | X91 | 饼干镜蛤 | 广东湛江 | + |
| X11 | 缢蛏 | 江苏射阳 | − | X92 | 文蛤 | 广东湛江 | − |
| X12 | 缢蛏 | 吕四镇 | − | X93 | 近江牡蛎 | 广东阳江 | − |
| X13 | 四角蛤蜊 | 吕四镇 | − | X94 | 翡翠贻贝 | 广东阳江 | − |

| 编号 | 样品名称 | 地点 | NV | 编号 | 样品 | 地点 | NV |
|------|----------|------|-----|------|------|------|-----|
| X14 | 日本镜蛤 | 吕四镇 | − | X95 | 毛蚶 | 广东阳江 | + |
| X15 | 文蛤 | 吕四镇 | − | X96 | 缢蛏 | 大连大长山 | − |
| X16 | 日本镜蛤 | 浙江舟山 | + | X97 | 菲律宾蛤仔 | 大连大长山 | + |
| X17 | 贻贝 | 浙江舟山 | − | X98 | 栉孔扇贝 | 大连大长山 | − |
| X18 | 缢蛏 | 浙江舟山 | − | X99 | 紫石房蛤 | 大连大长山 | + |
| X19 | 四角蛤蜊 | 浙江舟山 | − | X100 | 长牡蛎 | 福建霞浦 | − |
| X20 | 缢蛏 | 浙江温州 | − | X101 | 菲律宾蛤仔 | 福建霞浦 | − |
| X21 | 泥蚶 | 浙江温州 | − | X102 | 菲律宾蛤仔 | 福建泉州 | + |
| X22 | 日本镜蛤 | 浙江台州 | + | X103 | 缢蛏 | 福建泉州 | − |
| X23 | 缢蛏 | 浙江台州 | − | X104 | 翡翠贻贝 | 福建长乐 | − |
| X24 | 泥蚶 | 浙江台州 | − | X105 | 长牡蛎 | 浙江乐清 | − |
| X25 | 缢蛏 | 福建宁德 | − | X106 | 菲律宾蛤仔 | 浙江乐清 | − |
| X26 | 紫贻贝 | 福建宁德 | − | X107 | 菲律宾蛤仔 | 浙江台州 | − |
| X27 | 文蛤 | 福建长乐 | − | X108 | 紫贻贝 | 浙江台州 | − |
| X28 | 缢蛏 | 福建长乐 | − | X109 | 菲律宾蛤仔 | 浙江象山 | − |
| X29 | 菲律宾蛤仔 | 福建莆田 | − | X110 | 紫贻贝 | 浙江象山 | − |
| X30 | 缢蛏 | 福建莆田 | − | X111 | 缢蛏 | 浙江象山 | − |
| X31 | 褶牡蛎 | 福建泉州 | − | X112 | 菲律宾蛤仔 | 山东日照 | − |
| X32 | 褶牡蛎 | 福建漳州 | − | X113 | 栉孔扇贝 | 山东日照 | − |
| X33 | 菲律宾蛤仔 | 福建漳州 | − | X114 | 四角蛤蜊 | 山东日照 | − |
| X34 | 缢蛏 | 福建漳州 | − | X115 | 菲律宾蛤仔 | 山东青岛 | − |
| X35 | 菲律宾蛤仔 | 福建东山 | − | X116 | 毛蚶 | 山东青岛 | + |
| X36 | 巴非蛤 | 福建东山 | − | X117 | 紫贻贝 | 山东荣成 | − |
| X37 | 褶牡蛎 | 广东饶平 | + | X118 | 菲律宾蛤仔 | 山东荣成 | − |
| X38 | 巴非蛤 | 广东饶平 | − | X119 | 中国蛤蜊 | 山东荣成 | + |
| X39 | 紫贻贝 | 广东饶平 | − | X120 | 中国蛤蜊 | 山东烟台 | − |
| X40 | 波纹巴非蛤 | 深圳坪山 | − | X121 | 菲律宾蛤仔 | 山东烟台 | − |
| X41 | 文蛤 | 深圳坪山 | − | X122 | 栉孔扇贝 | 大连金石滩 | − |
| X42 | 长牡蛎 | 广东汕头 | − | X123 | 缢蛏 | 大连金石滩 | + |
| X43 | 文蛤 | 广东汕尾 | − | X124 | 四角蛤蜊 | 大连金石滩 | + |
| X44 | 浅边等蛤 | 广东汕尾 | − | X125 | 紫贻贝 | 大连金石滩 | + |

| 编号 | 样品名称 | 地点 | NV | 编号 | 样品 | 地点 | NV |
|------|---------|------|-----|------|------|------|-----|
| X45 | 四角蛤蜊 | 广东汕尾 | − | X126 | 菲律宾蛤仔 | 大连金石滩 | − |
| X46 | 缢蛏 | 大连庄河 | − | X127 | 长牡蛎 | 大连金石滩 | − |
| X47 | 菲律宾蛤仔 | 大连庄河 | − | X128 | 紫贻贝 | 大连大长山 | − |
| X48 | 文蛤 | 大连庄河 | − | X129 | 长牡蛎 | 大连大长山 | − |
| X49 | 青蛤 | 大连庄河 | − | X130 | 长牡蛎 | 山东莱州 | − |
| X50 | 毛蚶 | 大连庄河 | − | X131 | 菲律宾蛤仔 | 山东莱州 | − |
| X51 | 四角蛤蜊 | 大连庄河 | − | X132 | 四角蛤蜊 | 山东莱州 | − |
| X52 | 缢蛏 | 丹东东港 | − | X133 | 紫贻贝 | 山东长岛 | − |
| X53 | 文蛤 | 丹东东港 | − | X134 | 菲律宾蛤仔 | 山东长岛 | − |
| X54 | 青蛤 | 丹东东港 | + | X135 | 栉孔扇贝 | 山东长岛 | − |
| X55 | 中国蛤蜊 | 丹东东港 | − | X136 | 虾夷扇贝 | 山东长岛 | − |
| X56 | 四角蛤蜊 | 丹东东港 | − | X137 | 菲律宾蛤仔 | 山东东营 | − |
| X57 | 菲律宾蛤仔 | 丹东东港 | − | X138 | 四角蛤蜊 | 山东东营 | − |
| X58 | 毛蚶 | 丹东东港 | − | X139 | 长牡蛎 | 山东东营 | + |
| X59 | 菲律宾蛤仔 | 广西北海 | − | X140 | 四角蛤蜊 | 河北黄骅 | + |
| X60 | 缘齿牡蛎 | 广西北海 | − | X141 | 四角蛤蜊 | 天津驴驹河 | − |
| X61 | 长肋日月蛤 | 广西北海 | − | X142 | 菲律宾蛤仔 | 河北唐海 | − |
| X62 | 翡翠贻贝 | 广西北海 | − | X143 | 长牡蛎 | 河北唐海 | − |
| X63 | 近江牡蛎 | 广西北海 | − | X144 | 四角蛤蜊 | 河北唐海 | + |
| X64 | 海湾扇贝 | 广西北海 | − | X145 | 菲律宾蛤仔 | 河北乐亭 | − |
| X65 | 合浦珠母贝 | 广西北海 | − | X146 | 毛蚶 | 河北乐亭 | − |
| X66 | 菲律宾蛤仔 | 广西防城港 | − | X147 | 四角蛤蜊 | 河北乐亭 | − |
| X67 | 饼干镜蛤 | 广西防城港 | − | X148 | 紫贻贝 | 河北昌黎 | − |
| X68 | 真曲巴非蛤 | 广西防城港 | − | X149 | 菲律宾蛤仔 | 河北昌黎 | − |
| X69 | 菲律宾蛤仔 | 大连营城 | − | X150 | 四角蛤蜊 | 河北昌黎 | + |
| X70 | 竹蛏 | 大连营城 | − | X151 | 菲律宾蛤仔 | 辽宁锦州 | − |
| X71 | 贻贝 | 大连营城 | − | X152 | 四角蛤蜊 | 辽宁锦州 | − |
| X72 | 竹蛏 | 大连夏家河 | − | X153 | 紫贻贝 | 辽宁锦州 | − |
| X73 | 贻贝 | 大连夏家河 | − | X154 | 菲律宾蛤仔 | 辽宁盘锦 | − |
| X74 | 菲律宾蛤仔 | 大连夏家河 | − | X155 | 四角蛤蜊 | 辽宁盘锦 | − |
| X75 | 文蛤 | 大连夏家河 | − | X156 | 毛蚶 | 辽宁盘锦 | − |

| 编号 | 样品名称 | 地点 | NV | 编号 | 样品 | 地点 | NV |
|------|----------|------|-----|------|------|------|-----|
| X76 | 近江牡蛎 | 广东湛江 | – | X157 | 菲律宾蛤仔 | 辽宁营口 | – |
| X77 | 真曲巴非蛤 | 海南三亚 | – | X158 | 紫贻贝 | 辽宁营口 | – |
| X78 | 饼干镜蛤 | 海南三亚 | – | X159 | 四角蛤蜊 | 辽宁营口 | – |
| X79 | 近江牡蛎 | 海南三亚 | – | X160 | 长牡蛎 | 辽宁瓦房店 | – |
| X80 | 文蛤 | 海南东方 | – | X161 | 紫贻贝 | 辽宁瓦房店 | – |
| X81 | 真曲巴非蛤 | 海南东方 | – | X266 | 虾夷扇贝 | 大连海洋岛 | – |

注："–"表阴性结果，"+"表阳性结果。

**对宿主的影响**　诺如病毒引起的肠胃炎与其他病毒性肠胃炎相似，起病突然，主要症状为发热、恶心、呕吐、痉挛性腹痛及腹泻。粪便呈黄色稀水便，每日数次至数十次不等，无脓血与黏液。可伴有低热、咽痛、流涕、咳嗽、头痛、肌痛、乏力及食欲减退。该病多呈自限性，恢复后无后遗症，愈后较好。但是该病感染后免疫期短暂，可反复感染。虽然病情较轻，但若治疗不及时或治疗方法不正确，可导致脱水死亡。

**侵染途径与流行规律**　可通过污染的水源、食物、密切接触等传播。诺如病毒通常寄生于牡蛎等贝类中，生吃贝类食物是导致诺如病毒胃肠炎暴发流行的最常见原因。

**诊断**　国内外已经建立了以检测病毒核酸的基因诊断方法；由于该病毒尚不能培养，对于病毒的确认往往采用病人发病后 $2\sim3$ d 粪便标本进行电镜观察。

## 4.2.13　我国贝类病毒病原分布规律

根据我国有关贝类病毒病原公开发表的文献资料报道，1994—2018 年，我国贝类病毒病原报道共计 13 种，包括疱疹样病毒、急性病毒性坏死病毒、冠状病毒样病毒、副黏病毒样病毒、海湾扇贝球形病毒、贻贝球形病毒、文蛤球形病毒、文蛤"红肉病"病毒、皱纹盘鲍球形病毒、杂色鲍球形病毒、九孔鲍球形病毒、甲型肝炎病毒、诺如病毒（图 4.2.12 至图 4.2.14）；贝类病毒病原宿主共计 23 种，有海湾扇贝、栉孔扇贝、贻贝、文蛤、皱纹盘鲍、杂色鲍、九孔鲍、翡翠贻贝、近江牡蛎、青蛤、中国蛤蜊、毛蚶、合浦珠母贝、饼干镜蛤、真曲巴非蛤、紫贻贝、褶牡蛎、日本镜蛤、菲律宾蛤仔（杂色蛤）、紫石房蛤、缢蛏、四角蛤蜊和长牡蛎。

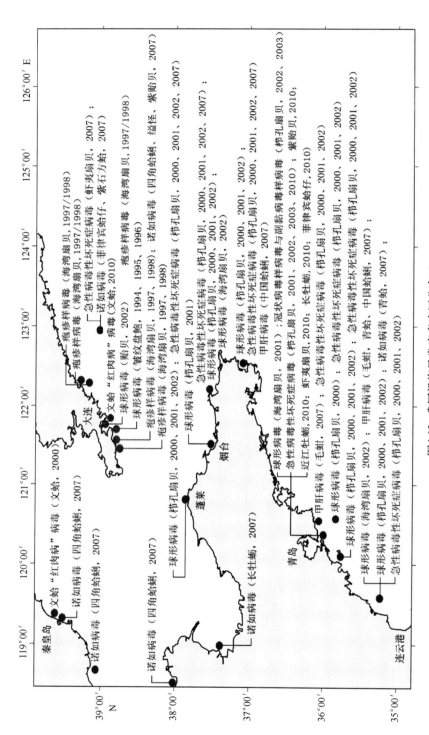

图4.13 我国沿海贝类病毒病原分布(I)

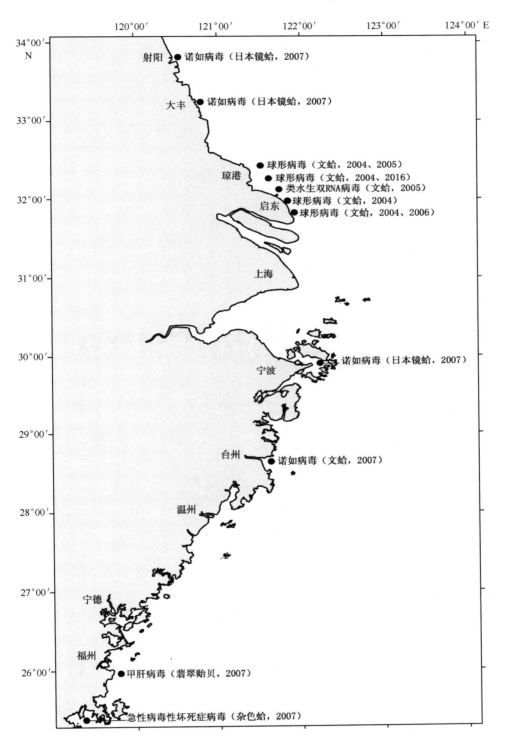

图 4.14　我国沿海病毒病原分布（Ⅱ）

(参考贝类病害公开发表的文献资料)

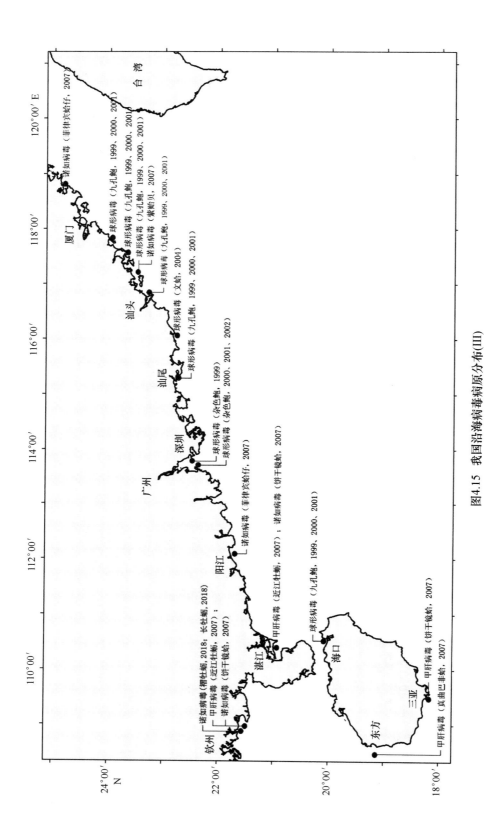

图4.15 我国沿海病毒病病原分布(III)

对我国沿海主要养殖贝类体内的急性病毒性坏死病毒、甲型肝炎病毒和诺如病毒进行了调查。调查共计 1 个航次，为夏季航次，时间为 2007 年 6 月 26 日至 8 月 8 日。急性病毒性坏死病毒共计 7 个省（自治区）、11 个采样站位、8 种 326 份养殖贝类，阳性检出为 4 个省（自治区）、5 个站位、6 种 93 份养殖贝类；甲肝病毒共计 9 个省（自治区）、52 个采样站位、28 种 162 份养殖贝类，阳性检出为 4 个省（区）、5 个采样站位、8 种 8 份养殖贝类；诺如病毒共计 9 个省、市、自治区 52 个采样站位、28 种 162 份养殖贝类，阳性检出为 7 个省 17 个采样站位、12 种 20 份养殖贝类。急性病毒性坏死病毒文献中只报道栉孔扇贝一种宿主且主要分布于山东省沿海，而通过调查发现辽宁省长海县的虾夷扇贝、大窑湾的栉孔扇贝，山东省长岛的长牡蛎、栉孔扇贝、虾夷扇贝、紫贻贝，福建省莆田的杂色蛤，广西壮族自治区北海的近江牡蛎中均检出急性病毒性坏死病毒。在甲肝病毒的调查中发现部分养殖区的海产品贝类已经污染了甲肝病毒，阳性率为 5%，受污染的贝类样品主要有：近江牡蛎、饼干镜蛤、真曲巴非蛤、合浦珠母贝、毛蚶、翡翠贻贝、青蛤、中国蛤蜊等。在诺如病毒的调查中，发现部分海区已经受到了不同程度的污染，阳性检出率为 12%，在检出诺如病毒的贝类样品中，四角蛤蜊和日本镜蛤的阳性检出率最高，都为 2.5%，毛蚶、牡蛎的阳性检出率为 1.25%，紫贻贝、中国蛤蜊、杂色蛤、饼干镜蛤、紫石房蛤的阳性检出率都为 0.6%。

## 4.3　细菌

### 4.3.1　溶藻弧菌

**病害名称**　文蛤溶藻弧菌病，杂色蛤溶藻弧菌病，九孔鲍脓疱病，紫贻贝溶藻弧菌病。

**病原学名和生物学特征**　文蛤溶藻弧菌病病菌——溶藻弧菌（*Vibrio alginolyticus*）：革兰氏阴性，短杆状、直或弧形，单个，少数双链，以极生单鞭毛运动，无芽孢。在 TCBS 琼脂平板上培养 1 d 后，形成黄色的大菌落，菌落直径为 3~5 mm。在固体培养基上弥漫生长，发酵葡萄糖产酸不产气，甲基红和 V-P 反应阳性，能还原硝酸盐成亚硝酸盐，精氨酸—碱反应阴性，赖氨酸、鸟氨酸脱羧阳性；对弧菌抑制剂 O/129（150 μg）和新生霉素（5 μg）敏感。适宜温度范围为 10~45℃，病原菌对盐度的适应范围广，能生长的 NaCl 浓度范围为 0.5%~12%，无盐胨水中不能生长。病原菌于 pH 5~12 范围内均能生长（郑国兴等，1991），参见 3.4.2 小节。

**宿主**　文蛤（*Meretrix meretrix*），杂色蛤（*Rudilapes variegata*），九孔鲍（杂色鲍）（*Haliotis diversicolor*），紫贻贝（*Mytilus edulis*）。

**地理分布**　1988 年 10 月和 1989 年 10 月，分别取自江苏省如东县和启东县海涂病文蛤体腔液和肝内分离到致病性溶藻弧菌（郑国兴等，1991）；1991 年 7 月下旬至 10 月上旬，辽宁东沟县沿海出现杂色蛤大批死亡，病原菌经鉴定为溶藻弧菌（陈洪大等，1993）；2003 年 7—8 月，从广东汕尾一鲍鱼养殖场掉板鲍苗池中采集到优势病原菌为溶藻弧菌（王志等，2005）；2005 年，福建沿海养殖的九孔鲍不论是成鲍还是幼鲍均经常发生脓疱病，分离鉴定主要致病菌为溶藻弧菌（黄万红，2005）；2003 年 1—3 月，从福鼎市沙埕镇小白鹭村海区吊养的患病紫贻贝的内脏团分离致病菌为溶藻弧菌（林永添，2007）。

**对宿主的影响**　文蛤溶藻弧菌病：患病文蛤在退潮后不能潜入沙中，壳顶外露于沙面上，闭壳肌松弛无力，两片贝壳不能紧密闭合。将贝壳剖开后，可看到软体部十分消瘦，肉色大多由正常的乳白色变为浅红色；消化道内无食物或仅有少量食物，有的肠段坏死；外套膜发黏，紧贴于贝壳上，不易剥离。肠上皮及肝组织被细菌侵袭。病原菌在肠上皮细胞质中增生，形成上百个细菌的集群。上皮细胞核变形，被挤向一侧，线粒体内嵴模糊，部分上皮细胞微绒毛的结构被严重破坏，细菌周围的组织被腐蚀成空斑。人工感染实验的致病过程通常有 3~4 d 的潜伏期，1 周后的死亡率可达 70% 以上。超微结构的电镜观察表明，病文蛤肠道和肝脏组织受到了病原菌的侵袭，其中尤以肠组织受害较为严重，病原菌在肠上皮细胞质中生长、繁殖，形成上百个细菌的集群，严重地破坏了上皮细胞微绒毛的超微结构，微管横切面上的电子密度增厚，微管二联体蛋白结构瓦解，上皮细胞核被挤向一边，细菌周围的组织被腐蚀成空斑状（郑国兴等，1991）。

杂色蛤溶藻弧菌病：濒临死亡的杂色蛤大多数不能潜滩，水管自然状态下不能伸出。两壳微开，闭壳肌无力，外力刺激不能使其闭合，软件部消瘦变黄，肥满度明显降低，外套膜发黏，紧贴于贝壳上，不易剥离，皮肤表面外套膜边缘寄生多簇呈白点状寄生物，内脏团呈水肿状态，常有大水泡，肝变硬变小，不易剥离，胃肠中极少有食物，鳃丝变黄甚至发黑（陈洪大等，1993）。

九孔鲍脓疱病：鲍发病时腹足收缩，在足表面上出现多个微隆起，大小不等的白色脓疱，这些脓疱一般可维持一段时间不破裂，但几天后，脓疱破裂，流出大量的白色的脓汁，并留下 2~5 mm 不等的深孔，接着足面肌肉呈现出不同程度的溃烂，鲍发病后附着力减弱，食欲也明显减弱，并很快出现死亡。

紫贻贝溶藻弧菌病：濒临死亡的贻贝体质普遍消瘦，打开贝壳仅见透明状外套膜在贝壳上，贝肉呈棕褐色，闭壳肌松弛，用力触动，收缩缓慢，足丝附着力差，稍有提动即会脱落，随着病情的发展，可导致其死亡（林永添，2007）。

**侵染途径与流行规律** 文蛤溶藻弧菌病：病菌不是经伤口进入文蛤体内，也未直接侵害外套膜、斧足和鳃等组织，而是一种肠道传染病。文蛤在滤食时，将水中的病原菌溶藻弧菌经水管吞入胃肠中。由于溶藻弧菌能分泌一些糖苷酸类的胞外酶，分解消化了由糖肽组成的肠内壁，进入到肠组织中，并在肠上皮细胞质中大量繁殖，破坏了上皮细胞的正常结构，使上皮细胞上的微绒毛微管成破碎状，电子密度增厚，从而使肠组织营养吸收功能受阻，导致文蛤生理机能的衰退。另外，病原菌通过与消化道相通的肝管，进入肝中，危害肝组织，使肝细胞坏死。江苏文蛤流行病的形成、发展与环境条件、文蛤体质状况有着密切关系，文蛤大批死亡的季节性很强，主要发生在每年的 8—10 月，最严重的是在 9—10 月，死亡高峰大多出现在海水交换差的小潮期，11 月随水温下降，死亡亦即停止。8 月除因水温升高有利于细菌繁殖外，也由于文蛤产卵后，其肥满度显著降低，体质下降（郑国兴等，1991）。

杂色蛤溶藻弧菌：引起东沟县杂色蛤大量死亡，有其外部环境、自身生理状况等特殊原因，8—10 月，杂色蛤刚刚产完卵，身体消瘦，对外界抵抗力差，加之高温和近海虾池大量排污，使杂色蛤染病几率增加；而且在调查中发现病蛤百分之百有寄生虫存在（原生纤毛虫），所有这些都促使杂色蛤染上疾病死亡。人工感染实验中，潜伏期只有 1 d，最快的在感染病菌 8 h 后，出现病症随即死亡（陈洪大等，1993）。

九孔鲍脓疱病：此病发生非常普遍，不论是闽东的连江、霞浦，还是闽南的东山、漳浦的养鲍场，该病均经常发生。病鲍的死亡率最高可达 50%~60%，尤其是在持续高温的季节，发病更加频繁，水温越高，持续时间越长，其死亡率越高，而且该病发生与养殖方式无直接关系。

紫贻贝溶藻弧菌病：在紫贻贝发病海区的内侧死亡率约为 31%、中侧死亡率约为 20%、外侧死亡率约为 11%。并且随着病情的发展，大部分脱落死亡，对健康的贻贝进行人工感染实验时，其死亡分别是 82.4% 和 81.6%（林永添，2007）。

**诊断**　根据其发病症状对其进行初步诊断，对病原菌进行分离鉴定确诊。

## 4.3.2　副溶血弧菌

**病害名称**　文蛤副溶血弧菌病，九孔鲍苗变白掉板症，杂色鲍变白掉板症。

**病原学名和生物学特征**　副溶血弧菌（*Vibrio parahaemalytius*）为革兰氏阴性短杆菌，具偏端生单鞭毛，采用 API 条带法对该菌进行理化特性测定，形态及生物学特性见 3.4.1 小节。

**宿主**　文蛤（*Meretrix meretrix*），九孔鲍（*Haliotis diversicolor supertexa*），杂色鲍（*Haliotis diversicolor*）。

**地理分布**　1977 年引起台湾新竹区养殖文蛤大量死亡的病原菌为副溶血弧菌（杨美桂，1978）；1992 年 6—7 月，广西沿海文蛤大批死亡，死亡率达 60%~80%，部分区域高达 95% 以上，病原菌为副溶血弧菌（刘军义，1993）；2003 年 8 月从汕尾某鲍鱼养殖场培苗过程中的变白掉板九孔鲍苗分离到病原菌为副溶血弧菌（蔡俊鹏等，2006）；2003 年从取自深圳一养鲍场培苗过程中变白掉板的杂色鲍苗分离病原菌为副溶血弧菌（蔡俊鹏等，2006）；2005 年，从取自广东省汕尾市某鲍鱼养殖场患病杂色鲍分离到病原菌副溶血弧菌（邓先余等，2007）；2006 年在江苏南通近岸海域文蛤养殖区发现文蛤大面积死亡，经检测为副溶血弧菌（郭闯等，2009），2007 年 7 月采用间接 ELISA 检测法从取自温州市龙湾永兴养殖场患病文蛤检测到副溶血弧菌。

**症状和病理变化**　文蛤副溶血弧菌病——文蛤死亡前钻出沙面，俗称"浮头"，双壳不能闭合，对刺激反应迟钝，文蛤外壳暗无光泽，有黏液，剖开贝壳，可见贝肉由正常的乳白色变为浅红色。人工回感实验中，实验开始后第 3 天，浸泡接种有病原菌的文蛤即出现病状，文蛤壳呈暗色、无光泽、有黏液、松口、对刺激反应迟钝。自第 3~8 天连续发生死亡，死亡高峰发生在第 6 天，第 8 天后供试文蛤全部死亡。

九孔鲍苗变白掉板症、杂色鲍变白掉板症——鲍苗掉板症多出现在从附板到 20 日龄鲍这段时间，常有大量鲍苗变白，进而死亡掉板。

**侵染途径与流行情况**　1992 年以来，广西沿海一些养殖场每到 6 月前后常发生文蛤大批死亡现象，死亡率达 60%~80%，部分区域高达 95% 以上，与江苏南部沿海近年来发生的文蛤死亡情况十分相似。不仅造成重大经济损失，而且严重污染了沿海滩涂，极大地危害到贝类的生产和出口。蛤受副溶血弧菌感染，疾病的发生和蔓延速度快，死亡率较高。

副溶血弧菌是沿海环境中的一种正常栖息菌，当环境条件恶化，生态平衡失调时，病菌就可致病或激活致病。文蛤的大批死亡表现出明显的季节性、区域性和流行性，广西文蛤死亡大都发生在6 月前后，此时文蛤产卵排精后，体质较弱，易受病害侵袭；在潮区过高、密度过大的场地，溶氧又较少，文蛤处于一种应激状态。这时一旦有激原出现，如引苗不当或投苗时夹带了较多的死苗，成堆文蛤未及时疏散又遭日光曝晒等就会造成文蛤的局部死亡，死亡的文蛤软体部很快腐烂，细菌大量繁殖，其结果加剧了文蛤的缺氧状态，更严重的是，由于病原菌是利用蛤肉的优势菌，因而得以大量繁殖以至达到致病量，随着海水的流动，病菌进一步传播，使文蛤死亡从潮区较高滩涂漫延到低潮区甚至潮下带，造成整个海区文蛤大批量的死亡。

**诊断方法**　根据症状、病理变化及流行情况进行初步诊断，确诊需对病原菌进行分离鉴定，通过人工回感实验确定其致病性。

### 4.3.3 九孔鲍弧菌

**病害名称** 九孔鲍弧菌病。

**病原学名、分类和生物学特征** 见 3.4.1 小节和 3.4.2 小节。

**宿主** 九孔鲍（*Haliotis diversicolor*）。

**地理分布** 福建东山县西浦镇青营村鲍养殖场，同安大嶝镇田垱鲍养殖场。

**对宿主的影响** 东山县养殖鲍在发病初期，池水表面出现许多泡沫，并有恶臭味。发病期间病鲍摄食量减少，活力下降，足部发黑变硬，分泌大量黏液，触角不收缩，外套膜萎缩，消化腺、胃肿大或萎缩，濒死病鲍紧贴笼内壁，1~2 d 后脱落掉于笼底。病鲍的肝组织受到严重损伤，细胞被裂解成空斑，细胞间隙中充满细胞碎片、线粒体等游离的细胞器和大量细菌。

**侵染途径与流行规律** 1999 年 2—5 月，福建东山县暴发了一场恶性流行病，波及 95% 以上的养鲍场，损失极其惨重。

**诊断** 根据其发病症状对其进行初步诊断，对病原菌进行分离鉴定确诊。

### 4.3.4 河流弧菌 II

**病害名称** 皱纹盘鲍"脓疱病"。

**病原学名和生物学特征** 河流弧菌 II 型（*Vibro fluvialis* type II）为革兰氏阴性，杆状（有时为短杆状），大小为（0.6~0.7）μm×（1.2~1.5）μm，以单根极生鞭毛运动。氧化酶阳性，接触酶阳性，对 O/129（150 μg）敏感，对葡萄糖的 O/F 测定为发酵型产酸气，能还原硝酸盐到亚硝酸盐，V-P 反应阴性，精氨酸双水解酶阳性，不液化明胶，不水解淀粉，阿拉伯糖阳性，木糖、肌醇阴性等。生长温度范围为 15~42℃，最适生长温度为 30~37℃。pH 为 5.5~11，pH 为 6 时生长最快。盐度生长为 NaCl 浓度为 1%~7%，最适生长盐度为 20~30。超微结构表明河流弧菌 II 的细胞壁较薄，厚度只有 8~20 nm，与其他的革兰氏阴性细菌细胞壁相似。河流弧菌 II 的细胞壁很容易与细胞质分离。细胞壁的外膜结构典型，为两个电子致密层夹一个透明层，外膜没有荚膜和副结晶层结构。外膜常因收缩而出现皱褶，并能产生外膜泡以释放内毒素——脂多糖。该种菌的细胞质内含有簇状的糖原颗粒及游离核糖体等结构。一般情况下，只有一个类核，位于细胞的中央，其中具有连成网状的纤丝，可能是 DNA 丝。

**宿主** 皱纹盘鲍（*Haliotis discus hannai*）

**地理分布** 1993 年夏季（7—9 月）大连地区室内槽式养殖的皱纹盘鲍暴发脓疱病，病原菌为河流弧菌 II（聂丽平等，1995a，b）。1993 年 9 月至 1995 年末取自大连水产养殖公司、大连新港养殖公司、太平洋海珍品养殖公司等单位患脓疱病皱纹盘鲍病原菌为河流弧菌 II（李太武等，1996）。

**对宿主的影响** 病鲍斧足上一般可见多个轻微隆起的白色脓疱，脓疱可在一定时间内保持不破裂，破裂时可流出大量的白色脓汁，并留下 2~5 mm 不等的深孔，同时鲍的足部呈现程度不等的溃烂现象，鲍的吸附能力下降，食欲差，最后从波纹板上脱落，饥饿致死。

组织学观察表明，脓疱病的病灶呈三角形，从足的下表面开始后逐渐向足的深部延伸。鲍足部的肌肉和结缔组织出现坏死、溃烂、溶解。切片上观察可见，溶解的结缔组织，肌纤维断裂、胞核溶解、结构消失。发展到后期的病灶内只剩下血淋巴细胞和一些结缔组织细胞。晚期病灶液化严重，可见病原菌和少量悬浮的血细胞。

超薄切片观察表明肌原纤维之间的糖原颗粒消失，线粒体嵴减少或消失，不能提供足够的能量，所以病鲍足的附着力（吸力）明显减弱（非病灶处的肌肉收缩力也下降）。核膜有的破裂，有的两层核膜分离形成小泡，核的通透力扩大，核质均质化。

**侵染途径与流行规律** 当鲍体有外伤且体质下降时，便可继发性感染河流弧菌Ⅱ，从而导致脓疱病的出现。大连地区在室内槽式养殖皱纹盘鲍过程中，连续发生脓疱病暴发现象，死亡率高达50%~60%。在养殖生产中，稚鲍剥离后15~20 d往往出现脓疱病的发病高潮，剥离后的鲍受外伤的比率高，此外，饲育条件变化比较大，特别是从喂新鲜海藻改为投放人工配合饵料，鲍的体质不同程度地受到影响，因此，易感染发病。每年盛夏特别在海水温度超过20℃时，脓疱病发病频繁，病情严重，死亡率高。到10月前后，随着水温下降，病情得到逐步缓解，死亡率随之大幅度下降。

**诊断** 根据其发病症状对其进行初步诊断，对病原菌进行分离鉴定确诊。

### 4.3.5 哈氏弧菌

**病害名称** 海湾扇贝哈氏弧菌病，文蛤哈氏弧菌病。

**病原学名和生物学特征** 哈氏弧菌（*Vibrio harveyi*）革兰氏阴性菌，镜下短杆近球形，单极生鞭毛。在TCBS琼脂平板上培养18 h后，菌株形成黄色扁平的大菌落，再培养18 h左右菌落最终变成绿色，菌落直径为3~7 mm，O/F实验发酵型，氧化酶阳性，对弧菌抑制剂O/129敏感，精氨酸双水解酶阴性、赖氨酸脱羧酶、鸟氨酸脱羧酶均阳性，发酵葡萄糖（不产气）、蔗糖、纤维二糖、甘露醇，不发酵阿拉伯糖、乳糖、水杨苷、密二糖、山梨醇，利用柠檬酸盐，能还原硝酸盐成亚硝酸盐，液化明胶等。生长温度范围是15~40℃，最适生长温度为25~35℃，在10℃和45℃时均不能生长。适宜生长的NaCl浓度范围为1%~7%，2%~6%均可良好生长，7%生长缓慢。pH在5~13范围内都可以生长，适宜生长pH为6~10。

**宿主** 海湾扇贝（*Argopecten irradias*），文蛤（*Meretrix meretrix*）。

**地理分布** 1996年9月初，大连近海的海湾扇贝发生流行病，从大连市甘井子区棋盘养殖场患病海湾扇贝分离到病原菌为哈氏弧菌（邓欢等，2003a）；2007年9月，江苏吕四文蛤发病高峰期，从患病濒死文蛤分离到病原菌为哈氏弧菌（刘连生等，2009）。

**对宿主的影响** 哈氏弧菌感染发病的海湾扇贝外套膜不同程度地收缩，重者成片脱落。鳃呈橘红色，重者鳃丝糜烂，肠管空，有的个体消化盲囊肿胀。回接感染个体在6 h后开始死亡，10 h完全死亡（邓欢等，2003b）。各组织均有不同程度的炎症反应和病变。病贝心脏细胞肿胀、线粒体嵴断裂减少、内质网变性、核糖体脱落、细胞器退化或破碎、胞浆内出现同心圆排列的板层状髓样小体、细胞核收缩变形、核膜分离、核染色质分布异常、趋边、核仁消失。在包囊中心区，可见电子致密的非细胞结构团块，外围可见严重病变的透明细胞群。病变鳃组织中的部分细胞呈溶解状态，胞内细胞器几乎全部呈空泡状或崩解。病变严重的消化盲囊细胞破裂、细胞间界限模糊不清，质膜和核膜均消失，线粒体坏死，溶酶体增多及脂肪滴变性。核严重收缩、核内染色质浓缩聚集成块、核膜分离、核质聚边。病变肌肉细胞萎缩变形，核质不丰富，细胞器消失，胞浆分布不均（邓欢等，2009）。

患病文蛤（壳长2 cm左右）花色暗淡无光泽、表皮部分脱落、表面黏液较少，解剖发现外套膜萎缩，闭壳肌松弛、开合无力，有些发烂发白，软体部消瘦，颜色淡红，血管无色，部分病蛤鳃黏液明显增多（刘连生等，2009）。

**侵染途径与流行规律**　哈氏弧菌容易在高温环境下生长，并导致海水养殖动物的弧菌病。9月为发病高峰期。

**诊断**　根据其发病症状可进行初步确诊，确诊需要对病原菌进行分离鉴定。

### 4.3.6　坎氏弧菌

**病害名称**　皱纹盘鲍脓毒败血症。

**病原学名和生物学特征**　坎氏弧菌（*Vibrio campbellii*）为革兰氏阴性，短杆状，大小为（0.25~0.5）μm×（1.0~3.5）μm，极生单鞭毛，无芽孢。2216E 培养平板 30℃ 培养 18 h 后，形成直径约 1 mm 乳白色圆形菌落、表面凸起、周缘光滑。在 TCBS 培养平板上，呈直径为 2~3 mm、圆而扁平的蓝绿色菌落（分离自太平洋牡蛎的菌株直径 0.5~2.0 mm）（沈晓盛等，2005）。氧化酶和过氧化氢酶均为阳性，发酵葡萄糖产酸不产气，无色素，不发光（图 4.16）。V-P 反应阴性，MR 反应阳性，生长需 NaCl，精氨酸和鸟氨酸脱羧酶阴性，赖氨酸脱羧酶阳性，对弧菌抑制剂 O/129 敏感，可溶血，能利用柠檬酸盐和还原硝酸盐，不能产生 $H_2S$，可产生吲哚，精氨酸双水解酶阴性，苯丙氨酸脱羧酶阳性，ONPG 阴性，不发酵阿拉伯糖、肌醇、蔗糖、甘露醇、棉子糖、鼠李糖，发酵甘露糖。利用纤维二糖、蔗糖、D-葡萄糖酸盐、L-瓜氨酸作为唯一碳源生长，不利用 D-木糖、甘露醇、乙醇、L-亮氨酸。产生脂酶（吐温-80）、淀粉酶、卵磷脂酶，不产生藻胶酶、几丁质酶、酪蛋白酶。0.5%~9% NaCl 范围均可生长，适宜生长 NaCl 浓度为 1.0%~6.0%；pH 为 5~10，最适生长 pH 值为 6~9；在 5℃，不利用葡萄糖酸盐和蔗糖等。菌株在 0% 和 8% NaCl 胨水中不能生长（马健民等，1996；沈晓盛等，2005）。

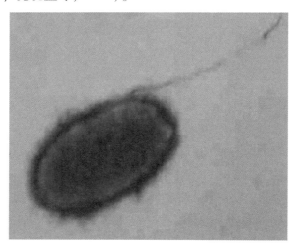

图 4.16　电镜观察坎氏弧菌照片（×7 200）

**宿主**　皱纹盘鲍（*Haliotis discus hannai*），太平洋牡蛎（*Crassostrea gigas*）。

**地理分布**　1992 年 9 月至 1995 年 11 月，辽宁、山东沿海鲍鱼流行脓毒败血症，从在大连沿海患脓毒败血症的皱纹盘鲍分离到病原菌坎氏弧菌（马健民等，1996）；2003 年 9 月，从福建近海养殖太平洋牡蛎体内分离出坎氏弧菌（沈晓盛等，2005）。

**对宿主的影响**　患病皱纹盘鲍表现为腹足僵硬收缩状，表面具大小不等的脓疱，尤其腹足底面的脓疱多且大。另一类表现为为腹足呈松弛舒展状，表面偶见脓疱，肌肉组织极为疏松、易碎。病鲍的围心腔过分膨大，充盈含细菌的血淋巴液，病原菌随血淋巴液播散至全身各组织器官。病菌通过分泌胞外酶，破坏正常的组织结构而致鲍死亡（马健民等，1996）。

养殖太平洋牡蛎可分离到坎氏弧菌，但未引起养殖牡蛎明显症状，不过感染牡蛎患病的可能性很大，对牡蛎养殖业具有潜在的危险（沈晓盛等，2005）。

**侵染途径与流行规律** 坎氏弧菌感染皱纹盘鲍的主要途径是经由消化道感染。在浮筏式养鲍体系中，感染死亡个体可经口感染正常个体，或感染个体带菌的液化组织而污染海水，导致病原传播。

海水的温度变化是鲍脓毒败血症暴发、流行的重要影响因子。当水温升到 16℃以上时，脓毒败血症即开始出现、传播和流行。降到 16℃以下时，基本停止。水温越高，鲍患病的比率越大，死亡率越高。坎氏弧菌感染皱纹盘鲍，对期龄无选择性。体长 8 mm 以上，就可因被感染而患病死亡。

**诊断** 根据其发病症状对其进行初步诊断，确诊需对病原菌进行分离鉴定。

## 4.3.7 需钠弧菌

**病害名称** 海湾扇贝亲贝弧菌病，海湾扇贝幼体"面盘解体"病，文蛤需钠弧菌病。

**病原学名和生物学特征** 需钠弧菌（*Vibrio natriegen*）为革兰氏阴性短杆菌，单极生鞭毛。在 TCBS 培养基平板上不生长、不发光、不产色素（李国等，2009）（图 4.17）。氧化酶、过氧化氢酶反应阳性，对弧菌抑制剂 O/129 敏感，发酵葡萄糖产酸不产气。可生长在 3%~9% NaCl 的蛋白胨水中，在无盐蛋白胨水中和 10% NaCl 的胨水中不生长（海湾扇贝分离株可生长在 10% NaCl 的胨水）。甲基红反应、吲哚反应阴性，不产 $H_2S$，能利用柠檬酸盐，ONPG 反应阴性。精氨酸脱羧酶、赖氨酸脱羧酶、鸟氨酸脱羧酶、苯丙氨酸脱氨酶及色氨酸脱氨酶均为阴性。淀粉酶、脂肪酶、明胶酶及卵磷脂酶均为阳性。几丁质酶、酪蛋白酶、脲酶阴性。发酵阿拉伯糖、肌醇、甘露糖、棉子糖、蔗糖、乳糖、水杨苷、山梨醇、A-葡萄糖胺及苦杏仁酸产酸。能以纤维二糖、乙醇、戊烯二酸、葡萄糖醛酸、蜜二糖、亮氨酸及蔗糖为唯一碳源生长（张晓华等，1998；邓欢等，2004）。

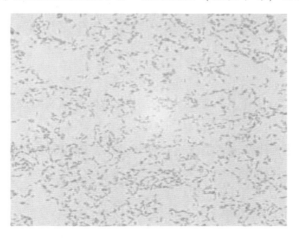

图 4.17 分离自文蛤的需钠弧菌 WT01 菌株的镜下形态

分离自文蛤的需钠弧菌生长温度范围是 10~40℃，最适生长温度是 26~36℃，小于 4℃和大于 42℃不能生长。细菌对盐度的适应范围较广，能在高盐度下生长，生长的盐度范围是 5~100，最适生长的范围为 30~60，在盐度为 40 和 50 的 2216E 培养基中生长最旺盛。pH 为 5~12 内均能生长，适宜生长 pH 为 7~9。

**宿主** 海湾扇贝（*Argopecten irradias*），文蛤（*Meretrix Meretrix*）。

**地理分布** 1996 年 4—5 月，山东省莱州市大华水产实业公司海湾扇贝育苗场海湾扇贝亲贝发生了一起严重的流行病，分离病原菌为需钠弧菌（张晓华等，1998）；2003 年，从辽宁兴城海湾扇贝育苗场和辽宁省海洋水产研究所海湾扇贝育苗室面盘解体的海湾扇贝体内分离到需钠弧菌（邓欢等，2004）；2007 年 9 月，从浙江省温州市龙湾文蛤养殖区患病文蛤分离到病原菌需钠弧菌（李国等，2009）。

**对宿主的影响** 患病海湾扇贝肠道及肾肿胀、生殖腺及外套膜萎缩、壳内面变黑（张晓华，1998）。病变幼体游动加剧，多浮于水表面，数小时后大量下沉（邓欢，2004）。镜下观察，多数幼体空胃、面盘肿胀、伸缩力逐渐丧失，有的幼体面盘纤毛部分脱落，甚至整块脱落。病变起初多发生在第 1 批幼体孵出后的第 7~8 天，或投附着基后的第 2~3 天。病变发生后，若继续用原来的亲贝产卵孵化，以后批次的幼体发病期会逐次提早，甚至孵出后第 2~3 天就发病下沉。患病文蛤不能潜入沙中，外壳无光泽，有大量黏液，闭壳肌肿大，贝壳不能紧密闭合，对刺激反应迟钝，足呈酱红色至紫黑色，外套膜和鳃糜烂（图 4.18）（李国，2009）。

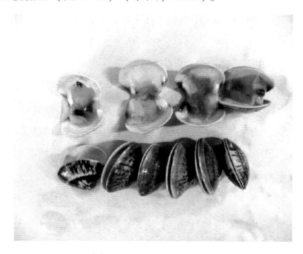

图 4.18 死亡文蛤症状

**侵染途径与流行规律** 2007 年 9 月浙江省温州市龙湾区养殖文蛤发生大面积死亡，死亡率高达 70%。

**诊断** 根据症状、病理变化及流行情况进行初步诊断，确诊需要进行病原菌分离鉴定，并通过人工回感实验确定致病菌的致病性。

## 4.3.8 创伤弧菌

**病害名称** 皱纹盘鲍脓足病。

**病原学名和生物学特征** 创伤弧菌（*Vibro vulnificus*）为革兰氏阴性菌。短杆近球形，或逗点状，大小（1.4~2.6）μm×（0.5~0.8）μm，单极生鞭毛，无芽孢。氧化酶阳性，过氧化氢酶阳性，需氧或兼性厌氧。最适生长温度为 30℃，适宜生长 NaCl 浓度为 1%~2%，最适生长 pH 为 7。

能够在大于20℃，盐度为7~16的海水中生长。在TCBS平板上培养48 h可形成光滑的蓝绿色菌落，圆形，直径2~3 mm。在麦康凯培养基上生长，在SS培养基上不生长。

**宿主**　皱纹盘鲍（*Haliotis discus hannai*）。

**地理分布**　日照市东港区水产研究所石臼西江育苗场（王崇明等，1999）。

**诊断**　根据其发病症状对其进行初步诊断，对病原菌进行分离鉴定确诊。报道应用双抗夹心ELISA法检测皱纹盘鲍致病病原创伤弧菌（王崇明等，1999）。

### 4.3.9　弗尼斯弧菌

**病害名称**　文蛤弗尼斯弧菌病。

**病原学名和生物学特征**　弗尼斯弧菌（*Vibrio furnissii*），在TCBS平板菌落为黄色、圆形隆起，在麦康凯平板上无色透明，血平板上呈$\beta$-溶血。镜下形态为革兰氏阴性杆菌。弗尼斯弧菌在pH<4或pH>10时不生长，pH为5或9时生长缓慢，最适pH为7~8。在盐度30~40的海水中繁殖最快。繁殖最佳温度为35~37℃，在小于15℃和大于44℃时不生长。毒力较强，能产生类似霍乱的肠毒素与溶血素，可引起人类急性胃肠炎。

**宿主**　文蛤（*Meretrix meretrix*）。

**地理分布**　从江苏南部沿海滩涂死亡文蛤中分离到弗尼斯弧菌（王广和等，1992）。

**对宿主的影响**　患病文蛤钻出滩面，闭壳肌松弛，出水管喷水无力，贝壳光泽暗淡，不吃食、瘦弱，体内有黏液流出，内脏团由乳白色转变为粉红色乃至黑色，最后张壳死亡。人工感染实验，文蛤在浸养24 h出现"浮头"，文蛤壳撒开，光泽淡化，闭壳肌松弛，出水管喷水无力，体内有黏液流出，随着病情加重，斧足残缺外突，两壳张开死亡，肉体由乳白色转粉红色乃至黑色。72 h后文蛤出现大量死亡。

**侵染途径与流行规律**　文蛤受弗尼斯弧菌感染，疾病的发生和蔓延速度快，死亡率较高。主要发生在高温季节，每年的8—9月比较盛行，此时雨水较多，海水比重极低，滩涂温度较高，产卵排精和韧带被破坏的受伤文蛤体质弱，抵抗力差，易感染该病。养殖文蛤的大批死亡常发生在一些潮位偏高及密度过大的文蛤暂养场内，从少量钻出滩面，到大批发生死亡只有2~3 d时间。死亡后散发出极难闻的臭味，病菌随腐败体液的流动到处传染，污染整个海区，造成整个海区文蛤的大批死亡。

**诊断方法**　根据症状、病理变化及流行情况进行初步诊断，确诊需经过对患病文蛤进行致病弗尼斯弧菌的分离与鉴定。

### 4.3.10　黑美人弧菌

**病害名称**　海湾扇贝黑美人弧菌病。

**病原学名和生物学特征**　黑美人弧菌（*Vibrio nigripulchritudo*），在TCBS培养基上为绿色菌落，镜下为革兰氏阴性杆菌，单极生鞭毛。O/F实验发酵型，氧化酶阳性，对弧菌抑制剂O/129敏感。发酵葡萄糖（不产气）、半乳糖、甘露糖、甘露醇、纤维二糖、山梨糖，不发酵乳糖、蔗糖、阿拉伯糖、水杨苷，精氨酸双解酶、赖氨酸脱羧酶、鸟氨酸脱羧酶均阴性，利用柠檬酸盐、液化明胶等。28℃生长，37℃不生长。无NaCl不生长，3%~6% NaCl生长，10% NaCl不生长。

**宿主**　海湾扇贝（*Argopecten irradias*）。

地理分布　1997 年从大连金州区大李家乡养殖场垂死的海湾扇贝中分离到黑美人弧菌（邓欢等，2003）。

**对宿主的影响**　患病海湾扇贝外套膜收缩，重者全部脱落，鳃丝呈土黄色或糜烂，对外来刺激反应迟钝，肠管空并伴有不同程度的肾肿胀。

**侵染途径与流行规律**　病害主要发生在每年的 8—9 月，水温偏高、养殖环境自身污染的不断加重使条件致病菌迅速繁衍。

**诊断**　根据其发病症状对其进行初步诊断，对病原菌进行分离鉴定确诊。

### 4.3.11　亮弧菌 II

**病害名称**　杂色鲍溃疡症病。

**病原学名和生物学特征**　亮弧菌 II（*Vibrio splendidus*-II）为革兰氏阴性，短杆状，极生单鞭毛。氧化酶和过氧化氢酶阳性，淀粉酶、明胶酶阳性，脲酶阴性，可还原硝酸盐，不能利用柠檬酸，不产生吲哚和硫化氢，MR 阳性，V-P 反应阴性，发酵葡萄糖产酸不产气，O/129 敏感，0% 和 10% 胰胨水中不生长。该菌对氨苄青霉素、氯霉素、复方新诺明等药物非常敏感。

**宿主**　杂色鲍（*Haliotis diversicolor*）。

**地理分布**　从广东省汕尾市某鲍养殖基地患溃疡症杂色鲍中分离到亮弧菌 II（陈志胜等，2000）。

**对宿主的影响**　患病杂色鲍足部肌肉溃烂，色素脱落，运动减慢，附着能力降低，不摄食，衰竭直至死亡。

**侵染途径与流行规律**　杂色鲍溃疡症在每年的 4—5 月和 8—9 月都可发病，并呈暴发性蔓延。据不完全统计，该病造成的鲍死亡率可达 60%~80%。壳长 25~60 mm 的鲍均可发病。

**诊断**　根据其发病症状对其进行初步诊断，对病原菌进行分离鉴定确诊。

### 4.3.12　溶珊瑚弧菌和溶藻弧菌

**病害名称**　杂色鲍幼苗"急性死亡脱落症"。

**病原学名和生物学特征**　溶珊瑚弧菌（*Vibrio coralliilyticus*）和溶藻弧菌（*Vibrio alginolyticus*）均为革兰氏阴性，短杆状，极生鞭毛，能运动。均为氧化酶反应阳性，对弧菌抑制剂 O/129 敏感，极生鞭毛，运动性、Na$^+$ 促生长，利用 *D*-甘露醇等。

溶珊瑚弧菌在 2216E 培养基 24 h 的菌落呈圆形、半透明、表面光滑、边缘整齐，在 TCBS 培养基的菌落呈黄色。革兰氏染色阴性，短杆状，运动，极生单鞭毛，兼性厌氧。生长需要 NaCl，在盐度 10~60 生长良好，最适生长 NaCl 质量分数为 3%。最适生长温度为 28℃。

溶藻弧菌在 2216E 培养基 24 h 的菌落呈圆形、半透明、表面光滑、边缘不齐、泳动非常强，在 TCBS 培养基的菌落呈黄色、泳动、边缘不齐。革兰氏阴性，短杆状，极生单鞭毛，兼性厌氧。在盐度 10~80 生长良好，最适生长 NaCl 质量分数为 3%。在 4℃ 不生长，最适生长温度为 28℃。

**宿主**　九孔鲍（*Haliotis diversicolor*）。

**地理分布**　从深圳南澳某养殖有限公司患"急性死亡脱落症"的杂色鲍幼苗中分离到溶珊瑚弧菌和溶藻弧菌（刘广锋等，2006）。

**对宿主的影响**　在杂色鲍幼苗培育期间，鲍苗附着后的第 10~20 天（即幼苗壳长为 0.1~

0.3 cm），肉眼观察鲍苗附着的薄膜板上，可见大量鲍苗在附着基上死亡并脱落。经显微镜观察，可发现许多鲍苗虽然附着在附着基薄膜上，但其活力很差或甚至已经死亡。

**侵染途径与流行规律**　2001 年以来，广东、福建、海南等地沿海养殖的杂色鲍在幼苗培育过程中出现了大规模"急性死亡脱落"现象（俗称"脱板症"），使鲍苗大幅减产。一般暴发期不超过 3 d，死亡率达 99 % 以上。

**诊断**　根据其发病症状对其进行初步诊断，对病原菌进行分离鉴定确诊。

### 4.3.13　解蛋白弧菌和鲨鱼弧菌

**病害名称**　近江牡蛎弧菌病。

**病原学名和生物学特征**　解蛋白弧菌（*Vibrio proteolyticus*）在普通琼脂培养基上形成脐状凸起近圆形菌苔，生长迅速。鲨鱼弧菌（*Vibrio carchariae*）在普通琼脂培养基上 24 h 的菌落呈凸起圆形、表面光滑湿润。2 株菌均为极生单鞭毛，其中解蛋白弧菌菌体呈杆状略弯曲，菌株鲨鱼弧菌呈椭圆形（图 4.19）（张占会，2008 年）。2 株菌均为革兰氏阴性短杆菌，可运动，发酵葡萄糖产酸不产气，氧化酶阳性，触酶阳性，对 O/129（150 μg/mL）敏感，在 TCBS 培养基上可生长，均形成圆形凸起的菌苔，边缘光滑，其中鲨鱼弧菌株的菌落较小。另外，溶藻弧菌也可引起该病发生。

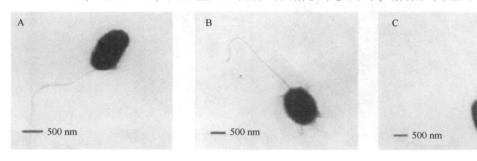

图 4.19　3 株细菌电镜负染照片

A. 溶藻弧菌（*Vibrio alginolyticus*）；B. 鲨鱼弧菌（*Vibrio carchariae*）；C. 解蛋白弧菌（*Vibrio proteolyticus*）

**宿主**　近江牡蛎（*Crassostrea ariakensis*）。

**地理分布**　2004 年 11 月从广东省阳西县程村镇养殖场发病濒死近江牡蛎中分离到溶藻弧菌、解蛋白弧菌和鲨鱼弧菌（张占会等，2008）。

**对宿主的影响**　患病牡蛎主要受损器官是消化盲囊，表现为腺泡管内壁吸收细胞崩解脱落，管腔扩大，进而管壁解体，消化盲囊出现大面积受损。病原体侵入后，首先消化细胞（主要是吸收细胞）的正常生理功能受到影响，吞噬的食物颗粒不能消化吸收，大量聚集，进而随着吸收细胞的逐渐萎缩脱落，腺泡管腔变大。病变后期吸收细胞出现坏死崩解脱落，腺泡管壁逐渐被破坏，腺泡管解体，同时结缔组织也出现萎缩，消化盲囊大面积受损导致牡蛎死亡。

**诊断**　根据其发病症状对其进行初步诊断，对病原菌进行分离鉴定确诊。

### 4.3.14　交替假单胞菌

**病害名称**　虾夷扇贝闭壳肌囊肿病。

**病原学名和生物学特征**　交替假单胞菌属（*Pseudoalteromonas*），菌落中间黄色，边缘乳白色，革兰氏阴性、杆状菌，运动。氧化酶阳性，V-P 反应阴性，甲基红测定阴性，H$_2$S 测定阴性，吲哚阳性，明胶水解阴性，硝酸盐还原反应阴性，赖氨酸脱羧酶阴性，精氨酸双解酶阳性，鸟氨酸脱羧酶阴性，葡萄糖产酸产气。对环丙沙星（5 μg/片）、庆大霉素（10 μg/片）敏感，对四环素（30 μg/片）、头孢噻吩（30 μg/片）、万古霉素（30 μg/片）和链霉素（10 μg/片）不敏感。

**宿主** 虾夷扇贝（*Patinopecten yessoensis*）。

**地理分布** 2007—2008 年山东长海县大长山岛、小长山岛、广鹿岛、海洋岛虾夷扇贝患闭壳肌囊肿病，其病原菌为交替假单胞菌（刘沙，2009）。

**对宿主的影响** 患病虾夷扇贝比较消瘦，外套膜萎缩，失去向外伸长的活动能力，闭壳肌松弛，反应迟缓，外套膜、鳃、性腺、消化腺常发生溃烂坏死，典型症状为闭壳肌出现橘黄色囊肿（图 4.20A），与囊肿部位对应的贝壳内侧出现黑色侵蚀（图 4.20B），壳的边缘出现缺刻（图 4.20C），解剖闭壳肌囊肿部位，有橘黄色脓液流出，水浸片观察，发现有大量细菌存在。

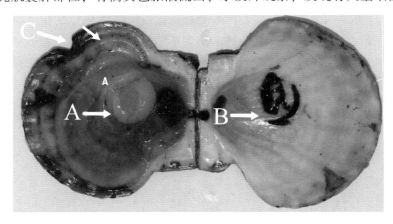

图 4.20　闭壳肌囊肿症状典型的虾夷扇贝

**侵染途径与流行规律** 虾夷扇贝闭壳肌囊肿病症的发生率与虾夷扇贝死亡率、海水温度均存在一定的相关性。养殖海区海水温度是虾夷扇贝细菌性疾病导致虾夷扇贝死亡的重要诱导因子之一，随着海水温度的逐渐升高，虾夷扇贝闭壳肌囊肿病症发生率增加。到 7 月，海水温度 20℃，虾夷扇贝闭壳肌囊肿病症发生率达到 20%，此时患病虾夷扇贝死亡率最高，约为 50%。

组织切片观察：虾夷扇贝闭壳肌囊肿部位出现大量血细胞渗透（图 4.21A），闭壳肌组织出现坏死（图 4.21B、C），油镜可观察到血细胞的渗透以及坏死的组织碎片（图 4.21D）。

分子鉴定：通过测定虾夷扇贝闭壳肌囊肿病灶部位分离到的病原菌的 16S rRNA 基因序列，通过与 GenBank 中已知细菌 16S rRNA 基因序列进行 BLAST 比对，分析它与相关细菌相应序列的同源性，构建系统发育树，结果表明交替假单胞菌（*Pseudoalteromonas* sp.）有较高的相似性，相似性均高于 99%。

**诊断** 根据其发病症状对其进行初步诊断，对病原菌进行分离鉴定确诊。

### 4.3.15　假单胞菌

**病害名称** 缢蛏假单胞菌病。

**病原学名和生物学特征** 假气单胞菌属（*Pseudomonas*）详见 3.4.13 小节。

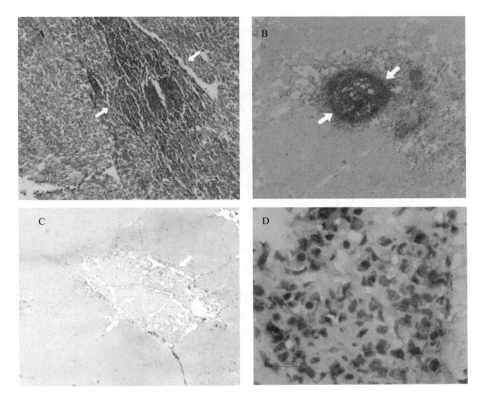

图 4.21　虾夷扇贝闭壳肌囊肿病灶部位组织病理切片

A：闭壳肌囊肿部位出现大量血细胞渗透（箭头所指）（10×物镜），苏木精–伊红染色；

B、C：闭壳肌囊肿部位组织坏死（箭头所指）（4×物镜），苏木精–伊红染色；

D：油镜下观察到的囊肿部位渗透血细胞（100×物镜，油镜观察），苏木精–伊红染色

**宿主**　缢蛏（*Sinonovacula constricta*）。

**地理分布**　从江苏患病缢蛏分离到假气单胞菌属病原菌（曹梅等，2008）。

**诊断**　通过对患病缢蛏病原菌进行分离鉴定可确诊。已报道鉴定病原菌方法有 16S rDNA 序列分析鉴定法。

## 4.3.16　点状产气单胞菌

**病害名称**　缢蛏点状产气单胞菌病。

**病原学名和形态学特征**　点状产气单胞菌（*Aeromonas punctata*），该菌在普通营养琼脂平板上为灰白色圆形菌落，光滑半透明。镜下为革兰氏阴性短杆菌，无芽孢无荚膜，单极生鞭毛。在血琼脂平板上具有 β-溶血环。

**宿主**　缢蛏（*Sinonovacula constricta*）。

**地理分布**　2006 年 7 月，从连云港市连云区养殖患病缢蛏中分离到点状产气单胞菌（王兴强等，2009）。

**侵染途径与流行规律**　点状产气单胞菌主要为淡水养殖鱼类的病原菌，在缢蛏中发现该病原菌可能与缢蛏的生活习性相关，缢蛏生活在盐度为 8~20 的咸淡水中，人工养殖一般是在有淡水注入的河口地区，随着内陆淡水集约化养殖的快速发展，养殖对象频频发病，每年都向入海河流中排出

大量的病原菌，这些病原菌在盐度不是很高的河口地区存活率比较高，从而导致生活在河口地区的缢蛏交叉感染，发病死亡。

**诊断**　通过对患病缢蛏病原菌进行分离鉴定可确诊。已报道鉴定病原菌方法有 16S rRNA 基因序列分析鉴定法。

### 4.3.17　荧光假单胞杆菌

**病害名称**　皱纹盘鲍幼鲍溃烂病。

**病原学名、分类和生物学特征**　荧光假单胞杆菌（*Pseudomonas fluorescens*）为假单胞杆菌目（Pseudomonadales），假单胞杆菌科（Pseudomonadaceae），假单胞杆菌属（*Pseudomonas*）。革兰氏阴性杆菌，大小为（0.7~0.8）μm×（2.3~2.8）μm，极生 1~3 根鞭毛，能运动。在培养基 B 上产生蓝色的荧光素。能利用葡萄糖产酸不产气，果糖、D-半乳糖、甘露糖、木糖、阿拉伯糖、海藻糖发酵反应阳性，不能发酵乳糖、麦芽糖、鼠李糖、蔗糖，可分解山梨醇、肌醇、肌苷。过氧化氢酶、脲酶、氧化酶以及明胶液化反应阳性。能利用柠檬酸，不还原亚硝酸盐，不产生吲哚和硫化氢，MR 和 V-P 实验阴性。该菌生长最适温度为 20~30℃，最适 pH 为 5.5~8.5。该菌对卡那霉素、呋喃唑酮和恶喹酸敏感。

**宿主**　皱纹盘鲍（*Haliotis discus hanai*）。

**地理分布**　山东荣成筑荣水产有限公司幼鲍饲养车间皱纹盘鲍幼鲍发生溃烂病，病原为荧光假单胞杆菌（叶林等，1997）。

**对宿主的影响**　病鲍的足部肌肉溃烂，运动减慢，附着能力减弱，不摄食，直至最后死亡。

**侵染途径与流行规律**　该致病菌主要侵袭途径是经幼鲍伤口而发生感染，幼鲍溃烂病常年发病，造成的幼鲍死亡率可达 40%~60%。发病幼鲍一般在 0.5~2.5 cm。

**诊断**　肉眼观察可见病鲍足部肌肉溃烂，对病原菌进行分离鉴定可确诊。已制备幼鲍溃烂病病原菌的抗血清，建立了该病的酶联免疫检测方法（ELISA）（叶林，1998）。

### 4.3.18　少动鞘氨醇单胞菌

**病害名称**　盘鲍稚鲍细菌病。

**病原学名和生物学特征**　少动鞘氨醇单胞菌（*Sphingomonas paucimobilis*），鞘氨醇单胞菌属（*Sphingomonas*），革兰氏阴性菌，直杆状，细胞单个，菌体大小（1.5~3.0）μm×（0.8~1.0）μm，细胞不产生鞘或突起物，不产生芽孢。在普通营养琼脂培养基上菌落呈棕黄色，边缘整齐，菌落突起，有淡淡的光泽，并有黏液状分泌物；在 TCBS 琼脂培养基上不生长；在麦康凯平板上不生长；兔血平板呈 α 溶血。菌体生长盐度范围为 10~100，适宜生长 pH 为 7~8，生长 NaCl 浓度为 2%~3%，温度为 30℃。胞外产物（ECP）具有很强的毒性且对热不敏感。

**宿主**　盘鲍（*Haliotis discus*）。

**地理分布**　在 2005 年的 3—4 月，福建省连江县晓埕镇大成水产良种繁育中心培育的稚盘鲍发生大面积死亡，死亡率达到 50%~70%，病原菌为少动鞘氨醇单胞菌（林旋，2006）。

**对宿主的影响**　病鲍进食减少或停止摄食，生长速度明显比正常稚盘鲍慢；运动慢，附着力下降，在洗池时很容易就被冲洗掉；触角反应迟钝或不能伸缩并硬化，肌肉萎缩发白，外套膜与鲍壳易分离，刚死病鲍苗仍紧贴在壁上，1~2 d 后掉落。

**诊断** 可根据其发病症状对其进行初步诊断，确诊需对病原菌进行分离与鉴定。

## 4.3.19 液化沙雷杆菌

**病害名称** 大珠母贝幼贝细菌病。

**病原学名** 液化沙雷杆菌（*Serratia liquefaciens*）。

**宿主** 大珠母贝（*Pinctada maxima*）。

**地理分布** 海南三亚安游海区大珠母贝幼贝大批量死亡，病原菌为液化沙雷杆菌（朱传华等，1995）。

**对宿主的影响** 实验感染后，幼贝表现为足丝脱落，贝壳开闭反应迟钝、缓慢、无力，有少许黏液流出，无臭味，最后贝壳则完全张开、死亡。

**诊断** 根据其发病症状对其进行初步诊断，确诊需对病原菌进行分离与鉴定。

## 4.3.20 我国贝类细菌病原分布规律

1988—2015 年，我国贝类细菌病原报道共计 23 种，有溶藻弧菌、副溶血弧菌、河流弧菌Ⅱ、亮弧菌Ⅱ、需钠弧菌、黑美人弧菌、哈氏弧菌、创伤弧菌、弗尼斯弧菌、坎氏弧菌、解蛋白弧菌、溶珊瑚弧菌、鲨鱼弧菌、未鉴定弧菌、液化沙雷杆菌、少动鞘氨醇单胞菌、交替单胞菌属、冰居壶菌属、交替假单胞菌、假单胞菌、点状产气单胞菌、荧光假单胞菌、未鉴定细菌。贝类细菌病原宿主共计 14 种，有文蛤、杂色蛤、海湾扇贝、虾夷扇贝、栉孔扇贝、紫贻贝、大珠母贝、太平洋牡蛎、近江牡蛎、盘鲍、九孔鲍、杂色鲍、皱纹盘鲍、缢蛏。渤海沿海报道有需钠弧菌、坎氏弧菌、黑美人弧菌、未鉴定弧菌。黄海沿海，北黄海报道有溶藻弧菌、交替假单胞菌、坎氏弧菌、河流弧菌Ⅱ、交替单胞菌属、冰居壶菌属、交替假单胞菌（图 4.22）。南黄海报道有荧光假单细胞菌、创伤弧菌、点状产气单胞菌、未鉴定细菌、假单胞菌、弗尼斯弧菌。东海沿海报道有溶藻弧菌、哈氏弧菌、副溶血弧菌、需钠弧菌、少动鞘氨醇单胞菌、坎氏弧菌（图 4.23）。南海沿岸报道有溶藻弧菌、副溶血弧菌、亮弧菌Ⅱ、溶珊瑚弧菌、解蛋白弧菌、鲨鱼弧菌、液化沙雷杆菌、假单胞菌和弗尼斯弧菌（图 4.24）。细菌病原报道共计 64 次，1988 年报道 2 次，1989 年报道 2 次，1990 年报道 1 次，1991 年报道 3 次，1992 年报道 3 次，1993 年报道 7 次，1994 年报道 4 次，1995 年报道 4 次，1996 年报道 3 次，1997 年报道 1 次，1999 年报道 4 次，2003 年报道 10 次，2004 年报道 1 次，2005 年报道 2 次，2006 年报道 1 次，2007 年报道 8 次，2008 年报道 6 次，2014 年报道 1 次，2015 年报道 1 次。已报道细菌病原可导致紫贻贝溶藻弧菌病、文蛤溶藻弧菌病、文蛤副溶血弧菌病、文蛤哈氏弧菌病、文蛤需钠弧菌病、文蛤弗尼斯弧菌病、海湾扇贝哈氏弧菌病、海湾扇贝亲贝弧菌病、海湾扇贝幼体"面盘解体"、海湾扇贝黑美人弧菌病、缢蛏假单胞菌病、缢蛏点状产气单胞菌病、虾夷扇贝面盘幼虫细菌性疾病、虾夷扇贝闭壳肌囊肿病、栉孔扇贝细菌病、大珠母贝幼贝细菌病、近江牡蛎弧菌病、太平洋牡蛎坎氏弧菌病、太平洋牡蛎面盘脱落弧菌病、九孔鲍鲍苗掉板症、九孔鲍脓疱病、杂色鲍变白掉板病、杂色蛤溶藻弧菌病、杂色鲍溃疡症病、杂色鲍幼苗"急性死亡脱落症"、九孔鲍苗变白掉板病、杂色鲍副溶血弧菌病、九孔鲍弧菌病、皱纹盘鲍"脓疱病"、皱纹盘鲍脓毒败血症、皱纹盘鲍幼鲍溃烂病、盘鲍稚鲍细菌病。

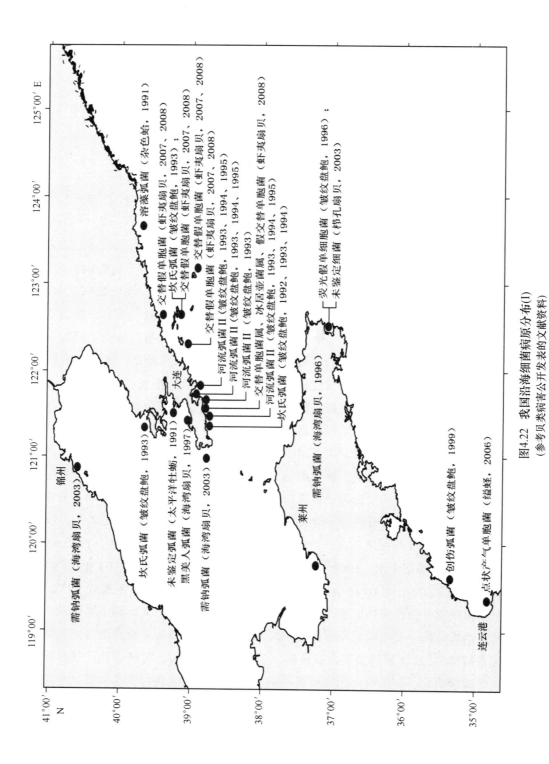

图4.22 我国沿海细菌病原分布(1)

(参考贝类病害公开发表的文献资料)

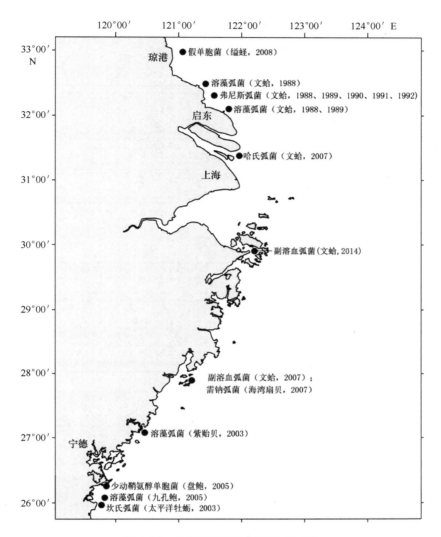

图 4.23　我国沿海细菌病原分布（Ⅱ）

（参考贝类病害公开发表的文献资料）

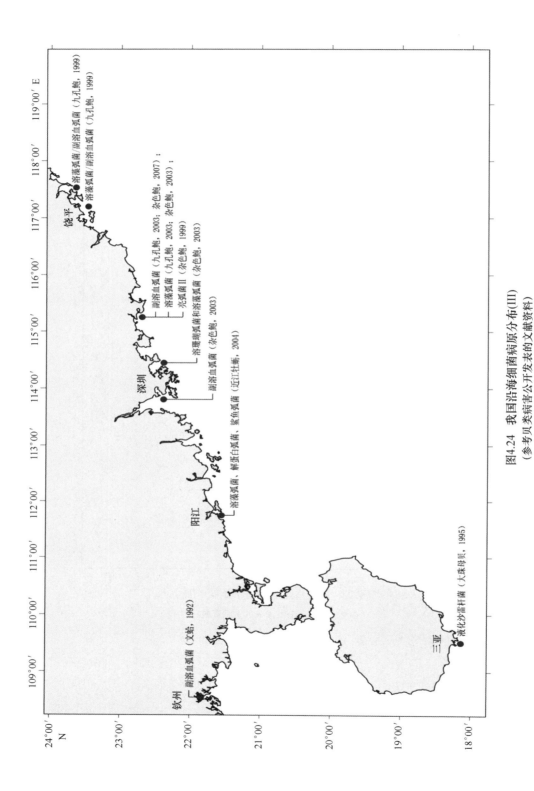

图4.24 我国沿海细菌病病原分布(III)

(参考贝类类病害公开发表的文献资料)

## 4.4　类衣原体、类立克次体、类支原体

### 4.4.1　类立克次体

**病害名称**　近江牡蛎类立克次体寄生，海湾扇贝类立克次体寄生，大珠母贝类立克次体寄生，栉孔扇贝类立克次体寄生，文蛤类立克次体寄生，皱纹盘鲍类立克次寄生

**病毒名称和生物学特征**　类立克次体（rickettsia-like organism，RLO），主要寄生于细胞质内，形成包涵体有膜包被，或游离于细胞质中。可呈现多种形态，主要形态为球状和杆状或不规则形。球状平均大小为（0.516±0.305）μm，杆状为（0.876±0.365）μm×（0.321±0.164）μm。类立克次体具有两层三片层的细胞壁，平直或呈波纹状。细胞中央具电子密度淡染的拟核区，区内有时可见松散的丝状染色质。细胞周边为深染的核塘体区，细胞壁外常有黏液层结构。行横二分裂和出芽生殖两种繁殖方式。

**宿主**　近江牡蛎（*Crassostrea ariakensis*），海湾扇贝（*Argopecten irradias*），大珠母贝（*Pinctada maxima*），栉孔扇贝（*Chlamys farreri*），文蛤（*Meretrix meretrix*），皱纹盘鲍（*Haliotis discus hannai*）。

**地理分布**　2001年和2008年，广东省阳江市阳西县程村镇近江牡蛎养殖区；2001—2002年，莱州湾养殖海湾扇贝；1994年12月、1993年11月和1994年11月，三亚市牙龙湾海区、海南省临高县新盈珍珠贝养殖场；1998年7—9月，山东省长岛县和烟台四十里湾栉孔扇贝养殖区；2001—2003年，长岛县亚美扇贝养殖场；2000年6—7月，青岛近海皱纹盘鲍养殖场。

**对宿主的影响**　RLO是重要的致病性病原生物之一，高温是重要的环境胁迫因素。扇贝的大量死亡可能是RLO等致病因子的感染和高温等环境胁迫因子共同作用的结果。

**侵染途径与流行规律**　自1998年以来，各养殖区内从幼鲍到成鲍，均出现陆续性死亡，且发病面积和死亡数量呈扩大的趋势，部分地区出现暴发性的死亡，主要病原体为立克次体。2001—2003年引起栉孔扇贝海上吊养阶段大量死亡的主要病原生物为立克次体。

**诊断**　根据外观症状即可初步诊断，确诊需要通过电子显微镜观察。

### 4.4.2　类衣原体

**病害名称**　海湾扇贝类衣原体寄生，栉孔扇贝类衣原体寄生

**病毒名称和生物学特征**　类衣原体生物（chlamydia-like organism，CLO），在消化腺的上皮组织中发现CLO的嗜碱性包涵体，其他组织中未发现。包涵体形状为圆形、椭圆形或不规则形状，大小约为9μm×7μm，HE染色呈蓝色。由于包涵体的发育，细胞变大、膨胀，细胞器被挤向一侧，有些包涵体从细胞逸出，散布于消化腺管腔中。超微结构观察显示，包涵体内部含有大小不同的3种个体形态：① 网状体或始体，个体较大，呈圆形、椭圆形或不规则形状，大小为（890.5±164.6）nm×（623.6±129.3）nm（$n=20$），细胞外有完整的包膜，外层为细胞壁，内层为细胞膜。细胞膜内周边区域为高电子密度的核糖体样颗粒，中心区为拟核。网状体为营养体阶段，以二分裂或复分裂进行增殖。② 原体（elementary body），个体小，呈较为整齐的短棒状或纺锤形，大小为（317.5±40.1）nm×（180.3±40.0）nm（$n=18$）。细胞外具细胞壁和细胞膜，细胞中央区域致密，在中央

区和细胞膜之间有明显的空白区域。原体由于个体小，细胞壁厚，具有体外存活的能力和侵染能力。③ 中间体，数量较少，大小介于上述 2 种个体之间，可能为二者的过渡阶段。

**宿主**  海湾扇贝（*Argopecten irradias*），栉孔扇贝（*Chlamys farreri*）。

**地理分布**  1992—1995 年，胶州湾及其沿岸海湾扇贝养殖区；1999 年 10 月至 2001 年 3 月，山东省莱州市金城镇养殖场及附近海湾扇贝养殖海域；1998 年 7—9 月，山东省长岛县和烟台四十里湾栉孔扇贝养殖区。

**对宿主的影响**  感染组个体生长缓慢，内脏干瘪，易从附着基上脱落。CLO 可以导致海湾扇贝成贝感染，但不能造成明显的病理变化，不能引起大量死亡。

**侵染途径与流行规律**  在人工育苗时，类衣原体很可能通过亲贝传染给幼体。类衣原体可以感染不同阶段的海湾扇贝，在一定条件下可能造成对幼体和稚贝的危害，对成贝则基本没有影响，不能导致成贝宿主大量死亡。

**诊断**  根据外观症状即可初步诊断，确诊需要通过电子显微镜观察。

### 4.4.3 类支原体

**病害名称**  类支原体病。

**病原体名称和生物学特征**  支原体样微生物（mycoplasma-like organism，MLO），无细胞壁，无固定形态，具多形性，由头尾两部分组成，头部粗尾部细。头呈椭球状、豆状，大小为（0.6～0.5）μm×（0.3～0.2）μm；或拉长呈棒状，大小为（1.6～1.0）μm×（0.25～0.16）μm。尾长短不一，呈细长棒状，大小为 0.2 μm×（0.6～1.3）μm；或拉长呈丝状（0.15～0.2）μm×（1.2～2.6）μm。头部着色深，尾部着色浅（图 4.25）。有的个体头部可见前浅着色区，可能为液泡（图 4.25A，D）（李登峰等，2002）。

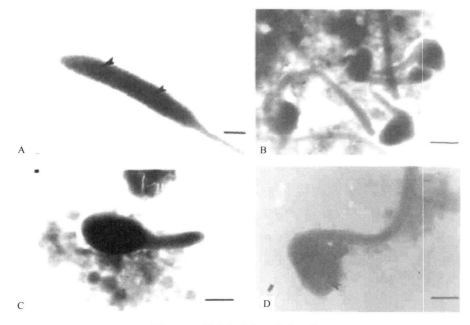

图 4.25  栉孔扇贝体内类支原体
A. Bar＝0.4 μm；B. Bar＝0.5 μm；C. Bar＝0.33 μm；D. Bar＝0.33 μm

海湾扇贝中类支原体，无细胞壁，细胞结构简单，直径为 0.107 μm。形态极其多变，可以呈现小球形细胞和较大的膨胀体以及长短不一、常高度分枝的丝状形体。球形体平均大小为0. 124 μm×（0.107～0.425）μm，常因细胞质伸展而成逗号形；椭圆形大小在 1.07 μm×0.25 μm（$l×w$）；头粗尾细的棒状大小在 1.25 μm×0.39 μm（$l×w$）；梨形细胞大小在 0.7 μm×0.25 μm（$l×w$）。有二分裂和芽殖两种生殖形式，但以芽殖形式为主，发生分裂时细胞或者直接相连或者用菌丝连接（图4.26）（张维翥等，2005）。

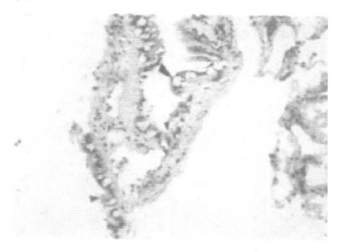

图 4.26　海湾扇贝体内类支原体

**宿主**　栉孔扇贝（*Chlamys farreri*），海湾扇贝（*Argopecten irradias*）。

**地理分布**　2001 年从采自山东青岛、长岛、烟台等养殖区大规模死亡的栉孔扇贝的肝胰腺（含胃和部分消化道）中分离出一种类支原体样微生物（李登峰等，2002）；2001—2002 年，对莱州湾养殖海湾扇贝进行了较系统的流行病学调查研究，从莱州市金城镇扇贝养殖场患病海湾扇贝中发现有类支原体原核生物（MLO）寄生（张维翥等，2005）。

**对宿主的影响**　在栉孔扇贝肌肉、鳃等组织中未发现支原体样微生物，可能支原体样生物主要感染的组织器官为消化腺和消化道（李登峰等，2002）。

海湾扇贝病贝症状主要是外壳上附着生物和污物较多，色泽略深；发病贝外套膜收缩，外套眼失去光泽；濒死贝外套膜萎缩、脱落；鳃丝灰暗，有污物黏附；闭壳肌无力，变得松软胶化，呈灰白色，微张着口；内脏团外观上无明显特征。在其血淋巴液、血细胞和消化腺结缔组织中有大量类支原体寄生（张维翥等，2005）。

**侵染途径与流行规律**　支原体可存活于水中，它可能是致病菌的条件，在养殖环境不良的情况下可能出现原发感染立克次体或病毒后继发支原体感染致病。

**诊断**　可通过泛影葡胺密度梯度离心纯化和电镜观察确诊。

### 4.4.4　我国贝类类衣原体、类支原体、类立克次体病原分布规律

1992—2008 年，我国贝类类衣原体、类支原体、类立克次体以及其他特殊微生物病原宿主共计6 种，有海湾扇贝、栉孔扇贝、大珠母贝、文蛤、近江牡蛎、皱纹盘鲍。渤海沿海报道有类立克次体、类衣原体；黄海沿海报道有类衣原体、类支原体、类立克次体、待定的特殊微生物（图

4.27）；东海沿海无报道；南海沿海报道有类立克次体、类衣原体、类支原体、类立克次体以及其他特殊微生物（图4.28）。病原报道共计32次，1992年报道1次、1993年报道2次、1994年报道3次、1995年报道1次、1998年报道5次、1999年报道2次、2000年报道3次、2001年报道8次、2002年报道3次、2003年报道3次、2008年报道1次。已报道类衣原体、类支原体、类立克次体病原可导致近江牡蛎、海湾扇贝、大珠母贝、栉孔扇贝、文蛤和皱纹盘鲍患病。

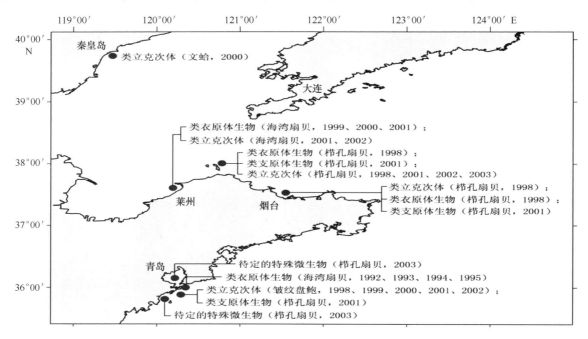

图4.27 我国沿海类衣原体、类支原体、类立克次体以及待定特殊微生物分布（Ⅰ）

（参考贝类病害公开发表的文献资料）

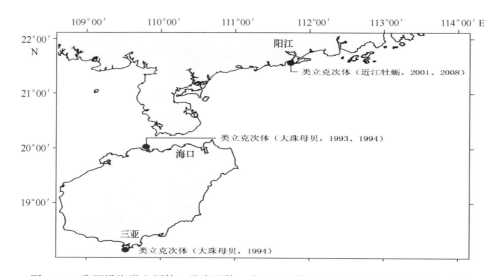

图4.28 我国沿海类衣原体、类支原体、类立克次体以及待定特殊微生物分布（Ⅱ）

（参考贝类病害公开发表的文献资料）

# 4.5 寄生虫

## 4.5.1 帕金虫

**病害名称** 奥氏帕金虫病，北海帕金虫病。

**病原学名、分类和生物学特征** 帕金虫属（*Perkinsus*）原生动物亚界中的顶复门（Apicomplexa）、帕金虫纲（Perkinsea）、帕金虫目（Perkinsida）、帕金虫科（Perkinsidae）。

帕金虫生活史可分为 3 个主要阶段，即滋养体阶段、休眠孢子阶段和游动孢子阶段。滋养体阶段生存于活的寄主组织中，大小为 2~15 μm，滋养体最边缘有孢子壁围绕，细胞质中有一个大液泡，位于滋养体细胞的一边，占据细胞的大部分体积。在一些种类中，液泡中含有较大的、形态不规则的内含体，叫作液泡体。在滋养体内边缘可见细胞核，因此其周围会出现环形印记（图4.29A）。在寄主体内的无性繁殖方式包括：滋养体经历连续的二分裂，直到产生聚集在一起的 32个子细胞。它们在内壁排列成玫瑰状（图 4.29B）。而后，细胞壁破裂释放出楔形、球形的子细胞或未成熟的滋养体。它们逐渐增大，并在细胞内形成液泡，最后成为成熟的滋养体。寄主死后，帕金虫滋养体可变成休眠孢子，释放到海水中后，休眠孢子可进行连续的细胞有丝分裂，产生数以百计的游动孢子，这时，休眠孢子就变成游动孢子囊（图 4.29D、E）。游动孢子囊中的游动孢子具有双鞭毛，呈椭圆形，通过一个或两个释放管离开游动孢子囊（图 4.29C、D）。

滋养体和休眠孢子附上贝类组织后能忍受很广的盐度范围 10~35，最佳盐度为 25~35；温度范围 15~32℃，最佳温度为 19~28℃。奥氏帕金虫在-60℃可在鲍鱼体内存活 197 d。休眠孢子在 10℃时可存活 129 d，游走孢子在 10~28℃可存活超 20 d。

**宿主** 奥氏帕金虫——文献中报道有菲律宾蛤仔（*Ruditapes philippinarum*）。北海帕金虫——文献中报道近江牡蛎（*Crassostrea ariakensis*）、香港巨牡蛎（*Crassostrea hongkongensis*）、珠母贝（*Pinctada margaritifera*）、马氏珠母贝（*Pinctada martensii*）。

我国沿海主要养殖贝类 35 种，采用 RFTM 培养法检测出帕金虫的贝类 25 种，包括：福氏乳玉螺、合浦珠母贝、菲律宾蛤仔、巴非蛤、缘齿牡蛎、丽文蛤、近江牡蛎、青蛤、中国蛤蜊、栉孔扇贝、波纹巴非蛤、锯齿巴非蛤、四角蛤蜊、皱纹蛤、虾夷扇贝、褶牡蛎、长牡蛎、毛蚶、文蛤、紫贻贝、棕带仙女蛤、真曲巴非蛤、海湾扇贝、泥蚶、等边浅蛤（表 4.5）。其中菲律宾蛤仔个体贝内帕金虫含量最高，为帕金虫的主要寄主，褶牡蛎次之。

**地理分布** 奥氏帕金虫——2000 年在北黄海沿岸滩涂养殖的菲律宾蛤仔体内发现了病原奥氏帕金虫，感染率为 20%~100%，感染强度为 2~1 670 615 个/g。2006—2008 年对渤海、黄海、东海、南海沿岸滩涂养殖的菲律宾蛤仔体内的帕金虫感染情况进行了调查，在我国沿海 40 个站位的菲律宾蛤仔体内均检测到了帕金虫感染。

北海帕金虫——2008 年首次报道在广西北海市海区发现此帕金虫新种——北海帕金虫（*Perkinsus beihaisens*），分布在福建到北海的沿海地区。

对沿海 10 个省、市、自治区，春、夏、秋、冬 4 个航次共 66 个采样站位进行调查。其中只有5 个站位未检出帕金虫，分别为辽宁省的旅顺、大窑湾，河北省的唐山、山海关和秦皇岛（表 4.6至表 4.15）。调查显示，帕金虫几乎遍布于我国沿海地区。

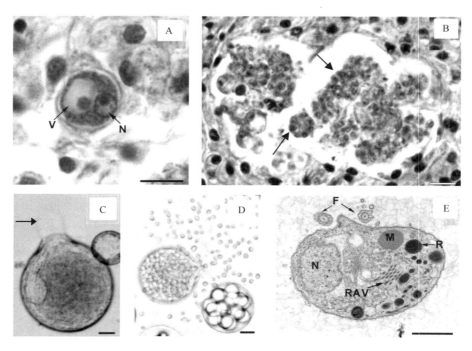

图 4.29　帕金虫形态与结构

A：食用牡蛎组织切片的光学显微照片，显示内脏团中帕金虫的滋养体，N 代表核，V 代表液泡，标尺＝10 μm；B：毯壳蛤组织切片的光学显微照片，显示由母细胞无性繁殖产生的玫瑰状排列的子细胞，帕金虫的几个多细胞阶段（箭头所示），标尺＝10 μm；C：帕金虫单细胞阶段的游动孢子囊的光学显微照片，显示释放管（箭头所示）标尺＝10 μm；D：帕金虫的两种游动孢子囊的光学显微照片，一个是包围 16 个细胞，另一个正释放游动孢子，游离的游动孢子能游动，标尺＝10 μm；E：帕金虫游动孢子的电子显微照片，显示鞭毛（F）、线粒体（M）、核子（N）、棒状体（R）和微管（RAV），标尺＝1 μm

表 4.5　帕金虫调查结果——贝类种类统计

| 贝类种类 | 样品数 | 帕金虫感染率/% | 帕金虫含量（肉）/（个·g⁻¹） | 帕金虫含量/（个·贝⁻¹） |
|---|---|---|---|---|
| 福氏乳玉螺 | 5 | 100 | 170±84 | 12±9 |
| 合浦珠母贝 | 15 | 73 | 113±141 | 13±14 |
| 菲律宾蛤仔 | 2 015 | 50 | 450 938±3 984 662 | 203 644±932 852 |
| 巴非蛤 | 60 | 45 | 163±230 | 78±103 |
| 缘齿牡蛎 | 15 | 40 | 43±70 | |
| 丽文蛤 | 5 | 20 | 20±45 | 11±26 |
| 近江牡蛎 | 93 | 18 | 659±1 696 | 1±1 |
| 青蛤 | 40 | 16 | 16±36 | 7±16 |
| 中国蛤蜊 | 15 | 15 | 18±25 | 13±18 |
| 栉孔扇贝 | 192 | 14 | 27±83 | 7±17 |
| 波纹巴非蛤 | 150 | 13 | 19±39 | 14±32 |

续表

| 贝类种类 | 样品数 | 帕金虫感染率/% | 帕金虫含量（肉）/（个·g⁻¹） | 帕金虫含量/（个·贝⁻¹） |
|---|---|---|---|---|
| 锯齿巴非蛤 | 25 | 12 | 480±1 068 | 54±118 |
| 四角蛤蜊 | 545 | 11 | 14±32 | 8±21 |
| 皱纹蛤 | 60 | 10 | 17±29 | 5±8 |
| 虾夷扇贝 | 50 | 9 | 10±26 | 5±16 |
| 褶牡蛎 | 254 | 9 | 735±2 066 | 477±1 408 |
| 长牡蛎 | 307 | 8 | 89±413 | 67±314 |
| 毛蚶 | 320 | 8 | 8±15 | 2±3 |
| 文蛤 | 235 | 8 | 8±17 | 2±5 |
| 紫贻贝 | 100 | 8 | 11±32 | 2±6 |
| 棕带仙女蛤 | 15 | 7 | 3±6 | 1±2 |
| 真曲巴非蛤 | 120 | 6 | 9±10 | 4±4 |
| 海湾扇贝 | 70 | 4 | 4±9 | 3±11 |
| 等边浅蛤 | 25 | 3 | 1±1 | 0±0 |
| 泥蚶 | 155 | 2 | 1±3 | 1±3 |
| 钝缀锦蛤 | 5 | 0 | 0±0 | 0±0 |
| 翡翠贻贝 | 20 | 0 | 0±0 | 0±0 |
| 厚壳贻贝 | 10 | 0 | 0±0 | 0±0 |
| 华贵栉孔扇贝 | 5 | 0 | 0±0 | 0±0 |
| 魁蚶 | 5 | 0 | 0±0 | 0±0 |
| 凸加夫蛤 | 5 | 0 | 0±0 | 0±0 |
| 线纹玉螺 | 10 | 0 | 0±0 | 0±0 |
| 香螺 | 5 | 0 | 0±0 | 0±0 |
| 异白樱蛤 | 20 | 0 | 0±0 | 0±0 |
| 缢蛏 | 15 | 0 | 0±0 | 0±0 |
| 总计 | 4 986 | 23 | 144 688±2 257 940 | 66 528±539 328 |

表 4.6　辽宁省贝类帕金虫地理分布调查情况

| 采样地点 | 样品名称 | 采样日期 | 样品数 | 壳长/cm | 软体重/g | 壳湿重/g | 感染率/% | 帕金虫/(个·贝$^{-1}$) | 帕金虫(肉)/(个·g$^{-1}$) |
|---|---|---|---|---|---|---|---|---|---|
| 长海 | 长牡蛎 | 05.27 | 20 | 7.93±0.66 | 11.75±2.57 | | 0 | 0±0 | 0±0 |
| | 长牡蛎 | 08.01 | 15 | 9.70±1.64 | 7.72±3.70 | | 6 | 3±13 | 1±4 |
| | 菲律宾蛤仔 | 05.27 | 20 | 3.35±0.29 | 2.58±0.82 | 5.48±2.00 | 75 | 7 882±19 747 | 2 752±7 203 |
| | 菲律宾蛤仔 | 07.21 | 20 | 3.20±0.35 | 1.66±0.54 | 4.98±1.63 | 95 | 9 294±15 621 | 18 155±34 266 |
| | 菲律宾蛤仔 | 10.26 | 5 | 3.50±0.07 | 1.95±0.25 | 6.42±1.44 | 60 | 4 000±4 541 | 2 055±2 414 |
| | 虾夷扇贝 | 10.26 | 5 | 7.88±0.18 | 22.19±1.94 | 35.06±3.09 | 0 | 0±0 | 0±0 |
| | 缢蛏 | 10.26 | 5 | 5.64±0.36 | 3.57±0.63 | 3.41±0.89 | 0 | 0±0 | 0±0 |
| | 栉孔扇贝 | 07.21 | 20 | 5.33±0.28 | 6.19±0.99 | 10.41±1.86 | 10 | 5±15 | 1±3 |
| | 栉孔扇贝 | 10.26 | 5 | 5.58±0.24 | 7.24±0.91 | 11.42±1.08 | 0 | 0±0 | 0±0 |
| | 平均 | | 13 | 5.79±2.30 | 7.21±6.51 | 11.03±10.99 | 27 | 2 354±3 786 | 2 552±5 946 |
| 大连 | 菲律宾蛤仔 | 01.15 | 20 | 3.15±0.20 | 1.46±0.33 | 4.21±0.99 | 0 | 0±0 | 0±0 |
| | 菲律宾蛤仔 | 07.31 | 20 | 3.57±0.23 | 2.56±0.53 | 5.29±1.27 | 75 | 17 536±38 265 | 34 465±96 574 |
| | 四角蛤蜊 | 07.31 | 20 | 3.40±0.21 | 3.00±0.69 | 5.87±0.88 | 10 | 5±15 | 1±4 |
| | 栉孔扇贝 | 07.31 | 20 | 5.71±0.39 | 12.77±2.98 | 17.29±3.63 | 10 | 5±15 | 0±1 |
| | 平均 | | 20 | 3.96±1.18 | 4.95±5.26 | 8.17±6.12 | 24 | 4 387±8 766 | 8 617±17 232 |

续表

| 采样地点 | 样品名称 | 采样日期 | 样品数 | 壳长/cm | 软体重/g | 壳湿重/g | 感染率/% | 帕金虫/(个·贝⁻¹) | 帕金虫（肉）/(个·g⁻¹) |
|---|---|---|---|---|---|---|---|---|---|
| 大鹿湾 | 长牡蛎 | 12.08 | 5 | 8.60±0.55 | 5.70±2.39 | 35.14±11.65 | 0 | 0±0 | 0±0 |
| | 海湾扇贝 | 09.19 | 5 | 4.44±0.21 | 6.52±1.44 | 9.46±1.20 | 0 | 0±0 | 0±0 |
| | 海湾扇贝 | 09.19 | 5 | 3.80±0.24 | 3.81±0.66 | 5.50±0.75 | 0 | 0±0 | 0±0 |
| | 海湾扇贝 | 09.19 | 5 | 3.92±0.33 | 3.91±0.91 | 5.78±0.86 | 0 | 0±0 | 0±0 |
| | 海湾扇贝 | 10.10 | 5 | 4.86±0.31 | 11.15±0.85 | 13.38±1.24 | 0 | 0±0 | 0±0 |
| | 海湾扇贝 | 10.10 | 5 | 4.80±0.26 | 11.63±1.79 | 13.53±1.67 | 0 | 0±0 | 0±0 |
| | 海湾扇贝 | 10.10 | 5 | 5.94±0.38 | 9.77±2.21 | 14.74±2.50 | 0 | 0±0 | 0±0 |
| | 海湾扇贝 | 11.09 | 5 | 4.80±0.20 | 8.74±1.79 | 10.83±2.07 | 0 | 0±0 | 0±0 |
| | 海湾扇贝 | 11.09 | 5 | 4.52±0.49 | 6.89±1.67 | 9.96±2.28 | 0 | 0±0 | 0±0 |
| | 虾夷扇贝 | 11.09 | 5 | 6.88±0.33 | 14.99±3.58 | 23.67±3.69 | 0 | 0±0 | 0±0 |
| | 虾夷扇贝 | 12.08 | 5 | 6.70±0.78 | 12.39±2.11 | 20.45±3.92 | 0 | 0±0 | 0±0 |
| | 虾夷扇贝 | 12.08 | 5 | 5.94±1.09 | 11.20±4.52 | 18.71±6.69 | 0 | 0±0 | 0±0 |
| | 平均 | | 5 | 5.43±1.42 | 8.89±3.55 | 15.10±8.41 | 0 | 0±0 | 0±0 |
| 东港 | 毛蚶 | 07.13 | 20 | 4.33±0.80 | 9.33±5.23 | 18.50±9.27 | 5 | 3±11 | 1±2 |
| | 四角蛤蜊 | 07.13 | 20 | 4.23±0.33 | 4.31±1.17 | 12.34±2.48 | 30 | 25±47 | 6±11 |
| | 菲律宾蛤仔 | 01.01 | 20 | 4.93±0.30 | 5.64±1.08 | 14.0±2.25 | 50 | 2 069±5 564 | 443±1 221 |
| | 菲律宾蛤仔 | 05.23 | 20 | 3.28±0.21 | 1.75±0.63 | 3.79±0.80 | 0 | 0±0 | 0±0 |
| | 菲律宾蛤仔 | 07.13 | 20 | 3.96±0.31 | 3.57±0.65 | 2.53±0.56 | 15 | 4±3 | 13±36 |
| | 平均 | | 20 | 4.15±0.60 | 4.92±2.84 | 10.23±6.85 | 20 | 420±922 | 93±196 |
| 葫芦岛 | 菲律宾蛤仔 | 01.21 | 20 | 3.46±0.31 | 2.58±0.63 | 3.92±1.14 | 0 | 0±0 | 0±0 |
| | 菲律宾蛤仔 | 05.21 | 20 | 3.61±0.25 | 3.24±0.78 | 4.94±0.93 | 80 | 4 691±7 529 | 1 310±2 063 |
| | 平均 | | 20 | 3.54±0.11 | 2.91±0.47 | 4.43±0.72 | 40 | 2 346±3 317 | 655±926 |
| 金石滩 | 长牡蛎 | 05.24 | 20 | 6.82±0.84 | 8.59±1.99 | | 5 | 2±9 | 0±1 |
| | 菲律宾蛤仔 | 05.24 | 20 | 3.70±0.42 | 2.12±0.58 | 7.34±2.56 | 0 | 0±0 | 0±0 |
| | 平均 | | 20 | 5.26±2.21 | 5.36±4.57 | 7.34 | 3 | 1±1 | 0±0 |

续表

| 采样地点 | 样品名称 | 采样日期 | 样品数 | 壳长/cm | 软体重/g | 壳湿重/g | 感染率/% | 帕金虫/(个·贝$^{-1}$) | 帕金虫（肉）/(个·g$^{-1}$) |
|---|---|---|---|---|---|---|---|---|---|
| 锦州 | 菲律宾蛤仔 | 05.21 | 20 | 3.47±0.27 | 2.82±0.78 | 5.45±1.15 | 0 | 0±0 | 0±0 |
| | 菲律宾蛤仔 | 08.05 | 20 | 3.20±0.24 | 2.09±0.41 | 4.35±1.11 | 95 | 56 751±115 205 | 120 697±241 942 |
| | 四角蛤蜊 | 05.21 | 20 | 2.86±0.33 | 1.79±0.60 | 4.69±1.77 | 5 | 1±4 | 0±2 |
| | 四角蛤蜊 | 09.25 | 5 | 2.76±0.21 | 2.26±0.54 | 6.17±1.52 | 0 | 0±0 | 0±0 |
| | 平均 | | 16 | 3.07±0.33 | 2.24±0.43 | 5.17±0.81 | 25 | 14 188±28 375 | 30 174±60 349 |
| 旅顺 | 菲律宾蛤仔 | 05.27 | 20 | 3.08±0.36 | 2.27±0.63 | 4.96±1.69 | 0 | 0±0 | 0±0 |
| | 栉孔扇贝 | 05.27 | 20 | 4.92±0.36 | 10.34±2.17 | 10.87±2.03 | 0 | 0±0 | 0±0 |
| | 平均 | | 20 | 4.00±1.30 | 6.31±5.71 | 7.92±4.18 | 0 | 0±0 | 0±0 |
| 盘锦 | 菲律宾蛤仔 | 08.05 | 20 | 3.22±0.17 | 1.39±0.30 | 3.53±0.66 | 40 | 37±64 | 53±82 |
| | 菲律宾蛤仔 | 09.25 | 5 | 4.00±0.12 | 2.68±0.88 | 6.50±0.86 | 0 | 0±0 | 0±0 |
| | 毛蚶 | 05.21 | 20 | 3.50±0.37 | 4.89±1.46 | 10.13±2.56 | 0 | 0±0 | 0±0 |
| | 毛蚶 | 08.05 | 20 | 3.28±0.52 | 2.84±1.33 | 7.51±3.09 | 0 | 0±0 | 0±0 |
| | 毛蚶 | 09.25 | 5 | 3.84±0.17 | 4.95±0.99 | 8.25±3.91 | 0 | 0±0 | 0±0 |
| | 四角蛤蜊 | 05.21 | 20 | 2.77±0.14 | 1.92±0.39 | 4.70±0.64 | 5 | 1±4 | 1±2 |
| | 四角蛤蜊 | 08.05 | 20 | 2.69±0.35 | 1.34±0.62 | 3.31±1.32 | 15 | 8±18 | 7±18 |
| | 文蛤 | 09.25 | 5 | 4.94±0.40 | 6.61±1.39 | 18.19±3.88 | 0 | 0±0 | 0±0 |
| | 平均 | | 14 | 3.53±0.73 | 3.33±1.93 | 7.77±4.838 | 6±13 | 8±18 | 8±18 |
| 瓦房店 | 长牡蛎 | 05.21 | 20 | 6.53±0.93 | 7.75±1.91 | | 0 | 0±0 | 0±0 |
| | 长牡蛎 | 08.08 | 20 | 9.55±0.86 | 13.19±2.03 | | 0 | 0±0 | 0±0 |
| | 菲律宾蛤仔 | 01.20 | 20 | 3.28±0.24 | 1.70±0.33 | 5.21±0.84 | 35 | 22±40 | 15±28 |
| | 菲律宾蛤仔 | 05.21 | 20 | 3.65±0.43 | 2.93±0.74 | 6.55±2.18 | 5 | 405±1 807 | 101±449 |
| | 平均 | | 20 | 5.75±2.92 | 6.39±5.23 | 5.88±0.95 | 10 | 107±199 | 29±49 |
| 夏家河 | 菲律宾蛤仔 | 07.16 | 20 | 2.55±0.18 | 1.01±0.17 | 2.93±0.76 | 65 | 14 827±60 116 | 19 377±64 313 |

续表

| 采样地点 | 样品名称 | 采样日期 | 样品数 | 壳长/cm | 软体重/g | 壳湿重/g | 感染率/% | 帕金虫/(个·贝⁻¹) | 帕金虫（肉）/(个·g⁻¹) |
|---|---|---|---|---|---|---|---|---|---|
| 营城子 | 菲律宾蛤仔 | 01.16 | 20 | 2.84±0.37 | 2.10±0.72 | 3.36±0.87 | 75 | 234±280 | 475±572 |
|  | 菲律宾蛤仔 | 05.28 | 20 | 3.50±0.27 | 3.57±0.77 | 6.61±1.77 | 100 | 26 454±41 692 | 6 668±9 919 |
|  | 菲律宾蛤仔 | 07.16 | 20 | 3.14±0.47 | 2.40±1.54 | 4.87±1.30 | 95 | 28 315±57 325 | 65 435±111 065 |
|  | 褶牡蛎 | 05.28 | 20 | 6.78±1.08 | 5.75±2.02 |  | 0 | 0±0 | 0±0 |
|  | 平均 |  | 20 | 4.07±1.83 | 3.46±1.66 | 4.95±1.63 | 68 | 13 751±15 762 | 18 145±31 673 |
| 营口 | 菲律宾蛤仔 | 05.21 | 20 | 3.59±0.32 | 2.45±0.69 | 5.66±1.54 | 0 | 0±0 | 0±0 |
|  | 菲律宾蛤仔 | 08.05 | 20 | 3.07±0.27 | 2.08±0.44 | 3.72±0.70 | 25 | 10±19 | 18±34 |
|  | 平均 |  | 20 | 3.33±0.37 | 2.27±0.26 | 4.69±1.37 | 13 | 5±7 | 9±13 |
| 庄河 | 菲律宾蛤仔 | 01.01 | 20 | 3.48±0.32 | 2.41±0.60 | 4.23±1.18 | 10 | 6±20 | 4±13 |
|  | 菲律宾蛤仔 | 05.23 | 20 | 3.66±0.34 | 3.22±1.28 | 5.23±1.11 | 90 | 1 632±2 026 | 597±795 |
|  | 菲律宾蛤仔 | 07.12 | 20 | 3.43±0.19 | 1.90±0.29 | 5.02±0.63 | 75 | 4 861±7 350 | 8 813±12 245 |
|  | 毛蚶 | 07.12 | 20 | 3.36±0.58 | 4.39±3.41 | 8.44±4.87 | 10 | 5±15 | 1±5 |
|  | 四角蛤蜊 | 05.23 | 20 | 3.08±0.20 | 2.45±0.41 | 4.79±1.28 | 0 | 0±0 | 0±0 |
|  | 四角蛤蜊 | 07.12 | 20 | 3.71±0.31 | 2.84±0.70 | 9.55±2.27 | 0 | 0±0 | 0±0 |
|  | 平均 |  | 20 | 3.45±0.23 | 2.87±0.87 | 6.21±2.21 | 31 | 1 084±1 962 | 1 569±3 557 |
|  | 总平均 |  | 15 | 4.45±1.69 | 5.27±4.20 | 9.04±6.96 | 20 | 2 755±8 815 | 4 330±17 527 |

表 4.7 河北省贝类帕金虫地理分布调查情况

| 采样地点 | 样品名称 | 采样日期 | 样品数 | 壳长/cm | 软体重/g | 壳湿重/g | 感染率/% | 帕金虫/(个·贝⁻¹) | 帕金虫（肉）/(个·g⁻¹) |
|---|---|---|---|---|---|---|---|---|---|
| 昌黎 | 长牡蛎 | 05.21 | 10 | 9.44±1.12 | 11.45±3.44 | 5.49±2.24 | 10 | 2±6 | 0±0 |
|  | 菲律宾蛤仔 | 05.21 | 20 | 3.44±0.45 | 3.01±1.09 | 3.69±0.90 | 45 | 40 963±139 886 | 11 356±36 390 |
|  | 菲律宾蛤仔 | 08.05 | 20 | 2.76±0.28 | 1.52±0.31 | 4.09±0.95 | 85 | 251908±292 525 | 396 275±560 381 |
|  | 四角蛤蜊 | 08.05 | 20 | 2.79±0.20 | 1.61±0.43 | 4.09±0.95 | 5 | 5±22 | 3±15 |
|  | 平均 |  | 18 | 4.61±3.24 | 4.40±4.75 | 4.42±0.95 | 36 | 73 220±120 680 | 101 909±196 317 |

续表

| 采样地点 | 样品名称 | 采样日期 | 样品数 | 壳长/cm | 软体重/g | 壳湿重/g | 感染率/% | 帕金虫/(个·贝⁻¹) | 帕金虫（肉）/(个·g⁻¹) |
|---|---|---|---|---|---|---|---|---|---|
| 黄骅 | 毛蚶 | 05.20 | 20 | 4.97±0.27 | 13.24±1.60 | 36.16±2.57 | 0 | 0±0 | 0±0 |
| | 毛蚶 | 10.22 | 5 | 3.90±0.49 | 11.39±3.78 | 25.75±8.45 | 0 | 0±0 | 0±0 |
| | 四角蛤蜊 | 05.20 | 20 | 3.15±0.35 | 1.95±0.37 | 5.68±0.83 | 0 | 0±0 | 0±0 |
| | 四角蛤蜊 | 08.04 | 20 | 2.71±0.17 | 1.64±0.26 | 4.70±1.02 | 30 | 58±140 | 37±92 |
| | 平均 | | 16 | 3.68±0.99 | 7.06±6.12 | 18.07±15.48 | 8 | 15±29 | 9±19 |
| 乐亭 | 菲律宾蛤仔 | 05.21 | 20 | 3.26±0.36 | 2.28±0.75 | 4.23±1.55 | 0 | 0±0 | 0±0 |
| | 菲律宾蛤仔 | 08.05 | 20 | 2.93±0.24 | 1.54±0.42 | 3.97±0.94 | 100 | 1 062 450±1 154 035 | 1 652 500±2 154 828 |
| | 毛蚶 | 08.05 | 20 | 3.28±0.47 | 3.25±1.61 | 8.61±3.02 | 10 | 13±46 | 7±26 |
| | 四角蛤蜊 | 05.21 | 20 | 3.47±0.25 | 3.06±0.59 | 8.22±1.50 | 5 | 4±18 | 1±4 |
| | 四角蛤蜊 | 08.05 | 20 | 3.49±0.17 | 3.08±0.83 | 9.02±1.09 | 25 | 20±41 | 7±14 |
| | 平均 | | 20 | 3.29±0.23 | 2.64±0.72 | 6.81±2.49 | 28 | 212 497±475 138 | 330 503±739 019 |
| 秦皇岛 | 菲律宾蛤仔 | 01.21 | 20 | 3.45±0.25 | 2.52±0.54 | 4.00±0.86 | 0 | 0±0 | 0±0 |
| | 菲律宾蛤仔 | 10.18 | 5 | 2.20±0.20 | 3.15±0.53 | 5.05±0.87 | 0 | 0±0 | 0±0 |
| | 海湾扇贝 | 10.18 | 5 | 4.82±0.20 | 9.27±1.45 | 11.21±1.92 | 0 | 0±0 | 0±0 |
| | 毛蚶 | 10.18 | 5 | 2.98±0.13 | 4.21±1.38 | 9.74±2.88 | 0 | 0±0 | 0±0 |
| | 中国蛤蜊 | 09.24 | 5 | 2.60±0.41 | 2.70±1.19 | 4.16±1.88 | 0 | 0±0 | 0±0 |
| | 平均 | | 8 | 3.21±1.01 | 4.37±2.82 | 6.83±3.39 | 0 | 0±0 | 0±0 |
| 山海关 | 菲律宾蛤仔 | 09.24 | 5 | 3.02±0.75 | 2.61±1.43 | 5.02±2.70 | 0 | 0±0 | 0±0 |
| | 海湾扇贝 | 09.24 | 5 | 4.48±0.42 | 10.09±2.31 | 11.57±1.56 | 0 | 0±0 | 0±0 |
| | 紫贻贝 | 09.24 | 5 | 5.36±0.50 | 5.52±1.36 | 6.16±1.10 | 0 | 0±0 | 0±0 |
| | 平均 | | 5 | 4.29±1.18 | 6.07±3.77 | 7.58±3.50 | 0 | 0±0 | 0±0 |
| 唐海 | 菲律宾蛤仔 | 05.21 | 20 | 3.85±0.30 | 4.52±1.19 | 7.92±1.92 | 100 | 42 548 782±58 749 299 | 8 957 377±11 327 828 |
| | 菲律宾蛤仔 | 08.05 | 20 | 3.40±0.32 | 2.33±0.63 | 5.49±1.26 | 100 | 439 984±563 310 | 102 037±1 144 906 |
| | 四角蛤蜊 | 08.05 | 20 | 3.48±0.20 | 3.17±0.50 | 6.96±0.98 | 5 | 8±34 | 2±10 |
| | 平均 | | 20 | 3.58±0.24 | 3.34±1.10 | 6.79±1.22 | 68 | 14 329 591±24 439 526 | 3 019 805±5 142 341 |

续表

| 采样地点 | 样品名称 | 采样日期 | 样品数 | 壳长/cm | 软体重/g | 壳湿重/g | 感染率/% | 帕金虫/(个·贝⁻¹) | 帕金虫（肉）/(个·g⁻¹) |
|---|---|---|---|---|---|---|---|---|---|
| 唐山 | 菲律宾蛤仔 | 09.24 | 5 | 2.20±0.12 | 1.42±0.29 | 4.47±0.72 | 0 | 0±0 | 0±0 |
| | 毛蚶 | 09.24 | 5 | 2.20±0.34 | 1.78±1.02 | 5.32±1.86 | 0 | 0±0 | 0±0 |
| | 虾夷扇贝 | 09.24 | 5 | 9.20±0.26 | 37.30±6.69 | 53.11±5.58 | 0 | 0±0 | 0±0 |
| | 平均 | | 5 | 4.53±4.04 | 13.50±20.61 | 20.97±27.84 | 0 | 0±0 | 0±0 |
| | 总平均 | | 14 | 3.81±1.78 | 5.54±7.24 | 9.99±11.37 | 19 | 1 642 378±8 178 199 | 411 837±1 738 185 |

表 4.8　天津市贝类帕金虫地理分布调查情况

| 采样地点 | 样品名称 | 采样日期 | 样品数 | 壳长/cm | 软体重/g | 壳湿重/g | 感染率/% | 帕金虫/(个·贝⁻¹) | 帕金虫（肉）/(个·g⁻¹) |
|---|---|---|---|---|---|---|---|---|---|
| 驴驹河 | 毛蚶 | 09.23 | 5 | 2.76±0.47 | 3.79±1.77 | 9.01±3.62 | 0 | 0±0 | 0±0 |
| | 四角蛤蜊 | 10.22 | 5 | 2.74±0.11 | 1.74±0.41 | 4.74±0.46 | 20 | 40±89 | 22±37 |
| | 长牡蛎 | 05.20 | 10 | 7.89±1.40 | 10.59±6.48 | | 0 | 0±0 | 0±0 |
| | 四角蛤蜊 | 08.04 | 20 | 3.55±2.19 | 1.48±0.35 | 4.42±0.81 | 30 | 30±52 | 23±42 |
| | 平均 | | 10 | 4.24±2.47 | 4.40±4.25 | 6.06±2.56 | 13 | 18±21 | 11±13 |

表 4.9　山东省贝类帕金虫地理分布调查情况

| 采样地点 | 样品名称 | 采样日期 | 样品数 | 壳长/cm | 软体重/g | 壳湿重/g | 感染率/% | 帕金虫/(个·贝⁻¹) | 帕金虫（肉）/(个·g⁻¹) |
|---|---|---|---|---|---|---|---|---|---|
| 长岛 | 长牡蛎 | 05.19 | 16 | 8.43±1.12 | 12.43±3.28 | | 0 | 0±0 | 0±0 |
| | 四角蛤蜊 | 10.22 | 5 | 6.32±0.33 | 8.55±1.97 | 16.28±2.17 | 0 | 0±0 | 0±0 |
| | 栉孔扇贝 | 02.27 | 20 | 6.11±0.56 | 13.80±3.76 | 15.79±3.95 | 0 | 0±0 | 0±0 |
| | 栉孔扇贝 | 05.19 | 12 | 4.19±0.46 | 6.38±2.08 | 7.24±0.79 | 0 | 0±0 | 0±0 |
| | 栉孔扇贝 | 08.02 | 20 | 4.89±0.39 | 9.15±1.78 | 12.94±5.73 | 5 | 3±11 | 0±1 |
| | 紫贻贝 | 05.19 | 20 | 4.38±0.52 | 2.02±0.73 | 2.78±0.54 | 0 | 0±0 | 0±0 |
| | 紫贻贝 | 10.22 | 5 | 5.40±0.62 | 3.55±1.37 | 7.13±1.84 | 0 | 0±0 | 0±0 |
| | 平均 | | 14 | 5.67±1.46 | 7.98±4.34 | 10.36±5.46 | 1 | 0±1 | 0±0 |

续表

| 采样地点 | 样品名称 | 采样日期 | 样品数 | 壳长/cm | 软体重/g | 壳湿重/g | 感染率/% | 帕金虫/(个·贝⁻¹) | 帕金虫（肉）/(个·g⁻¹) |
|---|---|---|---|---|---|---|---|---|---|
| 东营 | 菲律宾蛤仔 | 05.20 | 20 | 2.90±0.28 | 1.55±0.46 | 3.20±1.45 | 0 | 0±0 | 0±0 |
| | 菲律宾蛤仔 | 08.04 | 20 | 3.00±0.18 | 1.42±0.29 | 3.14±0.55 | 100 | 466 916±1 137 785 | 603 408±1 312 678 |
| | 毛蚶 | 05.20 | 20 | 4.25±0.37 | 8.67±2.97 | 15.12±2.73 | 0 | 0±0 | 0±0 |
| | 毛蚶 | 09.23 | 5 | 3.50±0.23 | 5.08±0.76 | 14.04±5.62 | 0 | 0±0 | 0±0 |
| | 毛蚶 | 10.22 | 5 | 2.52±0.08 | 2.84±0.46 | 7.02±1.22 | 0 | 0±0 | 0±0 |
| | 四角蛤蜊 | 05.20 | 20 | 3.05±0.22 | 3.03±0.83 | 6.46±1.56 | 0 | 0±0 | 0±0 |
| | 四角蛤蜊 | 08.04 | 20 | 2.89±0.18 | 2.14±0.39 | 5.49±1.20 | 15 | 10±26 | 4±10 |
| | 四角蛤蜊 | 09.23 | 5 | 3.46±0.11 | 4.31±0.89 | 9.76±1.71 | 0 | 0±0 | 0±0 |
| | 平均 | | 14 | 3.20±0.53 | 3.63±2.40 | 8.03±4.58 | 14 | 58 366±165 079 | 75 427±213 337 |
| 莱州 | 长牡蛎 | 05.19 | 16 | 11.65±2.50 | 12.99±4.12 | | 31 | 6±10 | 1±1 |
| | 菲律宾蛤仔 | 01.24 | 20 | 2.99±0.29 | 2.06±0.63 | 4.40±1.26 | 0 | 0±0 | 0±0 |
| | 菲律宾蛤仔 | 05.19 | 20 | 3.10±0.17 | 1.80±0.36 | 4.06±0.61 | 55 | 49 925±215 647 | 21 869±93 301 |
| | 菲律宾蛤仔 | 08.02 | 20 | 3.33±0.24 | 2.22±0.53 | 6.70±1.51 | 100 | 1 088 705±2 590 741 | 2 716 788±6 663 640 |
| | 菲律宾蛤仔 | 10.22 | 5 | 2.40±0.14 | 2.12±0.44 | 5.69±1.33 | 100 | 3 250±1 250 | 1 531±751 |
| | 海湾扇贝 | 10.22 | 5 | 5.78±0.37 | 15.27±4.95 | 17.49±4.13 | 0 | 0±0 | 0±0 |
| | 海湾扇贝苗 | 09.15 | 5 | 2.56±0.15 | 0.72±0.17 | 1.96±0.41 | 40 | 30±45 | 40±82 |
| | 魁蚶 | 10.22 | 5 | 5.12±0.43 | 18.54±2.22 | 40.08±3.72 | 0 | 0±0 | 0±0 |
| | 毛蚶 | 05.19 | 20 | 3.47±0.18 | 5.06±2.57 | 8.06±3.42 | 0 | 0±0 | 0±0 |
| | 毛蚶 | 09.15 | 5 | 4.74±0.17 | 5.67±2.25 | 20.57±2.79 | 60 | 50±50 | 8±10 |
| | 毛蚶 | 09.15 | 5 | 3.20±0.07 | 3.60±0.66 | 7.43±1.25 | 60 | 50±50 | 13±13 |
| | 四角蛤蜊 | 08.02 | 20 | 3.15±0.19 | 2.80±0.66 | 6.55±1.07 | 5 | 3±11 | 1±4 |
| | 四角蛤蜊 | 10.22 | 5 | 3.02±0.08 | 1.82±0.10 | 6.48±0.53 | 0 | 0±0 | 0±0 |
| | 平均 | | 12 | 4.19±2.46 | 5.74±5.89 | 10.79±10.71 | 35 | 87 848±301 034 | 210 789±752 983 |
| 龙口 | 中国蛤蜊 | 09.10 | 10 | 2.89±0.24 | 1.38±0.30 | 2.15±0.40 | 30 | 35±78 | 25±57 |
| 蓬莱 | 菲律宾蛤仔 | 02.27 | 20 | 3.52±0.29 | 3.51±0.98 | 5.10±1.12 | 100 | 7 212±13 261 | 23 400±40 588 |

续表

| 采样地点 | 样品名称 | 采样日期 | 样品数 | 壳长/cm | 软体重/g | 壳湿重/g | 感染率/% | 帕金虫 /（个·贝⁻¹） | 帕金虫（肉）/（个·g⁻¹） |
|---|---|---|---|---|---|---|---|---|---|
| 青岛 | 长牡蛎 | 05.12 | 12 | 8.48±1.52 | 11.58±4.79 | | 8 | 0±0 | 1±5 |
| | 长牡蛎 | 09.15 | 5 | 9.86±0.95 | 8.31±2.67 | 64.81±18.96 | 0 | 0±0 | 0±0 |
| | 长牡蛎 | 09.18 | 6 | 9.72±0.94 | 6.24±0.82 | 70.39±14.39 | 0 | 0±0 | 0±0 |
| | 菲律宾蛤仔 | 01.23 | 20 | 2.88±0.31 | 1.65±0.57 | 2.73±0.78 | 0 | 0±0 | 0±0 |
| | 菲律宾蛤仔 | 05.12 | 20 | 2.99±0.26 | 1.92±0.50 | 3.02±0.91 | 30 | 97±255 | 51±132 |
| | 菲律宾蛤仔 | 07.28 | 20 | 3.49±0.28 | 2.34±0.84 | 4.09±1.05 | 100 | 188 595±233 083 | 486 143±622 537 |
| | 菲律宾蛤仔 | 09.15 | 10 | 3.83±1.76 | 1.76±0.40 | 3.40±0.58 | 0 | 0±0 | 0±0 |
| | 福氏乳玉螺 | 09.15 | 5 | 3.16±0.30 | | | 100 | 170±84 | 12±9 |
| | 毛蚶 | 07.28 | 20 | 3.24±0.25 | 2.57±0.66 | 5.27±1.04 | 0 | 0±0 | 0±0 |
| | 文蛤 | 09.15 | 5 | 3.76±0.32 | 1.87±0.54 | 9.46±1.29 | 0 | 0±0 | 0±0 |
| | 线纹玉螺 | 09.15 | 5 | 3.88±0.49 | | | 0 | 0±0 | 0±0 |
| | 香螺 | 09.15 | 5 | 5.20±0.43 | | | 0 | 0±0 | 0±0 |
| | 平均 | | 11 | 5.04±2.69 | 4.25±3.62 | 20.40±29.25 | 20 | 15 739±54 436 | 40 517±140 336 |
| 日照 | 长牡蛎 | 07.28 | 10 | | 7.68±0.65 | | 100 | 1 936±2 271 | 1 475±2 725 |
| | 菲律宾蛤仔 | 01.23 | 20 | 2.91±0.31 | 1.26±0.49 | 2.72±0.68 | 0 | 0±0 | 0±0 |
| | 菲律宾蛤仔 | 05.14 | 20 | 3.10±0.27 | 1.55±0.39 | 3.33±0.80 | 25 | 616±1 283 | 398±722 |
| | 菲律宾蛤仔 | 07.28 | 20 | 2.93±0.30 | 1.34±0.39 | 3.01±0.85 | 90 | 83 727±324 183 | 218 109±811 546 |
| | 菲律宾蛤仔 | 09.18 | 5 | 2.40±0.32 | 0.99±0.33 | 1.67±0.59 | 0 | 0±0 | 0±0 |
| | 毛蚶 | 09.18 | 5 | 4.54±1.76 | 6.73±7.10 | 21.49±21.54 | 0 | 0±0 | 0±0 |
| | 四角蛤蜊 | 07.28 | 20 | 3.10±0.22 | 1.96±1.35 | 5.12±1.19 | 10 | 13±39 | 6±18 |
| | 四角蛤蜊 | 09.18 | 5 | 2.90±0.21 | 1.33±0.23 | 4.56±0.31 | 0 | 0±0 | 0±0 |
| | 线纹玉螺 | 09.18 | 5 | 3.46±0.35 | | | 0 | 0±0 | 0±0 |
| | 褶牡蛎 | 05.14 | 20 | 6.07±1.91 | 6.45±3.70 | | 5 | 2±9 | 0±2 |
| | 栉孔扇贝 | 05.14 | 20 | 5.63±0.34 | 8.98±1.12 | 14.05±2.52 | 5 | 1±4 | 0±0 |
| | 栉孔扇贝 | 09.18 | 5 | 5.58±0.75 | 9.89±2.32 | 13.55±2.91 | 40 | 30±45 | 3±5 |
| | 平均 | | 13 | 3.87±1.33 | 4.38±3.55 | 7.72±6.92 | 23 | 7 194±24 108 | 18 333±62 915 |

续表

| 采样地点 | 样品名称 | 采样日期 | 样品数 | 壳长/cm | 软体重/g | 壳湿重/g | 感染率/% | 帕金虫/(个·贝⁻¹) | 帕金虫（肉）/(个·g⁻¹) |
|---|---|---|---|---|---|---|---|---|---|
| 荣成 | 长牡蛎 | 05.14 | 12 | 7.19±1.58 | 5.64±1.81 |  | 0 | 0±0 | 0±0 |
|  | 菲律宾蛤仔 | 01.23 | 20 | 2.77±0.30 | 1.14±0.34 | 2.40±0.72 | 0 | 0±0 | 0±0 |
|  | 菲律宾蛤仔 | 02.27 | 20 | 2.89±0.26 | 1.31±0.33 | 5.12±1.47 | 35 | 170±405 | 220±491 |
|  | 菲律宾蛤仔 | 05.14 | 20 | 3.57±0.20 | 3.14±0.56 | 4.72±0.93 | 55 | 13 802±38 774 | 4 403±10 400 |
|  | 菲律宾蛤仔 | 07.29 | 20 | 2.76±0.32 | 1.03±0.18 | 2.26±0.44 | 5 | 3±15 | 3±11 |
|  | 紫贻贝 | 07.29 | 20 | 3.07±0.34 | 5.12±1.70 | 6.43±1.67 | 0 | 0±0 | 0±0 |
|  | 平均 |  | 19 | 3.71±1.73 | 2.90±2.08 | 4.19±1.81 | 16 | 2 329±5 621 | 771±1 781 |
| 乳山 | 菲律宾蛤仔 | 09.10 | 10 | 2.65±0.28 | 1.23±0.21 | 2.45±0.45 | 0 | 0±0 | 0±0 |
|  | 菲律宾蛤仔 | 09.10 | 10 | 2.68±0.23 | 1.33±0.23 | 2.19±0.63 | 80 | 175±242 | 131±222 |
|  | 平均 |  | 10 | 2.67±0.02 | 1.28±0.07 | 2.32±0.18 | 40 | 88±124 | 66±93 |
| 威海 | 菲律宾蛤仔 | 02.27 | 20 | 2.27±0.26 | 0.83±0.25 | 2.28±0.62 | 25 | 106±272 | 96±255 |
|  | 菲律宾蛤仔 | 09.15 | 10 | 3.10±0.23 | 1.36±0.27 | 4.45±1.10 | 0 | 0±0 | 0±0 |
|  | 海湾扇贝 | 09.12 | 5 | 3.46±0.18 | 4.31±0.64 | 5.11±0.74 | 0 | 0±0 | 0±0 |
|  | 虾夷扇贝 | 02.27 | 20 | 7.71±0.58 | 24.53±4.80 | 34.52±7.52 | 0 | 0±0 | 0±0 |
|  | 栉孔扇贝 | 02.27 | 20 | 5.47±0.29 | 10.18±1.85 | 11.79±2.28 | 10 | 0±1 | 4±12 |
|  | 平均 |  | 15 | 4.40±2.19 | 8.24±9.83 | 11.63±13.28 | 7 | 21±47 | 20±43 |

续表

| 采样地点 | 样品名称 | 采样日期 | 样品数 | 壳长/cm | 软体重/g | 壳湿重/g | 感染率/% | 帕金虫/(个·贝⁻¹) | 帕金虫(肉)/(个·g⁻¹) |
|---|---|---|---|---|---|---|---|---|---|
| | 长牡蛎 | 05.19 | 20 | 7.35±0.87 | 5.24±1.96 | | 0 | 0±0 | 0±0 |
| | 长牡蛎 | 09.10 | 5 | 9.10±1.44 | 7.53±3.60 | 60.44±20.35 | 0 | 0±0 | 0±0 |
| | 菲律宾蛤仔 | 01.24 | 20 | 3.22±0.29 | 1.90±0.38 | 5.19±1.08 | 15 | 1 266±4 293 | 786±2 577 |
| | 菲律宾蛤仔 | 05.19 | 20 | 3.06±0.18 | 1.79±0.35 | 3.25±0.67 | 80 | 12 932±38 025 | 6 329±16 975 |
| | 菲律宾蛤仔 | 07.29 | 20 | 2.96±0.26 | 1.38±0.40 | 3.87±1.04 | 70 | 1 952±7 625 | 2 170±8 307 |
| | 海湾扇贝 | 09.10 | 5 | 3.70±0.34 | 2.74±0.89 | 6.52±1.53 | 20 | 20±45 | 7±19 |
| 烟台 | 毛蚶 | 05.19 | 20 | 4.46±0.25 | 7.95±1.27 | 13.47±2.31 | 10 | 28±121 | 3±13 |
| | 毛蚶 | 09.10 | 5 | 5.26±0.38 | 11.22±2.59 | 22.45±3.67 | 0 | 0±0 | 0±0 |
| | 虾夷扇贝 | 09.10 | 5 | 10.40±0.55 | 41.22±7.89 | 79.90±11.09 | 0 | 0±0 | 0±0 |
| | 栉孔扇贝 | 02.27 | 20 | 5.52±0.40 | 10.05±2.24 | 10.55±2.12 | 20 | 2±4 | 18±44 |
| | 栉孔扇贝 | 09.10 | 5 | 4.08±0.52 | 2.30±0.76 | 7.67±3.31 | 0 | 0±0 | 0±0 |
| | 栉孔扇贝 | 09.10 | 5 | 5.30±0.50 | 4.97±0.70 | 8.89±2.24 | 80 | 300±481 | 60±110 |
| | 紫贻贝 | 09.10 | 5 | 6.78±0.47 | 5.03±1.33 | 9.41±2.37 | 60 | 90±89 | 17±22 |
| | 平均 | | 12 | 5.48±2.35 | 7.95±10.50 | 19.30±24.65 | 27 | 1 276±3 554 | 722±1 794 |
| | 总平均 | | 13 | 4.43±2.10 | 5.47±6.16 | 11.76±16.04 | 22 | 24 028±133 246 | 51 094±314 646 |

表 4.10 江苏省贝类帕金虫地理分布调查情况

| 采样地点 | 样品名称 | 采样日期 | 样品数 | 壳长/cm | 软体重/g | 壳湿重/g | 感染率/% | 帕金虫/(个·贝⁻¹) | 帕金虫(肉)/(个·g⁻¹) |
|---|---|---|---|---|---|---|---|---|---|
| | 四角蛤蜊 | 04.25 | 20 | 2.87±0.28 | 2.81±0.98 | 4.77±1.51 | 10 | 12±41 | 5±17 |
| 大丰 | 四角蛤蜊 | 06.29 | 20 | 5.72±0.76 | 3.70±0.62 | 5.72±0.76 | 0 | 0±0 | 0±0 |
| | 文蛤 | 04.25 | 20 | 4.08±0.45 | 5.46±1.52 | 12.73±3.74 | 0 | 0±0 | 0±0 |
| | 平均 | | 20 | 4.22±1.43 | 3.99±1.35 | 7.74±4.35 | 3 | 4±7 | 2±3 |

续表

| 采样地点 | 样品名称 | 采样日期 | 样品数 | 壳长/cm | 软体重/g | 壳湿重/g | 感染率/% | 帕金虫/(个·贝⁻¹) | 帕金虫（肉）/(个·g⁻¹) |
|---|---|---|---|---|---|---|---|---|---|
| 赣榆 | 菲律宾蛤仔 | 07.27 | 20 | 2.980.28 | 1.66±0.57 | 1.14±1.05 | 100 | 114 165±192 588 | 189 500±294 310 |
| | 毛蚶 | 06.27 | 20 | 16.96±4.74 | 4.08±4.06 | 16.96±4.74 | 25 | 25±68 | 3±6 |
| | 四角蛤蜊 | 06.27 | 20 | 7.14±0.94 | 2.69±0.39 | 7.14±0.94 | 35 | 23±38 | 10±20 |
| | 平均 | | 20 | 9.03±7.18 | 2.81±1.21 | 8.41±7.99 | 53 | 38 071±65 899 | 63 171±109 404 |
| 连云港 | 菲律宾蛤仔 | 01.23 | 20 | 2.93±0.34 | 1.26±0.56 | 3.46±1.38 | 0 | 0±0 | 0±0 |
| | 菲律宾蛤仔 | 05.12 | 20 | 3.19±0.25 | 2.07±0.74 | 4.11±0.89 | 15 | 3±7 | 1±5 |
| | 褶牡蛎 | 05.12 | 20 | 5.33±0.88 | 6.09±1.47 | | 0 | 0±0 | 0±0 |
| | 平均 | | 20 | 3.82±1.32 | 3.14±2.59 | 3.79±0.46 | 5 | 1±2 | 0±1 |
| 吕四 | 菲律宾蛤仔 | 04.25 | 20 | 2.91±0.23 | 1.79±0.55 | 2.99±0.78 | 0 | 0±0 | 0±0 |
| | 四角蛤蜊 | 06.29 | 20 | 5.32±0.73 | 3.30±0.54 | 5.32±0.73 | 15 | 8±18 | 2±5 |
| | 文蛤 | 04.25 | 20 | 3.73±0.40 | 2.92±0.80 | 9.52±2.68 | 0 | 0±0 | 0±0 |
| | 文蛤 | 06.29 | 20 | 11.34±1.46 | 3.76±0.67 | 11.34±1.46 | 15 | 17±18 | 4±5 |
| | 平均 | | 20 | 5.83±3.81 | 2.94±0.84 | 7.29±3.82 | 8 | 6±8 | 2±2 |
| 射阳 | 菲律宾蛤仔 | 04.25 | 20 | 2.86±0.24 | 2.44±0.50 | 3.23±0.52 | 25 | 227±867 | 77±293 |
| | 毛蚶 | 04.25 | 20 | 4.40±0.27 | 7.35±1.20 | 15.91±2.88 | 5 | 1±4 | 0±1 |
| | 四角蛤蜊 | 04.25 | 20 | 2.43±0.19 | 1.84±0.41 | 2.91±0.95 | 0 | 0±0 | 0±0 |
| | 四角蛤蜊 | 06.29 | 20 | 5.91±1.30 | 1.97±0.62 | 5.91±1.30 | 10 | 15±24 | 3±10 |
| | 文蛤 | 04.25 | 20 | 4.14±0.23 | 3.35±1.12 | 11.20±2.53 | 0 | 0±0 | 0±0 |
| | 平均 | | 20 | 3.95±1.38 | 3.39±2.29 | 7.83±5.61 | 8 | 49±100 | 16±34 |
| 镇江 | 近江牡蛎 | 05.07 | 20 | 6.15±1.68 | 7.67±4.83 | | 0 | 0±0 | 0±0 |
| | 杂色蛤 | 05.07 | 20 | 2.99±0.30 | 1.33±0.38 | 2.96±0.66 | 95 | 72 652±71 867 | 54 646±72 074 |
| | 平均 | | 20 | 4.57±2.23 | 4.50±4.48 | 2.96 | 48 | 36 326±51 373 | 27 323±38 641 |
| | 总平均 | | 20 | 5.17±3.48 | 3.38±1.90 | 7.07 | 18 | 9 357±29 523 | 12 213±43 476 |

表 4.11　浙江省贝类帕金虫地理分布调查情况

| 采样地点 | 样品名称 | 采样日期 | 样品数 | 壳长/cm | 软体重/g | 壳湿重/g | 感染率/% | 帕金虫/（个·贝⁻¹） | 帕金虫（肉）/（个·g⁻¹） |
|---|---|---|---|---|---|---|---|---|---|
| 三门 | 菲律宾蛤仔 | 01.10 | 20 | 2.99±0.26 | 1.50±0.45 | 2.91±0.49 | 15 | 8±20 | 16±42 |
| | 菲律宾蛤仔 | 04.27 | 20 | 3.56±0.31 | 3.04±0.76 | 4.45±1.02 | 55 | 4 037±11 972 | 1 327±5 234 |
| | 平均 | | 20 | 3.28±0.40 | 2.27±1.09 | 3.68±1.09 | 35 | 2 023±2 849 | 672±927 |
| | 长牡蛎 | 04.27 | 20 | 10.89±1.71 | 23.61±6.06 | | 0 | 0±0 | 0±0 |
| | 菲律宾蛤仔 | 01.10 | 20 | 2.94±0.25 | 1.16±0.39 | 2.68±0.89 | 75 | 31 850±125 712 | 30 257±120 900 |
| | 菲律宾蛤仔 | 04.27 | 20 | 3.40±0.38 | 3.17±2.89 | 4.23±1.60 | 80 | 2 140±4 614 | 676±1 546 |
| | 菲律宾蛤仔 | 07.25 | 20 | 2.92±0.31 | 1.49±0.33 | 3.14±0.59 | 100 | 46 415±84 107 | 32 242±79 747 |
| | 菲律宾蛤仔 | 11.01 | 5 | 3.08±0.19 | 1.30±0.24 | 3.33±0.32 | 60 | 40±42 | 30±36 |
| 台州 | 泥蚶 | 04.27 | 20 | 2.89±0.12 | 1.91±0.27 | 6.34±0.71 | 0 | 0±0 | 0±0 |
| | 泥蚶 | 07.05 | 20 | 6.30±1.06 | 1.64±0.34 | 6.30±1.06 | 5 | 3±11 | 1±6 |
| | 泥蚶 | 11.01 | 5 | 2.78±0.11 | 1.77±0.61 | 7.67±1.06 | 0 | 0±0 | 0±0 |
| | 青蛤 | 04.27 | 20 | 3.16±0.18 | 1.76±0.51 | 5.20±1.01 | 0 | 0±0 | 0±0 |
| | 青蛤 | 11.01 | 5 | 3.20±0.14 | 2.71±0.19 | 6.95±0.73 | 0 | 0±0 | 0±0 |
| | 平均 | | 16 | 4.16±2.58 | 4.05±6.90 | 5.09±1.82 | 32 | 8 045±16 754 | 6 321±13 149 |
| 温州 | 菲律宾蛤仔 | 04.27 | 20 | 3.14±0.21 | 1.70±0.29 | 3.20±0.47 | 50 | 308±664 | 181±391 |
| | 菲律宾蛤仔 | 11.01 | 5 | 2.62±0.26 | 1.17±0.57 | 2.69±0.69 | 0 | 0±0 | 0±0 |
| | 厚壳贻贝 | 11.01 | 5 | 6.98±0.67 | 10.09±1.94 | 20.36±4.82 | 0 | 0±0 | 0±0 |
| | 泥蚶 | 04.27 | 20 | 2.80±0.12 | 1.53±0.33 | 5.80±0.69 | 0 | 0±0 | 0±0 |
| | 泥蚶 | 07.05 | 20 | 6.07±1.01 | 1.20±0.31 | 6.07±1.01 | 0 | 0±0 | 0±0 |
| | 泥蚶 | 11.01 | 5 | 2.72±0.11 | 1.18±0.36 | 5.71±0.76 | 0 | 0±0 | 0±0 |
| | 四角蛤蜊 | 11.01 | 5 | 2.74±0.26 | 1.51±0.59 | 3.80±0.48 | 100 | 180±76 | 119±82 |
| | 文蛤 | 11.01 | 5 | 3.64±0.47 | 3.37±0.28 | 7.21±0.85 | 80 | 70±57 | 20±17 |
| | 缢蛏 | 11.01 | 5 | 5.26±0.61 | 3.16±1.74 | 1.83±0.80 | 0 | 0±0 | 0±0 |
| | 平均 | | 10 | 4.00±1.67 | 2.77±2.87 | 6.30±5.57 | 26 | 62±110 | 36±67 |

续表

| 采样地点 | 样品名称 | 采样日期 | 样品数 | 壳长/cm | 软体重/g | 壳湿重/g | 感染率/% | 帕金虫 / (个·贝⁻¹) | 帕金虫（肉）/ (个·g⁻¹) |
|---|---|---|---|---|---|---|---|---|---|
| 象山 | 菲律宾蛤仔 | 01.08 | 20 | 3.22±0.25 | 1.51±0.33 | 3.65±0.68 | 0 | 0±0 | 0±0 |
| | 菲律宾蛤仔 | 05.12 | 20 | 3.30±0.16 | 2.55±0.41 | 4.74±0.61 | 95 | 9 021±24 517 | 3 543±10 189 |
| | 菲律宾蛤仔 | 07.25 | 20 | 2.58±0.24 | 0.93±0.23 | 2.53±0.58 | 50 | 35±51 | 30±38 |
| | 菲律宾蛤仔 | 11.01 | 5 | 3.52±0.27 | 1.88±0.19 | 4.46±0.31 | 80 | 120±115 | 63±53 |
| | 泥蚶 | 11.01 | 5 | 2.28±0.18 | 0.84±0.05 | 4.21±0.82 | 0 | 0±0 | 0±0 |
| | 青蛤 | 11.01 | 5 | 2.96±0.09 | 2.22±0.38 | 5.42±0.86 | 80 | 80±57 | 36±33 |
| | 褶牡蛎 | 01.08 | 20 | 4.17±0.77 | 2.28±1.47 | | 0 | 0±0 | 0±0 |
| | 褶牡蛎 | 05.12 | 10 | 5.52±1.54 | | | 0 | 0±0 | 0±0 |
| | 平均 | | 13 | 3.44±1.02 | 1.74±0.67 | 4.17±0.99 | 38 | 1 157±3 178 | 459±1 246 |
| 舟山 | 菲律宾蛤仔 | 05.12 | 20 | 3.10±0.27 | 2.28±0.60 | 3.98±0.93 | 90 | 115±167 | 51±71 |
| | 菲律宾蛤仔 | 10.30 | 5 | 3.70±0.16 | 3.51±0.36 | 5.51±0.72 | 80 | 190±152 | 54±45 |
| | 厚壳贻贝 | 10.30 | 5 | 7.72±1.16 | 13.19±1.72 | 31.86±7.87 | 0 | 0±0 | 0±0 |
| | 毛蚶 | 10.30 | 5 | 4.40±0.39 | 8.96±1.81 | 14.32±2.23 | 0 | 0±0 | 0±0 |
| | 泥蚶 | 10.30 | 5 | 2.56±0.23 | 0.80±0.38 | 5.68±1.16 | 0 | 0±0 | 0±0 |
| | 青蛤 | 10.30 | 5 | 3.16±0.17 | 3.61±0.59 | 6.82±0.60 | 0 | 0±0 | 0±0 |
| | 四角蛤蜊 | 07.02 | 20 | 4.26±0.76 | 1.42±0.36 | 4.26±0.76 | 0 | 0±0 | 0±0 |
| | 四角蛤蜊 | 10.30 | 5 | 2.92±0.18 | 1.71±0.36 | 5.16±0.68 | 0 | 0±0 | 0±0 |
| | 紫贻贝 | 07.02 | 20 | 4.28±1.21 | 3.18±1.34 | 4.28±1.21 | 0 | 0±0 | 0±0 |
| | 平均 | | 10 | 4.01±1.54 | 4.30±4.10 | 9.10±9.11 | 19 | 34±70 | 12±23 |
| | 总平均 | | 13 | 3.891±1.74 | 3.271±4.31 | 6.191±5.61 | 291±39 | 24 901±9 058 | 18 061±7 063 |

表 4.12 福建省贝类帕金虫地理分布调查情况

| 采样地点 | 样品名称 | 采样日期 | 样品数 | 壳长/cm | 软体重/g | 壳湿重/g | 感染率/% | 帕金虫 /（个·贝⁻¹） | 帕金虫（肉）/（个·g⁻¹） |
|---|---|---|---|---|---|---|---|---|---|
| 长乐 | 菲律宾蛤仔 | 01.13 | 20 | 3.58±0.26 | 2.09±0.57 | 4.34±0.93 | 80 | 18 302±65 595 | 7 173±24 729 |
| | 菲律宾蛤仔 | 04.29 | 20 | 3.21±0.25 | 2.75±0.50 | 4.53±0.84 | 90 | 92 288±91 669 | 33 590±32 181 |
| | 菲律宾蛤仔 | 11.02 | 5 | 2.98±0.11 | 1.33±0.11 | 3.00±0.39 | 60 | 60±65 | 45±51 |
| | 丽文蛤 | 11.02 | 5 | 2.84±0.48 | 1.75±0.32 | 6.69±0.93 | 20 | 20±45 | 11±26 |
| | 泥蚶 | 04.29 | 20 | 2.31±0.19 | 1.07±0.27 | 4.06±0.82 | 0 | 0±0 | 0±0 |
| | 泥蚶 | 11.02 | 5 | 2.36±0.15 | 0.78±0.13 | 4.12±0.60 | 20 | 10±22 | 12±28 |
| | 文蛤 | 04.29 | 20 | 3.34±0.32 | 2.91±0.85 | 8.30±2.07 | 40 | 19±42 | 8±19 |
| | 文蛤 | 07.06 | 20 | 10.18±2.19 | 3.36±0.39 | 10.18±2.19 | 0 | 0±0 | 0±0 |
| | 文蛤 | 11.02 | 5 | 6.10±0.58 | 9.51±1.79 | 45.26±13.11 | 0 | 0±0 | 0±0 |
| | 紫贻贝 | 11.02 | 5 | 5.38±0.57 | 4.16±1.39 | 4.65±1.62 | 0 | 0±0 | 0±0 |
| | 平均 | | 13 | 4.23±2.43 | 2.97±2.53 | 9.51±12.76 | 31 | 11 070±29 110 | 4 084±10 609 |
| 东山 | 巴非蛤 | 07.08 | 20 | 2.07±0.14 | 1.58±0.37 | 3.57±1.02 | 30 | 28±50 | 19±36 |
| | 波纹巴非蛤 | 04.30 | 20 | 3.62±0.17 | 1.62±0.33 | 2.43±0.39 | 0 | 0±0 | 0±0 |
| | 菲律宾蛤仔 | 04.30 | 20 | 2.84±0.18 | 1.17±0.21 | 2.41±0.33 | 85 | 2145±5 221 | 1 834±4 066 |
| | 菲律宾蛤仔 | 07.08 | 20 | 2.91±0.25 | 1.86±0.41 | 3.78±0.61 | 95 | 99 070±177 259 | 184 333±294 958 |
| | 褶牡蛎 | 04.30 | 20 | 5.12±1.04 | 2.01±0.67 | | 35 | 2 801±10 032 | 1 486±4 381 |
| | 平均 | | 20 | 3.31±1.15 | 1.65±0.32 | 3.05±0.73 | 49 | 20 809±43 767 | 37 534±82 067 |
| 乐清 | 长牡蛎 | 04.27 | 20 | 8.66±1.29 | 7.46±2.61 | | 0 | 0±0 | 0±0 |
| | 长牡蛎 | 07.25 | 10 | 9.59±0.87 | 9.88±2.38 | | 10 | 10±32 | 1±3 |
| | 菲律宾蛤仔 | 01.10 | 20 | 3.23±0.24 | 1.67±0.31 | 3.36±0.56 | 50 | 244±382 | 167±285 |
| | 菲律宾蛤仔 | 04.27 | 20 | 3.44±0.21 | 2.47±0.54 | 4.06±0.67 | 75 | 1 584±2 242 | 641±759 |
| | 菲律宾蛤仔 | 07.25 | 20 | 2.75±0.23 | 1.22±0.29 | 2.76±0.40 | 100 | 50 565±131 787 | 58 203±123 093 |
| | 泥蚶 | 04.27 | 20 | 2.84±0.16 | 1.61±0.42 | 6.68±1.19 | 0 | 0±0 | 0±0 |
| | 平均 | | 18 | 5.09±3.15 | 4.05±3.68 | 4.22±1.73 | 39 | 8 734±20 502 | 9 835±23 697 |

续表

| 采样地点 | 样品名称 | 采样日期 | 样品数 | 壳长/cm | 软体重/g | 壳湿重/g | 感染率/% | 帕金虫/(个·贝⁻¹) | 帕金虫（肉）/(个·g⁻¹) |
|---|---|---|---|---|---|---|---|---|---|
| 宁德 | 菲律宾蛤仔 | 01.13 | 20 | 3.25±0.24 | 1.71±0.31 | 3.46±0.60 | 70 | 416±604 | 245±340 |
| | 菲律宾蛤仔 | 04.29 | 20 | 3.37±0.26 | 2.81±0.84 | 4.58±1.06 | 85 | 104 339±184 658 | 37 125±58 991 |
| | 菲律宾蛤仔 | 11.01 | 5 | 2.96±0.33 | 1.43±0.31 | 3.17±0.87 | 0 | 0±0 | 0±0 |
| | 泥蚶 | 11.01 | 5 | 3.07±0.22 | 1.62±0.58 | 7.60±1.26 | 0 | 0±0 | 0±0 |
| | 缢蛏 | 11.01 | 5 | 6.10±0.67 | 7.26±3.11 | 3.74±1.15 | 0 | 0±0 | 0±0 |
| | 褶牡蛎 | 04.29 | 20 | 4.65±0.73 | 2.37±0.77 | | 10 | 7 430±31 709 | 5 172±22 495 |
| | 紫贻贝 | 07.06 | 20 | 4.11±0.80 | 4.08±0.82 | 4.11±0.80 | 0 | 0±0 | 0±0 |
| | 平均 | | 14 | 3.93±1.13 | 3.04±2.07 | 4.44±1.62 | 24 | 16 026±39 039 | 6 077±13 823 |
| 莆田 | 菲律宾蛤仔 | 01.13 | 20 | 3.23±0.22 | 1.79±0.47 | 3.65±0.72 | 10 | 170±689 | 86±337 |
| | 菲律宾蛤仔 | 04.29 | 20 | 3.14±0.17 | 2.06±0.47 | 4.08±0.63 | 100 | 43 159±52 107 | 20 926±25 056 |
| | 菲律宾蛤仔 | 07.07 | 20 | 3.02±0.23 | 1.75±0.42 | 3.33±0.82 | 75 | 45 490±86 780 | 52 144±68 027 |
| | 菲律宾蛤仔 | 11.02 | 5 | 2.98±0.29 | 1.27±0.33 | 3.28±0.94 | 80 | 90±74 | 70±47 |
| | 褶牡蛎 | 04.29 | 20 | 4.71±0.72 | 2.17±0.89 | | 20 | 7±18 | 3±9 |
| | 褶牡蛎 | 07.07 | 20 | 5.27±0.79 | 2.71±1.34 | | 50 | 43±71 | 15±20 |
| | 平均 | | 18 | 3.73±1.00 | 1.96±0.48 | 3.59±0.37 | 56 | 14 827±22 861 | 12 207±21 273 |
| 泉州 | 波纹巴非蛤 | 11.02 | 5 | 3.86±0.94 | 1.14±0.27 | 2.61±0.49 | 60 | 120±130 | 105±93 |
| | 菲律宾蛤仔 | 01.13 | 20 | 3.45±0.30 | 2.03±0.51 | 4.12±1.24 | 15 | 245±1045 | 77±322 |
| | 菲律宾蛤仔 | 04.29 | 20 | 3.41±0.32 | 2.91±0.87 | 4.82±1.14 | 90 | 39 796±71 387 | 13 690±27 705 |
| | 菲律宾蛤仔 | 07.24 | 20 | 2.87±0.27 | 1.97±0.46 | 3.98±0.77 | 100 | 1 501 700±1 638 797 | 2 637 500±2 639 232 |
| | 菲律宾蛤仔 | 11.02 | 5 | 3.62±0.15 | 1.84±0.31 | 5.26±0.63 | 80 | 330±418 | 179±273 |
| | 文蛤 | 04.29 | 20 | 4.27±0.39 | 4.52±1.17 | 12.77±2.89 | 5 | 39±174 | 7±30 |
| | 文蛤 | 11.02 | 5 | 4.54±0.17 | 4.23±0.54 | 15.43±1.80 | 0 | 0±0 | 0±0 |
| | 褶牡蛎 | 04.29 | 20 | 4.65±0.80 | 2.38±0.73 | | 0 | 0±0 | 0±0 |
| | 平均 | | 14 | 3.83±0.62 | 2.63±1.19 | 7.00±4.98 | 44 | 192 779±529 066 | 331 445±931 799 |

续表

| 采样地点 | 样品名称 | 采样日期 | 样品数 | 壳长/cm | 软体重/g | 壳湿重/g | 感染率/% | 帕金虫/（个·贝⁻¹） | 帕金虫（肉）/（个·g⁻¹） |
|---|---|---|---|---|---|---|---|---|---|
| 霞浦 | 长牡蛎 | 07.24 | 15 | | 6.50±0.91 | | 0 | 0±0 | |
| | 菲律宾蛤仔 | 07.24 | 20 | 2.56±0.10 | 1.42±0.17 | 2.95±0.30 | 100 | 612 395±447 562 | 916 000±608 185 |
| | 平均 | | 18 | | 3.96±3.59 | | 50 | 306 198±433 029 | |
| 厦门 | 波纹巴非蛤 | 11.02 | 5 | 3.92±0.29 | 1.62±0.85 | 4.52±0.72 | 0 | 0±0 | 0±0 |
| | 菲律宾蛤仔 | 11.02 | 5 | 3.00±0.12 | 1.20±0.15 | 4.31±0.65 | 80 | 210±279 | 174±243 |
| | 文蛤 | 11.02 | 5 | 4.26±0.18 | 3.22±1.13 | 13.08±2.63 | 0 | 0±0 | 0±0 |
| | 平均 | | 5 | 3.73±0.65 | 2.01±1.07 | 7.30±5.00 | | 70±121 | 58±100 |
| 漳州 | 菲律宾蛤仔 | 04.30 | 20 | 3.29±0.26 | 1.94±0.45 | 3.30±0.85 | 20 | 1 128±3 661 | 582±1 453 |
| | 菲律宾蛤仔 | 07.08 | 20 | 3.54±0.21 | 2.71±0.50 | 4.95±1.07 | 90 | 72 629±142 042 | 247 850±460 321 |
| | 褶牡蛎 | 04.30 | 20 | 4.14±0.75 | 2.60±0.67 | | 10 | 3±10 | 1±4 |
| | 褶牡蛎 | 07.07 | 20 | 4.85±0.87 | 2.77±1.02 | | 0 | 0±0 | 0±0 |
| | 平均 | | 20 | 3.96±0.70 | 2.51±0.38 | 4.13±1.17 | 30 | 18 440±36 130 | 62 108±123 828 |
| | 总平均 | | 15 | 3.99±1.68 | 2.75±2.02 | 6.03±6.94 | 38 | 52 880±224 966 | 84 389±392 379 |

表 4.13　广东省贝类帕金虫地理分布调查情况

| 采样地点 | 样品名称 | 采样日期 | 样品数 | 壳长/cm | 软体重/g | 壳湿重/g | 感染率/% | 帕金虫/（个·贝⁻¹） | 帕金虫（肉）/（个·g⁻¹） |
|---|---|---|---|---|---|---|---|---|---|
| 雷州 | 波纹巴非蛤 | 07.21 | 20 | 3.77±0.43 | 2.13±0.66 | 3.78±0.91 | 60 | 75±99 | 42±69 |
| | 真曲巴非蛤 | 07.21 | 20 | 3.22±0.21 | 1.68±0.45 | 9.86±1.83 | 5 | 3±11 | 1±5 |
| | 平均 | | 20 | 3.50± | 1.91±0.32 | 6.82±4.30 | 33 | 39±51 | 22±29 |

续表

| 采样地点 | 样品名称 | 采样日期 | 样品数 | 壳长/cm | 软体重/g | 壳湿重/g | 感染率/% | 帕金虫/(个·贝⁻¹) | 帕金虫(肉)/(个·g⁻¹) |
|---|---|---|---|---|---|---|---|---|---|
| 汕头 | 波纹巴非蛤 | 11.04 | 5 | 3.28±0.31 | 1.09±0.12 | 2.31±0.03 | 0 | 0±0 | 0±0 |
| | 波纹巴非蛤 | 05.01 | 20 | 3.28±0.21 | 1.64±0.38 | 2.31±0.46 | 0 | 0±0 | 0±0 |
| | 长牡蛎 | 05.01 | 20 | 6.92±0.67 | 3.49±1.17 | 6.24±1.43 | 0 | 0±0 | 0±0 |
| | 菲律宾蛤仔 | 05.01 | 20 | 4.08±0.34 | 4.04±1.14 |  | 95 | 14 694±29 503 | 3 640±11 341 |
| | 菲律宾蛤仔 | 11.04 | 5 | 3.06±0.15 | 1.73±0.60 | 3.74±0.62 | 0 | 0±0 | 0±0 |
| | 文蛤 | 11.04 | 5 | 4.10±0.43 | 1.48±0.27 | 10.95±2.75 | 0 | 0±0 | 0±0 |
| | 文蛤 | 05.01 | 20 | 4.59±0.17 | 7.87±1.15 | 16.75±2.18 | 0 | 0±0 | 0±0 |
| | 平均 | | 14 | 4.19±1.33 | 3.05±2.40 | 7.05±5.76 | 14 | 2 099±5 554 | 520±1 376 |
| 汕尾 | 波纹巴非蛤 | 11.04 | 5 | 3.28±0.31 | 1.17±0.09 | 2.37±0.05 | 0 | 0±0 | 0±0 |
| | 波纹巴非蛤 | 05.01 | 20 | 3.49±0.28 | 1.24±0.42 | 3.11±0.76 | 0 | 0±0 | 0±0 |
| | 等边浅蛤 | 11.04 | 5 | 3.88±0.19 | 2.20±0.57 | 12.05±2.41 | 0 | 0±0 | 0±0 |
| | 华贵栉孔扇贝 | 11.04 | 5 | 6.40±0.45 | 9.54±0.98 | 23.14±2.12 | 0 | 0±0 | 0±0 |
| | 锯齿巴非蛤 | 11.04 | 5 | 6.44±0.30 | 9.02±1.36 | 27.82±2.84 | 40 | 2 390±5 151 | 265±547 |
| | 泥蚶 | 11.04 | 5 | 2.30±0.14 | 0.82±0.06 | 3.64±0.15 | 0 | 0±0 | 0±0 |
| | 青蛤 | 11.04 | 5 | 3.02±0.11 | 1.95±0.43 | 6.10±0.79 | 0 | 0±0 | 0±0 |
| | 四角蛤蜊 | 11.04 | 5 | 2.68±0.28 | 1.49±0.56 | 3.74±0.48 | 0 | 0±0 | 0±0 |
| | 平均 | | 7 | 3.94±1.61 | 3.43±3.64 | 10.25±9.96 | 5 | 299±845 | 33±94 |
| 深圳 | 波纹巴非蛤 | 07.11 | 20 | 4.05±0.17 | 2.00±0.45 | 3.89±0.47 | 30 | 28±55 | 26±67 |
| | 波纹巴非蛤 | 11.04 | 5 | 3.16±0.21 | 1.04±0.09 | 2.19±0.10 | 0 | 0±0 | 0±0 |
| | 波纹巴非蛤 | 05.01 | 20 | 3.49±0.21 | 1.77±0.43 | 2.91±0.57 | 0 | 0±0 | 0±0 |
| | 菲律宾蛤仔 | 05.01 | 20 | 3.13±0.17 | 1.39±0.30 | 3.07±0.56 | 95 | 26 733±29 384 | 19 232±23 584 |
| | 平均 | | 16 | 3.46±0.43 | 1.55±0.42 | 3.02±0.70 | 31 | 6 690±13 362 | 4 815±9 612 |

| 采样地点 | 样品名称 | 采样日期 | 样品数 | 壳长/cm | 软体重/g | 壳湿重/g | 感染率/% | 帕金虫/(个·贝⁻¹) | 帕金虫（肉）/(个·g⁻¹) |
|---|---|---|---|---|---|---|---|---|---|
| 阳江 | 菲律宾蛤仔 | 01.20 | 20 | 3.26±0.26 | 1.66±0.52 | 3.36±0.93 | 15 | 2 434±7 779 | 1 329±4 367 |
| | 近江牡蛎 | 07.21 | 10 | 2.70±0.14 | 11.80±1.18 | 5.01±0.75 | 10 | 15±47 | |
| | 毛蚶 | 07.21 | 20 | 11.96±1.41 | 1.53±0.25 | | 5 | 25±112 | 2±11 |
| | 褶牡蛎 | 05.07 | 14 | | 24.55±5.00 | | 0 | 0±0 | 0±0 |
| | 平均 | | 16 | 5.97±5.19 | 9.89±10.90 | 4.19±1.17 | 8 | 619±1 210 | 444±767 |
| 湛江 | 波纹巴非蛤 | 11.07 | 5 | 4.18±0.19 | 2.45±0.33 | 4.82±0.36 | 0 | 0±0 | 0±0 |
| | 菲律宾蛤仔 | 11.07 | 5 | 2.38±0.23 | 1.05±0.17 | 2.08±0.24 | 20 | 10±22 | 9±17 |
| | 近江牡蛎 | 07.21 | 16 | | 7.04±0.91 | | 12 | 16±44 | |
| | 锯齿巴非蛤 | 11.07 | 5 | 4.38±0.33 | 3.31±0.71 | 10.45±2.29 | 0 | 0±0 | 0±0 |
| | 文蛤 | 11.07 | 5 | 4.26±0.11 | 4.55±0.42 | 11.56±1.28 | 0 | 0±0 | 0±0 |
| | 皱纹蛤 | 11.07 | 5 | 3.54±0.11 | 1.99±0.22 | 11.47±1.52 | 40 | 30±45 | 15±23 |
| | 棕带仙女蛤 | 11.07 | 5 | 3.84±0.29 | 4.17±1.06 | 12.62±3.93 | 0 | 0±0 | 0±0 |
| | 平均 | | 7 | 3.76±0.74 | 3.51±1.98 | 8.83±4.31 | 10±15 | 8±12 | 4±6 |
| | 总平均 | | 11 | 4.07±1.86 | 3.84±4.71 | 7.55±6.53 | 13±26 | 1 452±5 312 | 819±3 547 |

**表 4.14　广西区贝类帕金虫地理分布调查情况**

| 采样地点 | 样品名称 | 采样日期 | 样品数 | 壳长/cm | 软体重/g | 壳湿重/g | 感染率/% | 帕金虫/(个·贝⁻¹) | 帕金虫（肉）/(个·g⁻¹) |
|---|---|---|---|---|---|---|---|---|---|
| 北海 | 菲律宾蛤仔 | 07.14 | 20 | 2.62±0.20 | 1.15±0.29 | 2.53±0.56 | 100 | 511 521±521 931 | 665 018±770 605 |
| | 合浦珠母贝 | 07.14 | 15 | 5.87±0.40 | 7.94±1.71 | 21.72±3.33 | 73 | 113±141 | 13±14 |
| | 近江牡蛎 | 05.04 | 10 | 9.21±2.05 | 13.92±6.54 | | 20 | 34±101 | 2±4 |
| | 近江牡蛎 | 07.14 | 15 | | 7.96±1.30 | | 26 | 43±100 | |
| | 缘齿牡蛎 | 07.14 | 15 | 2.49±0.30 | 4.01±0.84 | | 40 | 43±70 | |
| | 杂色蛤 | 05.04 | 20 | 4.47±0.54 | 1.17±0.36 | 2.53±0.57 | 50 | 1 567±3 935 | 1 334±2 819 |
| | 褶牡蛎 | 05.04 | 10 | | 2.38±0.55 | | 0 | 0±0 | 0±0 |
| | 平均 | | 15 | 4.93±2.77 | 5.50±4.70 | 8.93 | 44 | 73 332±193 224 | 133 273±297 255 |

续表

| 采样地点 | 样品名称 | 采样日期 | 样品数 | 壳长/cm | 软体重/g | 壳湿重/g | 感染率/% | 帕金虫/（个·贝$^{-1}$） | 帕金虫（肉）/（个·g$^{-1}$） |
|---|---|---|---|---|---|---|---|---|---|
| 防城港 | 菲律宾蛤仔 | 07.14 | 20 | 2.66±0.26 | 1.02±0.22 | 2.57±0.52 | 100 | 802 279±912 031 | 969 478±1 296 092 |
| | 杂色蛤 | 05.04 | 20 | 2.84±0.30 | 1.41±0.51 | 3.59±1.00 | 45 | 5 916±16 098 | 4 205±10 608 |
| | 真曲巴非蛤 | 07.14 | 20 | 3.91±0.19 | 2.09±0.52 | 12.11±2.05 | 0 | 0±0 | 0±0 |
| | 平均 | | 20 | 3.14±0.68 | 1.51±0.54 | 6.09±5.24 | 48 | 269 398±461 498 | 324 561±558 518 |
| 饶平 | 巴非蛤 | 07.11 | 20 | 3.59±0.36 | 1.89±0.50 | 3.54±0.52 | 30 | 33±59 | 17±33 |
| | 翡翠贻贝 | 07.11 | 20 | 5.02±0.75 | 2.77±1.03 | 4.51±1.71 | 0 | 0±0 | 0±0 |
| | 平均 | | 20 | 4.31±1.01 | 2.33±0.62 | 4.03±0.69 | 15 | 17±23 | 9±12 |
| | 总平均 | | 17 | 4.27±2.07 | 3.98±3.97 | 6.64±6.88 | 40 | 110 129±262 817 | 164 007±351 690 |

表4.15 海南省贝类帕金虫地理分布调查情况

| 采样地点 | 样品名称 | 采样日期 | 样品数 | 壳长/cm | 软体重/g | 壳湿重/g | 感染率/% | 帕金虫/（个·贝$^{-1}$） | 帕金虫（肉）/（个·g$^{-1}$） |
|---|---|---|---|---|---|---|---|---|---|
| 东方 | 锯齿巴非蛤 | 11.09 | 5 | 4.22±0.30 | 2.80±0.49 | 8.55±0.59 | 20 | 10±22 | 3±9 |
| | 文蛤 | 07.19 | 20 | 3.06±0.13 | 1.32±0.27 | 4.50±0.73 | 15 | 13±36 | 10±28 |
| | 文蛤 | 11.09 | 5 | 3.72±0.13 | 4.16±0.13 | 12.18±0.79 | 0 | 0±0 | 0±0 |
| | 真曲巴非蛤 | 07.19 | 20 | 3.43±0.13 | 1.61±0.37 | 10.27±0.92 | 0 | 0±0 | 0±0 |
| | 皱纹蛤 | 11.09 | 5 | 3.14±0.23 | 1.67±0.18 | 8.93±0.48 | 0 | 0±0 | 0±0 |
| | 平均 | | 11 | 3.51±0.47 | 2.31±1.18 | 8.89±2.83 | 7 | 5±6 | 3±4 |

续表

| 采样地点 | 样品名称 | 采样日期 | 样品数 | 壳长/cm | 软体重/g | 壳湿重/g | 感染率/% | 帕金虫/(个·贝⁻¹) | 帕金虫（肉）/(个·g⁻¹) |
|---|---|---|---|---|---|---|---|---|---|
| 海口 | 巴非蛤 | 07.19 | 20 | 3.70±0.26 | 1.89±0.63 | 3.95±0.77 | 75 | 428±1 093 | 197±473 |
|  | 菲律宾蛤仔 | 07.19 | 20 | 2.87±0.27 | 1.39±0.35 | 3.27±0.75 | 95 | 711 577±1 034 994 | 1 599 160±2 289 703 |
|  | 锯齿巴非蛤 | 11.09 | 5 | 4.00±0.10 | 2.44±0.12 | 8.95±0.79 | 0 | 0±0 | 0±0 |
|  | 文蛤 | 11.09 | 5 | 3.74±0.11 | 3.92±0.49 | 11.07±1.19 | 0 | 0±0 | 0±0 |
|  | 异白樱蛤 | 05.05 | 20 | 3.89±0.23 | 3.22±0.70 | 11.06±2.00 | 0 | 0±0 | 0±0 |
|  | 真曲巴非蛤 | 07.19 | 20 | 3.97±0.13 | 2.18±0.30 | 11.77±1.29 | 10 | 18±54 | 7±23 |
|  | 皱纹蛤 | 05.05 | 20 | 3.68±0.28 | 2.79±0.58 | 9.30±1.81 | 0 | 0±0 | 0±0 |
|  | 皱纹蛤 | 11.09 | 5 | 3.06±0.24 | 1.37±0.15 | 8.48±0.70 | 0 | 0±0 | 0±0 |
|  | 棕带仙女蛤 | 11.09 | 5 | 3.04±0.46 | 1.86±0.87 | 5.36±2.55 | 20 |  | 0±0 |
|  | 平均 |  | 13 | 3.55±0.44 | 2.34±0.85 | 8.13±3.19 |  | 79 114±237 174 | 177 707±533 045 |
| 三亚 | 钝缀锦蛤 | 11.09 | 5 | 6.60±0.63 | 13.63±4.35 | 31.07±11.55 | 0 | 0±0 | 0±0 |
|  | 菲律宾蛤仔 | 11.09 | 5 | 3.30±0.66 | 1.99±0.94 | 6.21±1.39 | 20 | 50±112 | 25±89 |
|  | 近江牡蛎 | 05.04 | 12 | 8.45±0.92 | 11.17±2.63 |  | 0 | 0±0 | 0±0 |
|  | 近江牡蛎 | 07.19 | 10 |  | 7.96±0.66 |  | 60 | 4 505±6 804 |  |
|  | 锯齿巴非蛤 | 11.09 | 5 | 3.90±0.16 | 2.45±0.12 | 8.77±0.52 | 0 | 0±0 | 0±0 |
|  | 凸加夫蛤 | 11.09 | 5 | 2.98±0.29 | 1.14±0.33 | 9.69±2.90 | 0 | 0±0 | 0±0 |
|  | 文蛤 | 11.09 | 5 | 3.74±0.13 | 4.06±0.16 | 12.32±0.22 | 0 | 0±0 | 0±0 |
|  | 真曲巴非蛤 | 07.19 | 20 | 3.28±0.16 | 1.62±0.31 | 9.26±1.43 | 10 | 8±24 | 5±16 |
|  | 皱纹蛤 | 11.09 | 5 | 3.18±0.33 | 1.26±0.21 | 8.75±0.69 | 0 | 0±0 | 0±0 |
|  | 棕带仙女蛤 | 11.09 | 5 | 3.38±0.37 | 2.13±0.42 | 8.70±2.30 | 20 | 10±22 | 4±9 |
|  | 平均 |  | 8 | 4.31±1.90 | 4.74±4.54 | 11.85±7.94 | 11 | 457±1 422 | 4±8 |
| 万宁 | 等边浅蛤 | 05.04 | 20 | 3.65±0.16 | 3.43±0.49 | 11.40±1.39 | 5 | 1±4 | 0±1 |
|  | 真曲巴非蛤 | 07.19 | 20 | 3.63±0.18 | 1.82±0.39 | 9.35±1.23 | 10 | 23±90 | 10±41 |
|  | 皱纹蛤 | 05.04 | 20 | 4.10±0.31 | 3.96±1.01 | 17.34±3.54 | 20 | 70±294 | 16±68 |
|  | 平均 |  | 20 | 3.79±0.27 | 3.07±1.11 | 12.70±4.15 | 12 | 31±35 | 9±8 |
|  | 总平均 |  | 12 | 3.84±1.18 | 3.31±3.00 | 10.02±5.31 | 13 | 26 545±136 908 | 61 517±313 619 |

**对宿主的影响**　帕金虫的感染过程即是穿过寄主组织引起损伤的过程，严重时可导致寄主的死亡。感染帕金虫的贝类比较消瘦，多洞穴，消化腺苍白，外套膜萎缩，生长迟缓，有时在组织表面存在脓包或脓肿。帕金虫感染可导致寄主能量代谢减少，导致贝类生长缓慢，条件指数降低。在帕金虫严重感染的毯壳蛤中，滤食率降低，耗氧量增加。由帕金虫感染而引起寄主的能量失衡，有助于解释致死和亚致死的有害效应。受帕金虫感染的个体的含肉量（通过条件指数估算）较低，同龄贝体的个体大小不一，难以上市或价值下降；贝类受感染后导致其能量储备不足，配子不能正常发育，繁育能力减弱，难以繁衍后代；春天遭受帕金虫感染的牡蛎，性腺和生殖组织明显萎缩，但在性腺成熟后，则没有明显的影响。遭受帕金虫感染的毯壳蛤，在配子发育期（2—3月）被严重感染的个体，其配子发育受到抑制；在成熟产卵期（4~8月），被感染的个体数量明显减少。严重感染可导致贝类组织和性腺明显萎缩，并且性腺组织的血细胞渗出增加。

**侵染途径与流行规律**　在帕金虫感染早期，对寄生组织的破坏仅限于病原体的周围细胞，所以轻度感染不会造成贝类死亡；感染到后期，感染集中部位有大量帕金虫和组织碎片，血细胞正常的生理机能被破坏，各种组织的功能也受到影响。感染的蛤仔鳃细胞核固缩，纤毛脱落，严重时细胞脱落，造成鳃不能正常进行气体交换，滤食能力下降，最终导致机体死亡。消化管壁细胞固缩，纤毛脱落，从而使其胃、肠组织营养吸收功能受阻，降低对食物的消化率，导致其生长缓慢、消瘦，并逐渐死亡。幼贝（<1.5 cm）一般不患此病，主要受侵害的是个体较大的贝。死亡率也随着年龄的增长而增加。但在各地区又有差别，感染率最高时可达种群的100%。菲律宾蛤仔帕金虫的感染与养殖区底质有关系，一般淤泥底质比沙质底质帕金虫含量高，养殖密度过高使贝类较易感染帕金虫。帕金虫感染的贝条件指数降低，贝的品质下降。影响帕金虫感染率的两个重要因素是温度和盐度，帕金虫感染率随着盐度和温度的增加而加强，在中国，盐度20~32有利于帕金虫病害的暴发，在春、夏季温度高于20℃时，帕金虫病害开始暴发，在8月温度达到最高时，病害最严重。在10月温度降到20℃以下时，病害停止。海区污染如TBT、原油污染等也使贝类较易感染帕金虫。

北海帕金虫感染牡蛎组织可引起血细胞的渗透，低感染强度下，帕金虫主要感染牡蛎的胃和小肠的上皮细胞，消化腺管道，从而影响牡蛎对营养成分的吸收。中度感染时，北海帕金虫可侵染牡蛎全身组织，包括内脏、鳃、外套膜、性腺等结缔组织。可造成组织的破坏，形成组织脓包或脓肿。严重感染的牡蛎，生长停止，生殖腺发育受阻，最后可导致壳张开而死亡。第1年的牡蛎一般不患此病，主要受侵害的是较大的牡蛎。死亡率也随年龄的增加而增加。牡蛎死亡多发生在夏季和初秋高温季节。

**病因**　① 养殖密度过高，饵料缺乏以及繁殖期的贝比较容易感染帕金虫；② 健康养殖区从疫区引种贝苗容易造成病害的传播与蔓延；③ 高温、高盐条件下有利于帕金虫的存活，使病害易发生；④ 饵料缺乏和贝类繁殖期，贝类对病害抵抗能力较差，极易感染帕金虫。

**诊断方法**　肉眼观察：严重感染帕金虫的菲律宾蛤仔极度消瘦，多洞穴，外套膜萎缩，消化腺苍白，闭壳肌无力，极易打开贝壳。肉眼可见鳃、消化腺、闭壳肌和外套膜上有乳白色小脓包或脓肿（直径1~2 mm）（图4.30）。

湿涂片：从垂死蛤仔的乳白色脓包内观察到了帕金虫滋养体的典型结构，印环状偏心大液泡。成熟孢子囊具有释放管，释放出众多具有鞭毛的游动孢子。

组织学观察：蛤仔组织白色脓包内包含众多的类似帕金虫滋养体细胞，大小为2~15 μm，单个游离或几个同在一个孢子囊中，形状多样，有圆形、卵圆形、弯月形、楔形等。在成熟的营养孢子

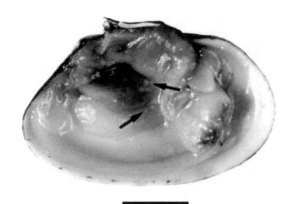

图 4.30  严重感染帕金虫的菲律宾蛤仔消化腺和鳃上的乳白色小脓包（标尺为 1 cm）

体中有一个大液泡，可占总体积的 90%。在营养孢子体的最边缘有一圈被染成深蓝色的物质围绕，为孢子壁，有的营养孢子体中能见到细胞核。营养孢子侵染结缔组织中嗜酸性的颗粒细胞，使得细胞中颗粒消失，细胞核被挤到边缘，并且大量的颗粒细胞积聚在一起。帕金虫在不同的器官中寄生数量不同，在鳃、外套膜、消化管中寄生数量较多，在闭壳肌、出水管中很少，而在足中尚未发现。在同一个器官的不同部位也呈不均匀分布，鳃腔中寄生的多，而鳃丝腔中的少；在外套膜内、外表皮间的结缔组织中寄生的多，缘膜处结缔组织中的少（图 4.31）。牡蛎组织中发现帕金虫滋养体，大小为直径 2~8 μm，有典型的印环状结构（图 4.32），在感染严重的组织可观察到成簇的裂殖体，大小为直径 2~8 μm。

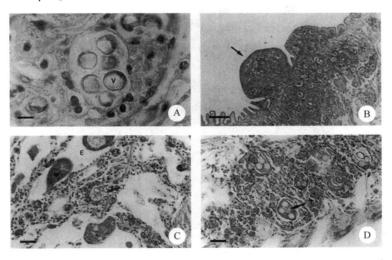

图 4.31  菲律宾蛤仔组织中的滋养体

A：滋养体典型结构，环形印记（V）标尺：10 μm；B：外套膜上白色脓包横切面，标尺：500 μm；C：性腺结缔组织中的滋养体，标尺：20 μm；D：消化腺结缔组织的脓包中包含滋养体，标尺：20 μm

RFTM 检测：将帕金虫感染的贝类组织在巯基醋酸盐培养基（FTM）中暗处室温下培养一周。为抑制 FTM 中的细菌，加入一定量混合抗生素。鲁哥氏染液染色，可观察到蓝黑色帕金虫休眠孢子。在感染重的菲律宾蛤仔个体中，在通过培养其他组织器官能观察到帕金虫休眠孢子，但是，在

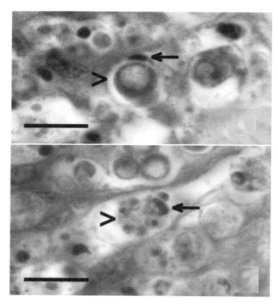

图 4.32　牡蛎组织中的滋养体（标尺 10 μm）

对感染较轻的菲律宾蛤仔个体中，内脏团、外套膜、肌肉、肠培养后就不易观察到帕金虫休眠孢子（图 4.33 和图 4.34）。

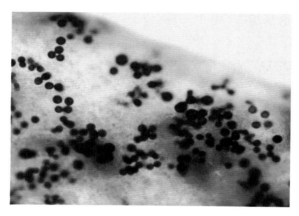

图 4.33　患病菲律宾蛤仔鳃组织培养出的帕金虫（×100）

PCR 检测法：通过扩增贝类体内帕金虫 ITS rRNA 基因序列，对帕金虫进行检测和鉴定也可测定帕金虫的非转录间子（NTS）基因序列。非转录间子基因序列设计的 PCR 引物，通常均具有很好的专一性，具有较大的种间差异性。然而，对帕金虫种内非转录间子基因变异尚缺乏深入研究，不能有效地检测到帕金虫品系间的差异，有可能出现 PCR 检测的假阴性。要应用内非转录间子基因序列鉴定帕金虫种内品系，需大量检测样品，进一步确定不同地理亚群帕金虫非转录间子基因的差异。

实时定量 PCR 检测法：选择帕金虫 rDNA 间隔区域设计引物和 TaqMan 探针，通过对反应体系和反应条件进行优化，建立了实时荧光定量 PCR 检测帕金虫的方法。所构建方法检测质粒模板 DNA 的范围为 $2.6×10^1 \sim 2.6×10^7$ 拷贝，敏感度可检测到 26 拷贝质粒 DNA，实时荧光定量 PCR 检测方法具有快速、灵敏和特异等优点。

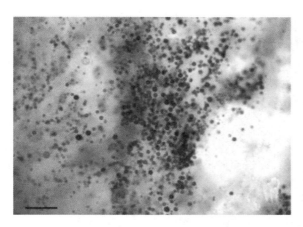

图 4.34　RFTM 培养后鳃和外套膜组织中的北海帕金虫休眠孢子（标尺 200 μm）

原位杂交法：针对帕金虫的特点以及它的靶基因序列，设计出探针，采用地高辛标记探针的方法，进行杂交。切片上有寄生虫的位置显色为深褐色，周围的组织颜色为浅褐色，原位组织杂交法是在组织切片的基础上，应用探针标记，特异性染色，检测帕金虫的一种定位标记方法，可准确反映出在宿主体内的寄生部位（图 4.35 和图 4.36）。

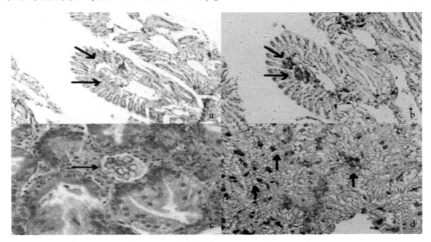

图 4.35　菲律宾蛤仔原位杂交与组织切片

a：患病菲律宾蛤仔鳃切片×100；b：患病菲律宾蛤仔鳃原位杂交切片×100；

c：患病菲律宾蛤仔消化腺切片×200；d：患病菲律宾蛤仔消化腺原位杂交切片×100

酶联免疫吸附法：采用液体巯基醋酸盐培养基（FTM）培养贝类帕金虫，以其制备抗帕金虫的免疫血清，建立一种快速检测贝类帕金虫的间接酶联免疫吸附测定法（ELISA）。方法中理想的包被抗原数量为 $10^4/mL$，帕金虫抗血清最佳工作浓度 1∶10 000；酶标二抗工作浓度为 1∶1 000，进行血清敏感性测定，其最低检出限为 $10^2/mL$，阻断试验中的阻断率达 86.77 %，板内和板间变异系数分别为 2.9 % 和 3.21 %。此法在 24 h 内即可对帕金虫进行检测。

纯培养：通过 RFTM 培养分离休眠孢子，对其进行体外培养。可观察帕金虫体外繁殖情况，在（1∶2 $v/v$）DME∶Ham's F-12 培养基中连续培养，经过 1 周连续培养后，在显微镜下便可观察到帕金虫滋养体为圆形细胞（图 4.37a、b），细胞壁发亮，内有一个或几个成堆的反光脂粒以及一个

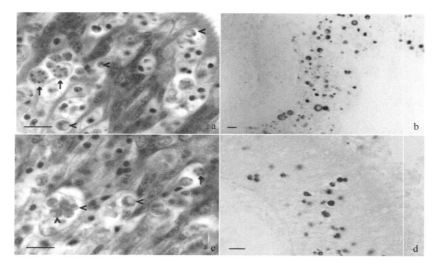

图 4.36　牡蛎（*Crassostrea* spp.）组织中的北海帕金虫（*Perkinsus beihaiensis* n. sp.）
a：牡蛎（*C. ariakensis*）胃上皮细胞中的北海帕金虫，滋养体（↑）和裂殖体（<）H&E-染色；b：原位杂交图（同 a）；c：牡蛎（*C. hongkongensis*）胃上皮细胞中的北海帕金虫，滋养体（↑）和裂殖体（<）H&E-染色；d：原位杂交图（同 c），标尺 10 μm

明显的空泡；在营养充足的情况下，能观察到细胞分裂。主要有 3 种繁殖方式：第一种分裂方式是多分裂，即细胞质分裂后的细胞核分裂，在母细胞壁周围产生成堆的子细胞。子细胞增大，并在母细胞壁破裂后释放出来。细胞质分裂既可同时发生在整个细胞质中，也可在细胞的一端逐渐分裂，直到包围余下的母细胞壁为止。第二种分裂方式是二分裂，即从母细胞上长出一个子细胞"芽"。第三种分裂方式是在游动孢子囊中产生游动孢子（图 4.38）。

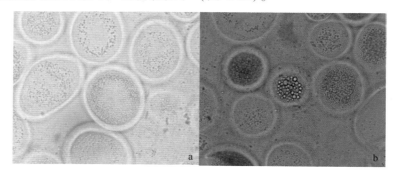

图 4.37　DME：Ham's F-12 细胞连续培养液中培养的菲律宾
蛤仔帕金虫滋养体

## 4.5.2　单孢子虫

**病害名称**　尼氏单孢子虫病，沿岸单孢子虫病。

**病原学名、分类和生物学特征**　尼氏单孢子虫（*Haplosporidium nelsoni*）和沿岸单孢子虫（*Haplosporidium cosfale*），均隶属于单孢子虫门。单孢子虫具有多核原生质体和卵质子，厚壁孢子没有极丝或极管，有极孔，孔被外侧悬盖或内侧壁翼所遮盖。尼氏单孢子虫的孢子呈卵圆形，长度为 6~10 μm，一端具盖，盖的边缘延伸到孢子壁之外（图 4.39a）；在被感染的牡蛎组织中，有尼氏单孢

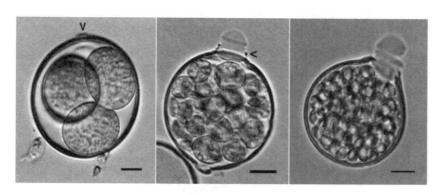

图4.38　纯培养中休眠孢子的分裂增殖

子虫的多核质体，多核质体的大小不一致，一般为4~25 μm，最大的可达50 μm，有几个或数十个核，有的多核质体具60多个核（图4.39b），每个核直径为1.5~7.5 μm，核内有1个偏心的核内体。多核的原生质体主要出现在结缔组织、鳃和内脏的上皮组织中，终年可见；含有孢子的孢子囊只出现在牡蛎消化小管的上皮细胞中；主要出现在幼体牡蛎中，在成体牡蛎中少见，孢子形成后，随着消化小管上皮细胞破裂，被释放到消化管内腔。

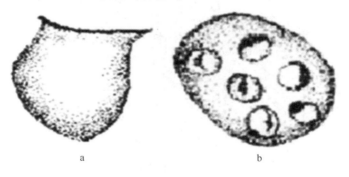

图4.39　尼氏单孢子虫的孢子

a：核原生质体阶段；b：模式图（Malcom Shute 提供）

沿岸单孢子虫（*Haplosporidium costale*）的多核的原生质体（直径通常为5~8 μm）遍布于结缔组织中，在消化腺、外套膜和性腺中均可见；孢子大小为3~5 μm，多出现于垂死的牡蛎中，在消化小管的上皮细胞中则不存在孢子（图4.40）。沿岸单孢子虫可与尼氏单孢子虫并发，从形态学上很难区分两种原生质体，需要借助于分子生物学手段（图4.41）。

　　**宿主**　尼氏单孢子虫：美洲牡蛎、太平洋牡蛎和希腊牡蛎；沿岸单孢子虫：美洲牡蛎、太平洋牡蛎；方斑东风螺。

　　**地理分布**　尼氏单孢子虫主要分布于美国佛罗里达州向北至加拿大新斯科舍，包括美国特拉华湾、切萨皮克湾、康涅狄格的长岛海峡、纽约的贝维尔、马萨诸塞州的科德角和秃鹰湾、缅因州和新罕布希尔之间的皮斯卡塔夸河口、加利福尼亚州、华盛顿；加拿大新斯科舍北部的凯波布兰顿的布拉多尔湖；法国、韩国、日本（对马岛和Watanoha湾）和中国。沿岸单孢子虫分布于美国的长岛、纽约至科德角和弗吉尼亚，加拿大的圣劳伦斯南湾、新斯科舍的大西洋沿岸、凯波布兰顿的布拉多尔湖和中国。2010年，在中国南海北部湾沿岸水域就暴发了东风螺单孢子虫病（彭景书等，2011）。

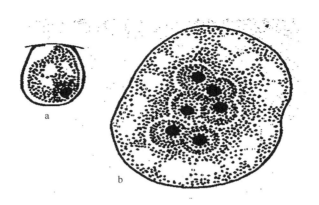

图 4.40 沿岸单孢子虫的孢子

a. 原生质体阶段；b. 模式图（Wood and Andrews，1962）

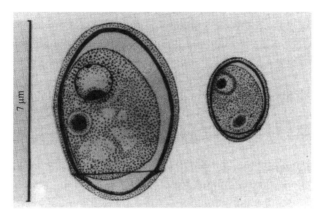

图 4.41 尼氏单孢子虫

（左）沿岸单孢子虫（右）孢子模式图比较（Andrews，1987）

**对宿主的影响** 现在普遍认为，单孢子虫的感染过程即是穿过宿主组织引起损伤的过程，严重时可导致宿主的死亡。健康牡蛎被单孢子虫感染后，牡蛎的病灶组织会发生变化，主要表现为：肌肉消瘦，外套膜萎缩，肉色暗淡有裂口，有时在鳃和外套膜上有红紫色斑点。严重时牡蛎全身组织都受感染，细胞萎缩，组织坏死，含有大量的孢子，组织中有白细胞状细胞浸润，组织水肿。肝小管中因充满大量的成熟孢子而呈微白色，色素细胞增加，最终导致牡蛎生长停止，在环境条件较差时则引起死亡（http：//www.bbwfish.com/content42378.html）。

**侵染途径与流行规律** 单孢子虫首先感染鳃组织，然后逐渐进入贝类的循环系统，严重时直达全身。尼氏单孢子虫主要在 5 月中旬至 9 月，盐度为 15~35，尤其盐度在 20~25 时容易发病。在非流行季节中，此病的潜伏期很长，一般为几个月，最长达 9 个月；牡蛎在 6—7 月发病明显，死亡一般从 8 月开始，9 月达到高峰；有时在冬末（3 月），牡蛎的死亡也可达到高峰，某些海区牡蛎感染率可达 30%~60%；牡蛎死亡率在低盐度区一般为 50%~70%，在高盐度区则为 90%~95%（http：//www.bbwfish.com/content42378.html）。

沿岸单孢子虫存在受季节性限制，感染和死亡主要发生在春季。一开始孢子从被感染的濒死牡蛎中释放出来，5 月和 6 月的牡蛎容易被感染。感染在秋季和冬季不明显，原生质体在次年的 3—4

月发生，随后伴随孢子的形成，牡蛎的死亡率出现在5—6月。这种季节性的流行很复杂，并且在10月采集的牡蛎中检测到了孢子，并且通过分子手段得到了验证。沿岸单孢子虫每年导致弗吉尼亚海湾的20%~50%牡蛎死亡，感染程度和死亡率虽然不及尼氏单孢子虫，但是所有海域的死亡率几乎相近。

**病因**　① 养殖贝类自身抵抗力弱，易感性高；② 养殖密度大造成的海水质量恶化以及外源污染物造成的海水污染等都可能增加感染几率；③ 外界环境条件包括海水温度、盐度和气候等的突然变化，当环境条件适合时，病原就会迅速繁殖；④ 国际间、地区间贝苗、贝种、亲贝的流通，也造成了疫病的流行蔓延。

**诊断**　① 通过肉眼观察贝类进行初步诊断。被感染的幼体牡蛎的消化腺出现白点，机体瘦弱，不再生长；感染严重的成体牡蛎外套膜萎缩，壳内部边缘伴有大量斑点出现。被感染的牡蛎的典型症状是机体瘦弱，消化腺支囊疏松。单孢子虫病可以导致牡蛎产生这些症状，但是出现这些症状并不一定都是由单孢子虫所导致的，有些感染可以直接致牡蛎死亡，而没有表现出症状。② 进行组织切片可确诊。通过孢子可以区分尼氏单孢子虫和沿岸单孢子虫。尼氏单孢子虫的孢子只出现于消化腺支囊中，而沿岸单孢子虫的孢子则遍布于大多数结缔组织中（图4.42A）；尼氏单孢子虫的孢子大小约是沿岸单孢子虫孢子大小的2倍。如果没有孢子，通过传统的组织切片方法，很难区分这两种单孢子虫。③ 超薄切片用电镜观察，可见带有核子的原生质体呈球形（图4.42B）。在孢子形成阶段，原生质体发育成孢子囊，孢子囊外面有孢子被，里面包着核子。④ 细胞学：通过抽取牡蛎的血淋巴液，对牡蛎血淋巴液进行台盼蓝、吉姆萨和瑞氏染液染色，可以检出单孢子虫的原生质体阶段（图4.43）。⑤ 免疫学：通过兔子制备沿岸单孢子虫的多克隆抗体，可以识别牡蛎石蜡组织切片中的沿岸单孢子虫孢子阶段。⑥ 利用分子学手段可以快速检测尼氏单孢子虫。通过聚合酶链反应（PCR）和原位杂交（ISH）方法，可以鉴定尼氏单孢子虫和沿岸单孢子虫（图4.44）。但是PCR方法的检测灵敏度很高，容易出现假阳性，所以必须在组织学进行诊断的基础上再进行分子学检测来加以证明。

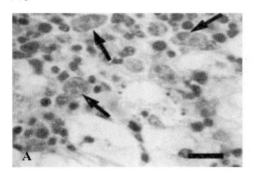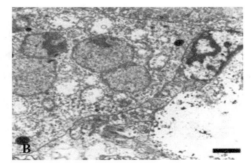

图4.42　A：太平洋牡蛎消化腺组织切片：结缔组织中的单孢子虫原生质体（标尺=1 μm）；
B：太平洋牡蛎消化腺电镜照片：多核的单孢子虫原生质体（标尺=1 μm）

### 4.5.3　纤毛虫

**病害名称**　贻贝威海纤毛虫寄生，菲律宾蛤仔厚鱼钩虫寄生，皱纹盘鲍纤毛虫寄生，海湾扇贝蠕状康纤虫寄生

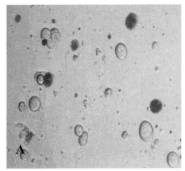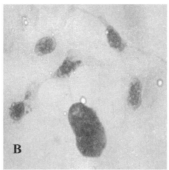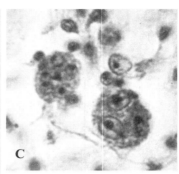

图 4.43　牡蛎血淋巴液中的单孢子虫原生质体

A：台盼蓝染色；B：吉姆萨染色；C：瑞氏染色

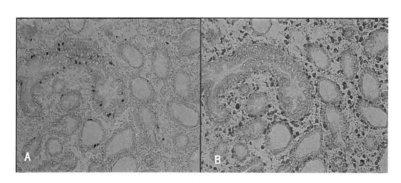

图 4.44　牡蛎组织切片原位杂交

A：上皮组织中的 MSX 原生质体；B：结缔组织中的 SSO 原生质体

**病原生物学特征**　纤毛虫，虫体前后钝圆，后半部较前部为宽，侧面观前部略向背面弯曲。活体长宽（110~180）μm×（40~80）μm，厚 40~50 μm。内质较透明，体前部及后部具有多个小的内储颗粒，并有多个纺锤状结晶颗粒体分布于体后部。胞口位于体后约 1/4 处。虫体的前部（尤其是左前部）纤毛浓密，形成趋触区，体纤毛长 7~8 μm。在虫体的后部有一簇较为密集的纤毛，其中一根明显较长的为尾毛，长约 15 μm 单一伸缩泡直径约 15 μm，位于体后 1/4 处。运动不活跃，附着力较小。蠕状康纤虫，虫体细长。外形稳定，后部略钝圆，前端尖削体长×宽（65~90）μm×（10~15）μm。表膜薄，活体观察时可见有轻微的缺刻，纤毛由缺刻处发出，其下外质中有极不明显的短杆状射出体，活体时不易看出。口区（BE）狭长。从体顶端到体后约 3/5 处，胞口（Cs）位于口区的最后部。体纤毛长约 7 μm；尾纤毛约 15 μm。伸缩泡（cV）端位，较大，约为体宽的 1/3，运动无特征，在水中游动迅速，培养中主摄食细菌及有机碎屑，食物泡（Fv）多位于体后半部。体前部有许多球形内质颗粒。单一椭球形太核位于体中部。

**宿主**　贻贝（*Mytilus edulis*），菲律宾蛤仔（*Ruditapes philippinarum*），皱纹盘鲍（*Haliotis discus hannai*），海湾扇贝（*Argopecten irradias*），紫石房蛤（*Saxidomrs purpuratus*），缢蛏（*Sinonovacula constricta*），文蛤（*Meretrix meretrix*），青蛤（*Cyclina sinensis*），四角蛤蜊（*Mactra veneriforznis*），杂色蛤（*Rudilapes variegata*）。

**地理分布**　1997 年，山东威海的太平洋牡蛎养殖区；1996 年，青岛胶州湾；1999 年，大连水产养殖公司史家口海珍品养殖场；1995 年，青岛太平角人工养殖的海湾扇贝；1997 年，紫石房蛤和缢蛏分别采自烟台和青岛；2005 年 4 月，采自东台、大丰、射阳。

**对宿主的影响**　感染严重的菲律宾蛤仔表现为个体消瘦，黏液分泌增多。对其宿主鳃的机械刺激及本身代谢废物对鳃离子交换产生影响。

**侵染途径与流行规律**　多次采样检查时均有发现，且感染率有时高达 100%。

**诊断**　根据其症状可初步诊断，电镜观察确诊。

### 4.5.4　车轮虫

**病害名称**　车轮虫病。

**病原学名、分类和生物学特征**　车轮虫属（*Trichodina*），纤毛门（Ciliophora），寡膜纲（Oligo-hymenophora），缘毛目（Peritrichida），车轮虫科（Trichodinidae）。有的呈圆形，有的似压瘪的椭圆形，还有的呈钟罩形（图 4.45）。直径 30~50 μm，细胞中央是明显的马蹄形细胞核，细胞核下有一圈齿状细胞骨架，齿体数为 25 个，齿体的数目和形状是其重要的分类依据。细胞外有螺旋式纤毛。

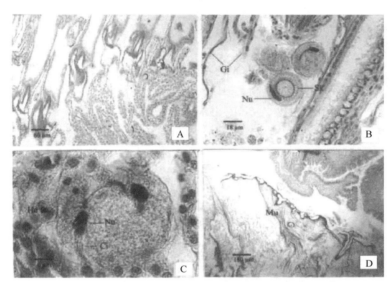

图 4.45　寄生于栉孔扇贝体内的车轮虫及其对扇贝的影响

A：大量寄生于鳃丝间的车轮虫；B：车轮虫的齿状结构和巨型细胞核及周围受损的鳃丝；

C：车轮虫的纤毛和周围聚集的血细胞；D：鳃或外套腔分泌的大量的黏液（Gi：鳃，Nu：

细胞核，Sk：齿状结构，He：血细胞，Ci：纤毛，Mu：分泌的黏液）

扇贝车轮虫（*Trichodina chlamydis*）：活体侧面观帽盔状，具单一伸缩泡。虫体直径 32.0~38.0 μm，附着盘直径 29.0~33.0 μm，缘膜宽 2.0~3.5 μm，齿环直径 17.0~20.0 μm，附着盘中央区透亮，具多个大而圆形的旧齿体残存颗粒。齿体数 22~25 个，每个齿体外 7~9 条辐线，齿长 5.0~6.5 μm，齿钩外端及两侧近平直，柄较粗，齿钩长 4.0~4.5 μm，齿锥宽 1.0~2.0 μm，齿棘杆状，光滑，末端膨大，长 3.5~4.5 μm，虫体口围绕体度数约 390°，口器之单动基列由一环平行排布的毛基粒组成，而复动基列则由三环毛基粒构成。甲基绿–派洛宁染色个体：大核"C"形，外径 39.0~45.0 μm，小核球形，通常处于-y1 位（即大核一端的内侧）（图 4.46）。

竹蛏车轮虫（*Trichodina solinis*）：虫体直径 55.0~58.0 μm，附着盘直径 35.0~40.0 μm，缘膜

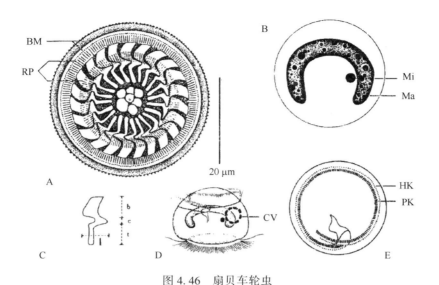

图 4.46　扇贝车轮虫

A：附着盘结构；B：核器；C：单一齿体；D：活体侧面观；E：口器之纤毛下器

宽 4.5~5.0 μm，齿环直径 21.0~23.0 μm，附着盘中央具透亮区。齿体数 29~32 个，每个齿体外 8~10 条辐线，齿长 5.0~6.0 μm，齿钩镰刀状，末端钝圆，刀柄较细，刀刃光滑，长 4.0~4.5 μm，齿锥 2.0~3.0 μm，齿棘针状，基部无突起，末端较尖，长 4.0~7.0 μm，齿钩和齿棘曲度较大，且齿棘明显长于齿钩。虫体口围绕体度数 370°~380°，口器之单动基列由两环平行排布的毛基粒组成，而复动基列则由三环构成。大核马蹄形，外径约 40.0~43.0 μm。小核未发现，可能压在大核之下（图 4.47）。

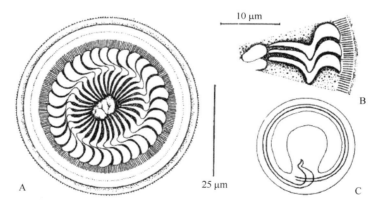

图 4.47　竹蛏车轮虫（A–C）

A：示附着盘结构；B：示部分齿体；C：示口器及核器

**宿主**　栉孔扇贝（*Chlamys farreri*），竹蛏（*Solen strictus*），四角蛤蜊（*Mactra veneriforznis*）。

**地理分布**　1995 年 7 月，青岛麦岛养殖海区的栉孔扇贝及同年 4 月采自日照养殖滩涂的细长竹蛏和四角蛤蜊感染车轮虫；2000 年 5—8 月期间，从山东胶南、蓬莱、烟台 3 个养殖区采集到的大批死亡暴发前的活体和死亡高峰期、死亡后存活的栉孔扇贝鳃丝和外套腔内发现大量的车轮虫寄生。

**对宿主的影响**　车轮虫对宿主的作用可归为两个方面机械性刺激和损伤阻塞作用，车轮虫通过齿环及缘膜的协同作用，可产生强大的吸附力，紧紧吸附在宿主组织表面并可对其产生一定程度的损伤。尤其当宿主的鳃组织因机械损伤而形成炎症灶时，这时车轮虫的附着及机械刺激即会加重症状，从而对宿主产生明显的危害性和损伤。当虫体在宿主鳃表大量发生时，能刺激鳃组织分泌大量黏液，以致阻塞水流的畅通，加上虫体自身产生的代谢废物的影响，从而不仅干扰了鳃丝与外界的气体交换，同时还会造成动物因缺氧而食欲下降，代谢缓慢，身体消瘦，严重时甚至死亡。车轮虫能损伤寄主的腮丝，并吞食腮丝的血细胞，大量寄生还会导致寄主分泌大量黏液，使腮丝不能正常行使其生理功能，从而影响寄主的呼吸和滤食。

车轮虫广泛存在于外套腔和鳃丝之间，有的可明显看到其周围有血细胞聚集和鳃丝上皮细胞损伤而变细的现象。在约12%的样本切片中发现有大量的外套膜或鳃的分泌物存在。分泌物有的分布于鳃小叶周围，有的与鳃丝粘连在一起，可看到排列紊乱、粘成一团的鳃丝和其他组织碎片，这些鳃丝常常柔软无力，或明显萎缩，无法正常行使其生理功能。

**侵染途径与流行规律** 外寄生于栉孔扇贝鳃丝的扇贝车轮虫可能直接来源于贝苗。纤毛虫的发生高峰在18~24℃的水温范围，尤其在夏、秋季节，水温较高，水体较肥，过剩的营养导致细菌和纤毛虫大量繁殖，养殖栉孔扇贝处于繁殖期，经过排放精卵等活动，本身能量不足，免疫力低下，不能有效地排除纤毛虫等附着和寄生生物。

车轮虫的侵入和大量黏液的分泌，更加重了扇贝鳃小叶的负担，阻碍其摄食、呼吸。车轮虫的寄生、鳃丝的损伤也为其他病原体，如细菌、病毒等的入侵创造了条件。

在栉孔扇贝的鳃和外套腔内发现有大量的车轮虫，尤其在死亡高峰期和高峰期以后采集的样本中，纤毛虫平均检出率超过30%。

**诊断** 根据其症状可初步诊断，电镜观察确诊。

## 4.5.5 桡足类

**病害名称** 寄生桡足类病。

**病原学名、分类和生物学特征** 经鉴定该种病原为桡足类（Ostrincolakoe），桡足亚纲（Copepoda），剑水蚤目（Crclopoida），Myicolidae 科（郑国兴等，1995）。虫体剑水蚤形，雌虫体长0.9~1.1 mm，雄虫较雌虫略小，稍长。头部半卵圆形，前端有一三角形几丁质增厚区域光滑，头部后缘平直，不与第一胸节愈合。第一胸节宽大，其余胸节的宽度依次递减，第五胸节最小，生殖节膨大如坛状。腹部三节，宽度依次递减，各节后缘有一排小刺，第三节后缘中央，略向前凹。生殖节与第一腹节，第一腹节与第二腹节，第二腹节与第三腹节间均有一假节。尾叉细长，外缘与末端生有根刚毛。卵囊圆柱状，有一纵列卵，通常4~9个。精囊长卵形，外表光滑，悬挂于生殖孔外。第一触肢7节，圆柱状，基部两节粗大，以后各节依次递减，各节上有刚毛分布。第二触肢4节，第一节粗大，第二节三角形，第三节细长，向外凸出呈弧状，第四节短爪状，光滑而尖细。第一至第四对胸足的大小、形状相似，双肢形基节部有一排小刺，外缘靠内肢处有一巨刺；内外肢各3节，上有小刺及长短刚毛分布。第五对胸足单肢形，两节，第一节小，有一短刚毛，第二节大，长卵圆形，略扁平，上有3根刚毛，内外缘各有一排小刺。

**宿主** 文蛤（*Meretrix meretrix*）。

**地理分布** 1988—1989年间，从江苏省如东县的东凌乡、北渔乡，启东县的吕北乡、三甲镇和近海乡等地的滩涂中采集到的文蛤外套腔中发现一种桡足类寄生（郑国兴等，1995）。

**对宿主的影响**　大量的桡足类寄生于文蛤外套腔中，虫体用第二触肢的利爪，钩挂于寄主的外套组织、鳃、唇瓣、肉足及内脏囊等器官上，使其遭受机械损伤，为病菌的感染提供了通道。寄生桡足类还以宿主组织为食吸取寄主营养，当其大量寄生时使文蛤瘦弱、体质下降、也容易导致其他病菌乘虚而入，引起疾病的暴发与流行。

**侵染途径与流行规律**　在蛤大批死亡区疫区和非大批死亡区非疫区，文蛤体内寄生桡足类的数量有明显差异，在疫区其感染率几乎达100%，多者在体内高达20~30只，甚至更多。在非疫区的文蛤体内，没有或仅有少数几只。秋季是它繁殖的盛期，与文蛤大批死亡的季节相吻合。

**诊断**　根据其症状可初步诊断，电镜观察确诊。

### 4.5.6　吸虫

**病害名称**　文蛤吸虫病，独睾科吸虫囊蚴病，食蛏泄肠吸虫病，长尾蚴吸虫病。

**病原名称和生物学特征**　吸虫，胞蚴呈筒状或长囊状，长短、粗细不等。壁较薄，内部充满了不同发育阶段的尾蚴。尾蚴由胞蚴内部的胚细胞发育形成。胚细胞不断增殖形成胚细胞团，然后器官组织开始分化，形成眼点、口腹吸盘等，并逐渐发育成成熟的尾蚴。成熟尾蚴分为体部和尾部。体部呈扁平舌状，体长125~250 μm，外被斜列的棘刺；体部前端腹面有一对眼点；具有口腹吸盘，分别位于体部的前端和腹部。口吸盘端位，腹吸盘位于体部的2/3处，二者大小相似，为18~24 μm。尾部不分叉，结构简单，表面呈褶皱状，未见刚毛或棘刺存在，直径6~10 μm。

**宿主**　菲律宾蛤仔（*Ruditapes philippinarum*），缢蛏（*Sinonovacula constricta*），文蛤（*Meretrix meretrix*）。

**地理分布**　1992年，香港海星湾；2003年3—5月，山东省莱州市一海水养殖场；1997年5月至1998年5月，福建省龙海市角美镇西边村。

**对宿主的影响**　患病文蛤主要表现为贝壳表面无光泽，软体部消瘦、色暗淡，表面黏液增多。内脏团、鳃等表面可观察到大量乳白色的颗粒状结构。镜检结果表明，乳白色颗粒为1种复殖吸虫的胞蚴和尾蚴。吸虫的寄生不仅降低了宿主贝类的肥满度，影响其繁殖力，严重者还可导致贝类死亡。

**侵染途径与流行规律**　2003年春天，山东省莱州市一文蛤养殖场60%~70%的个体程度不同地感染了一种复殖吸虫幼虫。

**诊断**　根据其症状可初步诊断，电镜观察确诊。

### 4.5.7　食蛏泄肠吸虫

**病害名称**　黑根病。

**病原学名和生物学特征**　食蛏泄肠吸虫（*Vesicocoelium solenophagum*），食蛏泄肠吸虫尾蚴的发育基本可分为：胚细胞期、胚团期、尾蚴雏体期、尾蚴发育早期、尾蚴发育中期和尾蚴发育成熟期6个阶段。

胚细胞期：在整个胞蚴腔内存在有一些个体较大的细胞，为圆形，细胞核为圆形，位于细胞中央或侧中，H-E染色，胞质为蓝色，细胞核着色较深，该细胞大小为9~11 μm。

胚团期：胞蚴腔内有许多致密的细胞团，大量细胞堆积在一起，细胞排列非常紧密，其外有一层很薄的含一定酸性多糖类物质膜包围，H-E染色细胞被深染；该细胞团内可见有两类细胞：一类为数量较多的小型细胞，该细胞大小为 3～4 μm，细胞核较致密；另一类细胞个体较大，为 4～6 μm，细胞核较疏松。上述细胞除对浮尔根、汞-溴酚蓝有较强反应外，对其他组化试剂反应弱或无。但这两类细胞是否为尾蚴的体细胞和胚细胞，有待进一步研究。

尾蚴雏体期：可见尾部芽体生成，口、腹吸盘开始分化，但其内部组织未见有明显的分化。整个尾蚴雏体被 H-E 染色深染，体内有大量细胞堆积，外有一层很薄的含一定酸性多糖类物质的膜包围，该期尾蚴除对浮尔根、汞-溴酚蓝有较强反应外，对其他组化试剂反应弱或无。

尾蚴发育早期：尾蚴身体明显长大，除口、腹吸盘出现外，咽、肠管和排泄囊均开始出现分化，排泄囊细管状，H-E 染色为浅蓝色；尾部分化不明显，无排泄管和鳍毛的出现。尾蚴体被较薄含少量糖原类物质，体被最外缘有一层含酸性多糖类物质的薄层；在体被下层有大量 H-E 深染的细胞分布，大小为 3～5 μm，该类细胞同时对汞-溴酚蓝、武兆发改良 Mallory 法和浮尔根等组化试剂具有一定的反应，但对所用其他组化试剂无明显反应。此外，在体被下层还分布有少量肾形细胞，大小为 4～6 μm，核圆形，该类细胞对 PAS 反应呈阳性，但不含酸性多糖原类物质。

尾蚴发育中期：口、腹吸盘、咽及肠管基本形成。排泄囊为不发达的细管状，但囊腔较早期尾蚴有所扩大；尾部出现鳍毛，尾干中间出现排泄管雏形。该期体被增厚，PAS 反应中度，并含少量黏蛋白，在体被最外缘有一层含酸性多糖类物质的薄层；体被下出现富含糖原类物质的两类细胞，一类细胞个体较大，圆形或椭圆形，6～10 μm，该细胞胞核较大呈圆形，细胞质较疏松，该细胞夹杂在体被细胞间，背、腹面均存在；另一类细胞，个体较小，肾形或多角形，大小为 （2～3） μm×（4～5） μm，细胞核圆形，核质较疏松，分布在体被下层；此外在该期尾蚴体被下层还具有零星与上述肾形细胞大小相当的椭圆形细胞分布，该细胞对标准阿新蓝反应呈阳性；在体被下层同时分布有许多具有颗粒性细胞核的小型细胞，为 3～5 μm，H-E 染色为深蓝色，但对所用组化试剂无明显反应。排泄囊 H-E 着色较弱，在囊腔内含有黏液胭脂法染色，呈红色的黏蛋白颗粒和酸性多糖类物质颗粒；口、腹吸盘和咽含有少量糖原类物质，浮尔根染色有许多红色颗粒，此外，在尾蚴咽部两侧各存在有一团 Van Gieson 染色呈黄色的肌纤维；该期尾蚴尾部体被增厚，体被外缘和鳍毛边缘含有酸性多糖类物质，标准阿新蓝染色，呈蓝色；尾部体被下层细胞数量减少，主要为较大型的细胞，该细胞大小为 4～7 μm，细胞核内有颗粒状的染色质，胞质对 H-E 着色不明显，但含有少量酸性多糖类物质。

尾蚴发育成熟期：身体各器官已发育成熟，排泄囊发达，尾部具鳍毛。该期尾蚴体被发达，整个体被富含糖原类物质，PAS 染色呈深红色，体被最外缘有一层含酸性多糖类物质的薄层，其他组化分析表明，该期尾蚴体被含有胶原纤维和网状纤维及黏蛋白等物质，体被内层具一层较发达的肌肉层。体被下层细胞数量减少，但细胞形态较多，主要有：① 圆形细胞：小型细胞，为 3～5 μm，H-E 染色为深蓝色，对所用组化试剂反应不明显，该类细胞在体被下层数量最多。② 大型细胞：圆形或椭圆性，7～15 μm，核大圆形，核质较疏松，个别细胞胞质中具有一个较大的孔泡，该类细胞富含酸性多糖类物质，同时对黏液胭脂法反应呈阳性，该类细胞背腹面均有分布，此外在尾蚴咽两侧、排泄囊外侧等也有分布。③ 肾形细胞：大小为 4～6 μm，核为圆形，位于细胞的中央或侧中。该类细胞不仅在体被下层有所分布，在身体中部以及口、腹吸盘中均有分布，其中在口、腹吸盘中的数量相对较多；该类细胞因其所含组化成分不同可分为两类，一类富含酸性多糖类物质；另一类含糖原类物质，对 PAS 反应呈阳性，前者数量较多。口、腹吸盘细胞核含 DNA 和蛋白质，吸盘下缘含少量黏蛋白；排泄囊含微量黏蛋白；咽部含糖原类物质，咽部两侧具两团肌纤维；生殖原基细胞核富含 DNA 和蛋白质；尾蚴尾部对 PAS AB 反应较弱，尾鳍毛对 Van Gieson 染色呈黄色，示存在肌纤维。此外，发育成熟的尾蚴体被外可见丝状 PAS 阳性物质，并在两尾蚴间及胞蚴内壁间形成连接。

**宿主** 缢蛏 (*Sinonovacula constricta*)。

**地理分布** 1997 年 5—6 月，采自福建省龙海市角美镇西边村的 2 龄缢蛏；1997 年 5 月至 1998 年 5 月，采自福建省龙海市角美镇西边村。

**对宿主的影响** 该吸虫幼虫期主要寄生于缢蛏的生殖腺、消化腺等组织器官内，对缢蛏养殖业造成严重危害。对食蛏泄肠吸虫尾蚴不同发育期的组织化学观察发现，整个尾蚴发育过程中，体被下层一些细胞的组化成分的变化最为显著，这些细胞按所含物质大致分为两类：一类是富含糖原类物质的细胞，在尾蚴发育早期出现，尾蚴发育中期数量最多，尾蚴发育成熟期数量减少，而成熟尾蚴体被糖原类物质含量丰富，故认为该类细胞可能参与形成尾蚴的含糖体被；另一类细胞富含酸性多糖类物质，在尾蚴发育中期出现，尾蚴成熟期数量最多；比较其他复殖目吸虫尾蚴体内组化成分的研究，认为富含酸性多糖类物质的细胞可能是成囊细胞，参与尾蚴在第二中间宿主小鱼体内的成囊。

### 4.5.8 凿贝才女虫

**病害名称** 黑心肝病。

**病原学名、分类和生物学特征** 凿贝才女虫 (*Polydora ciliata*)，环节动物门 (Annelida)，多毛纲 (Polychaeta)，管栖目 (Sedentaria)，锥海虫科 (Spinidae)，才女虫属 (*Polydora*)，虫体一般长 10~35 mm，头部有一对长大的触手。身体分许多节，每节的两侧都有一簇刚毛，尾节呈喇叭形，背面有缺刻。虫体柔软，容易拉断。

凿贝才女虫的生活史分为 3 个阶段：胚胎阶段、浮游阶段和寄生阶段。凿贝才女虫每年主要有两个产卵期：3—4 月和 11—12 月。凿贝才女虫在穴居的管道中产卵，卵的直径为 90 μm 左右，有球形和椭球形两种，卵由一层薄膜包裹形成卵袋，黏附在管壁上，胚胎在卵袋内发育成三刚节幼虫时冲破卵袋，浮游于水中。刚孵化的幼虫有明显的趋光性，此时虫体长约为 0.26 mm，发育 15 d 可达 0.7 mm。整个浮游生活期为 30~40 d。然后幼虫附着在扇贝壳外面鳞片状薄片的凹陷处，变态为稚虫。稚虫分泌黏液，固定周围沉淀的泥土，形成细长而弯曲的泥管，开始进行管栖生活。稚虫管栖生活的时期为 2~3 个月，随着虫体长大，开始钻凿贝壳，筑造管道，在壳内进行管栖。另外，凿贝才女虫还可以通过再生进行无性繁殖，断裂的身体能够重新长出头或尾，繁殖能力非常强。

**宿主** 九孔鲍 (*Haliotis diversicolor*)，马氏珠母贝 (*Pictada martensii*)，虾夷扇贝 (*Patinopecten yessoensis*)。

**地理分布** 1999 年 4 月 19 日至 5 月 19 日，在汕尾市某工厂化鲍育苗池、养成池和亲鲍池带有凿贝才女虫病灶的鲍壳中分离到凿贝才女虫（刘慧玲，2003）；2002 年 7 月 26 日至 9 月 26 日，中国水产科学研究院南海水产研究所陵水海水养殖试验站提供的马氏珠母贝有凿贝才女虫寄生（王爱民等，2004）。

**对宿主的影响** 凿贝才女虫能分泌酸性物质，腐蚀碳酸钙组成的贝壳，使壳内面接近中心形成黑褐色的痂皮，因此俗称黑心病或黑壳病。虫体继而钻孔造成贝壳内陷或形成虫管，最终穿透贝壳后达到软体部，直接侵害内脏团。在壳内面开口周围引起炎症，局部形成脓肿和溃烂，导致贝体死亡。

　　凿贝才女虫感染的九孔鲍，病灶部位一般是鲍壳后缘内侧和片状遮缘内侧等处，病灶面积最大可达内侧面积的 1/4~1/3，病情严重时，鲍壳形状会发生畸变。可在大多患有此病的九孔鲍壳后缘处看到稍突出的虫管和针头大小的开孔。管内是泥土等脏物，有臭味。将脏物轻轻挑开，可见多条凿贝才女虫成虫。因凿贝才女虫致死的九孔鲍，大多是因为外套膜被破坏，外套膜与壳壁分开，从而影响九孔鲍正常代谢。凿贝才女虫病还可引起多种细菌继发感染，有发炎、脓肿等症状。

　　**侵染途径与流行规律**　凿贝才女虫病主要危害 2~3 龄的珍珠贝和 3~4 龄的育珠贝，在该病流行的群体中感染的贝在 2/3 以上，用染病贝插核死亡率在 70% 以上。才女虫侵害贝类主要有两个时期：4—5 月间附着的大群体和 12 月至翌年 1 月间的小群体所造成的危害。才女虫的附着数量随着海域底质中泥含量的增加而增加。据报道，因凿贝才女虫致死的九孔鲍数量占总死亡数的 20% 左右，最高达 74%，经济损失严重，而且感染范围大，包括鲍苗、成鲍和亲鲍，在被感染的鲍中，最小的鲍壳仅长 17 mm。

　　**诊断**　从贝壳内外发病症状可初步诊断，从管中取出凿贝才女虫可确诊。

### 4.5.9　中华豆蟹

　　**病害名称**　寄生中华豆蟹病。

　　**病原学名、分类和生物学特征**　中华豆蟹（*Pinnotheres sinensis*），甲壳亚门（Crustacea），十足目（Decapoda），豆蟹科（Pinnotheridae），豆蟹属（*Pinnotheres*），雌性中华豆蟹腹部呈椭圆形，雄性呈锐角三角形（图 4.48）。中华豆蟹的繁殖期（指雌蟹抱卵）是在 6 月下旬至 10 月下旬，繁殖盛期是在 7 月下旬至 9 月上旬。这个阶段正值该海区全年的高温期，旬平均水温在 24~26℃ 范围内变动。

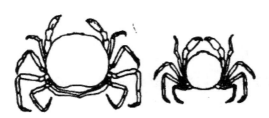

图 4.48　贝类寄生中华豆蟹，左"♀"右"♂"

　　亲蟹开始抱卵时，外观卵子呈棕黄色，随着胚胎发育，卵子外观逐渐呈灰黑色，卵径也稍增大，再发育到灰黑白色，并逐渐透明，这时就快要散籽了。散籽的全部过程一般需要 2~2.5 h 即可全部孵化散出。中华豆蟹抱卵后约 1 个月，即可发育孵化出第一期溞状幼体，约 40 d，就可以经过大眼幼体期发育到早期幼蟹，便开始潜入贻贝的外套腔中宿生。当 6 月中旬至 9 月底，水温在 24.5℃~27℃~18.5℃ 的条件下，散籽过一次的亲蟹在 16~28 d 后经过又一次发育、抱卵还能进行第二次散籽，有 14.3%~25.8% 的个体可以进行二次繁殖。

　　雌性中华豆蟹个体越大其散籽量越高，头胸甲宽度 4.5~13.2 mm 的雌蟹第一次散籽量 817~11 965 尾不等。第二次散籽时，其散籽量一般较第一次少。两次合计为 1 588~16 378 尾不等。亲蟹在第二次散籽后，性腺进入 O 期，体质极度衰弱，最多再生活 1 个月左右即死亡。

　　中华豆蟹 7 月中旬前后孵化出第一期溞状幼体，经过变态、发育到 8 月下旬至 9 月初开始潜入贻贝体内营寄生生活。10月下旬其甲宽范围为1~8 mm，而优势甲宽组是1~2 mm，占甲宽组成的38%~50%，11月后生长基本停滞，到第二年5月下旬再开始生长。中华豆蟹的世代交替情况是：某年在繁殖期早出生的个体，到翌年繁殖期在群体中有一部分可以参加两次繁殖后死亡消失，这样个体的寿命越过一个冬季，只有1周年多；而晚出生的小个体，到翌年繁殖期只参加一次繁殖，再过一个冬季，到第3年繁殖期再次繁殖后而死亡消失，这样个体的寿命可以越过两个冬季，活2周年。

**宿主** 贻贝（*Mytilus edulis*）。

**地理分布** 1978—1980年，从河北山海关东姜庄沿海贻贝养殖区、北戴河海滨、秦皇岛湾北部，辽宁止锚湾港附近贻贝养殖区采集的贻贝体内发现中华豆蟹（朱崇俭等，1988）；2000年10月至2001年12月，对青岛太平角养殖海区的贻贝寄生中华豆蟹的感染情况进行了15个月调查，中华豆蟹对贻贝的感染率为2.0%~20.4%（王宇琦等，2002）。

**对宿主的影响** 中华豆蟹会对双壳贝类的鳃、体腔、生殖腺等造成物理伤害；豆蟹降低双壳贝类的代谢水平，如滤水率及耗氧率；导致宿主的额外能量消耗，感染豆蟹后的双壳贝类，其生长率和肥满指数均有明显的降低；雌、雄中华豆蟹均导致贻贝消瘦，还可能导致贻贝繁殖期延迟。

**侵染途径与流行规律** 危害程度在一年里有两个月的时间较高（超过30%）。危害时间约在7月底至10月中旬，而危害高峰（危害程度为45%~50%）则在9月20日前后（1980年为8月23日）。此时可以导致有豆蟹宿生的贻贝肉重减少50%左右，给贻贝人工养殖的产量和质量造成不少损失，是我国贻贝人工养殖中的主要敌害生物。感染豆蟹的贻贝的平均壳长明显高于未感染豆蟹的贻贝，而感染两只及两只以上豆蟹的贻贝平均壳长则更大。雌豆蟹对贻贝造成的危害比雄豆蟹的大，雌豆蟹对宿主的危害比雄豆蟹持续的时间要长。

**诊断** 解剖宿主贝，见外套腔内有中华豆蟹即可确诊。

### 4.5.10 隐匿豆蟹

**病害名称** 寄生隐匿豆蟹病。

**病原学名、分类和生物学特征** 隐匿豆蟹（*Pinnotheres pholadis*），甲壳亚门（Crustacea），十足目（Decapoda），豆蟹科（Pinnotheridae），豆蟹属（*Pinnotheres*）。寄生在尖紫蛤外套腔中的隐匿豆蟹，头胸甲宽度均在3.2 mm以上，雌蟹腹部椭圆形，雄蟹腹部则为锐三角形，雌蟹个体一般较雄蟹大。性腺发育成熟的雌性隐匿豆蟹个体，每次抱卵量约有2 540粒，抱卵的雌性隐匿豆蟹，最小个体甲宽为6.2 mm。卵子呈圆球形，直径为364.8 μm，外被厚度29.6 μm的半透明卵膜，卵子为多黄卵。

隐匿豆蟹的繁殖期为3—10月，繁殖盛期在4月下旬至6月上旬和9月下旬至10月上旬两个繁殖高峰。水温分别为23.5~28℃和24.5~28℃。隐匿豆蟹的生活史：当年在繁殖期早出生的个体，至翌年繁殖，形成第1个繁殖高峰，其中部分豆蟹抱卵孵化后，性腺再次成熟繁殖，这两部分豆蟹在繁殖后的当年死亡消失，因此这样的个体越过1个冬季，生命只有1周年多，而在繁殖期晚期出生的个体，在翌年只参加1次繁殖（形成另一个繁殖高峰），再过1个冬季，到第3年再次繁殖而死亡。这些个体越过两个冬季，寿命两周年。当年出生的隐匿豆蟹不参与当年的繁殖，只是至翌年才参加繁殖。

**宿主** 尖紫蛤（*Hiatula acuta*）。

**地理分布** 1990 年 5 月至 1991 年 4 月，在福建省云霄县东厦乡采得尖紫蛤外套腔中发现隐匿豆蟹（杨耀聪等，1997）。

**对宿主的影响** 隐匿豆蟹寄生在尖紫蛤外套腔中，摄食贝类的软体组织，危害养殖贝类，给养殖业带来经济损失。

**侵染途径与流行规律** 只有壳长达到 4 cm 左右的尖紫蛤，其外套腔才有隐匿豆蟹生活，寄生隐匿豆蟹最小个体甲宽已达 3.2 mm，在潜入尖紫蛤外套腔前的隐匿豆蟹，幼蟹是营自由生活的。每个尖紫蛤外套腔中，最多仅有一只隐匿豆蟹，而且在群体中雌蟹明显占优势，雌雄比例为 7.6∶1。

**诊断** 解剖尖紫蛤，见外套腔内有隐匿豆蟹即可确诊。

### 4.5.11 我国贝类寄生虫病原分布规律

1978—2010 年，我国贝类寄生虫病原种类共计 23 种，有奥氏帕金虫、北海帕金虫、尼氏单孢子虫、沿岸单孢子虫、威海下毛虫、大黏叶虫、双壳吸触虫、车轮虫、厚鱼钩虫、纤毛虫、蠕状康纤虫、尖鱼钩虫、厚鱼钩虫、日本鱼钩虫、车轮虫、桡足类、长尾蚴吸虫、吸虫、独睾科吸虫、食蛏泄肠吸虫、凿贝才女虫、中华豆蟹、隐匿豆蟹。寄生虫病原宿主共计 20 种，有文蛤、四角蛤蜊、菲律宾蛤仔（杂色蛤）、青蛤、紫石房蛤、尖紫蛤、海湾扇贝、栉孔扇贝、虾夷扇贝、贻贝、缢蛏、竹蛏、毛蚶、近江牡蛎、香港巨牡蛎、太平洋牡蛎、珠母贝、马氏珠母贝、皱纹盘鲍、九孔鲍；渤海沿海报道有奥氏帕金虫、中华豆蟹、吸虫（图 4.49）。黄海沿海报道有奥氏帕金虫、尼氏单孢子虫、沿岸单孢子虫、纤毛虫、车轮虫、大黏叶虫、双壳吸触虫、威海下毛虫、厚鱼钩虫、蠕状康纤虫、中华豆蟹（图 4.50）。东海沿海报道有尖鱼钩虫、厚鱼钩虫、日本鱼钩虫、桡足类、奥氏帕金虫、独睾科吸虫、食蛏泄肠吸虫、北海帕金虫、隐匿豆蟹（图 4.51）。南海沿海报道有凿贝才女虫、长尾蚴吸虫、北海帕金虫（图 4.52）；寄生虫病原报道共计 33 次，1978 年报道 5 次，1979 年报道 5 次，1980 年报道 5 次，1988 年报道 5 次，1989 年报道 5 次，1990 年报道 1 次，1991 年报道 1 次，1992 年报道 1 次，1995 年报道 3 次，1996 年报道 1 次，1997 年报道 5 次，1998 年报道 1 次，1999 年报道 3 次，2000 年报道 12 次，2001 年报道 5 次，2002 年报道 14 次，2003 年报道 5 次，2005 年报道 10 次，2006 年报道 3 次，2007 年报道 2 次，2008 年报道 3 次，2010 年报道 1 次。已报道寄生虫可导致贝类奥氏帕金虫病、北海帕金虫病、尼氏单孢子虫病、沿岸单孢子虫病、贻贝威海下毛虫寄生、菲律宾蛤仔厚鱼钩虫寄生、皱纹盘鲍纤毛虫寄生、海湾扇贝蠕状康纤虫寄生、车轮虫病、寄生桡足类病、文蛤吸虫病、独睾科吸虫囊蚴病、食蛏泄肠吸虫病、长尾蚴吸虫病、黑心肝病、寄生中华豆蟹病、寄生隐匿豆蟹病。

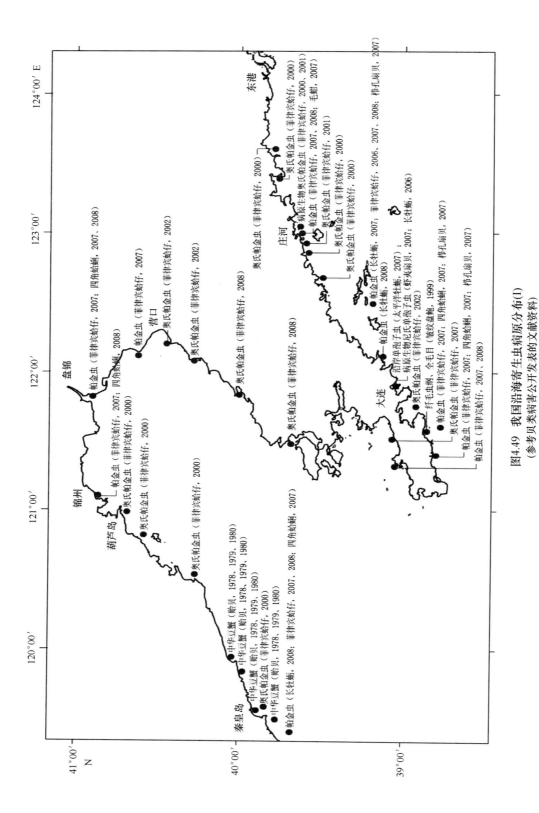

图4.49 我国沿海寄生虫病原分布(I)
(参考贝类病害公开发表的文献资料)

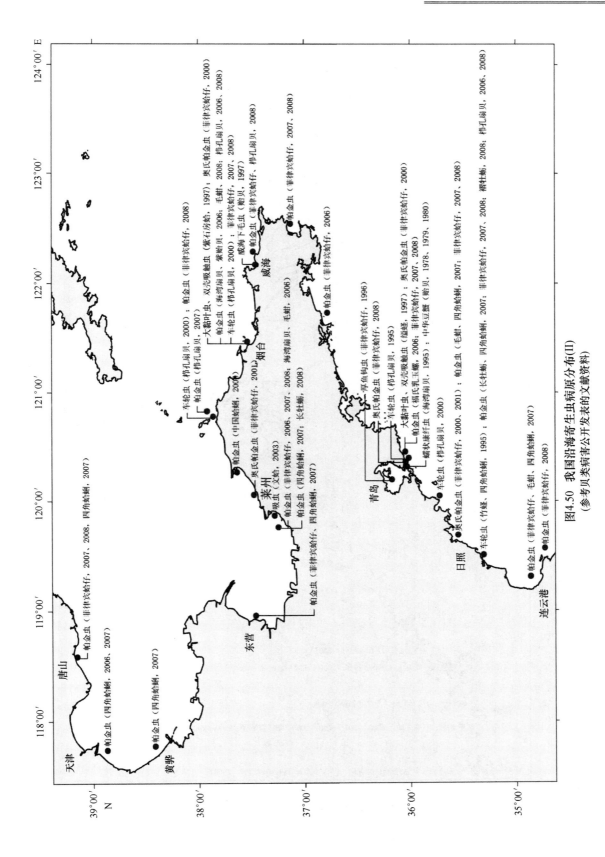

图4.50 我国沿海寄生虫病原分布(II)
(参考贝类病害公开发表的文献资料)

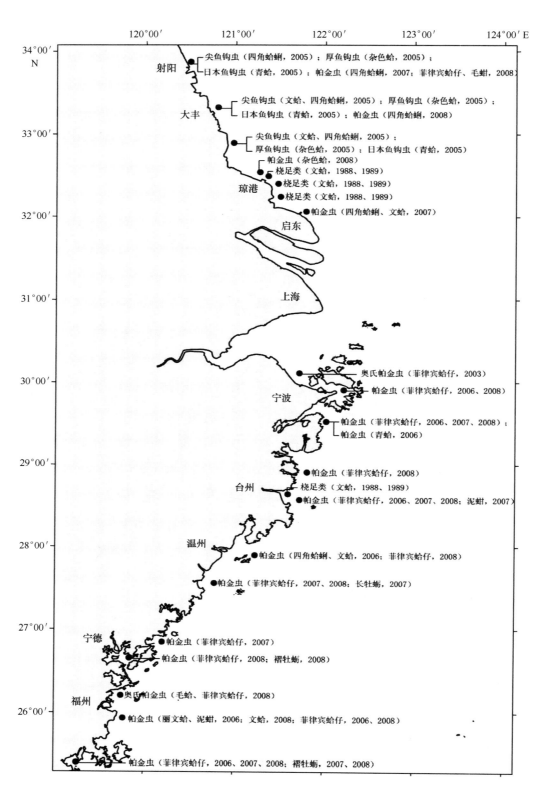

图 4.51　我国沿海寄生虫病原分布（Ⅲ）

（参考贝类病害公开发表的文献资料）

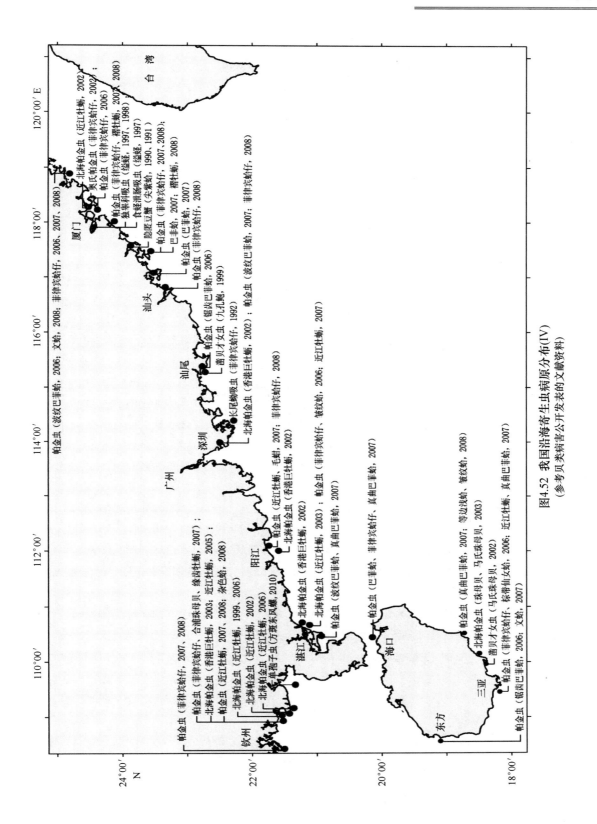

图4.52  我国沿海寄生虫病病原分布(IV)
(参考贝类病害公开发表的文献资料)

## 参考文献

蔡俊鹏，刘江涛，王志.2006a.引起南方九孔鲍苗大规模死亡的一株病原菌的分离鉴定及其致病性研究［J］.水产科学，25（7）：334-337.

蔡俊鹏，钟雄明.2006b.杂色鲍苗掉板症病原分离鉴定及毒力因子分析［J］.水利渔业，26（2）：88-90.

曹梅，王兴强，阎斌伦，等.2008.缢蛏致病菌假单胞菌的分子生物学分析［J］.安徽农学通报，14（23）：33-35.

陈洪大，于晓莉，叶永庆，等.1993.杂色蛤病原菌——溶藻弧菌的分离与回接感染试验［J］.水产科学，12（9）：11-15.

陈志胜，吕军仪，吴金英，等.2000.杂色鲍 Haliotis diversicolor 溃疡症病原菌的研究［J］.热带海洋，19（3）：72-77.

邓欢，陈偰，刘权恕，等.2003a.养殖海湾扇贝弧菌病的研究［J］.应用与环境生物学报，9（5）：517-521.

邓欢，陈偰，苏浩，等.2004.海湾扇贝幼体期流行性弧菌病的研究［J］.大连海洋大学学报，19（4）：258-263.

邓欢，陈偰，周泓.2003b.海湾扇贝病原菌——黑美人弧菌的分离与致病性［J］.水产科学，22（3）：14-16.

邓欢，周遵春，徐晓红，等.2009.养殖海湾扇贝弧菌病的超微病理和组织化学观察［J］.水生生物学报，33（1）：152-156.

邓先余，王智学，孙成波，等.2007.工厂化养殖杂色鲍致病菌副溶血弧菌的分离鉴定及其生理特性［J］.海洋科学，31（11）：33-38.

方莹，黄印尧，颜江华，等.2002.东山九孔鲍病毒病病毒的分离观察［J］.台湾海峡，21（2）：199-203.

郭闯，陈静，邵勇，等.2009.江苏启东文蛤大面积死亡原因调查［J］.水产科学，28（11）：656-658.

贺桂珍，王秀华，李赟，等.2003.急性病毒性坏死症病毒在栉孔扇贝不同器官的感染状况［J］.高技术通讯，93-97.

黄万红.2005.九孔鲍养殖中的脓疱病病因分析和药物敏感性研究［J］.台湾海峡，24（4）：526-532.

姜静颖，高悦勉，史晓明.1997.海湾扇贝体内发现一种新病原——疱疹病毒［J］.山东农业大学学报，26-28.

姜静颖，高悦勉.2004.海湾扇贝面盘幼虫"面盘解体病"病原的研究［J］.中国水产科学，11（1）：31-36.

李登峰，孙敬锋，吴信忠.2002.栉孔扇贝体内寄生的病毒的分离纯化及其形态学观察［J］.海洋学报，24（4）：145-148.

李登峰，吴信忠.2002.栉孔扇贝体内类支原体样生物的分离纯化［J］.海洋学报，24（4）：141-144.

李国.2009.文蛤病原菌（需钠弧菌）的分离鉴定与免疫防治技术研究［D］.济南：山东农业大学.

李国，严茂仓，孙杰，等.2009.文蛤病原菌——需钠弧菌的鉴定和生物学特性分析［J］.渔业科学进展，30（6）：103-109.

李太武，丁明进，宋协民，等.1996.皱纹盘鲍脓疱病病原菌——河流弧菌Ⅱ的抗药机制的初步研究［J］.海洋与湖沼，27（6）：637-645.

李霞，王斌，刘淑范，等.1998.皱纹盘鲍"裂壳病"的病原及组织病理研究［J］.水产学报，22（1）：61-66.

李赟，贺桂珍，王秀华，等.2003.栉孔扇贝急性病毒性坏死症病毒感染的 ELISA 检测［J］.高技术通讯，90-92.

林旋，黄健，钟仁香，等.2006.盘鲍稚鲍病原菌的分离鉴定及药敏特性研究［J］.福州大学学报，34（6）：920-924.

林旋.2006.稚盘鲍病原菌的分离鉴定及其毒性研究［D］.福州：福州大学.

林永添.2007.紫贻贝（Mytilus edulis Linnaeu）大量死亡原因的初步研究［J］.现代渔业信息，22（3）：26-28.

刘广锋，周世宁，徐力文，等.2006.杂色鲍幼苗"急性死亡脱落症"病原菌分析［J］.中国水产科学，13（4）：655-661.

刘慧玲 . 2003. 凿贝才女虫发育阶段的形态观察 [J] . 湛江海洋大学学报, 23 (6): 8-11.

刘军义 . 1993. 文蛤病原菌副溶血弧菌的分离与初步研究 [J] . 现代商检科技, 3 (1): 18-20.

刘连生, 闫茂仓, 林志华, 等 . 2009. 引起文蛤暴发性死亡病原菌的分离和鉴定 [J] . 微生物学通报, 36 (1): 71-77.

刘沙 . 2009. 虾夷扇贝闭壳肌囊肿病症的研究 [D] . 大连: 大连水产学院 .

刘英杰, 吴信忠, 朱壮, 等 . 2002. 栉孔扇贝球形病毒的超微结构及细胞病理学观察 [J] . 热带海洋学报, 21 (4): 76-79.

马健民, 王琦, 马福恒, 等 . 1996. 皱纹盘鲍脓毒败血症病原菌的发现及初步研究 [J] . 水产学报, 20 (4): 332-336.

聂丽平, 刘金屏, 李太武, 等 . 1995a. 皱纹盘鲍脓疱病病原菌——河流弧菌Ⅱ (*Vibro fluvialis*-Ⅱ) 的生物学性状研究 [J] . 中国微生态学杂志, (01): 33-36.

聂丽平, 刘金屏, 李太武, 等 . 1995b. 皱纹盘鲍脓疱病的防治方法初探 [J] . 海洋科学, (05): 4-5.

彭景书, 戈贤平, 李明, 等 . 2011. 方斑东风螺单孢子虫病的研究 [J] . 水生生物学报, 35 (5): 803-807.

曲鹏 . 2012. 急性病毒性坏死病毒分子流行病学调查及奥尔森帕金虫环介导等温扩增检测方法的建立 [D] . 青岛: 中国海洋大学 .

任素莲, 绳秀珍, 王德秀, 等 . 2002. "红肉病" 文蛤 (*Meretrix meretrix* Linnaeus) 中发现的 3 种病毒样颗粒 [J] . 中国海洋大学学报, 32 (4): 557-561.

任素莲, 杨宁, 宋微波 . 2004. 海湾扇贝一种球形病毒的形态发生及细胞病理学观察 [J] . 水产学报, 28 (3): 292-296.

沈晓盛, 蔡友琼, 房文红, 等 . 2005. 养殖牡蛎体内检出坎氏弧菌的鉴定 [J] . 微生物学报, 45 (2): 177-180.

宋振荣, 霍振华, 倪子绵 . 2003. 九孔鲍苗 "脱板症" 病原的初步研究 [J] . 福建水产, (4): 1-3.

宋振荣, 纪荣兴, 颜素芬, 等 . 2000. 引起九孔鲍大量死亡的一种球状病毒 [J] . 水产学报, 24 (5): 463-467.

王爱民, 石耀华, 吴星 . 2004. 4 种防治马氏珠母贝多毛类寄生病方法的效果比较 [J] . 海洋水产研究, 25 (2): 41-46.

王斌, 李霞, 杨喜东 . 2003. 养殖贻贝中观察到一种球形病毒 [J] . 中国病毒学, 18 (3): 288-291.

王崇明, 王秀华, 艾海新, 等 . 2004. 栉孔扇贝大规模死亡致病病原的研究 [J] . 水产学报, 28 (5): 547-553.

王崇明, 王秀华, 宋晓玲, 等 . 2002. 栉孔扇贝一种球形病毒的分离纯化及其超微结构观察 [J] . 水产学报, 26 (2): 180-184.

王崇明, 杨冰, 宋晓玲, 等 . 1999. 应用双抗夹心 ELISA 法检测皱纹盘鲍致病病原——创伤弧菌的研究 [J] . 海洋水产研究, 20 (1): 30-34.

王广和, 沈艳云, 沙培荣, 等 . 1992. 文蛤弗尼斯弧菌病研究 [J] . 微生物学通报, 19 (4): 222-225.

王江勇, 陈毕生, 冯娟, 等 . 2000. 杂色鲍裂壳病球状病毒的初步观察 [J] . 热带海洋, 19 (4): 82-85.

王江勇, 郭志勋, 冯娟, 等 . 2007. 养殖杂色鲍暴发病超微病理学研究 [J] . 海洋科学, 31 (3): 28-32.

王军, 苏永全, 张蕉南, 等 . 1999. 1999 年春季东山九孔鲍暴发性病害研究 [J] . 厦门大学学报 (自然科学版), 38 (5): 641-644.

王品虹 . 2004. 栉孔扇贝大规模死亡时期体内病毒样粒子的鉴定与蛋白组分的初步分析 [D] . 青岛: 中国海洋大学 .

王兴强, 曹梅, 阎斌伦, 等 . 2009. 缢蛏致病菌气单胞菌的分子生物学鉴定 [J] . 中国农学通报, 25 (04): 270-273.

王秀华, 贺桂珍, 李赟, 等 . 2003. 栉孔扇贝的急性病毒性坏死症 (AVND) 病毒多克隆抗体的制备及 ELISA 分析 [J] . 高技术通讯, (9): 84-88.

王宇琦, 孙世春, 宋微波 . 2002. 中华豆蟹对青岛海区贻贝的感染及危害初探 [J] . 青岛海洋大学学报, 32 (5):

720-726.

王志，蔡俊鹏，杨洪志，等 . 2005. 南方九孔鲍鲍苗掉板病原菌的药敏测定［J］. 微生物学通报，32（3）：30-33.

杨美桂 . 1978. 新竹区养殖文蛤病原菌（*Vibrio parahaemolytics*）之分离［G］. 行政院农业发展委员会 . 鱼病研究专集（二）. 台北：台北出版社，59-67.

杨宁，任素莲，宋微波 . 2005. 海湾扇贝体内一种球型病毒样颗粒及宿主细胞病理学［J］. 海洋科学，29（9）：56-59.

杨耀聪，李复雪 . 1997. 生活在尖紫蛤外套腔中的隐匿豆蟹的繁殖和生长［J］. 海洋学报，19（2）：89-94.

叶林，俞开康，王如才，等 . 1997. 皱纹盘鲍幼鲍溃烂病病原菌的研究［J］. 中国水产科学，4（4）：43-48.

张朝霞，王军，苏永全，等 . 2003. 闽南养殖九孔鲍暴发性流行病的病原研究［J］. 厦门大学学报（自然科学版），42（3）：363-368.

张维翥，吴信忠，李登峰，等 . 2005. 海湾扇贝养殖过程中的流行病学调查研究［J］. 海洋学报，27（5）：137-144.

张晓华，廖绍安，李筠，等 . 1998. 海湾扇贝病原菌（飘浮弧菌）的研究［J］. 青岛海洋大学学报，28（3）：426-432.

张占会，张其中，李春勇，等 . 2008. 养殖近江牡蛎致病弧菌的分离与鉴定［J］. 热带海洋学报，27（6）：49-56.

郑国兴，李何，黄宁宇，等 . 1991. 文蛤病原菌（溶藻弧菌）的分离与性状及病文蛤组织的电镜观察［J］. 水产学报，15（2）：85-95.

郑国兴，于业绍，黄宁宇，等 . 1995. 文蛤外套腔中一种寄生桡足类的扫描电镜观察［J］. 东海海洋，13（2）：21-25.

朱崇俭，崔秀林，陈桂梓，等 . 1988. 对贻贝养殖中的敌害生物中华豆蟹的繁殖和世代交替研究［J］. 水产学报，12（3）：193-201.

朱传华，王雨 . 1995. 大珠母贝幼贝大批量死亡病原菌的分离鉴定［J］. 南海水产研究，（10）：55-60.

# 5　海参、海胆病原生物

## 5.1　引言

我国棘皮动物养殖主要包括刺参养殖和海胆养殖。近年来，山东省和辽宁省大力发展刺参养殖业，养殖面积近百万亩，年产值 150 亿元，使其一跃成为中国北方沿海水产养殖的重要新兴产业之一，取得了显著的经济效益和社会效益。2003 年，山东省和辽宁省的刺参养殖面积达到 33 000 hm²以上，总产值超过 100 亿元，成为中国海水养殖业中产值最大的养殖品种之一。然而，养殖的过速发展和不规范运作造成了病害问题日趋突出，出现了多种明显病症和大规模死亡现象，给广大刺参养殖业者造成了惨重的经济损失，也严重制约了该产业的持续稳定发展（王印庚等，2005）。2003年和 2004 年刺参越冬前期，山东和辽宁沿海刺参出现大规模死亡现象，极大地威胁着该地区这一产业的可持续发展。最新数据显示，我国海参养殖，产值从 2004 年的 20 余万，到 2016 年下降到几万吨。养殖面积从 2004 年的 10 万余公顷下降到 2016 年的 5 万余，原因主要有国家环保战略的因素，也有病害的影响。

我国自 1989 年从日本引进虾夷马粪海胆（*Strongylocentrotus intermedius*），目前虾夷马粪海胆及光棘球海胆已成为中国北方最主要的养殖种类，紫海胆则成为我国南方最主要的养殖种类。由于病害影响了海胆养殖的发展，海胆养殖疾病的研究已经引起国内学者的重视。目前国内对海胆疾病的研究刚刚开始，在病害防治领域的研究滞后于生产实践。对于某些海胆疾病的起因及治疗方法尚未有研究报道，如海胆黑嘴病、生殖腺黑斑病、海胆瘟疫病等。随着海胆养殖规模的增大，养殖面积的迅速扩展以及集约化养殖操作尚不规范，养殖过程中不可避免会出现一系列病害问题，给养殖业造成经济损失，因此研究和开发海胆病害检测方法，提出针对性治疗措施，是亟待解决的问题，应引起重视。

## 5.2　调查方法

本次海参、海胆病原微生物调查包括希瓦氏菌、灿烂弧菌、交替假单胞菌调查。在辽宁省共设 9 个采样站位，包括瓦房店、夏家河、辛寨子、长兴岛、大连湾、金州、旅顺、普兰店和庄河。采样时间为 2006 年 1 月 11 日至 2007 年 12 月 29 日，测定时间为 2006 年 1 月 15 日至 2008 年 3 月 30日。采集仿刺参共计 2 940 份，检测方法采用生理生化指标测定和 16S rDNA 扩增法。

此外本书还收集了海参、海胆类病害公开发表的相关文献资料，并与其进行了综合分析比较。

# 5.3 病毒

## 5.3.1 囊膜病毒

**病害名称** 刺参"溃烂病"，刺参"脱板病"。

**病毒形态特征** 一种球形病毒，该病毒粒子近似球形，具有囊膜，囊膜表面光滑，未见突起结构。囊膜内可见高电子密度的核心结构。完整的病毒粒子直径为 80~100 nm，囊膜厚 6~10 nm，核心结构直径据报道有 35~45 nm 和 50~60 nm 两种。超薄切片下，在触手、疣足、呼吸树、背肠血管、肠组织细胞质内均发现了病毒样颗粒，其中以触手组织内的分布最为集中，推测触手为这种病毒感染刺参的靶器官。

**宿主** 仿刺参（*Apostichopus japonicus*）。

**地理分布** 2005 年 3 月，从取自大连黄海和渤海沿岸 5 家刺参育苗场患溃烂病刺参上分离到带囊膜病毒病原（王品虹等，2005）。2006 年夏季仿刺参育苗期，辽宁沿海育苗场又出现了稚参脱板大规模死亡的现象，造成极大的经济损失，采自大连黄、渤海沿岸 5 家刺参育苗场患脱板病的仿刺参体内分离到一种带囊膜病毒（宋坚等，2007）。

**对宿主的影响** 刺参溃烂病仅在刺参越冬期发生，患病刺参外观症状主要表现为表皮大量溃烂，表面黏液增多。对外界刺激反应迟钝，溃烂通常从口围部开始，迅速扩散至全身。触手臂以及围口部肿胀以至无法完全收回触手，并形成"肿嘴"现象。发病期间经常伴有"吐肠"现象，严重时刺参体壁变形。骨片散落，逐渐融化成鼻涕状胶体，最后其躯体全部化掉。

"脱板病"在稚参附板后 10 d 左右发生，大量稚参陆续出现脱板的现象。患病稚参的临床症状主要表现为：表面黏液增多，局部出现溃烂，摄食量降低；严重时稚参失去附板能力，身体变形；脱板后，逐渐融化成鼻涕状胶体，最后躯体全部液化。

组织切片观察表明，病变细胞内内质网肿胀，部分核糖体脱落（图 5.1A）；线粒体界限模糊，出现嵴脱落等现象（图 5.1B）；高尔基体明显肿胀、膨大（图 5.1C）。在病变的细胞内发现了异常增生的管状结构类包涵体，该管状结构具有明显的圆形横截面（直径 25~30 nm，长 80~150 nm）（图 5.1D），其形态和大小都与典型的副黏病毒的螺旋对称结构核衣壳相似。在病变细胞内可见大量溶酶体残余形成的髓袢样结构（图 5.1E）。细胞核形态正常，核内未发现病毒粒子相关结构以及明显的病变现象（宋坚，2007）。在病变严重的细胞内，可见细胞器崩解后形成的大量空泡结构。未发现细菌和其他类可疑病原。

**侵染途径与流行规律** 大连地区发病高峰在 2 月初至 3 月初，刺参如出现症状 7 d 内，死亡率达 90% 以上。

**诊断** 根据患病症状可初步诊断，确诊需分离或电镜观察病毒。

## 5.3.2 胃萎缩症病毒

**病害名称** 刺参胃萎缩症。

**病毒形态特征** 一种似六角形或圆形病毒粒子，直径 75~200 nm，病毒颗粒具核心和外面包裹着的囊膜组成，囊膜内可见高电子高密度的核心结构。病毒粒子主要分布在幼体上皮细胞及结缔组

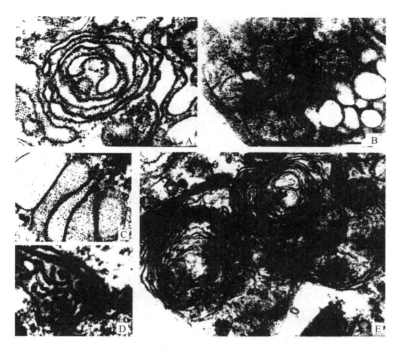

图 5.1　患"脱板病"稚参细胞的病理变化（标尺为 200 nm）

A：内质网肿胀，部分核糖体脱落；B：线粒体界限模糊，出现嵴脱落现象；C：高尔基体明显肿胀、

膨大；D：直径为 25~30 nm 的管状结构增生；E：溶酶体残余体形成的髓祥样结构大量增生

织细胞的胞质中。

**宿主**　仿刺参（*Apostichopus japonicus*）。

**地理分布**　2006 年 5—6 月，辽宁地区仿刺参人工育苗期浮游幼体发生一种流行疾病"胃萎缩症"，患病幼体死亡率高，造成多家育苗场几乎绝产，分别于大连地区旅顺董坨、金州三道沟、瓦房店三台、庄河大郑及营口鲅鱼圈患病刺参中观察到类似六角形或圆形的病毒粒子（邓欢等，2008）。

**对宿主的影响**　患"胃萎缩症"的病参在浮游幼体发育至大耳状后期，发病表现为幼体胃逐渐收缩，胃壁增厚、粗糙、萎缩变形、最终收缩似球状，同时伴随幼体摄食能力下降或不摄食，发育迟缓，从耳状幼体到樽形幼体变态率很低，甚至幼体浮游 20 d 以上也不变态。

在患病幼参和亲参多个组织中发现病毒，带双层内膜的病毒颗粒和大量实心或空心的似六角形病毒粒子聚集或散乱在细胞质中（图 5.2A、B、C），随着病毒进入幼体内及上皮细胞，同时大量复制，对其侵入的细胞具有严重的破坏作用，细胞器被崩解而呈中空状，导致细胞解体。在呈空白状的细胞质内已成熟的具双层内膜的病毒粒子和已脱落的微绒毛（图 5.2D）（邓欢等，2008）。

**侵染途径与流行规律**　该流行病最初主要在幼体选育后的 5~7 d 暴发，流行面较广，造成幼体死亡率高，尚无有效药物控制病情的发展和蔓延，致使辽宁地区数家海参育苗场因发生该病而颗粒无收。

**诊断**　根据显微镜下胃部病理特征或电镜观察病毒做初步诊断。

### 5.3.3　球状病毒

**病害名称**　刺参球状病毒病。

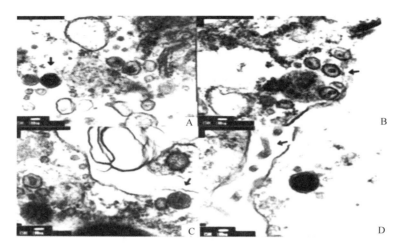

图 5.2　胃萎缩症病毒的电镜观察

A：散乱分布在近于崩解细胞内的带囊膜的成熟的球形病毒粒子（实心箭头），中空型病毒粒子（空心箭头），×50 000；B：细胞器几乎完全溶解消失细胞内的似核型病毒粒子（箭头），×50 000；C：大量病毒粒子存在于已崩解的幼体胃组织上皮细胞中，细胞内裸露的病毒粒子（实心箭头），正在装配中的似六角形的病毒粒子（空心箭头），×50 000；D：近于呈空白状的细胞内带囊膜的成熟病毒粒子（空心箭头），幼体上皮细胞微绒毛脱落（实心箭头），×50 000

**病毒形态特征**　一种近似圆形的病毒粒子，无囊膜，直径 120～250 nm。

**宿主**　仿刺参（*Apostichopus japonicus*）。

**地理分布**　2004 年 12 月中下旬至 2005 年 4 月，辽宁沿海地区刺参人工越冬厂相继持续暴发刺参流行性疾病，从瓦房店、普兰店、旅顺患病刺参均检测到一种球状病毒（邓欢，2006）。

**对宿主的影响**　患病刺参出现排脏，围口部及体壁肿胀并失去光泽，体缩僵直，疣足扁平，体壁由内向外溃烂，稍触即破，严重者呈黏液状。病参组织超薄切片电镜观察显示，在体壁结缔组织、肠黏膜结缔组织和波里氏囊壁组织中发现大量病毒粒子。病毒粒子以群聚的方式存在于结缔组织的细胞质内，核内未见分布。

**侵染途径与流行规律**　病毒的来源，一般有 3 种途径：① 种参带病毒；② 来自水源；③ 来自饲料。发病越重，参体带病毒数量越多。发病特点为幼参发病，流行性广，持续时间长。一般情况下小个体患病比大个体严重，死亡率高。发病高峰期主要集中于 12 月中下旬至翌年 1 月中下旬和 3—4 月两个阶段，多为育苗厂连片发病，具有较明显的流行病特征。

**诊断**　根据发病症状结合电镜观察进行诊断。

# 5.4　细菌

## 5.4.1　黄海希瓦氏菌

**病害名称**　刺参溃烂病。

**病原学名、分类和生物学特征**　黄海希瓦氏菌（*Shewanella marisflavi*），希瓦氏菌科（Iridoviridae）希瓦氏菌属（*Shewanella*）。黄海希瓦氏菌在 2216E、NA、TSA 和 BHIA 培养基上 25℃培养

48 h，菌落光滑圆形、边缘整齐、湿润、黏稠、淡肉红色（图 5.3 至图 5.6）在 NA、TSA 和 BHIA 培养基上菌落呈现的红色相对 2216E 培养基上菌落红色弱。黄海希瓦氏菌在 TCBS 培养基上形成绿色圆形菌落（图 5.7），对 O/129 不敏感。

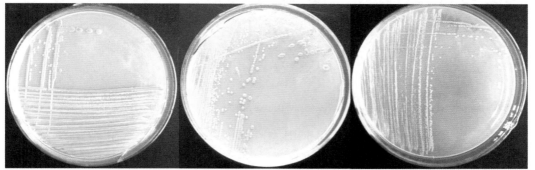

S.marisflave KCCM41822          S.marisflavi (Isolate AP629)          Vibrio parahaemolyticus KCTC2471

图 5.3　黄海希瓦氏菌在 2216E 培养基上的菌落形态特征及与副溶血弧菌比较（48 h）

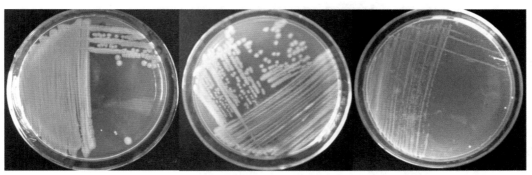

S.marisflavi KCCM41822          S.marisflavi (Isolate AP629)          Vibrio parahaemolyticus KCTC2471

图 5.4　黄海希瓦氏菌在 NA 培养基上的菌落形态特征及与副溶血弧菌的比较（48 h）

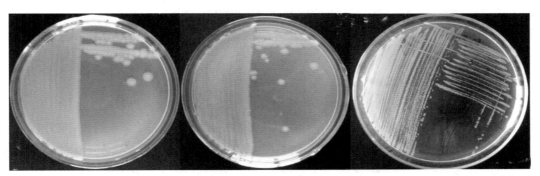

S.marisflavi KCCM41822          S.mariflave (Iaolate AP629)          Vibrio parahacmolyticus KCTC2471

图 5.5　黄海希瓦氏菌在 TSA（2% NaCl）培养基上的菌落形态特征及与副溶血弧菌比较（48 h）

透射电镜下黄海希瓦氏菌呈短杆状，极生单鞭毛，大小为 1.14 μm×2.00 μm，菌体外围有层分泌物，厚度为 0.2~0.5 μm，不均质，没有明显的边界线（图 5.7）。

黄海希瓦氏菌革兰氏染色阴性，具有运动性和溶血性。氧化酶和过氧化氢酶阳性，赖氨酸脱羧

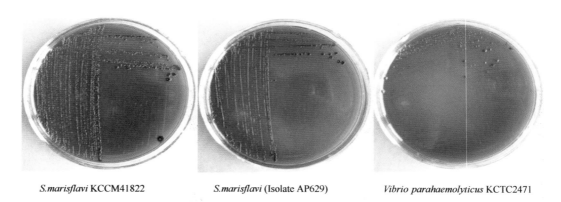

S.marisflavi KCCM41822        S.marisflavi (Isolate AP629)        Vibrio parahaemolyticus KCTC2471

图 5.6　黄海希瓦氏菌在 TCBS 培养基上的菌落形态特征及与副溶血弧菌比较（48 h）

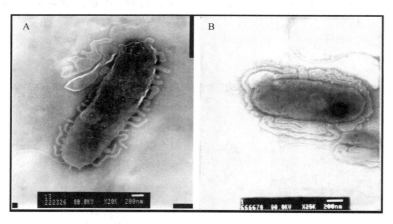

图 5.7　黄海希瓦氏菌的扫描电镜照片（标尺＝200 nm）

酶、精氨酸水解、鸟氨酸脱羧酶阴性，明胶液化，吲哚、VP、硫化氢阳性，磷-硝基苯-β-D-半乳糖苷（ONPG）、脲酶阴性，TDA、吐温-80、淀粉酶阳性，发酵型。可以将 $NO_3$ 还原成 $NO_2$。黄海希瓦氏菌可利用果糖、纤维二塘、阿拉伯糖、葡萄糖、蔗糖、乳糖、甘露糖、密二糖、海藻糖和木糖，但不能利用半乳糖、麦芽糖、纤维醇、棉子糖、鼠李糖、甘露醇和山梨醇。且柠檬酸盐反应阴性。

**宿主**　仿刺参（Apostichopus japonicus）。

**地理分布**　在辽宁大连、山东青岛分离过希瓦氏菌。对大连地区患病刺参 3 年（2004—2006年）的跟踪调查显示，黄海希瓦氏菌分离率占致病菌的 23.08%。在刺参溃烂病中出现频率较高。大连地区希瓦氏菌调查共检测刺参样品 2 940 份，2006 年感染率为 5.8%，2007 年感染率为 5.5%，总的感染率为 5.6%。9 个采样站位希瓦氏菌感染率依次为普兰店 7.3%、长兴岛 6.7%、大连湾6.7%、夏家 6.1%、金州 5.8%、瓦房店 5.3%、庄河 5.0%、辛寨子 2.9%、旅顺 1.7%。瓦房店2006 年 5 月 4 日采样，夏家 2006 年 12 月 21 日和 2006 年 5 月 29 日采样，辛寨子 2006 年 5 月 15日、2007 年 5 月 7 日和 2007 年 6 月 10 日采样，大连湾 2007 年 5 月 19 日、2007 年 5 月 27 日和2007 年 6 月 3 日采样，旅顺 2007 年 5 月 10 日和 2007 年 5 月 20 日采样，金州 2007 年 4 月 18 日、2007 年 5 月 13 日和 2007 年 6 月 3 日采样，庄河 2007 年 1 月 21 日和 2007 年 4 月 26 日采样均未检出黄海希瓦氏菌，瓦房店 2007 年 2 月 28 日采样，夏家 2007 年 1 月 18 日和 2007 年 3 月 11 日采样，长兴岛 2007 年 2 月 20 日采样，大连湾 2007 年 4 月 6 日采样，金州 2006 年 2 月 25 日、2007 年 1 月 5 日和 2007 年 1 月 25 日采样希瓦氏菌感染率较高，均为 13.3%（表 5.1）。感染率较高月份为 1—4 月，这与黄海希瓦氏菌常发生于每年 1—3 月的流行规律基本一致。

表 5.1　黄海希瓦氏菌调查结果

| 采样地点 | 样品名称 | 采样日期 | 样品数 | 阴性 | 阳性 | 感染率/% |
|---|---|---|---|---|---|---|
| 瓦房店 | 仿刺参 | 2006.1.18 | 30 | 28 | 2 | 6.7 |
| | | 2006.11.19 | 30 | 29 | 1 | 3.3 |
| | | 2006.4.10 | 30 | 29 | 1 | 3.3 |
| | | 2006.5.4 | 30 | 30 | 0 | 0.0 |
| | | 2007.1.10 | 30 | 29 | 1 | 3.3 |
| | | 2007.1.29 | 30 | 28 | 2 | 6.7 |
| | | 2007.12.29 | 30 | 28 | 2 | 6.7 |
| | | 2007.12.6 | 30 | 28 | 2 | 6.7 |
| | | 2007.2.28 | 30 | 26 | 4 | 13.3 |
| | | 2007.4.18 | 30 | 29 | 1 | 3.3 |
| | 合计 | | 300 | 284 | 16 | 5.3 |
| 夏家 | 仿刺参 | 2006.12.21 | 30 | 30 | 0 | 0.0 |
| | | 2006.1.12 | 30 | 28 | 2 | 6.7 |
| | | 2006.12.27 | 30 | 27 | 3 | 10.0 |
| | | 2006.3.9 | 30 | 27 | 3 | 10.0 |
| | | 2006.4.20 | 30 | 29 | 1 | 3.3 |
| | | 2006.5.29 | 30 | 30 | 0 | 0.0 |
| | | 2007.1.18 | 30 | 26 | 4 | 13.3 |
| | | 2007.11.23 | 30 | 29 | 1 | 3.3 |
| | | 2007.2.23 | 30 | 29 | 1 | 3.3 |
| | | 2007.3.1 | 30 | 29 | 1 | 3.3 |
| | | 2007.3.11 | 30 | 26 | 4 | 13.3 |
| | | 2007.4.6 | 30 | 28 | 2 | 6.7 |
| | 合计 | | 360 | 338 | 22 | 6.1 |
| 辛寨子 | 仿刺参 | 2006.3.30 | 30 | 28 | 2 | 6.7 |
| | | 2006.4.29 | 30 | 29 | 1 | 3.3 |
| | | 2006.5.15 | 30 | 30 | 0 | 0.0 |
| | | 2007.12.23 | 30 | 28 | 2 | 6.7 |
| | | 2007.4.11 | 30 | 29 | 1 | 3.3 |
| | | 2007.5.1 | 30 | 29 | 1 | 3.3 |
| | | 2007.5.7 | 30 | 30 | 0 | 0.0 |
| | | 2007.6.10 | 30 | 30 | 0 | 0.0 |
| | 合计 | | 240 | 233 | 7 | 2.9 |

| 采样地点 | 样品名称 | 采样日期 | 样品数 | 阴性 | 阳性 | 感染率/% |
|---|---|---|---|---|---|---|
| 长兴岛 | 仿刺参 | 2006. 3. 15 | 30 | 28 | 2 | 6.7 |
| | | 2006. 4. 5 | 30 | 27 | 3 | 10.0 |
| | | 2007. 2. 20 | 30 | 26 | 4 | 13.3 |
| | | 2007. 3. 21 | 30 | 29 | 1 | 3.3 |
| | | 2007. 4. 13 | 30 | 29 | 1 | 3.3 |
| | | 2007. 4. 22 | 30 | 29 | 1 | 3.3 |
| | 合计 | | 180 | 168 | 12 | 6.7 |
| 大连湾 | 仿刺参 | 2006. 1. 11 | 30 | 27 | 3 | 10.0 |
| | | 2006. 1. 26 | 30 | 27 | 3 | 10.0 |
| | | 2006. 12. 8 | 30 | 29 | 1 | 3.3 |
| | | 2006. 2. 18 | 30 | 27 | 3 | 10.0 |
| | | 2006. 3. 24 | 30 | 27 | 3 | 10.0 |
| | | 2006. 3. 5 | 30 | 27 | 3 | 10.0 |
| | | 2006. 4. 1 | 30 | 28 | 2 | 6.7 |
| | | 2006. 4. 25 | 30 | 27 | 3 | 10.0 |
| | | 2006. 5. 11 | 30 | 29 | 1 | 3.3 |
| | | 2006. 5. 25 | 30 | 29 | 1 | 3.3 |
| | | 2006. 5. 29 | 30 | 28 | 2 | 6.7 |
| | | 2007. 1. 12 | 30 | 29 | 1 | 3.3 |
| | | 2007. 1. 25 | 30 | 27 | 3 | 10.0 |
| | | 2007. 1. 5 | 30 | 28 | 2 | 6.7 |
| | | 2007. 12. 11 | 30 | 28 | 2 | 6.7 |
| | | 2007. 2. 23 | 30 | 27 | 3 | 10.0 |
| | | 2007. 3. 1 | 30 | 27 | 3 | 10.0 |
| | | 2007. 3. 5 | 30 | 28 | 2 | 6.7 |
| | | 2007. 4. 6 | 30 | 26 | 4 | 13.3 |
| | | 2007. 5. 1 | 30 | 29 | 1 | 3.3 |
| | | 2007. 5. 19 | 30 | 30 | 0 | 0.0 |
| | | 2007. 5. 27 | 30 | 30 | 0 | 0.0 |
| | | 2007. 6. 3 | 30 | 30 | 0 | 0.0 |
| | 合计 | | 690 | 644 | 46 | 6.7 |
| 旅顺 | 仿刺参 | 2006. 3. 22 | 30 | 29 | 1 | 3.3 |
| | | 2007. 3. 16 | 30 | 29 | 1 | 3.3 |
| | | 2007. 5. 10 | 30 | 30 | 0 | 0.0 |
| | | 2007. 5. 20 | 30 | 30 | 0 | 0.0 |
| | 合计 | | 120 | 118 | 2 | 1.7 |

| 采样地点 | 样品名称 | 采样日期 | 样品数 | 阴性 | 阳性 | 感染率/% |
|---|---|---|---|---|---|---|
| 金州 | 仿刺参 | 2006.11.12 | 30 | 28 | 2 | 6.7 |
| | | 2006.12.14 | 30 | 29 | 1 | 3.3 |
| | | 2006.2.25 | 30 | 26 | 4 | 13.3 |
| | | 2006.3.11 | 30 | 28 | 2 | 6.7 |
| | | 2006.3.25 | 30 | 29 | 1 | 3.3 |
| | | 2006.4.11 | 30 | 28 | 2 | 6.7 |
| | | 2006.4.25 | 30 | 29 | 1 | 3.3 |
| | | 2006.5.10 | 30 | 29 | 1 | 3.3 |
| | | 2007.1.25 | 30 | 26 | 4 | 13.3 |
| | | 2007.1.5 | 30 | 26 | 4 | 13.3 |
| | | 2007.11.30 | 30 | 28 | 2 | 6.7 |
| | | 2007.12.20 | 30 | 28 | 2 | 6.7 |
| | | 2007.2.28 | 30 | 27 | 3 | 10.0 |
| | | 2007.2.5 | 30 | 28 | 2 | 6.7 |
| | | 2007.3.5 | 30 | 28 | 2 | 6.7 |
| | | 2007.4.18 | 30 | 30 | 0 | 0.0 |
| | | 2007.4.1 | 30 | 29 | 1 | 3.3 |
| | | 2007.4.26 | 30 | 29 | 1 | 3.3 |
| | | 2007.5.13 | 30 | 30 | 0 | 0.0 |
| | | 2007.6.3 | 30 | 30 | 0 | 0.0 |
| | 合计 | | 600 | 565 | 35 | 5.8 |
| 普兰店 | 仿刺参 | 2006.3.21 | 30 | 29 | 1 | 3.3 |
| | | 2006.4.30 | 30 | 28 | 2 | 6.7 |
| | | 2007.2.14 | 30 | 27 | 3 | 10.0 |
| | | 2007.2.9 | 30 | 27 | 3 | 10.0 |
| | | 2007.4.1 | 30 | 28 | 2 | 6.7 |
| | 合计 | | 150 | 139 | 11 | 7.3 |
| 庄河 | 仿刺参 | 2006.2.20 | 30 | 27 | 3 | 10.0 |
| | | 2006.3.17 | 30 | 28 | 2 | 6.7 |
| | | 2006.4.15 | 30 | 28 | 2 | 6.7 |
| | | 2006.5.2 | 30 | 29 | 1 | 3.3 |
| | | 2006.5.29 | 30 | 29 | 1 | 3.3 |
| | | 2007.1.21 | 30 | 30 | 0 | 0.0 |
| | | 2007.11.26 | 30 | 29 | 1 | 3.3 |
| | | 2007.2.14 | 30 | 26 | 4 | 13.3 |
| | | 2007.3.27 | 30 | 29 | 1 | 3.3 |
| | | 2007.4.26 | 30 | 30 | 0 | 0.0 |
| | 合计 | | 300 | 285 | 15 | 5.0 |
| | 总计 | | 2 940 | 2 774 | 166 | 5.6 |

**对宿主的影响**　患病刺参活力减弱，摄食能力下降，对外界刺激反应迟钝，继而身体收缩，附着力减低、下沉；体表溃烂，伴随着摇头、口围肿胀、排脏等症状（图5.8）。疾病末期刺参溃烂面积逐步增大，有些严重个体溶化为鼻涕状的胶体，最后导致刺参死亡。

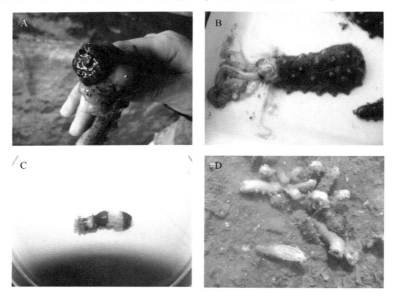

图 5.8　刺参溃烂病症状

希瓦氏菌以腹腔注射方式对刺参和小白鼠的半致死浓度（$LD_{50}$）分别为 $7.76 \times 10^6$ CFU/g 和 $6.8 \times 10^4$ CFU/g；肌肉注射方式对剑尾鱼的 $LD_{50}$ 为 $4.85 \times 10^4$ CFU/g。

腹腔注射感染小白鼠的主要症状：肺、肠充血出血，小肠内有大量黄色黏液，黏液外观清澈透明，肠糜烂，其他组织未见肉眼变化。对病鼠再次进行细菌分离，可以从小白鼠的肝、脾、肾、心、肺处分离到与注射菌菌落形态一致的优势菌。肌肉注射剑尾鱼的体表有明显的溃疡洞，食欲减退，活动能力下降，体色发白等症状（图5.9）。

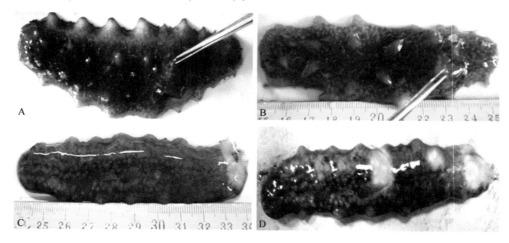

图 5.9　成参体壁注射感染后溃烂症状

**侵染途径与流行规律**　该病在刺参养殖中危害较大。刺参在不同的生长阶段均可患病，人工感染幼参和成参均可发病。可通过水传播，也可经口感染。该病在室内越冬期主要危害 5 cm 以下的苗种，流行水温为 5~13℃，10℃ 以下发病重，常发生于每年的 1—3 月。

**诊断**　根据患病症状进行初步诊断，确诊需要对病原菌进行分离，并通过细菌生理生化试验和 16S rDNA 通用引物进行 PCR 扩增后鉴定。

## 5.4.2　灿烂弧菌

**病害名称**　刺参"腐皮综合征"，仿刺参幼体烂胃病。

**病原学名、分类和生物学特征**　灿烂弧菌（*Vibrio splendidus*），弧菌科（Vibrionaceae），弧菌属（*Vibrio*）。革兰氏染色阴性，短杆状，大小约 4 μm。极生单鞭毛。菌落呈棕黄色，圆形，扁平，湿润不透明，对 O/129 敏感。氧化酶和接触酶阳性，氧化型，不能产生 $H_2S$，柠檬酸盐、甲基红、吲哚、VP、磷-硝基苯-$\beta$-$D$-半乳糖苷、硝酸盐还原反应、明胶、脲酶、淀粉酶和吐温均表现阳性。赖氨酸脱羧酶阳性、精氨酸双水解酶阳性、鸟氨酸脱羧酶阴性。能利用纤维二糖、果糖、半乳糖、葡萄糖、麦芽糖、甘露醇、甘露糖、蔗糖和海藻糖，但不能利用阿拉伯糖、棉子糖、纤维醇和木糖。灿烂弧菌不同菌株在乳糖、鼠李糖的表型特征上表现出一或两项或阳性或阴性不同的特性。灿烂弧菌在 4℃ 生长，40℃ 不生长，在盐度 0~8 中可以生长。

**宿主**　仿刺参（*Apostichopus japonicus*）。

**地理分布**　2003 年 4 月，取自青岛地区两个发病养殖场中具有典型皮肤溃烂病症的刺参上分离到病原菌为灿烂弧菌（张春云等，2006）。2005 年 6 月，山东省蓬莱、长岛、威海地区数家刺参育苗场的中耳幼体发现明显的烂胃病症状，分离鉴定病原菌为灿烂弧菌（王印庚等，2006）。对大连地区患病刺参 3 年（2004—2006 年）的跟踪调查显示，灿烂弧菌分离率占致病菌的 64.54%。该病原是迄今分离最多、出现频率最高的病原菌。2014 年 7—8 月，山东省青岛市多个刺参养殖池塘发现该病原菌（费聿涛，2016）。

本次灿烂弧菌调查共检测刺参样品 2 940 份，2006 年感染率为 12.9%，2007 年感染率为 11.6%，总的感染率为 12.2%。9 个采样站位灿烂弧菌感染率依次为普兰店 14.7%、瓦房店 13.3%、长兴岛 12.8%、大连湾 12.5%、夏家 12.2%、金州 12.2%、庄河 11.7%、旅顺 10.8% 和辛寨子 9.2%。长兴岛 2007 年 2 月 20 日采样，大连湾 2007 年 3 月 5 日采样，普兰店 2007 年 2 月 9 日采样，庄河 2006 年 3 月 17 日采样灿烂弧菌感染率较高，均为 20.0%（表 5.2）。感染率较高月份为 2 月和 3 月。这与灿烂弧菌常发生于在池塘化冰后的 2—4 月流行规律基本一致。

表 5.2　灿烂弧菌调查结果

| 采样地点 | 样品名称 | 采样日期 | 样品总数 | 阴性 | 阳性 | 感染率/% |
|---|---|---|---|---|---|---|
| 瓦房店 | 仿刺参 | 2006.1.18 | 30 | 25 | 5 | 16.7 |
| | | 2006.11.19 | 30 | 25 | 5 | 16.7 |
| | | 2006.4.10 | 30 | 27 | 3 | 10.0 |
| | | 2006.5.4 | 30 | 27 | 3 | 10.0 |
| | | 2007.1.10 | 30 | 26 | 4 | 13.3 |
| | | 2007.1.29 | 30 | 25 | 5 | 16.7 |
| | | 2007.12.29 | 30 | 26 | 4 | 13.3 |
| | | 2007.12.6 | 30 | 26 | 4 | 13.3 |
| | | 2007.2.28 | 30 | 26 | 4 | 13.3 |
| | | 2007.4.18 | 30 | 27 | 3 | 10.0 |
| | 合计 | | 300 | 260 | 40 | 13.3 |
| 夏家 | 仿刺参 | 2006.12.21 | 30 | 27 | 3 | 10.0 |
| | | 2006.1.12 | 30 | 27 | 3 | 10.0 |
| | | 2006.12.27 | 30 | 27 | 3 | 10.0 |
| | | 2006.3.9 | 30 | 25 | 5 | 16.7 |
| | | 2006.4.20 | 30 | 27 | 3 | 10.0 |
| | | 2006.5.29 | 30 | 28 | 2 | 6.7 |
| | | 2007.1.18 | 30 | 26 | 4 | 13.3 |
| | | 2007.11.23 | 30 | 27 | 3 | 10.0 |
| | | 2007.2.23 | 30 | 25 | 5 | 16.7 |
| | | 2007.3.1 | 30 | 25 | 5 | 16.7 |
| | | 2007.3.11 | 30 | 25 | 5 | 16.7 |
| | | 2007.4.6 | 30 | 27 | 3 | 10.0 |
| | 合计 | | 360 | 316 | 44 | 12.2 |
| 辛寨子 | 仿刺参 | 2006.3.30 | 30 | 26 | 4 | 13.3 |
| | | 2006.4.29 | 30 | 26 | 4 | 13.3 |
| | | 2006.5.15 | 30 | 28 | 2 | 6.7 |
| | | 2007.12.23 | 30 | 26 | 4 | 13.3 |
| | | 2007.4.11 | 30 | 27 | 3 | 10.0 |
| | | 2007.5.1 | 30 | 28 | 2 | 6.7 |
| | | 2007.5.7 | 30 | 29 | 1 | 3.3 |
| | | 2007.6.10 | 30 | 28 | 2 | 6.7 |
| | 合计 | | 240 | 218 | 22 | 9.2 |

续表

| 采样地点 | 样品名称 | 采样日期 | 样品总数 | 阴性 | 阳性 | 感染率/% |
|---|---|---|---|---|---|---|
| 长兴岛 | 仿刺参 | 2006.3.15 | 30 | 25 | 5 | 16.7 |
| | | 2006.4.5 | 30 | 26 | 4 | 13.3 |
| | | 2007.2.20 | 30 | 24 | 6 | 20.0 |
| | | 2007.3.21 | 30 | 27 | 3 | 10.0 |
| | | 2007.4.13 | 30 | 27 | 3 | 10.0 |
| | | 2007.4.22 | 30 | 28 | 2 | 6.7 |
| | 合计 | | 180 | 157 | 23 | 12.8 |
| 大连湾 | 仿刺参 | 2006.1.11 | 30 | 26 | 4 | 13.3 |
| | | 2006.1.26 | 30 | 25 | 5 | 16.7 |
| | | 2006.12.8 | 30 | 26 | 4 | 13.3 |
| | | 2006.2.18 | 30 | 25 | 5 | 16.7 |
| | | 2006.3.24 | 30 | 26 | 4 | 13.3 |
| | | 2006.3.5 | 30 | 25 | 5 | 16.7 |
| | | 2006.4.1 | 30 | 26 | 4 | 13.3 |
| | | 2006.4.25 | 30 | 25 | 5 | 16.7 |
| | | 2006.5.11 | 30 | 28 | 2 | 6.7 |
| | | 2006.5.25 | 30 | 27 | 3 | 10.0 |
| | | 2006.5.29 | 30 | 26 | 4 | 13.3 |
| | | 2007.1.12 | 30 | 25 | 5 | 16.7 |
| | | 2007.1.25 | 30 | 26 | 4 | 13.3 |
| | | 2007.1.5 | 30 | 27 | 3 | 10.0 |
| | | 2007.12.11 | 30 | 26 | 4 | 13.3 |
| | | 2007.2.23 | 30 | 25 | 5 | 16.7 |
| | | 2007.3.1 | 30 | 26 | 4 | 13.3 |
| | | 2007.3.5 | 30 | 24 | 6 | 20.0 |
| | | 2007.4.6 | 30 | 26 | 4 | 13.3 |
| | | 2007.5.1 | 30 | 28 | 2 | 6.7 |
| | | 2007.5.19 | 30 | 28 | 2 | 6.7 |
| | | 2007.5.27 | 30 | 29 | 1 | 3.3 |
| | | 2007.6.3 | 30 | 29 | 1 | 3.3 |
| | 合计 | | 690 | 604 | 86 | 12.5 |
| 旅顺 | 仿刺参 | 2006.3.22 | 30 | 26 | 4 | 13.3 |
| | | 2007.3.16 | 30 | 25 | 5 | 16.7 |
| | | 2007.5.10 | 30 | 28 | 2 | 6.7 |
| | | 2007.5.20 | 30 | 28 | 2 | 6.7 |
| | 合计 | | 120 | 107 | 13 | 10.8 |

281

| 采样地点 | 样品名称 | 采样日期 | 样品总数 | 阴性 | 阳性 | 感染率/% |
|---|---|---|---|---|---|---|
| 金州 | 仿刺参 | 2006.11.12 | 30 | 25 | 5 | 16.7 |
| | | 2006.12.14 | 30 | 27 | 3 | 10.0 |
| | | 2006.2.25 | 30 | 25 | 5 | 16.7 |
| | | 2006.3.11 | 30 | 26 | 4 | 13.3 |
| | | 2006.3.25 | 30 | 26 | 4 | 13.3 |
| | | 2006.4.11 | 30 | 26 | 4 | 13.3 |
| | | 2006.4.25 | 30 | 25 | 5 | 16.7 |
| | | 2006.5.10 | 30 | 27 | 3 | 10.0 |
| | | 2007.1.25 | 30 | 27 | 3 | 10.0 |
| | | 2007.1.5 | 30 | 26 | 4 | 13.3 |
| | | 2007.11.30 | 30 | 26 | 4 | 13.3 |
| | | 2007.12.20 | 30 | 26 | 4 | 13.3 |
| | | 2007.2.28 | 30 | 25 | 5 | 16.7 |
| | | 2007.2.5 | 30 | 25 | 5 | 16.7 |
| | | 2007.3.5 | 30 | 25 | 5 | 16.7 |
| | | 2007.4.18 | 30 | 27 | 3 | 10.0 |
| | | 2007.4.1 | 30 | 28 | 2 | 6.7 |
| | | 2007.4.26 | 30 | 28 | 2 | 6.7 |
| | | 2007.5.13 | 30 | 28 | 2 | 6.7 |
| | | 2007.6.3 | 30 | 29 | 1 | 3.3 |
| | 合计 | | 600 | 527 | 73 | 12.2 |
| 普兰店 | 仿刺参 | 2006.3.21 | 30 | 25 | 5 | 16.7 |
| | | 2006.4.30 | 30 | 27 | 3 | 10.0 |
| | | 2007.2.14 | 30 | 25 | 5 | 16.7 |
| | | 2007.2.9 | 30 | 24 | 6 | 20.0 |
| | | 2007.4.1 | 30 | 27 | 3 | 10.0 |
| | 合计 | | 150 | 128 | 22 | 14.7 |
| 庄河 | 仿刺参 | 2006.2.20 | 30 | 25 | 5 | 16.7 |
| | | 2006.3.17 | 30 | 24 | 6 | 20.0 |
| | | 2006.4.15 | 30 | 27 | 3 | 10.0 |
| | | 2006.5.2 | 30 | 27 | 3 | 10.0 |
| | | 2006.5.29 | 30 | 28 | 2 | 6.7 |
| | | 2007.1.21 | 30 | 27 | 3 | 10.0 |
| | | 2007.11.26 | 30 | 27 | 3 | 10.0 |
| | | 2007.2.14 | 30 | 25 | 5 | 16.7 |
| | | 2007.3.27 | 30 | 27 | 3 | 10.0 |
| | | 2007.4.26 | 30 | 28 | 2 | 6.7 |
| | 合计 | | 300 | 265 | 35 | 11.7 |
| | 总计 | | 2 940 | 2 582 | 358 | 12.2 |

**对宿主的影响** 患"腐皮综合征"刺参症状为活力减弱，摄食能力下降，对外界刺激反应迟钝，继而身体收缩，附着力减低、下沉；体表溃烂，伴随着摇头、口围肿胀、排脏等症状。疾病末期刺参溃烂面积逐步增大，有些严重个体溶化为鼻涕状的胶体，最后导致刺参死亡（图5.10）。

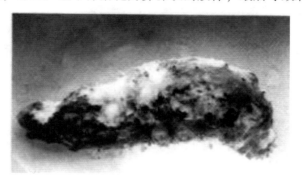

图 5.10　患腐皮综合征的刺参

在人工回感实验中，灿烂弧菌能使健康刺参致病，被感染刺参的症状与自然发病刺参的症状基本相同：即首先触手过度伸张，逐步失去伸展活力，口部肿大，体表分泌黏液增多；然后，口部出现溃烂白斑，面积由小变大。严重者身体发生溃烂，最终导致死亡。

患烂胃病的幼体仿刺参，摄食能力明显下降或不摄食，生长和发育迟缓，幼体形态、大小不齐。从耳状幼体到樽形幼体的变态率较低。患病幼参胃壁增厚、粗糙，界限变得模糊不清，继而从正常的充盈梨形逐步萎缩变小、变形，严重时整个胃壁发生糜烂，继而影响到整个幼体出现体壁溃烂，最终导致苗体死亡（图5.11）。在高倍显微镜下，在被感染幼体胃中可观察到大量的短杆状细菌，运动活跃。

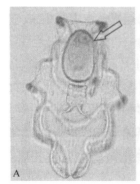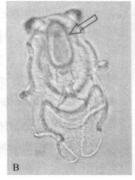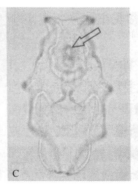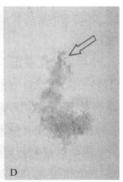

图 5.11　刺参耳状幼体"烂胃病"的病变过程

A：正常的耳状幼体，胃饱满、呈梨嘭（箭头）；B：胃壁增厚、粗糙（箭头）；C：胃萎缩变小，停止进食；D：死亡解体幼体

组织病理研究显示，正常耳状幼体的胃腔较大，呈充盈的梨形；胃壁由单层柱状细胞组成，排列整齐、完整、有序。被感染幼体的胃壁上皮细胞发生明显变化，细胞出现增生，胃壁变厚，着色较浓；造成胃黏膜上皮细胞坏死，脱落，胃腔及胃壁组织中发现大量细菌存在；同时，食道括约肌细胞有炎症细胞浸润（王印庚，2006）。严重感染的幼体，其胃壁坏死、萎缩，继而胃腔也变小（图5.12）。

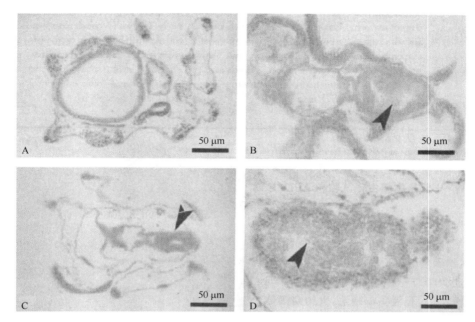

图 5.12 患"烂胃病"耳状幼体的组织病变
A：正常的胃；B：胃壁上皮细胞增生、变厚，上皮细胞坏死、脱落；
C：胃壁萎缩、变小；D：胃壁上皮细胞增生、核肿胀、着色深

灿烂弧菌以腹腔注射方式对刺参的半致死浓度为 $1.74 \times 10^{7}$ CFU/g，对腹腔注射方式对小白鼠的 $LD_{50}$ 分别为 $1.99 \times 10^{6}$ CFU/g，肌肉注射方式对剑尾鱼的 $LD_{50}$ 分别为 $1.67 \times 10^{6}$ CFU/g。

腹腔注射感染小白鼠的主要症状：肺、肠充血出血，小肠内有大量黄色黏液，黏液外观清澈透明，肠糜烂，其他组织未见肉眼变化。对病鼠再次进行细菌分离，可以从小白鼠的肝、脾、肾、心、肺处分离到与注射菌菌落形态一致的优势菌。肌肉注射剑尾鱼的体表有明显的溃疡洞，食欲减退，活动能力下降，体色发白等。

**侵染途径与流行规律** 刺参腐皮综合征在刺参养殖中危害大，流行广。刺参不同生长阶段均可患病。可以通过水传播，也可经口感染。该病在室内越冬期主要危害 5 cm 以下的苗种，流行水温为 5~13℃，10℃ 以下发病重，常发生于每年的 1—3 月。成参溃烂病多发生在池塘化冰后的 2—4 月，整个养成阶段均可发病。

刺参烂胃病可能为经口感染。该病多发生在中耳和大耳幼体时期，以大耳幼体后期发生率较高。在每年刺参育苗期的 5—7 月发生，高温和幼体培育密度过高时更容易发病。严重时每批刺参幼体的死亡率常高达 70%~90%。该病在中国山东、辽宁及河北等省都有发现。

**诊断** 根据患病症状进行初步诊断，确诊需要对病原菌进行分离，并通过细菌生理生化试验和 16S rDNA 通用引物进行 PCR 扩增后鉴定。灿烂弧菌已研制出特异性核酸探针、特异性 PCR 引物，并建立了 ELISA 检测方法（张凤萍等，2008）。

### 5.4.3 灿烂弧菌和 *Marinomonas dokdonensi*

**病害名称** 仿刺参幼参急性口围肿胀症

**病原学名、分类和形态学特征** 灿烂弧菌（*Vibrio splendidus*）和 *Marinomonas dokdonensi* 均为革

兰氏阴性菌，都具有单极生鞭毛，灿烂弧菌为杆状（图 5.13），*Marinomonas dokdonensi* 为棒杆状（图 5.14）。氟喹诺酮类药物诺氟沙星、氧氟沙星和大环内酯类红霉素对上述两种菌均有较强的抑菌作用。

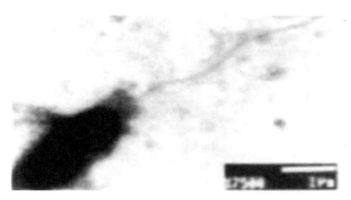

图 5.13　灿烂弧菌电镜观察结果

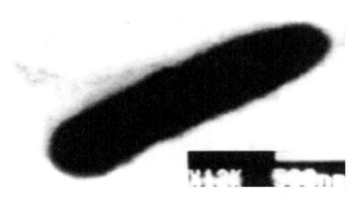

图 5.14　*Marinomonas dokdonensi* 电镜观察结果

**宿主**　仿刺参（*Apostichopus japonicus*）。

**地理分布**　2003 年以来山东、辽宁等地区出现的仿刺参急性口围肿胀症，从山东烟台某养殖场患急性口围肿胀症的仿刺参上分离到病原菌弧菌，灿烂弧菌和 *Marinomonas dokdonensi*（马悦欣等，2006）。

**对宿主的影响**　患病仿刺参外观症状表现为活力下降，身体萎缩，口围肿胀，排脏，体表溃烂，管足松弛失去附着力，脱落至池底，最后死亡（图 5.15）。

**侵染途径与流行规律**　幼参急性口围肿胀症发生在较低的温度，仿刺参长时间处于低温环境，自身抵抗力减弱，易受病原菌感染。环境恶化，如海水盐度低，投放参苗密度过大，池塘位置高，换水能力差，池底老化等使有害细菌大量繁殖，将增加仿刺参感染病菌的机会。

**诊断**　根据发病症状初步诊断，确诊需要对病原菌进行分离、纯化和鉴定。

### 5.4.4　弧菌和假单胞菌属

**病害名称**　刺参幼参溃烂病，刺参"腐皮综合征"。

**病原学名、分类和生物学特征**　弧菌属（*Vibrio*）和假单胞菌属（*Pseudomonas*），弧菌属病原菌为革兰氏阴性菌，呈卵圆形或圆形。假单胞菌属病原菌为革兰氏阴性菌，可运动，弯杆状，有单

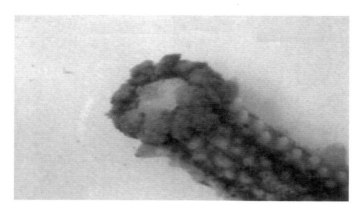

图 5.15 自然发病海参

极生鞭毛，葡萄糖代谢类型为产碱型，氧化酶为阴性，无色素。呋喃妥因对上述两种菌均有较强的抑菌作用。

**宿主** 仿刺参（*Apostichopus japonicus*）。

**地理分布** 2003 年以来，大连地区养殖的刺参幼参出现溃烂病，从取自大连金州、旅顺和黑石礁的刺参养殖场患病刺参分离到弧菌属和假单胞菌属病原菌（马悦欣等，2006）。通过对 20 余例来自山东胶南、蓬莱、长岛、烟台、即墨、荣成等不同地区病参样品的检查分析表明，"刺参腐皮综合征"多以细菌感染为主，常伴有真菌以及寄生虫的继发性感染，从患病刺参分离到的可疑病原菌，分别属于弧菌属和假单胞菌属（王印庚等，2004）。

**对宿主的影响** 刺参幼参溃烂病症状为患病刺参表皮某部位先出现白色斑点，继而开始溃烂，严重时全身溃烂、自溶。解剖观察后发现，呼吸树水肿严重，有的甚至糜烂。

刺参"腐皮综合征"的症状为，初期感染的病参常有摇头现象，然后口部出现局部性感染，表现为围口膜松弛，触手对外界刺激反应迟钝，继而大部分海参会出现排脏现象；中期感染的刺参身体收缩、僵直，一般口腹部先出现小面积溃疡，形成小的蓝白色斑点，口部肿大，不能收缩与闭合，丧失摄食能力；感染末期病参的病灶扩大，溃疡处增多，表皮大面积腐烂，最后导致海参死亡，溶化为鼻涕状的胶体。

**侵染途径与流行规律** 2003 年以来，大连地区养殖的刺参幼参出现溃烂现象，造成幼参大规模死亡。幼参发病时间为 1—3 月，发病时水温为 8~16℃，局部地区幼参自然发病率达 50%，死亡率为 20%~50%。

刺参"腐皮综合征"病多发生在每年的 1—4 月，养殖水体温度较低时期，2—3 月是发病高峰期。2004 年春季，该病呈暴发之势，几乎波及所有刺参养殖区域，山东蓬莱、长岛、烟台、乳山、牟平、荣成、即墨、胶南等地均发生了大规模死亡现象，造成了 2003—2004 年度刺参养殖超过 10 亿元的惨重经济损失。此病的感染率很高，一旦发病很快就会蔓延全池，死亡率高达 90% 以上，属急性死亡。越冬保苗期幼参和养成期海参均可被感染发病，但幼参的感染率、发病率和死亡率均高于成参。

**诊断** 根据发病症状进行初步诊断，确诊后需对病原菌进行分离、纯化和鉴定。

## 5.4.5 溶藻弧菌

**病害名称** 刺参溃烂病。

**病原学名、分类和生物学特征**　溶藻弧菌（*Vibrio alginolyticus*），弧菌科（Vibrionaceae），弧菌属（*Vibrio*）。该菌菌落边缘略粗糙，直径1.5~2.0 mm，不产生色素，中央略隆起。电镜下可见极生单鞭毛，杆状略弯曲（图5.16）。革兰氏染色阴性，氧化酶、VP反应阳性。对O/129敏感。赖氨酸脱羧酶、精氨酸双水解酶、鸟氨酸脱羧酶阴性。发酵葡萄糖产酸不产气，4℃以下，40℃以上不生长。还原硝酸盐，淀粉酶、明胶酶阳性，利用葡萄糖、半乳糖、海藻糖、蔗糖、甘露醇、精氨酸、鸟氨酸、柠檬酸盐等，不利用乳糖、鼠李糖、木糖阿拉伯二糖、甘露糖、肌醇、水杨苷等。最适生长盐度为25~35，在盐度为30时生长最好；在2216E pH为6.0~9.2时，最适生长pH为7.2~8.0，在pH为7.6时生长最好；在2216E盐度30、pH为7.6时，适宜生长温度为14~22℃，在20℃时生长最好（参见3.4.2小节）。

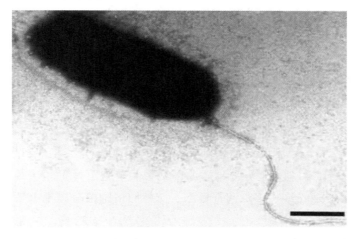

图5.16　溶藻弧菌的负染电镜照片（标尺＝500 nm）

**宿主**　仿刺参（*Apostichopus japonicus*）。

**地理分布**　2005年3月，山东乳山某刺参养殖场暴发刺参溃烂病，发病对象为4~8 cm的成参，平均死亡率60%，从患病刺参分离到溶藻弧菌（杨嘉龙等，2007）。2013年，山东省青岛市某刺参育苗场暴发腐皮综合征，从患病刺参病灶组织分离优势细菌，经鉴定为溶藻弧菌（张文泽等，2015）。

**对宿主的影响**　表现为厌食、体表溃烂、肿嘴、吐肠、自溶等症状。体壁肌肉注射方式对刺参进行感染的体壁肌肉以注射点为中心，出现大面积溃疡，黏液增多，排脏，有1/4的刺参出现肿嘴症状，最后自溶死亡。其半数致死量（$LD_{50}$）为$5.68×10^6$ CFU/尾（图5.17）。

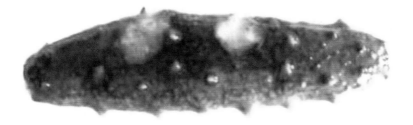

图5.17　人工感染的刺参体壁溃烂症状

**侵染途径与流行规律**　以体壁创伤感染和体壁注射可引起刺参发病，说明病原菌通过体壁创伤感染。刺参养成阶段患病，可能是通过水传播，也可经口感染。该病危害养成阶段越冬期海参，患病时平均发病率约60%（杨嘉龙，2007）。

**诊断** 根据发病症状初步诊断，确诊需要对病原菌进行分离、纯化和鉴定。

## 5.4.6 交替假单胞菌

**病害名称** 养殖刺参溃疡病。

**病原学名、分类和生物学特征** 交替假单胞菌（*Pseudoalteromonas* sp.），革兰氏染色呈阴性，短杆状或略有弯曲，大小为（0.3~0.4）μm×（0.6~0.9）μm，具有极生单鞭毛。在普通海水培养基平板上细菌菌落呈白色，圆形，隆起，边缘整齐，不透明，在TSB培养基上的菌落形态特征为菌落圆形，隆起，灰白色，表面光滑且黏稠，不易挑取，半湿润不透明，对O/129敏感。赖氨酸脱羧酶、鸟氨酸脱羧酶阴性。4℃生长，45℃不生长。不还原硝酸盐，明胶酶阴性，利用葡萄糖。盐度为0和100时不生长，盐度为3和6时生长好。

**宿主** 仿刺参（*Apostichopus japonicus*）。

**地理分布** 自2002年冬季以来，山东、辽宁等省的养殖刺参几乎每年冬天都大规模暴发溃疡病。在刺参溃疡病暴发的高峰期，从取自山东省莱州市金城镇的几个发病比较典型的海参养殖场患病刺参内分离到病原菌交替假单胞菌（孟庆国等，2006）。2005年，从取自山东省牟平、即墨、胶南地区3家患"腐皮综合征"刺参上分离到病原菌交替假单胞菌（王印庚等，2006）。对大连地区患病刺参3年的（2004—2006年）跟踪调查显示，交替假单胞菌分离率占致病菌的15.38%。该病原出现频率也较高。

本次交替假单胞菌调查共检测刺参样品2 940份，2006年感染率为4.3%，2007年感染率为3.7%，总的感染率为3.8%。9个采样站位交替假单胞菌感染率依次为夏家4.7%、瓦房店4.7%、庄河4.3%、旅顺4.2%、金州3.8%、长兴岛3.3%、辛寨子3.3%、大连湾3.2%、普兰店2.7%。交替假单胞菌感染率均较低，仅在夏家2007年2月23日感染率较高，为13.3%（表5.3）。这与交替假单胞菌常发生在冬、春季暴发流行规律基本一致。

表 5.3 交替假单胞菌调查结果

| 采样地点 | 样品名称 | 采样日期 | 样品数 | 阴性 | 阳性 | 感染率/% |
|---|---|---|---|---|---|---|
| 瓦房店 | 仿刺参 | 2006.1.18 | 30 | 29 | 1 | 3.3 |
| | | 2006.11.19 | 30 | 28 | 2 | 6.7 |
| | | 2006.4.10 | 30 | 29 | 1 | 3.3 |
| | | 2006.5.4 | 30 | 29 | 1 | 3.3 |
| | | 2007.1.10 | 30 | 28 | 2 | 6.7 |
| | | 2007.1.29 | 30 | 27 | 3 | 10.0 |
| | | 2007.12.29 | 30 | 28 | 2 | 6.7 |
| | | 2007.12.6 | 30 | 28 | 2 | 6.7 |
| | | 2007.2.28 | 30 | 30 | 0 | 0.0 |
| | | 2007.4.18 | 30 | 30 | 0 | 0.0 |
| | 合计 | | 300 | 286 | 14 | 4.7 |
| 夏家 | 仿刺参 | 2006.12.21 | 30 | 28 | 2 | 6.7 |
| | | 2006.1.12 | 30 | 29 | 1 | 3.3 |
| | | 2006.12.27 | 30 | 29 | 1 | 3.3 |
| | | 2006.3.9 | 30 | 27 | 3 | 10.0 |
| | | 2006.4.20 | 30 | 30 | 0 | 0.0 |
| | | 2006.5.29 | 30 | 30 | 0 | 0.0 |
| | | 2007.1.18 | 30 | 29 | 1 | 3.3 |
| | | 2007.11.23 | 30 | 29 | 1 | 3.3 |
| | | 2007.2.23 | 30 | 26 | 4 | 13.3 |
| | | 2007.3.1 | 30 | 28 | 2 | 6.7 |
| | | 2007.3.11 | 30 | 29 | 1 | 3.3 |
| | | 2007.4.6 | 30 | 29 | 1 | 3.3 |
| | 合计 | | 360 | 343 | 17 | 4.7 |
| 辛寨子 | 仿刺参 | 2006.3.30 | 30 | 28 | 2 | 6.7 |
| | | 2006.4.29 | 30 | 29 | 1 | 3.3 |
| | | 2006.5.15 | 30 | 29 | 1 | 3.3 |
| | | 2007.12.23 | 30 | 28 | 2 | 6.7 |
| | | 2007.4.11 | 30 | 29 | 1 | 3.3 |
| | | 2007.5.1 | 30 | 30 | 0 | 0.0 |
| | | 2007.5.7 | 30 | 30 | 0 | 0.0 |
| | | 2007.6.10 | 30 | 29 | 1 | 3.3 |
| | 合计 | | 240 | 232 | 8 | 3.3 |

| 采样地点 | 样品名称 | 采样日期 | 样品数 | 阴性 | 阳性 | 感染率/% |
|---|---|---|---|---|---|---|
| 长兴岛 | 仿刺参 | 2006. 3. 15 | 30 | 29 | 1 | 3. 3 |
| | | 2006. 4. 5 | 30 | 29 | 1 | 3. 3 |
| | | 2007. 2. 20 | 30 | 28 | 2 | 6. 7 |
| | | 2007. 3. 21 | 30 | 29 | 1 | 3. 3 |
| | | 2007. 4. 13 | 30 | 30 | 0 | 0. 0 |
| | | 2007. 4. 22 | 30 | 29 | 1 | 3. 3 |
| | 合计 | | 180 | 174 | 6 | 3. 3 |
| 大连湾 | 仿刺参 | 2006. 1. 11 | 30 | 29 | 1 | 3. 3 |
| | | 2006. 1. 26 | 30 | 29 | 1 | 3. 3 |
| | | 2006. 12. 8 | 30 | 29 | 1 | 3. 3 |
| | | 2006. 2. 18 | 30 | 29 | 1 | 3. 3 |
| | | 2006. 3. 24 | 30 | 28 | 2 | 6. 7 |
| | | 2006. 3. 5 | 30 | 30 | 0 | 0. 0 |
| | | 2006. 4. 1 | 30 | 29 | 1 | 3. 3 |
| | | 2006. 4. 25 | 30 | 28 | 2 | 6. 7 |
| | | 2006. 5. 11 | 30 | 29 | 1 | 3. 3 |
| | | 2006. 5. 25 | 30 | 29 | 1 | 3. 3 |
| | | 2006. 5. 29 | 30 | 29 | 1 | 3. 3 |
| | | 2007. 1. 12 | 30 | 29 | 1 | 3. 3 |
| | | 2007. 1. 25 | 30 | 29 | 1 | 3. 3 |
| | | 2007. 1. 5 | 30 | 29 | 1 | 3. 3 |
| | | 2007. 12. 11 | 30 | 27 | 3 | 10. 0 |
| | | 2007. 2. 23 | 30 | 29 | 1 | 3. 3 |
| | | 2007. 3. 1 | 30 | 29 | 1 | 3. 3 |
| | | 2007. 3. 5 | 30 | 29 | 1 | 3. 3 |
| | | 2007. 4. 6 | 30 | 29 | 1 | 3. 3 |
| | | 2007. 5. 1 | 30 | 30 | 0 | 0. 0 |
| | | 2007. 5. 19 | 30 | 30 | 0 | 0. 0 |
| | | 2007. 5. 27 | 30 | 30 | 0 | 0. 0 |
| | | 2007. 6. 3 | 30 | 30 | 0 | 0. 0 |
| | 合计 | | 690 | 668 | 22 | 3. 2 |
| 旅顺 | 仿刺参 | 2006. 3. 22 | 30 | 28 | 2 | 6. 7 |
| | | 2007. 3. 16 | 30 | 27 | 3 | 10. 0 |
| | | 2007. 5. 10 | 30 | 30 | 0 | 0. 0 |
| | | 2007. 5. 20 | 30 | 30 | 0 | 0. 0 |
| | 合计 | | 120 | 115 | 5 | 4. 2 |

续表

| 采样地点 | 样品名称 | 采样日期 | 样品数 | 阴性 | 阳性 | 感染率/% |
|---|---|---|---|---|---|---|
| 金州 | 仿刺参 | 2006. 11. 12 | 30 | 28 | 2 | 6. 7 |
| | | 2006. 12. 14 | 30 | 28 | 2 | 6. 7 |
| | | 2006. 2. 25 | 30 | 28 | 2 | 6. 7 |
| | | 2006. 3. 11 | 30 | 28 | 2 | 6. 7 |
| | | 2006. 3. 25 | 30 | 28 | 2 | 6. 7 |
| | | 2006. 4. 11 | 30 | 30 | 0 | 0. 0 |
| | | 2006. 4. 25 | 30 | 29 | 1 | 3. 3 |
| | | 2006. 5. 10 | 30 | 29 | 1 | 3. 3 |
| | | 2007. 1. 25 | 30 | 29 | 1 | 3. 3 |
| | | 2007. 1. 5 | 30 | 29 | 1 | 3. 3 |
| | | 2007. 11. 30 | 30 | 28 | 2 | 6. 7 |
| | | 2007. 12. 20 | 30 | 27 | 3 | 10. 0 |
| | | 2007. 2. 28 | 30 | 29 | 1 | 3. 3 |
| | | 2007. 2. 5 | 30 | 28 | 2 | 6. 7 |
| | | 2007. 3. 5 | 30 | 30 | 0 | 0. 0 |
| | | 2007. 4. 18 | 30 | 29 | 1 | 3. 3 |
| | | 2007. 4. 1 | 30 | 30 | 0 | 0. 0 |
| | | 2007. 4. 26 | 30 | 30 | 0 | 0. 0 |
| | | 2007. 5. 13 | 30 | 30 | 0 | 0. 0 |
| | | 2007. 6. 3 | 30 | 30 | 0 | 0. 0 |
| | 合计 | | 600 | 577 | 23 | 3. 8 |
| 普兰店 | 仿刺参 | 2006. 3. 21 | 30 | 29 | 1 | 3. 3 |
| | | 2006. 4. 30 | 30 | 29 | 1 | 3. 3 |
| | | 2007. 2. 14 | 30 | 29 | 1 | 3. 3 |
| | | 2007. 2. 9 | 30 | 30 | 0 | 0. 0 |
| | | 2007. 4. 1 | 30 | 29 | 1 | 3. 3 |
| | 合计 | | 150 | 146 | 4 | 2. 7 |
| 庄河 | 仿刺参 | 2006. 2. 20 | 30 | 28 | 2 | 6. 7 |
| | | 2006. 3. 17 | 30 | 28 | 2 | 6. 7 |
| | | 2006. 4. 15 | 30 | 29 | 1 | 3. 3 |
| | | 2006. 5. 2 | 30 | 29 | 1 | 3. 3 |
| | | 2006. 5. 29 | 30 | 30 | 0 | 0. 0 |
| | | 2007. 1. 21 | 30 | 27 | 3 | 10. 0 |
| | | 2007. 11. 26 | 30 | 28 | 2 | 6. 7 |
| | | 2007. 2. 14 | 30 | 30 | 0 | 0. 0 |
| | | 2007. 3. 27 | 30 | 29 | 1 | 3. 3 |
| | | 2007. 4. 26 | 30 | 29 | 1 | 3. 3 |
| | 合计 | | 300 | 287 | 13 | 4. 3 |
| | 总计 | | 2 940 | 2 828 | 112 | 3. 8 |

**对宿主的影响** 初期感染的病参有摇头现象，口部肿胀，触手黑浊，对外界刺激反应迟钝，不能收缩与闭合，继而大部分海参会出现排脏现象；中期感染的刺参身体萎缩、僵直、体色变暗、附着力下降；肉刺变白、秃钝，口腹部先出现小面积溃疡，形成蓝白色斑点；感染末期病参的病灶扩大、体壁溃疡处增多，表皮大面积腐烂，最后导致海参死亡，溶化为鼻涕状的胶体。在人工回感试验中，病原菌能使健康刺参致病，并且感染海参的症状与自然发病的症状基本相同。同时，在 14 d 导致 50% 左右的刺参死亡，而对照组无死亡发生。感染后，首先口部肿大，触手不能完全合拢；然后口部出现溃烂白斑，直至参体大面积溃烂，导致最终死亡。

交替假单胞菌以腹腔注射方式对刺参的 $LD_{50}$ 为 $7.24×10^7$ CFU/g，对腹腔注射方式对小白鼠的 $LD_{50}$ 分别为 $1.68×10^7$ CFU/g，肌肉注射方式对剑尾鱼的 $LD_{50}$ 分别为 $4.36×10^6$ CFU/g。腹腔注射感染小白鼠的主要症状：肺、肠充血出血，小肠内有大量黄色黏液，黏液外观清澈透明，肠糜烂，其他组织未见肉眼变化。对病鼠再次进行细菌分离，可以从小白鼠的肝、脾、肾、心、肺处分离到与注射菌菌落形态一致的优势菌。肌肉注射剑尾鱼的体表有明显的溃疡洞，食欲减退，活动能力下降，体色发白等。

**侵染途径与流行规律** 该病主要在冬、春季暴发，发病的温度范围在 2～15℃。疾病发生率在 80% 以上，死亡率在 30%～90%，个别养殖场甚至死亡率达到了 100%。自发现病情开始，感染后的参苗在 5～7 d 内锐减，表现为急性死亡。

**诊断** 根据发病症状初步诊断，确诊需要对病原菌进行分离、纯化和鉴定。

## 5.4.7 中间气单胞菌和海弧菌生物变种 I

**病害名称** 刺参表皮溃烂病。

**病原学名和形态学特征** 中间气单胞菌（*Aeromonas media*），为革兰氏染色阴性，杆状，无鞭毛，个体大小为（1～3.5）μm×（0.1～0.23）μm（图 5.18A）。海弧菌生物变种 I（*Vibro pelagius biovar* I），为革兰氏染色阴性，杆状，有鞭毛，个体大小为（0.5～1）μm×（0.05～0.08）μm（图 5.18B）（王高学，2007）。

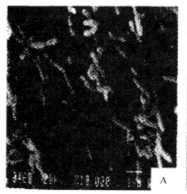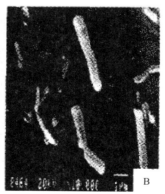

图 5.18 中间气单胞菌（A）和海弧菌生物变种 I（B）的电镜观察（×10 000）

**宿主** 仿刺参（*Apostichopus japonicus*）。

**地理分布** 2006 年，从烟台市莱州所玉柱刺参养殖场患溃烂病典型的刺参上分离到病原菌中间气单胞菌和海弧菌生物变种 I（王高学等，2007）。

**对宿主的影响** 发病初期，病参有摇头现象，围口腔膜松弛，触手对外界刺激反应迟钝，继而出现排脏现象；发病中期，刺参口腹部出现小面积溃烂，形成小白斑，溃烂面积逐渐增大，口部肿大，不能收缩与闭合，逐渐失去摄食能力；发病末期，刺参体表大面积溃烂，身体收缩，溶解成黏胶状。人工回感实验中，在4~7 d引起刺参发病，并出现死亡，且症状与自然发病的症状相同，即体表出现溃烂，在泄殖腔周围出现小白点色斑。

表皮溃烂病病理组织学观察发现，溃烂表皮下出现大量的炎症细胞，并且炎症细胞的核发生浓缩；在肌肉层中发现有细菌性包囊结构，并且体壁与肌肉层之间有炎性带；内部管腔的管壁已与其下的结缔组织分离，局部甚至出现了残缺，管腔破裂，内部无完整的组织结构。

**侵染途径与流行规律** 该病主要发生在每年的1—4月（水温在15~25℃），其中3—4月最为严重。

**诊断** 根据发病症状初步诊断，确诊需要对病原菌进行分离、纯化和鉴定。

## 5.4.8 杀鲑气单胞菌

**病害名称** 刺参溃疡病

**病原学名、分类和生物学特征** 杀鲑气单胞菌杀日本鲑亚种（*Aeromonas salmonicida masoucida*），弧菌科（Vibrionaceae）气单胞菌属（*Aeromonas*）。菌落光滑圆形、边缘整齐、较扁平、灰白色、直径2 mm左右，在血液营养琼脂上出现β溶血现象。革兰氏染色阴性，短杆状，单个或成对排列（图5.19）。电镜下菌体周围有许多细小的菌毛（杨嘉龙，2007）。该菌在4℃生长，37℃不生长。对O/129不敏感，氧化酶、甲基红、V-P反应阳性，发酵葡萄糖产酸产气，硝酸盐还原反应阳性。赖氨酸脱羧酶阳性、精氨酸双水解酶阳性、鸟氨酸脱羧酶阴性。明胶液化、吲哚反应阳性，脲酶阴性，不能产生硫化氢，七叶苷水解阳性。阿拉伯糖、侧金盏花醇、肌醇、乳糖、鼠李糖、水杨苷、木糖阴性，甘露醇、甘露糖、蔗糖、半乳糖、蕈糖、麦芽糖阳性。柠檬酸盐、褐色水溶性色素阴性。

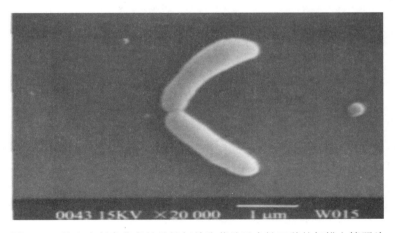

图5.19 从患病刺参分离的杀鲑气单胞菌杀日本鲑亚种的扫描电镜照片

**宿主** 仿刺参（*Apostichopus japonicus*）。

**地理分布** 2005年，从山东省日照市顺源刺参育苗场的患溃疡病刺参身上分离到病原菌杀鲑气单胞菌杀日本鲑亚种（杨嘉龙等，2007）。2006年，从山东省日照市顺源刺参育苗场表皮溃烂病刺参分离到病原菌杀鲑气单胞菌（王高学等，2007）。

**对宿主的影响**　表现为厌食、体表溃疡、肿嘴、吐肠、自溶等症状。人工回感实验中，以体壁创伤浸浴和体壁肌肉注射方式对刺参进行感染的半致死剂量（$LD_{50}$）分别为 $2.26 \times 10^7$ CFU/尾和 $1.80 \times 10^7$ CFU/尾。当每尾刺参注射蛋白剂量达到 52.45 μg 时，实验刺参 12 h 即出现死亡，24 h 死亡率达到 90%；当蛋白剂量降到 26.22 μg 时，48 h 的死亡率为 50%；当每尾刺参注射蛋白 13.11 μg 时，48 h 的死亡率仅为 10%；注射等量 11.5% 生理盐水的对照组没有出现死亡。实验过程中死亡的刺参都表现出体壁肌肉溶解，并继而扩散出现白色溃疡症状，而在 100℃ 中处理 30 min 后的 ECP 用于注射刺参，没有引起刺参死亡，说明 ECP 是致病因子之一。杀鲑气单胞菌 ECP 对刺参的半致死量 $LD_{50} = 5.24$ μg（蛋白）/g 体质量。

组织病理显示患病刺参体壁肌肉黏膜层变薄，上皮与细胞间界线模糊，细胞排列紊乱，多数细胞坏死；患病刺参的肠道细胞大部分坏死、崩解并脱落；患病刺参肿嘴处组织内细胞肿胀、排列紊乱，并发生变性，纤维断裂消失（图 5.20）（杨嘉龙，2007）。

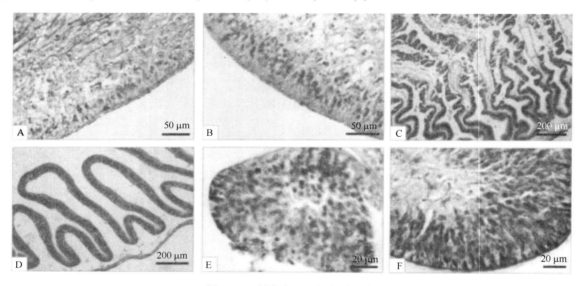

图 5.20　刺参病理组织切片观察

A：患病刺参溃疡处体壁；B：健康刺参溃疡处体壁；C：患病刺参肠道；
D：健康刺参肠道；E：患病刺参肿嘴处组织；F：健康刺参嘴处组织

**侵染途径与流行规律**　以体壁创伤感染和体壁注射可引起刺参发病，说明病原菌通过体壁创伤感染。刺参苗种阶段患病。可通过水传播，也可经口感染。该病危害养成阶段越冬期，平均发病率约 60%。

**诊断**　根据发病症状初步诊断，确诊需要对病原菌进行分离、纯化和鉴定。

### 5.4.9　气单胞菌属

**病害名称**　刺参"腐皮综合征"。

**病原学名和形态学特征**　气单胞菌属（*Aeromonas*）的一个种，TSB 培养基上该菌落形态特征为菌落圆形，中间凸起，表面光滑且较湿润，淡黄色，半透明，革兰氏染色呈阴性，短杆状。

**宿主**　仿刺参（*Apostichopus japonicus*）。

**地理分布**　2008 年，取烟台某公司养殖场患 "腐皮综合征" 病参样品中分离到气单胞菌属细菌（周晓苏等，2009）。

**对宿主的影响**　发病池刺参具有明显 "腐皮综合征" 症状，厌食、摇头、肿嘴、排脏、口部溃烂乃至体表大面积溃疡，出现大量死亡。水浸片观察发现，病灶组织中有大量的细菌存在，组织溃烂、离散、破坏严重。人工感染实验中，感染刺参的症状与自然发病刺参的症状基本相同。首先，其触手过度张开，接着口部肿大，分泌黏液增多，厌食、摇头，有的个体有排脏现象；然后，口部出现溃烂，溃烂处产生大量黏液，口与肛门处有白色絮状物粘连，病情严重时体表皮肤大面积溃烂，最终死亡。

**诊断**　根据发病症状初步诊断，确诊需要对病原菌进行分离、纯化和鉴定。

**防治**　选用病原菌敏感抗生素进行治疗。

## 5.4.10　蜡样芽孢杆菌

**病害名称**　刺参 "腐皮综合征"。

**病原学名、分类和形态学特征**　蜡样芽孢杆菌（*Bacillus cereus*），芽孢杆菌属（*Bacillus*）。为革兰氏阳性好氧杆菌，菌体长杆状，两端钝圆，大小为（0.6~0.8）μm×（3~5）μm。芽孢偏中生，椭圆形。在 TSB 培养基上的菌落形态特征为圆形，边缘不整齐，中间稍凸，乳白色，不透明，表面半湿润，呈毛玻璃状或融蜡状。

**宿主**　仿刺参（*Apostichopus japonicus*）。

**地理分布**　2009 年，从患 "腐皮综合征" 刺参的病灶处分离得到蜡样芽孢杆菌，该菌对刺参具有较强的致病性（骆艺文等，2009）。2011 年，辽宁省大连市患 "腐皮综合征" 的养殖刺参肠道中分离得到蜡样芽孢杆菌（艾海新等，2012）。

**对宿主的影响**　对病参病灶组织的水浸片观察，发现病灶处有大量细菌。人工感染实验表明，病原菌能使健康刺参致病，并且感染症状与暂养发病的刺参基本相同。注射菌悬液 6 d 后，实验组刺参开始出现病症。发病刺参口部肿胀，触手不能完全合拢，体表出现溃烂蓝白斑，直至参体大面积溃烂，最终导致死亡。21 d 内，攻毒刺参死亡率在 60% 左右，而对照组无死亡发生。

**诊断**　根据发病症状初步诊断，确诊需要对病原菌进行分离、纯化和鉴定。

## 5.4.11　塔式弧菌

**病害名称**　养殖刺参溃烂病。

**病原学名和生物学特征**　塔式弧菌（*Vibrio tubiashii*），弧菌属，革兰氏阴性菌，弧形，具运动性。透射电镜下可见病原菌呈弧形短杆状，极生单鞭毛，两端钝圆，单个排列，菌体大小为 1.8 μm×0.8 μm（图 5.21）。在 TCBS 培养基上形成中央隆起、边缘整齐、表面湿润、光滑的黄色菌落，24 h 培养后直径为 1~2 mm，在 2216E 培养基上的菌落为白色圆形，不透明，边缘整齐，表面湿润。葡萄糖发酵，氧化酶、触酶阳性，β-半乳糖苷酶、精氨酸双水解酶、鸟氨酸脱羧酶、脲素酶阴性；赖氨酸脱羧酶、色氨酸脱羧酶、明胶酶阳性；利用葡萄糖、蔗糖、阿拉伯糖、甘露醇、肌醇、苦杏仁苷等，不利用柠檬酸、鼠李糖、蜜二糖、山梨醇等。

**宿主**　养殖刺参。

**地理分布**　2013 年春，福建漳州地区池塘养殖刺参感染塔式弧菌而患病（杨求华等，2014）。

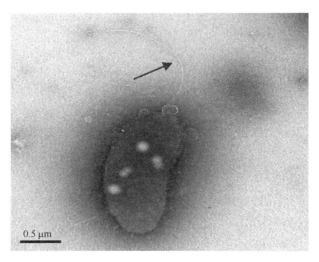

图 5.21　塔式弧菌的透射电镜图

（×4 000）箭头示鞭毛

**对宿主的影响**　患病刺参表现为身体萎缩、体色变暗、排脏、肉刺秃钝，体表出现溃烂斑，而后逐渐扩大，直至成鼻涕状胶体，导致死亡。

**诊断**　根据发病症状初步诊断，确诊需要对病原菌进行分离、纯化和鉴定。

### 5.4.12　痢疾志贺氏菌、有毒威克斯菌、奥斯陆莫拉氏菌、缺陷短波单胞菌、动物溃疡伯杰氏菌

**病害名称**　刺参细菌病。

**病原学名、分类和生物学特征**　痢疾志贺氏菌（*Shigella dysenteria*）、有毒威克斯菌（*Weeksella virose*）、奥斯陆莫拉氏菌（*Moraxella osloensis*）、缺陷短波单胞菌（*Brevundimonas diminuta*）和动物溃疡伯杰氏菌（*Bergeyella zoohelcum*）。痢疾志贺氏菌是一种革兰氏阴性杆菌，对蛋白有较强的分解能力，对淀粉的分解能力一般，对吐温（酯类）均无分解能力。最佳生长条件为 35℃，pH 9。盐质量分数 5%。有毒威克斯菌菌落直径 5~7 mm，圆形小菌斑，色泽为淡红色，边缘及表面光滑，有湿润感。菌落很黏，用接种环可拉出丝来，镜下观察第 1 天呈球杆状，延长培养时间可呈杆状或丝状，中间淡染。对淀粉和蛋白有一定的分解能力，对吐温（酯类）均无分解能力。最佳生长条件为 25℃，pH 7，盐质量分数 5%。奥斯陆莫拉氏菌为革兰氏阴性球杆菌，菌落直径 3~5 mm，圆而扁平，表面和边缘光滑湿润，呈淡黄色，其生长对营养要求不高，是一种条件致病菌。对淀粉和蛋白的分解能力一般，对吐温（酯类）均无分解能力。最佳生长条件为 25℃，pH 7，盐质量分数 1%。缺陷短波单胞菌为革兰氏阴性短小杆菌，它能够将 DNA 降解成为核碱基或其衍生物，对淀粉有较强的分解能力，但是对蛋白的分解能力稍差，对吐温（酯类）均无分解能力。最佳生长条件为 25℃，pH 7，盐质量分数 3%。动物溃疡伯杰氏菌为好氧、不能运动的革兰氏阴性杆菌，对淀粉和蛋白有一定的分解能力，对吐温（酯类）均无分解能力。最佳生长条件为 35℃，pH 7，盐质量分数 3%。

**宿主**　仿刺参（*Apostichopus japonicus*）。

**地理分布**　2008 年，从取自宁海得水养殖场人工养殖的患病刺参上分离到 5 株致病菌，为痢疾

志贺氏菌、有毒威克斯菌、奥斯陆莫拉氏菌、缺陷短波单胞菌和动物溃疡伯杰氏菌（石晓辉，
2009）。

**对宿主的影响**　患病刺参溃烂、体壁呈白色絮状。

**诊断**　根据发病症状初步诊断，确诊需要对病原菌进行分离、纯化和鉴定。

### 5.4.13　坚强芽孢杆菌

**病害名称**　海胆"黑嘴病"。

**病原学名、分类和生物学特征**　坚强芽孢杆菌（*Bacillus firmus*），革兰氏阳性杆菌，大小为
（0.6~0.7）μm×（0.8~1.0）μm，有中生芽孢，胞囊不膨大。该病原菌为接触酶阳性、氧化酶阴
性，胞内无PHB颗粒，在1%~7% NaCl中均可生长，最适生长盐度为20~30，最适pH为7~8，生
长温度为8~26℃，最适温度为15℃。不产生乙酰甲基甲醇，能将硝酸盐还原成亚硝酸盐，不能在
厌氧培养基上生长，能水解淀粉，对葡萄糖和木糖产酸，而对阿拉伯糖和甘露醇不产酸。

**宿主**　虾夷马粪海胆（*Strongylocentrotos intermedius*）。

**地理分布**　自1997年开始，海胆出现"黑嘴病"，从取自大连太平洋海珍品有限公司的患病海
胆中分离到病原菌坚强芽孢杆菌（李太武等，2000）。

**对宿主的影响**　该病初期无任何异常，但仔细观察可发现海胆摄食能力逐渐减弱。病海胆胃口
膜变黑，病情恶化时不能摄食、附着，而且棘刺逐渐脱落后死亡。组织病理切片观察，围口膜上无
明显的病灶，该菌可能破坏了口器中的肌肉组织，使海胆不能摄食，最终导致大批死亡。

**侵染途径与流行规律**　该菌是由受伤的管足处侵入体内。自1997年开始出现，由于其芽孢存
在，加之它的生长温度幅度较宽，最高温度为40~50℃，最低温度为8℃，所以流行季节长。

**诊断**　根据发病症状进行初步诊断，确诊需从病灶处进行细菌分离，通过生理生化分析和分子
生物学方法进行鉴定。

### 5.4.14　未鉴定弧菌

**病害名称**　海胆"红斑病"。

**病原学名、分类和生物学特征**　弧菌属的一种，具体种名不清，怀疑是新种。革兰氏阴性菌，
无芽孢，单极生鞭毛，具有运动性，弯或短杆近球形（图5.22）。在含2% NaCl的营养琼脂平板上
为乳白色圆形菌落，半透明，直径2~3 mm，在TCBS培养基上菌落呈黄色。20~30℃生长良好，
4℃或40℃均不生长。对O/129敏感。氧化酶、过氧化氢酶、精氨酸双水解酶、明胶酶、淀粉酶、
卵磷脂酶、脂肪酶均阳性。不产气，产吲哚，V-P阴性。可发酵的糖包括蔗糖、D-半乳糖、D-甘
露糖。

**宿主**　虾夷马粪海胆（*Strongylocentrotos intermedius*）。

**地理分布**　2001年，中国北方养殖中间球海胆暴发"红斑病"，造成了海胆大规模的死亡（王
斌等，2005）。2002—2003年夏，中国大连沿海养殖的虾夷马粪海胆出现大规模死亡，发病非常迅
速，传播面很广，2~3 d内海胆死亡率高达90%（王斌等，2006）。

**对宿主的影响**　海胆由于高温基本不摄食，性腺接近或正处在繁殖期，非常饱满。发病时海胆
壳上出现紫红色斑点，并且相互融合破溃，经海水冲击，海胆内性腺等物质溢出，导致死亡，暂定
名"红斑病"。

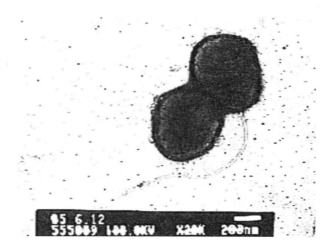

图 5.22 菌株电镜形态

**侵染途径与流行规律** 该病的侵染途径是体表的伤口。当养殖密度过大时，海胆体表很容易由于互相碰撞造成破损，加之夏季高温病原菌数量增加，易从创伤处黏附、定植形成病灶。有一定数量海胆出现发病后，脱落的棘或创面的碎片带有一定的活菌，可通过水或直接接触传播。该病原菌通过消化道引起发病的可能性不大。夏季多发，当水温升至 20℃ 以上即开始发病，进入秋季水温下降，病情稳定、死亡率下降，冬季只散在发病，无死亡。

**诊断** 根据发病症状进行初步诊断，确诊需从病灶处进行细菌分离，通过生理生化分析和分子生物学方法进行鉴定。

## 5.5 寄生虫

### 5.5.1 纤毛虫

**病害名称** 刺参的"腐皮综合征"。

**病原学名、分类和生物学特征** 一种纤毛虫，盾纤类（Scuticociliatida），嗜污科（Philasteridae），嗜污虫属（*Philasterides*）种名待定。纤毛虫活体外观呈瓜子形，皮膜薄，无缺刻，新鲜分离得到的虫体平均大小为 38.4 μm × 21.7 μm。

**宿主** 仿刺参（*Apostichopus japonicus*）。

**地理分布** 2004 年，对取自胶南海参养殖场患"腐皮综合征"刺参的组织结构进行观察时发现纤毛虫（刘晓云等，2005）。2004 年 6—7 月，该病在山东长岛、蓬莱流行甚广。

**对宿主的影响** 在病参呼吸树的中央腔内，聚积着大量的纤毛虫，虫体附着在刺参呼吸树内皮构成的呼吸膜上。感染纤毛虫的刺参虽然不出现大面积死亡，但因生长速度锐减而影响产量。解剖观察被纤毛虫寄生的刺参呼吸树与未被感染的正常呼吸树肉眼可见明显的区别，被纤毛虫寄生的呼吸树枯槁干瘪。寄生严重时可导致刺参活力减弱，排脏，甚至体表溃烂，嘴部肿胀等症状。

该病多由细菌和纤毛虫协同致病。当刺参生活的水环境不好时，细菌大量繁殖是导致养殖刺参发病的直接原因，但同时由于水体中细菌数量大增，以细菌为食的纤毛虫的数量也随之大增，大量的纤毛虫随海水由泄殖腔进入呼吸树，虫体聚积在呼吸树的中央腔内，阻碍了腔内海水的正常流动；另一方面，纤毛虫附着在呼吸树的内皮层上，减少了呼吸树内呼吸膜的有效面积，导致刺参的呼吸障碍，由此进一步影响刺参的各项生理机能，从而使刺参抵抗力下降，易被细菌感染，严重时使稚参死亡。

**侵染途径与流行规律**　当稚参活力较弱时，在显微镜下可见纤毛虫攻击参体造成创口后，继而侵入组织内部，在海参体内大量繁殖，致使海参幼体解体死亡。在夏季高温季节，水温在20℃左右，海参幼体附板后的2~3 d易暴发此病。未见在海参浮游幼体时期发生。该病感染率高，传染快，短时间内可造成稚参的大规模死亡。

**诊断**　肉眼观察和镜检，观察到虫体即可确诊。

# 5.6　我国海参、海胆病原生物分布规律

根据我国海参、海胆病原公开发表的文献资料报道，我国海参、海胆病毒病原报道共计3种，包括胃萎缩症病毒、球状病毒、囊膜病毒。我国海参、海胆细菌病原报道共计20种，包括灿烂弧菌、弧菌、假单胞菌、交替假单胞菌、坚强芽孢杆菌、蜡样芽孢杆菌、痢疾志贺氏菌、有毒威克斯菌、奥斯陆莫拉氏菌、缺陷短波单胞菌、动物溃疡伯杰氏菌、气单胞菌、溶藻弧菌、杀鲑气单胞菌、杀鲑气单胞菌杀日本鲑亚种、中间气单胞菌、海弧菌生物变种Ⅰ、未定名弧菌、*Vibrio tapetis*、*Marinomonas dokdonensi*。海参、海胆寄生虫病原报道共计1种，即纤毛虫。藻类病原宿主共计3种，仿刺参、虾夷马粪海胆、中间球海胆。病原报道共计40次，1997年报道1次，2001年报道1次，2002年报道1次，2003年报道1次，2004年报道3次，2005年报道16次，2006年报道10次，2008年报道2次，2009年报道1次，2011年报道1次，2013年报道1次，2014年报道2次（图5.23和图5.24）。海参海胆病原可导致刺参腐皮综合征、溃烂病、脱板病、胃萎缩症、烂胃病、幼参急性口围肿胀症和海胆黑嘴病、红斑病。

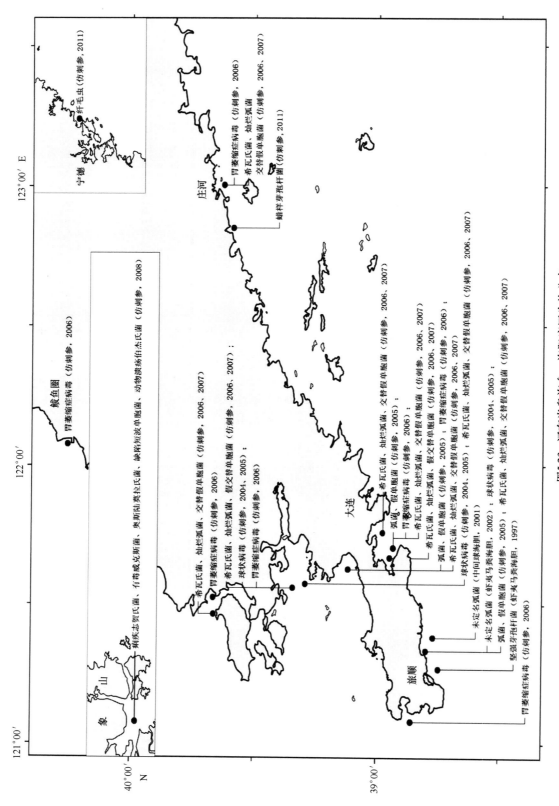

图5.23 辽东半岛海参、海胆病原生物分布

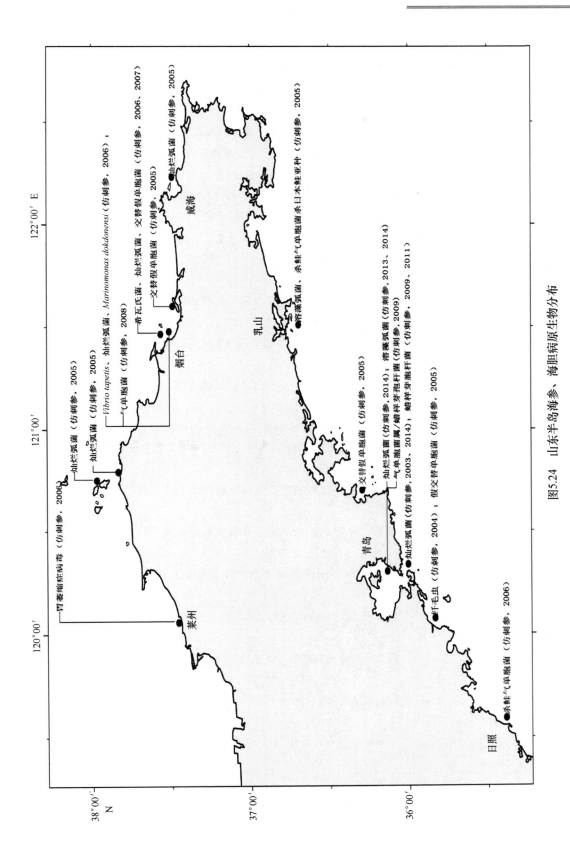

图5.24 山东半岛海参、海胆病原生物分布

## 参考文献

艾海新，于晶晶，郑方亮，等．2012．刺参"腐皮综合征"致病菌 LNUB415 的分离及防治的初步研究［J］．微生物学杂志，32（2）：68-72．

常亚青，丁君，宋坚，等．2004．海参、海胆生物学研究与养殖．北京：海洋出版社．

邓欢，周遵春，韩家波．2008．"胃萎缩症"仿刺参幼体及亲参组织中病毒观察［J］．水产学报，32（2）：315-320．

邓欢．2006．刺参体内的新病原———种球状病毒［J］．水产科学，25（1）：30-31．

费聿涛．2016．刺参养殖环境微生物和理化因子与刺参病害发生关系的研究［D］．上海：上海海洋大学．

李太武，徐善良，王仁波，等．2000．虾夷马粪海胆黑嘴病的初步研究［J］．海洋科学，24（3）：41-43．

刘晓云，范瑞青，谭金山，等．2005．纤毛虫与养殖刺参的"腐皮综合征"［J］．电子显微学报，24（4）：428-428．

骆艺文，郝志凯，王印庚，等．2009．一株引起刺参"腐皮综合征"的蜡样芽孢杆菌［J］．水产科技情报，36（2）：60-63．

马悦欣，徐高蓉，常亚青，等．2006．大连地区刺参幼参溃烂病细菌性病原的初步研究［J］．大连水产学院学报，21（1）：13-18．

马悦欣，徐高蓉，张恩鹏，等．2006．仿刺参幼参急性口围肿胀症的细菌性病原［J］．水产学报，30（3）：377-382．

孟庆国，吴刘记，吴信忠，等．2006．养殖刺参溃疡病病原学研究［J］．水产科学，25（12）：635-639．

石晓辉，李太武，陈燕，等．2009．发病仿刺参细菌的分离鉴定和生长特性的研究［J］．水产科学，28（8）：435-438．

宋坚，王品虹，李春艳，等．2007．仿刺参稚参"脱板病"超微病理的研究［J］．大连水产学院学报，22（3）：221-225．

王斌，李岩，李霞，等．2005．中间球海胆"红斑病"病原弧菌致病机理的研究［J］．大连水产学院学报，20（1）：11-15．

王斌，李岩，李霞，等．2006．虾夷马粪海胆"红斑病"病原弧菌特性及致病性［J］．水产学报，30（3）：371-376．

王高学，原居林，赵云奎，等．2007．刺参表皮溃烂病病原菌的分离鉴定与药敏试验［J］．西北农林科技大学学报（自然科学版），35（8）：87-91．

王品虹，常亚青，徐高蓉，等．2005．刺参一种囊膜病毒的分离及其超微结构观察［J］．中国水产科学，12（6）：766-771．

王印庚，方波，张春云，等．2006．养殖刺参保苗期重大疾病"腐皮综合征"病原及其感染源分析［J］．中国水产科学，13（4）：610-616．

王印庚，荣小军，张春云，等．2004．养殖刺参暴发性疾病———"腐皮综合征"的初步研究与防治［J］．齐鲁渔业，21（5）：44-48．

王印庚，荣小军，张春云，等．2005．养殖海参主要疾病及防治技术［J］．海洋科学，29（3）：1-7．

王印庚，孙素凤，荣小军．2006．仿刺参幼体烂胃病及其致病原鉴定［J］．中国水产科学，13（6）：908-916．

烟井喜司雄，小川和夫编著，任晓明译．2007．新鱼病图谱［M］．北京：中国农业大学出版社．

杨嘉龙，周丽，绳秀珍，等．2007．养殖刺参溃疡病病原菌 RH2 的鉴定及其生物学特性分析［J］．水产学报，31（4）：504-511．

杨嘉龙，周丽，邢婧，等．2007．养殖刺参溃疡病杀蛙气单胞菌的分离、致病性及胞外产物特性分析［J］．中国水产科学，14（6）：981-989.

杨先乐.2009.海水名优动物养殖用药处方手册［M］.北京：化学工业出版社.

战文斌.2004.水产动物病害学［M］.北京：中国农业出版社.

张春云，王印庚，荣小军.2006.养殖刺参腐皮综合征病原菌的分离与鉴定［J］.水产学报，30（1）：118-123.

张凤萍，王印庚，李胜忠，等.2008.应用PCR方法检测刺参腐皮综合征病原——灿烂弧菌［J］.海洋水产研究，29（5）：100-106.

周晓苏，王印庚，荣小军，等.2009.注射一株灭活气单胞菌苗对刺参部分免疫因子的影响［J］.中国水产科学，16（1）：82-88.

杨求华，葛辉，方旅平，等.2014.池塘养殖刺参病原菌塔式弧菌的分离与鉴定［J］.南方水产科学，10（4）：45-51.

张文泽，王印庚，廖梅杰，等.2015.夏季保苗期刺参（*Apostichopus japonicus*）腐皮综合征病原菌的分离鉴定及其致病阈值［J］.渔业科学进展，36（6）：79-87.

# 6　藻类病原生物

## 6.1　引言

中国是海藻养殖大国，目前养殖的品种多达十几种，包括海带、裙带菜、紫菜、膜磷菜、江湾、石花菜、羊栖菜、螺旋藻、小球藻和杜氏藻等。其中，我国海带总产量居世界第一（王丽丽等，2003）。但是近几年来，随着养殖规模的不断扩大和养殖水体的恶化，藻类病害屡屡发生。海带病烂，尤其在苗期，绿烂病、白烂病以及脱苗掉苗等现象时有发生，造成了重大经济损失。裙带菜系我国北方重要经济海藻，是出口创汇的主要水产品之一。自1992年以来，在黄、渤海沿岸，尤其是大连星海湾海区筏式栽培的裙带菜，连续几年发生较大面积的"绿烂病"，致使裙带菜产量降低了20%~30%，质量达不到出口标准，产值大幅度下降（姜静颖等，1997）。随着条斑紫菜栽培业的不断发展，病害问题不断凸显，紫菜病害的发生，轻则降低紫菜品质，严重的导致大面积减产，甚至绝产（丁怀宇，2006）。随着螺旋藻养殖面积的扩大，碰到的问题也越来越多，虫害是其中突出的问题。危害严重的害虫有轮虫、原生动物、水蝇。其中以轮虫危害最重，轻则减产，重则绝收。2017年最新数据显示，养殖藻类总产量为216.93万t，比2016年增长3.83%，占世界海带总产量的近9成。从生产区域来看，海带产量最高的3个省份是福建、山东和辽宁，产量分别占总产量的47.47%、36.51%和14.97%。大型藻类的养殖，可以吸取水体中的碳，从而提高海水养殖的碳汇潜力。预防与控制藻类病害，对提升藻类产品质量和产量，促进藻类养殖业健康持续发展具有重要意义。

## 6.2　调查方法

本次藻类病原生物调查包括褐藻酸降解菌、琼胶降解菌和异养菌，共设4个采样站位，包括浙江洞头，福建东山，广东汕头和海南陵水，采样时间为2007年7月3—21日，测定日期为2007年7月4—22日，采集了龙须菜、脆江蓠、异枝麒麟菜、细基江蓠、沉积物和水样。检测方法采用平板计数法。本书还收集了我国有关藻类病害公开发表的文献资料，并进行了综合分析比较。

## 6.3　细菌

### 6.3.1　褐藻酸降解菌

**病害名称**　海带绿烂病。

**病原学名、分类和生物学特征**　褐藻酸降解菌，是一种能产生褐藻酸酶，分解褐藻胶的细菌。已报道的褐藻酸降解菌有埃氏交替单胞菌（*Alteromonas espejiana*），革兰氏阴性，杆状，细胞大小为

0.6~0.7 μm×1.5~2.4 μm，麦氏交替单胞菌（*Alteromonas macleodii*）和单胞菌属（*Alteromonas*）的某些细菌。镜下为革兰氏阴性菌，杆状。菌落颜色为乳白或乳黄色。

**宿主** 海带（*Laminaria japonica*）、裙带菜（*Undaria pinnatifida*）、龙须菜（*Gracilaria lemaneiformis*）、异枝麒麟菜（*Eucheuma striatum*）、脆江蓠（*Gracilaria chouae*）和细基江蓠（*Gracilaria tenuistipitata*）。

**地理分布** 1993年5月，在青岛海边采集烂梢的海带和裙带菜，从病烂处分离纯化得到具有褐藻酸酶活性的埃氏交替单胞菌、麦氏交替单胞菌。2000年10月8—12日，研究了在威海泊于、崮山两家海带育苗场及荣成鸿洋神集团海带育苗场采集的患病海带藻体表面褐藻酸降解菌数量分布及特点（林伟等，2004）。2002年，从取自烟台海带育苗厂出现病烂症状的海带上分离到褐藻酸降解菌，经鉴定为另单胞菌，为海带幼苗病烂的主要病原菌（王丽丽等，2003）。2007年夏季航次在浙江洞头龙须菜中检出褐藻酸降解菌，占异养菌总数中的比例较低，为5.1%；沉积物和水样中几乎未检出。在福建东山脆江蓠及水样中均检出褐藻酸降解菌，水样中褐藻酸降解菌数量为7×10³ CFU/mL，占异养菌总数中的比例为1.8%；而脆江蓠中褐藻酸降解菌占异养菌总数中的比例较高为37.0%，说明此菌可能为患病脆江蓠的致病菌，应该引起注意。海南陵水异枝麒麟菜中检测出褐藻酸降解菌，占异养菌总数中的比例为9.0%；广东汕头水样中未检出褐藻酸降解菌，细基江蓠中检出褐藻酸降解菌，所占异养菌总数中的比例较低，为0.8%，说明此菌可能为正常细基江蓠上分离（表6.1）。2016年在山东青岛出现病烂症状的海带上分离到褐藻酸降解菌（钱瑞等，2016）。

**表6.1 褐藻酸降解菌、异养菌调查结果**

| 采样地点 | 样品名称 | 采样日期 | 测试日期 | 异养菌 / （CFU·mL⁻¹） | 褐藻酸降解菌 / （CFU·mL⁻¹） | 褐藻酸降解菌占异养菌比例/% |
|---|---|---|---|---|---|---|
| 浙江洞头 | 龙须菜 | 2007.7.03 | 2007.7.04 | $9.5×10^5$ | $4.8×10^4$ | 5.1 |
| | 沉积物 | 2007.7.03 | 2007.7.04 | $9.1×10^6$ | — | 0 |
| | 水样 | 2007.7.03 | 2007.7.04 | $2.67×10^6$ | 33 | 0 |
| 福建东山 | 脆江蓠 | 2007.7.07 | 2007.7.08 | $2.7×10^5$ | $1.0×10^5$ | 37.0 |
| | 水样 | 2007.7.07 | 2007.7.08 | $4.0×10^5$ | $7.0×10^3$ | 1.8 |
| 海南陵水 | 异枝麒麟菜 | 2007.7.17 | 2007.7.19 | $7.33×10^5$ | $6.6×10^4$ | 9.0 |
| 广东汕头 | 细基江蓠 | 2007.7.21 | 2007.7.22 | $2.5×10^6$ | $2.0×10^4$ | 0.8 |
| | 水样 | 2007.7.21 | 2007.7.22 | $3.1×10^5$ | — | 0 |

"—"代表未检出。

**对宿主的影响** 褐藻酸降解菌能够产生褐藻酸酶，分解海带藻体内的褐藻胶，对藻体有很强的破坏力。发病时，先从梢部边缘开始，逐渐向基部和中肋部蔓延，严重时往往使叶片烂掉大半，甚至烂光，而且腐烂速度相当快。藻体发病处由褐色逐渐变为绿色，随之腐烂。这是由于海带属于褐藻类，含有多种色素。发病时，藻体内的水溶性藻褐素首先溶解，而呈现绿色的叶绿素病变较慢。人工回感实验中，只有接种病原菌株的藻体受伤部位稍稍萎蔫，经2~3 d受伤部位明显萎缩，褐色开始脱去，经过5 d，斑点继续扩大，8 d后藻体刺伤处开始大面积腐烂。镜检观察，病烂海带中，褐藻酸降解菌已经侵入到海带的内皮层细胞，并在其内繁殖，造成了个别细胞破裂，形成空腔，最终导致内皮层细胞完全破碎，而病烂海带表皮细胞基本完好，相对海带的其他组织而言，内皮层最容易破坏，外皮层、髓部次之。

**侵染途径与流行规律** 褐藻酸降解菌首先侵入内皮层，然后再逐渐侵入到外皮层、髓部，最终导致海带病烂。褐藻酸降解菌进入内皮层可能有两条途径：① 从损伤处直接进入内皮层；② 从损伤处通过组织间的细胞间隙进入内皮层。在藻体表面损伤、过于密植、水温较高等不利条件下，藻体抗病能力下降，褐藻酸降解菌有机会大量增殖，病烂也就发生。

**诊断** 根据发病症状进行初步诊断，确诊需要对病原菌进行分离鉴定。

## 6.3.2 琼胶降解菌

**病害名称** 紫菜腐烂病。

**病原学名和生物学特征** 琼胶降解菌，是一种能产生琼胶酶，降解琼胶的细菌。从温州洞头某紫菜养殖场中的腐烂坛紫菜分离到琼胶降解菌，经鉴定属于短波单胞菌属（*Brevundimonas*）。该菌革兰氏阴性，在平板上生长，形成规则的圆形菌落，表面光滑湿润，边缘整齐，培养24 h菌落直径约为3 mm。该菌生长速度较快，产酶能力较强，产酶性状稳定。在以琼脂作为唯一碳源的培养基上能够正常生长，培养2~3 d后会产生明显的透明圈，培养4~5 d后会出现明显的平板液化现象，在培养15 d整个琼脂平板被液化（付万冬等，2007）。

**宿主** 文献报道宿主有条斑紫菜（*Porphyrae yezoensis*），坛紫菜（*Porphyra haitanensis*），脆江蓠（*Gracilaria chouae*），细基江蓠（*Gracilaria tenuistipitata*），芋根江蓠（*Gracilaria blodgettii*）。

**地理分布** 从1995年11月上旬至1996年1月初，1996年11月上旬至12月下旬在启东吕四紫菜栽培海区和1995年12月23日在连云港高公岛紫菜栽培海区取病烂紫菜进行检测，具有降解琼脂特性的病原菌可能是引起紫菜脱落，特别是苗期严重脱落的主要原因（陈国耀等，1999）。温州洞头某紫菜养殖场中的腐烂坛紫菜分离到该菌（王晓燕等，2009）。2007年夏季航次在浙江洞头龙须菜、沉积物、水样和海南陵水异枝麒麟菜中均未检出琼胶降解菌。在福建东山脆江蓠及水样中均检出琼胶降解菌，水样中琼胶降解菌含量为$1.13 \times 10^4$ CFU/mL，占异养菌总数中的2.8%；而脆江蓠中琼胶降解菌占异养菌总数的比例较高，为22.2%，说明此菌可能为患病脆江蓠的致病菌，应该引起注意；广东汕头水样中未检出琼胶降解菌，细基江蓠中检出琼胶降解菌，所占异养菌总数中的比例较低，为2.1%，说明此菌可能为正常细基江蓠上分离（表6.2）。2014年在海南省陵水县黎安港采集的芋根江蓠中检测出琼胶降解菌（李东奇，2015）。

表6.2 琼胶降解菌调查结果

| 采样地点 | 样品名称 | 采样日期 | 测试日期 | 异养菌 /（CFU·mL⁻¹） | 琼胶降解菌 /（CFU·mL⁻¹） | 琼胶降解菌占异养菌比例/% |
|---|---|---|---|---|---|---|
| 浙江洞头 | 龙须菜 | 2007.7.03 | 2007.7.04 | $9.5 \times 10^5$ | — | 0 |
| | 沉积物 | 2007.7.03 | 2007.7.04 | $9.1 \times 10^6$ | — | 0 |
| | 水样 | 2007.7.03 | 2007.7.04 | $2.67 \times 10^6$ | — | 0 |

| 采样地点 | 样品名称 | 采样日期 | 测试日期 | 异养菌 / (CFU·mL$^{-1}$) | 琼胶降解菌 / (CFU·mL$^{-1}$) | 琼胶降解菌占异养菌比例/% |
|---|---|---|---|---|---|---|
| 福建东山 | 脆江蓠 | 2007. 7. 07 | 2007. 7. 08 | $2.7×10^5$ | $6.0×10^4$ | 22.2 |
| | 水样 | 2007. 7. 07 | 2007. 7. 08 | $4×10^5$ | $1.13×10^4$ | 2.8 |
| 海南陵水 | 异枝麒麟菜 | 2007. 7. 17 | 2007. 7. 19 | $7.33×10^5$ | — | 0 |
| 广东汕头 | 细基江蓠 | 2007. 7. 21 | 2007. 7. 22 | $2.5×10^6$ | $5.3×10^4$ | 2.1 |
| | 水样 | 2007. 7. 21 | 2007. 7. 22 | $3.1×10^5$ | — | 0 |

"—"代表未检出。

**对宿主的影响**　琼脂降解菌在健康叶状体上数量很少，主要附着于网绳上。从网绳上分离的琼脂降解菌对紫菜叶体有解离作用。由于紫菜基部固着在网绳上，且基部细胞较少，当网绳上琼脂降解菌达到一定数量，就会对基部产生软化、松弛及离析作用，这可能是紫菜脱落，特别是苗期严重脱落的主要原因。人工回感实验中，琼脂降解菌接种 $10^7$ CFU/mL 后，培养至第 3 天藻体软化，部分组织细胞解离，第 5 天培养材料完全离析。这与海区发病藻体的情况相似。说明该类菌群数量增加可能造成栽培紫菜发病，可作为生产上的监测指标。

**侵染途径与流行规律**　发病藻体上琼脂降解菌数量比较多，在健康叶状体上数量很少。

**诊断**　根据发病症状进行初步诊断，确诊需要对病原菌进行分离鉴定。

### 6.3.3　柠檬交替假单胞菌

**病害名称**　条斑紫菜绿斑病。

**病原学名、分类和生物学特征**　柠檬交替假单胞菌（*Pseudoalteromonas citrea*），短杆状，两端钝圆，菌体宽 0.5~0.7 μm，长 1.5~2.0 μm，极生单鞭毛（图 6.1），运动活跃，革兰氏阴性，无芽孢（闫咏，2002）。在紫菜汤牛肉膏蛋白胨培养基平板上，18℃ 培养 24 h，菌落大小 1.5~2.0 mm，圆形、隆起、边缘整齐、光滑、湿润、不透明，分泌紫褐色水溶性非荧光色素，略有异味，菌落周围培养基凹陷。在以琼脂为唯一碳源的合成培养基上生长较缓慢，产生水溶性紫褐色色素，菌落较小，菌落周围呈明显的透明圈；在紫菜汤琼脂平板上生长良好，产生玫瑰红色水溶性色素，具有水解琼脂多糖的酶。生长温度 4~35℃，最适温度 12~18℃，最适盐质量分数为 2.0%~3.0%；葡萄糖氧化发酵实验（O/F）为氧化性，氧化酶阳性，接触酶阳性，ONPG 反应阳性，V-P 反应阴性，水解明胶、酪蛋白、淀粉，$H_2S$ 生成实验为阳性。G+C 含量是 40.5 mol%。脂肪酸主要成分为 C17：1ω8c 和 C16：1ω7c。

**宿主**　条斑紫菜（*Porphyrae yezoensis*）。

**地理分布**　采自江苏南部海区患绿斑病条斑紫菜上分离到病原菌柠檬交替假单胞菌（闫咏等，2002）。2012 年山东青岛发现条斑紫菜绿斑病，在患病紫菜上分离得到柠檬交替假单胞菌（牟宗娟，2012）。

**对宿主的影响**　人工回感实验中，感染 24 h 后藻体颜色变淡，在叶状体上部出现直径 1 mm 左右的红色小点，隆起变脆，而后发展成绿色小圆斑，绿色斑点逐步发展，很快相连成片，最后藻体

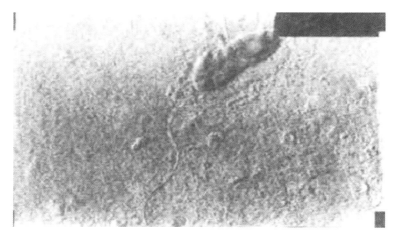

图 6.1　柠檬交替假单胞菌菌株电镜照片

组织腐烂分解。症状与自然海区病菜症状一致。

**诊断**　根据条斑紫菜绿斑病发病症状可初步诊断，确诊需要对病原菌进行分离、纯化和鉴定。

### 6.3.4　火神弧菌

**病害名称**　裙带菜"绿烂病"。

**病原学名和形态学特征**　火神弧菌（*Vibrio logei*），呈椭圆形、杆形和近球形，前两种形状居多。细胞表面较光滑，具有细胞壁，3 种形状细菌大小不同，椭圆形的（0.6×1.6）μm～（1.3×2.5）μm；杆状的（0.4～0.5）μm×（1.6～5）μm，近球形的（0.8×1.1）μm～1.5 μm，杆形细菌有的以成对方式存在。电镜下观察，菌体的细胞壁和细胞质膜的结构致密。细胞质中充满核糖体，核区电子密度较低，位于菌体的中心部位或菌体的两端，核区内有时可见到 DNA 细丝。

**宿主**　裙带菜（*Undaria pinnatifida*）。

**地理分布**　1992 年以来，在黄、渤海沿岸，尤其是大连星海湾海区筏式栽培的裙带菜，连续几年发生较大面积的"绿烂病"。1993 年 12 月和 1994 年 2 月，采自大连水产养殖公司黑石礁养殖场的栽培筏的患"绿烂病"裙带菜中分离到病原菌火神弧菌（姜静颖等，1997）。

**对宿主的影响**　裙带菜"绿烂病"先从梢部的裂叶边缘开始，逐渐向基部和中肋部蔓延，其感观指标是藻体的发病处由褐色逐渐变绿色（随之腐烂脱落）。因为发病时，藻体内的水溶性藻褐素首先溶解，而呈绿色的叶绿素病变较慢。

光镜观察，发病初期，藻体表面局部细胞壁破损，原生质外溢，皮层细胞壁破损并融合形成大空腔，髓部无明显变化。发病中后期，表皮细胞游离，色素体消失，皮层和髓部的组织结构崩解，细胞离散。

电镜观察，细菌附着及其侵入细胞壁，似"镶嵌"细胞，发生病变的藻体轻者残缺有孔洞。重者结构疏松如网状，即将溃散、脱落，表皮细胞仅有质膜包裹。表皮细胞排列不紧密，细胞壁结构较疏松，在细菌侵入处的细胞壁上，见到一条电子密度低的"通道"，细胞内的细菌数量较少。皮层细胞细胞壁疏松或消失，细胞界线不清。各种细胞器病变更加明显：色素体包膜不完整，类囊体排列不规则，带层结构模糊不清；线粒体数量减少，嵴结构不清晰或将消失；高尔基体的扁平囊排列散乱，似破碎的网；细胞核变化较小，核质较正常，核膜有解体现象。类囊体和线粒体发生严重病变时，裙带菜便不能正常进行贮能和放能等代谢活动。同时由于高尔基体的解体，细胞壁不能进行修复功能。因此，发病藻体逐渐枯萎而死亡。

**侵染途径与流行规律** 火神弧菌从受损伤藻体或藻体完好处进入藻体内，发病的过程首先是细菌穿过完整的细胞壁似"镶嵌"的细胞，既而通过皮层细胞间隙侵入到髓部。裙带菜"绿烂病"从 12 月（水温 10℃ 以下）至翌年 1—2 月（水温 2~3℃）为发病高峰期，致使裙带菜产量降低 20%~30%，质量达不到出口标准，产值大幅度下降。

**诊断** 根据其发病症状可初步诊断，确诊需要对病原菌进行分离鉴定。

## 6.3.5 坛紫菜叶状体病原菌

**病害名称** 坛紫菜叶状体的细菌性红烂病。

**病原学名、分类和形态学特征** 未鉴定细菌，在细菌分离培养基上培养，呈乳白色，边缘光滑，不透明，微凹入固体培养基，逆光观察可见浅蓝色的荧光。光镜观察发现它的运动十分活跃。透射电镜观察，病原菌呈短杆状，两端较圆，菌体长约 1.5 μm，宽约 0.75 μm，具有极生单鞭毛，长约 5 μm（图 6.2）（严兴洪，2008）。

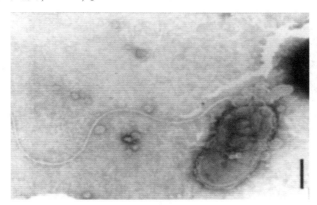

图 6.2 用透射电镜拍的病原菌菌体（×20 000）

**宿主** 坛紫菜（*Porphyra haitanensis*）。

**地理分布** 2004 年 2 月从福建省平潭岛自然岩礁上采回的野生坛紫菜叶状体红烂病是由细菌性病原侵入引起的（严兴洪等，2008）。

**对宿主的影响** 患病野生坛紫菜叶状体上存在很多的腐烂孔洞（图 6.3），镜检发现有许多病斑（图 6.4），病斑呈圆形或亚圆形，大小不等，小的如针孔状，大的直径可达 3~4 mm。患病叶状体在实验室内培养一段时间后，病症进一步加重，原来较小的病斑逐渐扩大与邻近的病斑相连，成大病斑，最终藻体腐烂解体。镜检发现，病斑的边缘部分为变形拉长的铁锈红色死细胞（图 6.4），原生质流出，细胞内部构造如色素体和液泡等已无法辨别，失去了正常的细胞结构；病斑的中央部分为绿色或发白的游离死细胞，有的病斑中央由于死细胞流失，已形成空洞。随着病斑进一步扩大，叶状体上出现肉眼可见的烂洞（图 6.3）（严兴洪，2008）。

当患病叶状体与健康坛紫菜叶状体一起培养 3 d 后，原患病叶状体上出现了更大的病斑和烂洞；而原健康叶状体则被感染，出现了少量的病斑，镜检发现，健康叶状体上已出现与原患病叶状体上几乎完全一样的症状，即死亡细胞变形拉长，色呈铁锈红色，细胞内含物流出，最后细胞变绿或发

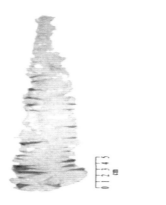

图 6.3　海区采回的野生患病坛紫菜叶状体上有多处腐烂孔洞

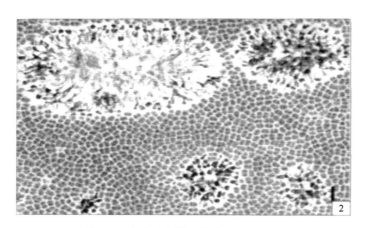

图 6.4　患病叶状体上的病斑和死细胞

白流失（图6.5和图6.6）。

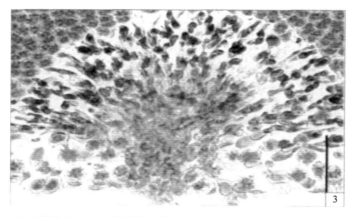

图 6.5　患病叶状体与健康叶状体共培养 3 d 后，健康叶状体出现的圆盘块边缘病斑

　　该病原菌具有分泌毒素和微弱的消化琼胶能力，经高压灭菌或煮沸后的病原菌液，其杀死紫菜细胞的能力比未处理的病原菌液增加了数倍，这说明该菌可能通过释放内毒素来杀死叶状体细胞。

　　**侵染途径与流行规律**　细菌性红烂病是坛紫菜叶状体细胞先被病原菌分泌的毒素杀死，颜色变成铁锈红色，原生质流出，大部分死亡细胞变成不规则的形状，随后逐渐解离，最后变绿或发白流

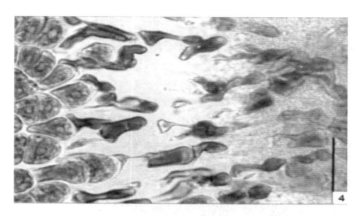

图 6.6 患病叶状体与健康叶状体共培养 3 d 后，健康叶状体感染细胞

失。"红烂病"最初是在野生坛紫菜叶状体上发现的，在福建和浙江大规模人工栽培的坛紫菜叶状体上，每年的 12 月至翌年的 3 月也暴发此病。

**诊断** 根据其发病症状可初步诊断，确诊需要对病原菌进行分离鉴定。

### 6.3.6 坛紫菜绿斑病病原菌

**病害名称** 绿斑病。

**病原学名、分类和生物学特征** 该病原菌为弧菌属的一个新种或是 *V. casei*、*V. litoralis* 和 *V. rumoiensis* 之一的一个新亚种，具体目前还未确定。在海水培养基培养 24 h 时的菌落直径为 1 mm，乳白色、表面湿润、凸起、边缘整齐。为革兰氏阴性菌，短杆状，大小为 0.6 μm×0.4 μm ~ 1.0 μm×0.4 μm，无鞭毛（图 6.7）；在温度 4 ~ 42℃、盐度 50 ~ 150，pH 在 6 ~ 10 的范围内生长，最适生长温度为 16℃、最适生长盐度为 50，最适 pH 为 7（韩晓娟等，2015）。

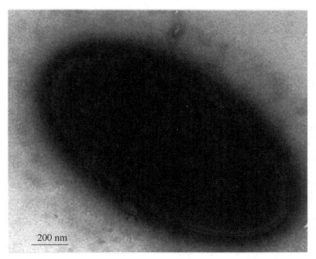

图 6.7 病原菌的透射电镜照片

**宿主** 坛紫菜（*Porphyra haitanensis*）。

**地理分布** 2012 年福建省莆田南日岛养殖的坛紫菜发生了绿斑病（韩晓娟等，2015）。

**对宿主的影响** 患病的坛紫菜叶状体出现针尖大小的绿点，2 ~ 3 d 后病斑发展为 1 ~ 3 mm 大小的绿斑，在海水冲击下破裂形成圆形或近圆形的孔，相近的孔连接在一起形成较大的洞（图6.8），随着病程的发展，紫菜叶片出现不同程度的缺口，导致养殖紫菜组织流失（韩晓娟等，2015）。

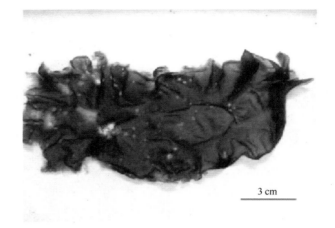

图6.8　养殖海区患病坛紫菜临床症状

**侵染途径与流行规律**　坛紫菜绿斑病发生时间在12月，该期间正值紫菜叶状体密度增加，由于养殖水体有机物增多，水温骤然上升，降雨引起盐度变化等原因，容易引起紫菜生理变化。同时，弧菌是海洋环境中的正常菌群，在有机质丰富、水温合适的条件下容易繁殖生长，当养殖水体病原数量增多时极易侵染处于生理应激状态的紫菜，导致疾病发生。

**诊断**　根据患病症状即可初步诊断，确诊需对病原菌进行分离鉴定。

# 6.4　真菌

## 6.4.1　紫菜腐霉

**病害名称**　紫菜赤腐病。

**病原学名、分类和生物学特征**　紫菜腐霉（*Pythium porphyrae*），藻菌纲（Phycomycetae）霜霉目（Peronosporales），腐霉科（Pythiaceae）。菌丝体直径为2.0~3.8 μm，无色，呈半透明状，内有很多小颗粒，通常无隔膜，在玉米提取液琼脂培养基中培养，老龄菌丝体中可见隔膜。培养约1周后，菌丝体可形成菌落。20~22℃恒温培养1个月后，可发现为数不少的藏卵器和藏精器。藏卵器呈单细胞，在其周围有1~2个细小的藏精器。两者结合，形成球形卵孢子，厚壁，大小为14.2~16.4 μm。菌丝体在10~26℃范围内生长，随着温度的升高，菌落生长速度也增快，26℃为最适生长温度。菌丝体生长的最适盐度为20，在盐度为25时生长良好。

紫菜腐霉的生殖方式分为无性生殖与有性生殖两种：一种是在菌丝体末端可形成孢子囊，多核菌丝体发生胞质迁移并重组形成游动孢子。随着游孢子囊的发育成熟，游孢子囊内的游孢子形成鞭毛，成熟的游孢子囊进一步形成长的排放管，游孢子通过排放管瞬间放出。另一种是在条件不利的情况下，通过有性生殖产生卵孢子。紫菜腐霉的游动孢子通过鞭毛的游动附着到紫菜细胞上，形成细胞壁，产生萌发管，形成菌丝体，侵入紫菜细胞。紫菜腐霉通过藏卵器与藏精器结合，形成卵孢子，卵孢子可从藻体脱落，沉入海底，待下次条件有利时重新萌发，从而导致赤腐病再次发生。

**宿主**  条斑紫菜（*Porphyra yezoensis*）。

**地理分布**  1993—1994 年度，发生在江苏南部海区，1994—1995 年度，发生在浙江象山港海区的条斑紫菜大面积病烂。经调查、光镜和电镜观察及菌丝体培养结果，病原属紫菜腐霉，病害属赤腐病（马家海，1996）。2005 年 3 月、4 月和 12 月，采自江苏沿海养殖海区以及冷藏网上的患病条斑紫菜病原菌为紫菜腐霉（丁怀宇，2006）。2011 年 10 月至 2012 年 2 月，在福鼎市、霞浦县、泉州市和晋江市等海区发生的坛紫菜腐烂病害，经鉴定为紫菜腐霉（刘一萌等，2013）。

**对宿主的影响**  赤腐病一般始发于紫菜叶状体的梢部，也有些个体一开始就出现在叶状体的中部或基部。病斑开始呈锈红色斑点，斑点多呈圆形或亚圆形，大小不等，小到 1 mm 以下，大的可达 1~2 cm，之后相连成大的斑点，有时则似红色的水泡状。随着病情的进展，红色斑点逐渐变成黄绿色或淡黄色，其边缘部分有时则仍稍带红色，这些病斑不久即溃烂成洞，以致患病的叶状体出现了大小不等的孔洞，如果孔洞遍及叶状体的各个部分，此时藻体就会部分或全部腐烂脱落。

镜检发现最初患病藻体上只有部分紫菜细胞被寄生，细胞中也只有 1~2 条菌丝体贯穿，随着菌丝体的迅速蔓延，有些细胞被多达 3~4 条的菌丝体贯穿，被侵染的细胞也越来越多。紫菜细胞被菌丝体穿透后，已呈现死亡状态，细胞体积明显小于正常细胞，细胞构造诸如色素体、液泡、原生质等变得难以辨认，整个细胞呈均一状，颜色由原来的深紫红色转为鲜紫红色，有时还可发现部分海区患病的紫菜细胞体积收缩得特别小，仅为原来细胞体积的 1/7~1/8。寄生菌丝体在细胞间的距离特别长，病情继续发展，菌丝体不仅贯穿于细胞之间，而且长到藻体表面，或者长出藻体外呈游离状态，此时，紫菜细胞开始逐渐解体，形态变得模糊不清，呈破碎状；色素溶出，在病斑部分可见不少色素溶出块，整个细胞进一步萎缩、坏死，且由鲜紫红色转为绿色或黄绿色，最后呈现腐烂状态。在一些腐烂藻体病斑上，菌丝体异常发达，大量的菌丝体游离在藻体外，在其末端有时膨大为囊体，几乎在形成囊体的 1~2 min 内，即可发现孢子囊形成，并分裂释放出游孢子。电镜观察表明，紫菜细胞被腐霉菌丝体穿透后可引起细胞的解体。菌丝体侵入后，紫菜细胞壁遭到破坏，接着菌丝体突入紫菜细胞，寄主细胞的色素体类囊体、红藻淀粉等细胞器受到明显的挤压。

**侵染途径与流行规律**  在患病初期，紫菜腐霉菌丝侵袭紫菜细胞，菌丝穿透紫菜细胞，导致细胞色素溶出，紫菜细胞由紫色变为紫红色，由紫红色进一步变为绿色。随着紫菜腐霉菌丝对紫菜细胞的不断侵袭，导致紫菜细胞萎缩，随着病情的进一步发展，菌丝体迅速蔓延，被侵染细胞很快连成一片，进而导致细胞消解，留下细胞残骸，当菌丝体发育到一定阶段，菌丝的末端可形成泡囊，多核菌丝发生胞质迁移，形成游孢子并由囊膜包被形成孢子囊，随着孢子囊的发育成熟，游孢子呈颗粒，囊中的游孢子进一步形成鞭毛，孢子囊形成排放管，瞬间排出游孢子，放散出游孢子后留下残骸，崩解的藻体和一些死亡的细胞可为菌丝串起来，形成一串细胞，发病后期或环境条件不利的情况下，在患病藻体的镜检中，可以看到大量卵孢子形成，甚至在 4 月下旬，条斑紫菜生产即将结束之际，仍可观察到大量的卵孢子，卵孢子是由藏精器与藏卵器结合在一起受精形成的，藏精器为无色、棒球状，藏卵器在紫菜细胞中形成，为淡蓝色、膨大成圆形，受精后成为受精卵。在镜检中，病藻的碎烂部位，可观察到蓝色的内容物呈泡沫状的卵孢子从叶状体上脱落下来。

海区调查表明，最先得病的是大的条斑紫菜叶状体，而后蔓延到小的成叶和幼苗，病情的发展极为迅速。在海况条件对赤腐病有利的情况下，从肉眼观察到叶状体出现红锈斑点到整个网帘紫菜病烂脱落流失，慢则 1 周左右，快则仅 2~3 d。

海区的高温是赤腐病病原——腐霉大量生长繁殖的一个诱发因素。在条斑紫菜叶状体能够忍耐的海水高温范围内，温度越高，赤腐病发病率越高，菌丝体蔓延也越快，病情也就越重。而在低温期的1—2月，菌丝体生长变慢，赤腐病也受到抑制。10—11月是条斑紫菜赤腐病高发季节，高温、低盐度、潮流不畅、干不充分是导致病害发生的首要因素。特别是在高温、多雨、弱风（南风）的年份会形成大面积的腐烂会在病害的传染过程中，全浮筏架要早于半浮筏架，低潮区要重于中高潮区，近岸的重于外海的，养殖密度大和海流慢的海区重于稀密度、急水流的海区；从整个发病海区来看，南部重于北部，在海区布局靠近河口或水沟的筏架上，腐烂尤其严重；在同一网帘上中央重于边缘。

**诊断** 根据患病症状即可初步诊断，确诊需对病原菌进行分离鉴定。

## 6.4.2 拟油壶菌

**病害名称** 条斑紫菜拟油壶菌病。

**病原学名、分类和形态学特征** 拟油壶菌（*Olpidiopsis*），藻菌纲（Phycomycetes）链壶菌目（Lagenidiales）拟油壶菌属（*Olpidiopsis*）。该菌菌体大小不一，直径为5.5~18.2 μm，大多数为8.1~10.2 μm，呈椭圆形或球形的原生质团，完全埋在紫菜细胞内部。低温可以抑制该病原菌的蔓延，高密度利于该病原菌的扩散。拟油壶菌的游孢子耐干力较差，增加干出时间在一定程度上抑制了菌体的蔓延。

**宿主** 条斑紫菜（*Porphyra yezoensis*），坛紫菜（*Porphyra haitanensis*）。

**地理分布** 2004年10月至2005年3月，江苏省南部条斑紫菜栽培海区患病条斑紫病原为拟油壶菌（马家海等，2007）。福建、浙江海区栽培的患病坛紫菜病原菌为拟油壶菌（马家海等，2007）。2011年8月至2012年2月，在福鼎市、霞浦县、泉州市和晋江市等海区发生的坛紫菜腐烂病害，经鉴定为拟油壶菌（刘一萌等，2012）。

**对宿主的影响** 拟油壶菌容易侵袭细胞壁较薄的幼芽（1~10 mm）和幼叶（10~30 mm），并引起严重的危害，在紫菜成叶上却很少寄生。该病发生在小苗期时，在叶状体的梢部、中部和基部均可出现病斑或空洞，藻体梢部边缘较为严重（图6.9）。初期观察，患病的条斑紫菜叶状体病斑仅为一红色小斑点，到中后期，随着病情的加重，病斑开始变成黄绿色或淡黄色，不久即溃烂成孔洞。在病原菌密度较高、生态条件有利于病情发展的情况下，病斑会在短时间内连合成一片，患病叶状体迅速碎烂，在海上很快随潮流、波浪流失。

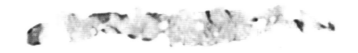

图6.9 患病藻体

**侵染途径与流行规律** 病原菌的游孢子经排放管放出后，立即感染寄生在叶状体上，在适宜条件下长出萌发管穿入细胞壁，并在细胞内部形成菌体（图6.10A），整个菌体呈白色，菌体种有明亮的"油滴"出现。随着菌体的不断发育，被寄生的细胞变形萎缩呈挤压状，色素体被推向细胞的一端，有桃红色色素溶出（图6.10B），随着病情的进一步发展，菌体一端可产生类似紫菜细胞内容物凝聚在一起的绿色突起（图6.10C），紫菜细胞也可以被两个或两个以上菌体同时寄生（图

6.10D），菌体成熟以后形成孢子囊（图6.10E）。孢子囊通过孢子分裂，形成许多游孢子，且在细胞表面伸出排放管（图6.10F），游孢子很快经排放管放出（图6.10G）。游孢子具有两根鞭毛（图6.10H）。游孢子释放后留下空壁，萎缩成死亡的细胞残骸，游孢子再感染新的健康紫菜细胞。患病严重的藻体，叶片上有很多细胞都感染拟油壶菌，最后这些细胞会崩溃瓦解由此在藻体上形成孔洞（图6.10I）。

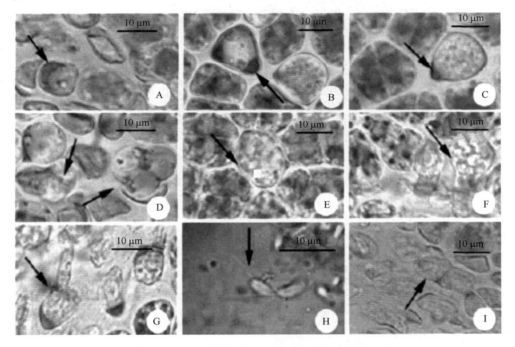

图6.10　菌体寄生于藻体细胞后的发病进程

A：刚寄生到细胞中的菌体；B：菌体增大把原生质体挤向细胞边缘，桃红色色素溶出；C：细胞一端产生绿色突起；D：两个或3个菌体同时寄生在一个细胞内；E：形成孢子囊；F：菌体孢子囊分裂形成许多游孢子，排放管打开；G：游孢子经排放管放出；H：游孢子，箭头所指为其两条鞭毛；I：游孢子释放后留下的空壁，并有许多萎缩死亡的细胞残骸

**诊断**　根据发病症状可初步诊断，确诊需要对病原菌进行分离鉴定。

### 6.4.3　层出镰刀菌

**病害名称**　海带镰刀菌病。

**病原学名和形态学特征**　层出镰刀菌（*Fusarium proliferatum*），在PDA培养基上呈棉絮状生长，生长速度为11 mm/d，菌落背面颜色变化为白色—黄色—紫色—深紫色（图6.11）。气生菌丝发达，高度可达5~7 mm，后期可布满整个培养皿。气生菌丝具隔膜，无色。小型分生孢子（图6.12A）数量多，无色，单胞，卵形、椭圆形、圆柱形或肾形，链生或假头状，着生于瓶状产孢细胞上，大小为（5~10.5）μm×（1.2~2.5）μm。大型分生孢子（图6.12B）镰刀状，略弯曲，顶胞渐尖，足胞较明显，2~5个隔膜，多3~4个隔膜，大小为（6.9~14.4）μm×（2.4~3.3）μm（王娜等，2010）。

**宿主**　海带（*Laminaria japonica*）。

**地理分布**　从来自于山东东方海洋科技股份有限公司种质保存室污染的海带配子体克隆中分离

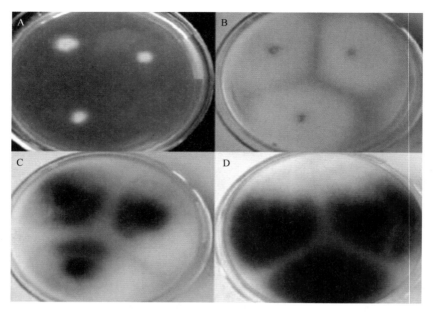

图 6.11　层出镰刀菌菌株的菌落背面颜色变化

A. 白色；B. 中心黄色；C. 紫色；D. 深紫色

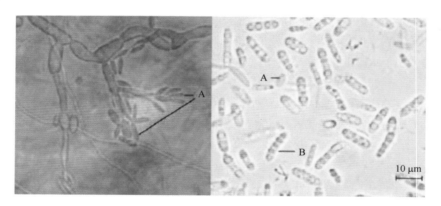

图 6.12　层出镰刀菌菌株形态特征（×400）

A. 产孢细胞及小分生孢子；B. 大分生孢子

到层出镰刀菌（王娜等，2010）。

　　**诊断**　对真菌进行分离鉴定可确诊，鉴定真菌可采用 18S rRNA 序列扩增法。

# 6.5　浮游动物

## 6.5.1　日本尾突水虱

　　**病害名称**　日本尾突水虱病。

　　**病原学名、分类和生物学特征**　日本尾突水虱（*Cymodoce japonica*），节肢动物门（Arthropoda）甲壳纲（Crustacea）等足目（Isopoda），团水虱科（Sphaeromatidae），突尾水虱属（*Cymodoce*）。身

体呈长方形，像西瓜虫。体长最大 22 mm，最小 2 mm。受刺激后卷成球形，从附着物上脱落下来。身体被覆甲壳，分头、胸、腹、尾 4 部分。头部两侧有 1 对黑色长椭圆形座眼，由许多六角形单眼组成。口器由大腭、小腭、臼齿、切齿构成，为咀嚼型，胸部有 7 对形状相同的胸足，皆具尖爪，利于附着爬行，腹部有 4 对游泳足，在水中时而快速游泳，时而附着爬行。雌雄异体，成体 10 mm 以上，雌性小于雄性，雄性第二对腹肢的内肢内缘有棒状交接器，雌性有育卵囊。受精卵在育卵囊内孵化发育，形成一个与母体形态相同的新个体后脱离母体。繁殖期在 6—7 月和 9—10 月，1 年多次繁殖，繁殖的适宜水温 15～24℃，最适 20℃ 左右。繁殖期雌性少于雄性，非繁殖期雌性多于雄性。这可能与产仔后多数雌虫死亡有关。

该水虱终年生活在海中，属底栖游泳种类，喜栖阴暗处，如筏架、缏绳、苗绳缝中、浮漂下面、扇贝笼和采苗袋内。浅水层较多，这与它喜食鲜嫩海藻幼苗有关。

**宿主** 海带（*Laminaria japonica*）。

**地理分布** 1988 年以来，在山东沿海养殖区发现一种水虱大量蚕食海带幼苗（周丽等，1996）。1991—1992 年，在烟台市套子湾西部调查了日本尾突水虱对海带苗的危害（李顺志等，1993）。

**对宿主的影响** 可造成海带大幅度减产，危害海带苗的方法是隐蔽在缏绳和苗绳缝中、浮漂下面、网笼和采苗袋内，蚕食幼苗叶片，致使叶片残缺不全，有的小海带被从基部截断，掉入海水中。

**侵染途径与流行规律** 6—10 月水温 15～26℃ 时，日本尾突水虱活力大，游泳时间长；水温 10～15℃，活力减弱，对海带苗仍能造成危害；10℃ 以下活力更弱，对海带苗危害较轻，但在海区中数量仍很多；5℃ 下基本不爬行。

**诊断** 肉眼观察患病海带上的水虱即可确诊。

### 6.5.2 长足萎脉水蝇

**病害名称** 螺旋藻长足萎脉水蝇病。

**病原学名、分类和生物学特征** 长足萎脉水蝇（*Brachydeutera longipes*），该虫在室外温度 2℃ 以上的自然小生态条件下，可在茭白和杂草丛内以成虫形态越冬。翌年螺旋藻开始培养时，首次迁入培养池内繁殖危害。该虫 1 年发生 8 个世代，其中第三世代为高温代，第四世代为迁飞代，第八世代为不完全世代。螺旋藻培养液 pH 不同（pH 9、pH 10）对其发生规律无影响。气象条件是造成该成虫迁飞降落的主要因素。温度对该虫发生世代及各虫态历期长短影响最大，30℃ 左右的温度最有利于各虫态的发育和繁殖，36℃ 高温可致使卵粒不能发育，19℃ 以下温度致使蛹发育不全而死亡。随着温度的逐渐降低而使各虫态历期天数逐渐增加。

**宿主** 螺旋藻（*Spirulina platensis*）

**地理分布** 1984 年江西省农科院首次从国外引进螺旋藻进行大面积培养，发现水蝇病害。1985 年此水蝇成虫标本经中国科学院上海昆虫研究所水蝇专家范滋德研究员及江西农业大学昆虫专家章士美教授鉴定为长足萎脉水蝇。1997 年 6 月 25 日，在江西省农业科学院螺旋藻大面积培养池培养螺旋藻开始时，也发现长足萎脉水蝇（张灿东等，1998）。

**对宿主的影响** 水蝇幼虫嚼食螺旋藻，被害藻体轻者被咬断，重者全部吃光，同时，藻池还受虫粪、蛹壳污染，使螺旋藻品质下降。经营养成分分析，不仅蛋白质含量损失达 33%，而且不符合加工食品和医药原料的标准。

**诊断** 肉眼观察和镜检到虫体即可确诊。

## 6.5.3 轮虫

**病害名称** 螺旋藻轮虫病

**病原学名、分类和生物学特征** 褶皱臂尾轮虫（*Brachionus plicatilis*），轮虫纲（Rotifera），单巢目（Monogononta），游泳亚目（Ploima），臂尾轮虫属（*Brachionus*）。轮虫身体壮实，前端有数个棘，头冠之后的躯干部被一透明、光滑的背甲所包围，背甲前缘通常具有 6 个棘刺，中间的 1 对棘刺与其他两对棘刺基本等长或稍长，背甲后部正中有一开口，在背面为正方形、腹面为三角形，后端深圆并具有两个棘。

**宿主** 极大螺旋藻（*Spirulina maximam*），钝顶螺旋藻（*Spirulina platensis*）。

**地理分布** 广东省吴川市珍源微藻生物公司的提供的极大螺旋藻有轮虫病害（赵素芬等，2007），福建顺昌天顺螺旋藻养殖中心提供的钝顶螺旋藻有轮虫病害（董美斌等，2007）。

**对宿主的影响** 轮虫以头部轮盘上的纤毛摆动引水滤食藻丝。在生产中，轮虫数量少时不易察觉，但达到一定数量后，轮虫聚集水面时呈橘红色，它可将浮藻食成破布状，2~3 d 后整池藻液变成黄红色，藻丝数量大幅度减少，甚至看不见藻丝造成绝产。

**侵染途径与流行规律** 轮虫的繁殖速度极快，虫害一旦发生，几天时间就可将养殖池中全部的螺旋藻食光，造成严重损失。

**诊断** 肉眼观察和镜检可对轮虫病进行确诊。

## 6.5.4 我国藻类病原分布规律

根据我国藻类病原公开发表的文献资料报道，1991—2016 年，我国藻类细菌病原报道共计 9 种，包括火神弧菌、柠檬交替假单胞菌、坛紫菜叶状体病原菌、琼胶降解菌、褐藻酸降解菌、坛紫菜绿斑病病原菌、埃氏交替单胞菌、麦氏交替单胞菌、另单胞菌。藻类真菌病原报道共计 3 种，包括层出镰刀菌、紫菜腐霉、拟油壶菌。藻类寄生虫病原报道共计 3 种，包括轮虫、长足萎脉水蝇、日本尾突水虱。藻类病原宿主共计 10 种，包括海带、裙带菜、坛紫菜、条斑紫菜、钝顶螺旋藻、极大螺旋藻、脆江蓠、细基江蓠、龙须菜、异枝麒麟菜（图 6.13）。病原报道共计 35 次，1991 年病原报道 1 次，1992 年报道 1 次，1993 年报道 3 次，1994 年报道 3 次，1995 年报道 3 次，1996 年报道 1 次，1997 年报道 1 次，2000 年报道 1 次，2002 年报道 2 次，2004 年报道 2 次，2005 年报道 3 次，2007 年报道 7 次，2009 年报道 1 次，2010 年报道 1 次，2012 年报道 3 次，2014 年报道 1 次，2016 年报道 1 次。藻类病原可导致海带绿烂病、镰刀菌病、日本尾突水虱病，裙带菜绿烂病，条斑紫菜腐烂病、绿斑病、赤腐病、拟油壶菌病，坛紫菜腐烂病、红烂病、赤腐病、螺旋藻轮虫病。

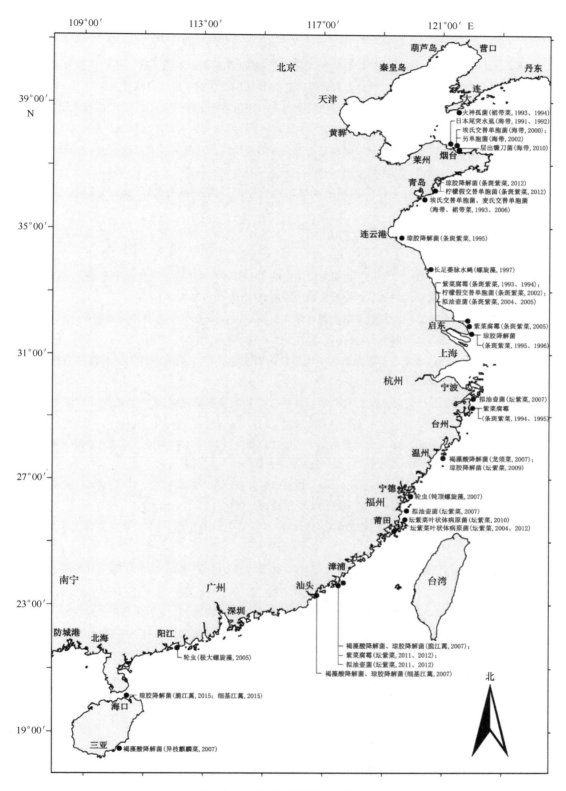

图 6.13 我国沿海藻类病原分布

## 参考文献

陈国耀, 沈怀舜, 朱庙先, 等. 1999. 条斑紫菜叶状体附生菌及病原菌的初步调查 [J]. 水产养殖, (1): 17-19.

丁怀宇. 2006. 紫菜腐霉侵染条斑紫菜叶状体过程研究 [J]. 淮阴师范学院学报 (自然科学版), 5 (1): 69-73.

董美斌, 余文英, 陈学群, 等. 2007. 控制螺旋藻中轮虫为害的理化培养条件研究 [J]. 江西农业学报, 19 (12): 87-90.

付万冬, 韩宝芹, 王常红, 等. 2007. 琼胶降解菌 F-6 筛选、培养条件及对条斑紫菜 (*Porphyra yezoensis*) 细胞解离作用的研究 [J]. 海洋与湖沼, 38 (4): 343-350.

韩晓娟, 茅云翔, 李杰, 等. 2015. 一株引起坛紫菜绿斑病病原的分离鉴定及致病性研究 [J]. 水产学报, 39 (11): 1721-1729.

姜静颖, 马悦欣, 张泽宇, 等. 1997. 大连地区裙带菜 "绿烂病" 组织病理的研究 [J]. 大连水产学院学报, 12 (3): 7-12.

李顺志, 王亮, 丛沂滋, 等. 1993. 日本尾突水虱对海带苗的危害和防治方法研究 [J]. 齐鲁渔业, (1): 15-18.

李东奇. 2015. 海洋琼胶降解细菌的筛选、鉴定及其琼胶酶研究 [D]. 山东大学.

林伟, 张伟伟, 严小军, 等. 2004. 褐藻酸降解菌在海带 (*Laminaria japonica*) 幼苗藻体表面数量分布特点及其对海带回染的初步研究 [J]. 海洋与湖沼, 35 (6): 562-567.

刘一萌, 马家海, 文茜. 2013. 福建坛紫菜赤腐病的病程及病原鉴定 [J]. 福建农林大学学报 (自然科学版), 42 (1): 18-22.

刘一萌, 马家海, 文茜. 2012. 坛紫菜赤腐病与拟油壶菌病并发病的初步研究 [J]. 大连海洋大学学报, 27 (6): 546-550.

马家海, 林秋生, 闵建, 等. 2007. 条斑紫菜拟油壶菌病的初步研究 [J]. 水产学报, 31 (6): 860-864.

马家海. 1996. 条斑紫菜赤腐病的初步研究 [J]. 上海水产大学学报, 5 (1): 1-7.

牟宗娟. 2012. 条斑紫菜 (*Pyropia/Porphyra yezoensis*) 病原学研究及琼胶降解菌筛选 [D]. 青岛: 中国海洋大学.

钱瑞, 张壮志, 李晓捷, 等. 2016. 海带育苗期间病害发生及防治措施 [J]. 中国水产, (6).

王丽丽, 唐学玺, 王蒙, 等. 2003. 褐藻酸降解菌在海带绿烂病发生中的作用 [J]. 青岛海洋大学学报, 3 (2): 245-248.

王娜, 钱冠兰, 李晓捷, 等. 2010. 海带配子体克隆中一株镰刀菌的分离鉴定 [J]. 微生物学通报, 37 (10): 1491-1494.

王晓燕, 桑卫国, 章宗铭. 2009. 腐烂紫菜中琼胶酶高产菌株的筛选及鉴定 [J]. 食品科技, 34 (7): 2-5.

闫咏, 马家海, 许璞, 等. 2002. 1 株引起条斑紫菜绿斑病的柠檬交替假单胞菌 [J]. 中国水产科学, 9 (4): 353-358.

严兴洪, 黄林彬, 周晓, 等. 2008. 坛紫菜叶状体的细菌性红烂病研究 [J]. 中国水产科学, 15 (2): 313-322.

张灿东, 李红花, 张斌, 等. 1998. 螺旋藻中长足虻脉水蝇发生规律研究 [J]. 江西农业学报, 10 (4): 1-6.

赵素芬, 黄壹叁, 官武林. 2007. 药物杀除极大螺旋藻培养液中轮虫的初步研究 [J]. 海洋科学, 31 (5): 1-4.

周丽, 宫庆礼, 俞开康, 等. 1996. 海带的病害 [J]. 海洋湖沼通报, (4): 38-43.

# 7　生物遗传、病原生物和海产品食用风险评价

## 7.1　病原生物风险评价

### 7.1.1　海洋病原生物生态风险研究进展

随着人类活动的增加及对海洋资源的过度开发与利用，近海污染加剧，病原微生物种类和数量日益增多，随之而来的重大疫病流行与暴发严重威胁人体健康和养殖业的发展以及海洋生态安全。海水浴场作为重要的娱乐场所，其水质卫生状况对保障公众健康极其重要。除土著微生物外，由入海排污口和入海河流等陆源排污带来的病原微生物是近海病原微生物的主要来源之一；近岸及沿海过度增养殖活动对近海病原微生物生态灾害频发起到了推波助澜的作用，近海病原微生物引发的海洋经济生物病害暴发已成为制约近海养殖业发展的"瓶颈"。2000 年，美国有超过 11 000 个海滩关闭或面临关闭，几乎是往年的两倍，关闭的原因大多是因为废水污染（National Resources Defense Council，2001）。

海水浴场是重要的娱乐场所，也是病原微生物聚集和传播的地方，人类通过吞咽或以其他方式接触到受污染的水被感染而引起娱乐（休闲）水源性疾病（Recreational waterborne illness，RWIs），其中最为常见的是胃肠道感染，临床表现腹痛、腹泻、恶心、呕吐等症状。急性发热性呼吸道感染也是常见的疾病，除此之外，还可能造成肺部、眼睛、耳朵、胃、皮肤、鼻子或喉咙等感染（World Health Organization，2003）。据估计，全世界每年因游泳而引发胃肠炎疾病的人数多达 1.2 亿，感染急性呼吸道疾病 5 000 万例，甲肝疾病 500 万~1 000 万例，死亡人数高达 200 万以上（World Health Organization，2014），每年约花费 900 万美元用于海滩污染控制，其中 300 万美元专款用于胃肠炎疾病控制（Schernewski et al.，2014），随着气候变化的影响，其暴发案例显著增加（Ahmed et al.，2018），通过游泳和垂钓等娱乐性活动，食用海产品等，海洋病原生物可对人类健康产生直接的危害。目前，国外主要采用定量微生物风险评估（Microbial risk assessment，QMRA），也称病原风险评价的方法，来定性或定量描述特定人群（个人）暴露病原微生物或食用海产品而引起人产生健康不良结果可能性的过程（Haas et al.，1999；WHO，2003），包括危害识别、危害表征、剂量–反应评价、暴露评价和风险表征 4 个主要步骤。其中：危害识别指确认和描述病原微生物；暴露评估指评估人类摄入致病菌或毒素的含量；另一反应评价指暴露于一定剂量的风险因子下所导致的健康因果关系。确定其潜在污染物的最大、最小和无风险含量。基于在上述 3 个步骤的基础上，计算人体在不同的暴露条件下可能产生的健康风险概率，并对其可靠程度或不确定性加以分析。

海洋病原生物除了对人类产生危害外，还能对一些海洋生物产生直接的危害，导致海洋生物病害的发生，尤其是引进海洋生物（用于养殖和观赏）等，能够带进外来的海洋病原生物，从而对土著海洋生物产生很大的风险。风险系指潜在的负面影响，由于引进或国内鲜活水产动物的迁移或贸

易而带来的病原生物的危害。通过病原生物风险评估（Arthur et al. , 2008；OIE，2007），能回答如下问题：① 可能带来较大危害的病原生物种类；② 如果携带危害性较大的病原生物的载体（引进的动物或水产品），决定何时引进适宜以及可对当地易感动物的感染程度；③ 如果易感动物受到感染，预期可带来的生物学和社会经济等影响多大；④ 如果获许引进，随同病原生物的连带风险是什么？这一风险是否可被接受？如果不能接受，是否有可降低病原生物风险的其他引进或进口途径。

## 7.1.2 海洋病原生物风险源鉴别

### 7.1.2.1 对人体致病的海洋微生物

在海水浴场中和食用海产品时，常有如下病原生物对人体健康构成很大的风险。2005 年在世界卫生组织（WHO）的报告中给出了海水浴场中主要的病原微生物，其中包括病毒、原生动物和致病菌。

**细菌**

致病菌包括空肠弯曲杆菌（*Campylobacter jejuni*）、大肠杆菌 O157（*Escherichia coli* O157）、幽门螺杆菌（*Helicobacter pylori*）、军团菌（*Legionella* spp. ）、结核分枝杆菌复合体（*Mycobacterium avium complex*）、志贺氏菌（*Shigella* spp. ）、创伤弧菌（*Vibrio vulnificus*）（Pond，2005）。海水浴场中致病菌的存在会给浴场活动者带来极大的健康风险。杨守明等（2006）研究显示嗜水气单胞菌可使人发生腹泻、食物中毒、继发感染等。Ikeda 等（2006）和 Lee 等（2005）研究显示人感染创伤弧菌后可导致原发性创伤弧菌性败血症和创伤感染，近年来，已经引起美国、韩国、日本等沿海国家和地区的重视。王艺等（2010）研究显示副溶血弧菌是我国沿海地区食物中毒和夏季腹泻的重要病原。张海文等（2008）的研究显示弗氏弧菌易引起人类急性胃肠炎，临床上以腹泻及腹痛为主，伴恶心及呕吐；Ardicn 等（2004）的研究显示溶藻弧菌易使人患伤口感染，中耳炎等疾病；Goodell 等（2004）的研究显示美人鱼弧菌是人类重要的致病菌，能导致伤口感染、原发性败血症，甚至引起坏死性筋膜炎；江海波等（2004）研究显示蜡样芽孢杆菌感染人的眼部后，轻者引起眼内炎，重者导致视力完全丧失。此外，金黄色葡萄球菌被认为是浴场环境中常见的条件致病菌，可引起皮肤感染疾病，也有可能会引起败血症、脑膜炎或者其他疾病，症状表现为呕吐、腹泻、发烧、腹部绞痛和电解质不平衡（Bruins M et al. , 2007）。

**病毒**

大多数胃肠炎由病毒引起，据报道病毒已成为除细菌和寄生虫外腹泻的重要病原体（Atmar, et al. , 1993；Belliot, et al. , 1997）。世界卫生组织（WHO）调查显示，全世界每年由胃肠炎引发的死亡人数可达至百万，其中大部分发生在发展中国家。据报道每年仅由轮状病毒引起的腹泻在世界范围内就有 14 亿人之多，造成约 60 万名 5 岁以下儿童死亡（Gerba et al. , 1996）。引发胃肠炎的病毒一般称为腹泻性病毒即肠道病毒，是一种具有传染性的病毒。除水传播外，近年来，国际上有关食源性病毒性疾病的报道日益增多。通过贝类传播的食源性病毒及其引起的病毒具有相当的数目和种类。这类病毒包括：呼肠孤病毒科（轮状病毒）、腺病毒科（肠腺病毒）、杯状病毒科（诺如病毒和杯状病毒）、星状病毒科（星状病毒）、冠状病毒科的成员。据报道，诺如病毒已经成为全世界主要的食物源性病原体，大约占非细菌性食物中毒的 65%。美国疾病与预防控制中心甚至认为，在美国报告的非细菌性肠炎中，96%由诺如病毒引起，特别是基因 II 型诺如病毒。由甲肝病毒引起的大规模疾病暴发案例人人皆知，如 1988 年春，我国上海发生的甲型肝炎暴发流行，患者多达 31 万人，起因就是食用了污染甲肝病毒的毛蚶，后来，又通过人与人之间传播而导致患者增多。这是世界上有史以来规模最大的食源性疾病的流行（Halliday et al.，1991）。

**原生动物**

原生动物包括隐孢子虫属（*Cryptosporidium*）、贾第鞭毛虫（Giardia）、微孢子虫（*Microsporidia*）的寄生虫、福氏耐格里阿米巴（*Nagleria fowleri*）、血吸虫属（*Schistosoma*），其中比较常见的是隐孢子虫和贾第鞭毛虫。

隐孢子虫是一个总称，包含的种有近 20 个，广泛存在于哺乳类、鸟类、鱼类以及两栖类动物体内。微小隐孢子虫被认为是感染免疫正常人群的唯一的隐孢子虫（Odonoghue et al.，1995），在水和土壤中可存活数月，在 4℃ 水中甚至可存活 1 年之久，隐孢子虫卵囊体积小（直径 4~6 μm），对人的感染剂量低，致病量一般为 10 个活卵囊（Kothary and Babu，2001）。蓝氏贾第鞭毛虫是一种呈全球性分布的寄生性肠道病原虫，引起以腹泻和消化不良为主要症状的是蓝氏贾第鞭毛虫病。贾第鞭毛虫以孢囊的形态存在于水中，大小为 8~10 μm，孢囊在 25℃ 的水中可保持感染性 2 周，而在 4℃ 水中可保持感染性达 11 周之久。贾第鞭毛虫致病剂量为 10~25 个活孢囊，发病高峰期为每年初夏到早秋之间（Jonathan et al.，2007）。

### 7.1.2.2 对海洋动物致病的微生物

**病毒**

早在 1950 年，发现了鱼类淋巴细胞囊肿病毒（LCDV），而后相继在甲壳类、贝类和海洋哺乳动物中发现多种病毒，现已发现 70 余种病毒或分离株，分列于 18 个病毒科（表7.1）。病毒引起动物死亡的大都为急性死亡，一般情况下死亡率都较高，而且传播速度很快，常与水温有很大的相关性。

**表 7.1　海洋动物致病病毒类别**

| 种类 | 形态 | 直径/nm | 囊膜 | 对称性 | 宿主动物 |
|---|---|---|---|---|---|
| DNA 病毒 | | | | | |
| 细小病毒（Parvoviridae） | 球形 | 约 20 | − | 二十面体 | 鱼虾 |
| 疱疹病毒（Herpesviridae） | 球形 | 150~200 | + | 二十面体 | 鱼蛙鳖 |
| 虹彩病毒（Iridoviridae） | 球形 | 120~3 000 | + | 二十面体 | 鱼虾蛙鳖 |
| 淋巴囊肿病毒 | 六角形 | 100~250 | + | 二十面体 | 鱼 |
| 杆状病毒（Baculoviridae） | 杆状 | (30~35) × (250~300) | +，− | 螺旋 | 鱼虾 |
| 腺病毒（Adenoviridae） | 球形 | 70~90 | − | 二十面体 | 鱼蛙鳖 |
| 痘病毒（Poxviridae） | 砖或椭圆 | (300~450) × (250~300) | + | 螺旋 | 鳖 |
| 乳多空病毒（Papovairidae） | 球形 | 45~55 | − | 二十面体 | 蛙鳖 |
| 白斑综合征病毒 | 杆状 | 350×100 | + | 螺旋 | 虾 |

| 种类 | 形态 | 直径/nm | 囊膜 | 对称性 | 宿主动物 |
|---|---|---|---|---|---|
| 对虾杆状病毒 | 棒状 | 74×270 | + | 螺旋 | 虾 |
| 传染性皮下和造血组织坏死病毒 | 球形 | 20 | + | 二十面体 | 虾 |
| 肝胰腺细小病毒样病毒 | 球形或多形 | 22~24 | − | 二十面体 | 虾 |
| 斑节对虾杆状病毒 | 杆状 | 291~357 | + | 螺旋 | 虾 |
| 中肠腺坏死杆状病毒 | 杆状 | 81.5 | + | 螺旋 | 虾 |
| C 型杆状病毒 | 杆状 | 270~320 | + | 螺旋 | 虾 |
| 非包涵体杆状病毒 | 杆状 | （250~300）×110 | + | 螺旋 | 虾 |
| 斑节对虾球形病毒 | 球形 | 28~35 | + | 二十面体 | 虾 |
| 中国对虾球形病毒 | 球形 | 80~100 | + | 二十面体 | 虾 |
| 类疱疹样病毒 | 球形或多形 | 84~90 | + | 二十面体 | 贝 |
| 九孔鲍球形病毒 | 球形 | 135~150 | + | 二十面体 | 贝 |
| 刺参球状病毒 | 球形 | 120~250 | − | 二十面体 | 刺参 |
| RNA 病毒 | | | | | |
| 神经坏死病毒 | 球形 | 25~34 | − | 二十面体 | 鱼 |
| 正黏病毒（Orthomyxoviridae | 球形或多形 | 80~120 | + | 螺旋 | 鱼 |
| 副黏病毒（Paramyxoviridae） | 球形或多形 | 100~300 | + | 螺旋 | 鱼鳖 |
| 冠状病毒（Coronaviridae） | 球形 | 80~160 | + | 螺旋 | 鱼贝 |
| 逆转录病毒（Retroviridae） | 球形 | 100~120 | + | 二十面体 | 鱼鳖 |
| 呼肠孤病毒（Reoviridae） | 球形 | 70~80 | − | 二十面体 | 鱼虾鳖蟹 |
| 双 RNA 病毒（Birnaviridae） | 球形 | 50~80 | − | 二十面体 | 鱼 |
| 传染性胰腺坏死病毒 | 球形 | 65 | − | 二十面体 | 鱼 |
| 传染性造血器官坏死病毒 | 子弹形 | 80~90 | + | 螺旋 | 鱼 |
| 弹状病毒（Rhabdoviridae） | 子弹形 | 70×180 | + | 螺旋 | 鱼蛙鳖 |
| 嵌杯病毒（Calieiviridae） | 球形 | 30~38 | − | 二十面体 | 鱼蛙鳖 |
| 野田病毒（Nodaviridae） | 球形 | 约30 | − | 二十面体 | 鱼 |
| 小 RNA 病毒（Piornaviridae） | 球形 | 20~30 | − | 二十面体 | 鱼虾 |
| 河蟹颤抖病病毒 | 球形 | 28~32 | − | 二十面体 | 蟹 |
| Taura 综合征病毒 | 球形 | 31~32 | − | 二十面体 | 虾 |
| 黄头病病毒 | 杆状 | 20~30 | + | 螺旋 | 虾 |
| 披膜病毒（Togaviridae） | 球形 | 40~70 | + | 二十面体 | 鱼虾 |
| 中华绒螯蟹病毒 | 球形或多形 | 30 | + | 二十面体 | 蟹 |

续表

| 种类 | 形态 | 直径/nm | 囊膜 | 对称性 | 宿主动物 |
|---|---|---|---|---|---|
| 急性病毒性坏死病毒 | 球形 | 130~180 | + | 二十面体 | 贝 |
| 文蛤球形病毒 | 球形 | 60~75 | - | 二十面体 | 贝 |
| 文蛤"红肉病"病毒 | 球形 | 50~60×50~110 nm | + | 二十面体 | 贝 |
| 囊膜病毒 | 球形 | 80~100 | + | 二十面体 | 刺参 |
| 皱纹盘鲍球形病毒 | 球形 | 90~140 | + | 二十面体 | 贝 |
| 甲型肝炎病毒 | 球形 | 27 | - | 二十面体 | 贝 |
| 诺如病毒 | 球形 | 27 | - | 二十面体 | 贝 |
| 海湾扇贝球形病毒 | 球形 | 150~180 | + | 二十面体 | 贝 |
| 贻贝球形病毒 | 球形 | 150~200 | + | 二十面体 | 贝 |
| 杂色鲍球形病毒 | 球形 | 150~220 | + | 二十面体 | 贝 |
| 胃萎缩症病毒（疑似 RNA 病毒） | 球形或多形 | 75~200 | + | 二十面体 | 刺参 |

注："+"表示有囊膜，"-"表示无囊膜。

根据我国海洋动物病毒的研究资料，现已确定了可对鱼类致病的病毒有淋巴囊肿病毒、牙鲆弹状病毒、神经坏死病毒、大菱鲆红体病虹彩病毒、白口病病毒、传染性造血器官坏死病毒。甲壳类致病病毒主要有白斑综合征病毒、桃拉病毒、传染性皮下及造血组织坏死病毒、肝胰腺细小样病毒、斑节对虾杆状病毒、杆状病毒、C 型杆状病毒、中肠腺坏死杆状病毒、黄头病毒、呼肠孤病毒、非包涵体杆状病毒、虹彩病毒、颤抖病病毒、Ⅰ型疱疹病毒、小球状病毒粒子、对虾杆状病毒、疱疹样病毒。贝类致病病毒有球形病毒、急性病毒性坏死症病毒、冠状病毒样粒子、副黏病毒样粒子、类水生双 RNA 病毒、文蛤"红肉病"病毒（表7.2）。

**细菌**

弧菌病是最早发现的鱼类细菌性疾病之一，引发弧菌病的病原性弧菌最早是从患病的欧洲鳗鲡（Anguilla anguilla）中分离到的，当时这种致病菌被命名为鳗杆菌（Bacillus anguilla）。1909 年，Bergman 再次从患病欧洲鳗鲡中分离到致病性弧菌，对其进行了比较详细理化特性鉴定后，将其更名为鳗弧菌（Vibrio anguillarum）。从此对病原性弧菌的研究成为水生动物病原菌的研究热点。海洋动物的细菌性病害，常与动物免疫力降低、环境污染、养殖密度过大等有较强的相关性，大多病原菌为继发性病原体。

迄今为止，在我国已有报道海水养殖动物致病弧菌有 25 种（表7.3），均属于弧菌科，其次是气单胞菌属，有 6 种致病菌；再次是假单胞菌属，有 4 种致病菌；链球菌科和肠杆菌科各 2 种致病菌；微杆菌属、微球菌科、希瓦氏菌属、诺卡氏菌科、施万氏菌属、亮发菌属、芽孢杆菌属、产碱菌属、利斯顿氏菌属、柠檬酸杆菌、假丝酵母属、鞘氨醇单胞菌属、交替单胞菌属、冰居壶菌属、交替假单胞菌属各有 1 种致病菌。

**真菌**

真菌可导致海洋鱼类、虾类等疾病，其影响较细菌小（Ramaiah，2006）。对我国海洋动物致病的真菌中，属于离壶菌属和链壶菌属的真菌各1种，属于镰刀菌属的真菌有6种（表7.4）。

**寄生虫**

海洋动物寄生虫病害通常表现为渐进性发生并且传播和发展较为缓慢，大多为原发性病原体。对我国海洋动物构成危害的寄生虫有吸虫纲2种，豆蟹科2种，海稚虫科2种，鱼钩虫属3种，累枝虫属3种，帕金虫科2种，孢子虫属2种，嗜污亚目2种，拟阿脑虫属2种，异尖线虫科2种，线虫纲、八铗科、根头目、纤毛纲、盾纤目、微茎科、独睾科、孔肠科、嗜污亚科、聚缩虫属、隐核虫属、车轮虫属、单缩虫属、钟形虫属、匹里虫属、壳吸管科、下毛虫属、康纤虫科、鳃足亚纲、微孢子虫目、异尖线虫科、贝尼登亚科、黏孢子虫纲、微粒子虫属、急游水虱属各1种，共计48种海洋致病寄生虫（表7.5）。

**其他海洋病原生物**

其他海洋致病主要有类立克次氏体、类支原体、类衣原体，也可导致海洋动物的大规模死亡。在我国已有这些病原体致病的研究报道，分别隶属于立克次氏体科、支原体科、衣原体科（表7.6）。

**表 7.2　我国海洋动物致病病毒类别**

| | 病毒名称 | 分类地位 | 病原类别 | 危害等级 | 宿主 |
|---|---|---|---|---|---|
| 1 | 淋巴囊肿病毒 Lymphocystic disease virus | 虹彩病毒科 | | | 牙鲆、石斑鱼、军曹鱼、红鼓鱼、大菱鲆 |
| 2 | 弹状病毒 Rhabdoviridae | 弹状病毒科 | 第三类 | 危害等级 II | 牙鲆、石蝶鱼 |
| 3 | 神经坏死病毒 Betanodavirus | 诺达病毒科 | 第三类 | 危害等级 II | 紫石斑鱼、鞍带石斑鱼、赤点石斑鱼、青石斑鱼、云纹石斑鱼、马拉巴石斑鱼、斜带石斑鱼、红鳍笛鲷 |
| 4 | 虹彩病毒 Iridovirus | 虹彩病毒科 | 第三类 | 危害等级 II | 大菱鲆、石斑鱼、真鲷、非洲黑石斑鱼、宽体舌鳎、黑鲪、半滑舌鳎 |
| 5 | 白口病病毒 | | 第三类 | 危害等级 II | 红鳍东方鲀 |
| 6 | 传染性造血器官坏死病毒 Infectious haematopoietic necrosis virus | 弹状病毒科 | 第三类 | 危害等级 II | 牙鲆 |
| 7 | 白斑综合征病毒 White spot syndromic virus | | 第三类 | 危害等级 II | 凡纳滨对虾、中国对虾、日本对虾、斑节对虾、长毛对虾、短沟对虾、万氏对虾、脊尾白虾、天津厚蟹、日本大眼蟹 |
| 8 | 桃拉病毒 Taura syudrome virus | 小 RNA 病毒科 | 第三类 | 危害等级 II | 凡纳滨对虾、斑节对虾 |
| 9 | 传染性皮下及造血组织坏死病毒 Infectious hypodermal and hematopoietic necrosis virus | 细小病毒科 | 第三类 | 危害等级 II | 凡纳滨对虾、中国对虾、斑节对虾 |
| 10 | 肝胰腺细小样病毒 Hepatopancreatic parvo-like virus | 细小病毒科 | 第三类 | 危害等级 II | 斑节对虾、中国对虾 |
| 11 | 斑节对虾杆状病毒 Monodon baculo virus | 杆状病毒科 | 第三类 | 危害等级 II | 斑节对虾、日本对虾 |
| 12 | 杆状病毒 Baculovirus | 杆状病毒科 | 第三类 | 危害等级 II | 中国对虾、长毛对虾、斑节对虾、日本车虾、刀额新对虾、脊尾白虾 |
| 13 | C 型杆状病毒 | 杆状病毒科 | 第三类 | 危害等级 II | 中国对虾 |
| 14 | 中肠腺坏死杆状病毒 Baculoviral midgut gland necrosis type virus | 杆状病毒科 | 第三类 | 危害等级 II | 日本对虾 |
| 15 | 黄头病毒 Yellow head virus | 杆状病毒科 | 第三类 | 危害等级 II | 斑节对虾 |
| 16 | 呼肠孤病毒 Reoviruses | 呼肠孤病毒科 | 第三类 | 危害等级 II | 中国对虾、锯缘青蟹、中华绒螯蟹 |

续表

| | 病毒名称 | 分类地位 | 病原类别 | 危害等级 | 宿主 |
|---|---|---|---|---|---|
| 17 | 非包涵体杆状病毒 | 杆状病毒科 | 第三类 | 危害等级Ⅱ | 中国对虾、日本对虾、斑节对虾 |
| 18 | 虹彩病毒 Iridovirus | 虹彩病毒科 | 第三类 | 危害等级Ⅱ | 中国对虾 |
| 19 | 颤抖病病毒 | 小RNA病毒科 | 第三类 | 危害等级Ⅱ | 中华绒螯蟹 |
| 20 | Ⅰ型疱疹病毒 Herpes simplex virus type Ⅰ | 疱疹病毒科 | 第三类 | 危害等级Ⅱ | 中华绒螯蟹 |
| 21 | 小病状病毒粒子 | | 第三类 | 危害等级Ⅱ | 中华绒螯蟹 |
| 22 | 对虾杆状病毒 Baculovirus penaei | 杆状病毒科 | 第三类 | 危害等级Ⅱ | 天津厚蟹、隆背张口蟹 |
| 23 | 疱疹样病毒 Similar herpes virus | 疱疹病毒科 | 第三类 | 危害等级Ⅱ | 海湾扇贝 |
| 24 | 球形病毒 | | 第三类 | 危害等级Ⅱ | 中国对虾、斑节对虾、贻贝、海湾扇贝、九孔鲍、杂色鲍、皱纹盘鲍、文蛤 |
| 25 | 急性病毒性坏死症病毒 Acute viral necrobiotic disease virus | | 第三类 | 危害等级Ⅱ | 栉孔扇贝 |
| 26 | 冠状病毒样粒子 Coronaviruses | 冠状病毒科 | 第三类 | 危害等级Ⅱ | 栉孔扇贝 |
| 27 | 副黏病毒样粒子 Paramyxoviridae | 副黏病毒科 | 第三类 | 危害等级Ⅱ | 栉孔扇贝 |
| 28 | 类水生双RNA病毒 Aquabirnavirus | 双RNA病毒科 | 第三类 | 危害等级Ⅱ | 文蛤 |
| 29 | 文蛤"红肉病"病毒 | | 第三类 | 危害等级Ⅱ | 文蛤 |

表7.3 我国海洋动物病原菌类别

| | 细菌名称 | 分类地位 | 病原类别 | 危害程度等级 | 宿主 |
|---|---|---|---|---|---|
| 1 | 肠孤菌 Vibrio ichthyoenteri | 弧菌科 | 第三类 | 危害等级Ⅱ | 牙鲆、大菱鲆 |
| 2 | 费氏孤菌 Vibrio fischeri | 弧菌科 | 第三类 | 危害等级Ⅱ | 大黄鱼 |
| 3 | 河流孤菌-Ⅰ Vibrio flurialis-Ⅰ | 弧菌科 | 第三类 | 危害等级Ⅱ | 牙鲆 |
| 4 | 河流孤菌 Vibrio fluvialis | 弧菌科 | 第三类 | 危害等级Ⅱ | 中国对虾、斑节对虾、长毛对虾 |

续表

| | 病毒名称 | 分类地位 | 病原类别 | 危害等级 | 宿主 |
|---|---|---|---|---|---|
| 5 | 非O1群霍乱弧菌 Vibrio cholerae non-O1 | 弧菌科 | 第三类 | 危害等级II | 中国对虾 |
| 6 | 需钠弧菌 Vibrio natriegen | 弧菌科 | 第三类 | 危害等级II | 中国对虾, 海湾扇贝 |
| 7 | 海弧菌 Vibrio pelagius | 弧菌科 | 第三类 | 危害等级II | 中国对虾, 斑节对虾, 长毛对虾 |
| 8 | 拟态弧菌 Vibrio mimicus | 弧菌科 | 第三类 | 危害等级II | 中国对虾, 斑节对虾, 长毛对虾, 中华绒螯蟹 |
| 9 | 类志贺邻胞菌 Plesiomonas shigelloides | 弧菌科 | 第三类 | 危害等级II | 中华绒螯蟹 |
| 10 | 未鉴定弧菌 Vibrio sp. | 弧菌科 | 第三类 | 危害等级II | 太平洋牡蛎 |
| 11 | 解蛋白弧菌 Vibrio proteolyticus | 弧菌科 | 第三类 | 危害等级II | 近江牡蛎 |
| 12 | 坎氏弧菌 Vibrio campbellii | 弧菌科 | 第三类 | 危害等级II | 太平洋牡蛎, 皱纹盘鲍 |
| 13 | 溶珊瑚弧菌 Vibrio coralliilyticus | 弧菌科 | 第三类 | 危害等级II | 杂色鲍 |
| 14 | 黑美人弧菌 Vibrio nigripulchriudo | 弧菌科 | 第三类 | 危害等级II | 海湾扇贝 |
| 15 | 河流弧菌II Vibrio fluvialis-II | 弧菌科 | 第三类 | 危害等级II | 皱纹盘鲍 |
| 16 | 弗尼斯弧菌 Vibrio furnissii | 弧菌科 | 第三类 | 危害等级II | 文蛤 |
| 17 | 梅氏弧菌 Vibrio metschnikovii | 弧菌科 | 第三类 | 危害等级II | 中华绒螯蟹 |
| 18 | 嗜水气单胞菌 Aeromonashy drophila | 弧菌科 | 第三类 | 危害等级II | 牙鲆, 大菱鲆, 大黄鱼, 斑节对虾, 中国对虾, 中华绒螯蟹 |
| 19 | 鳗弧菌 Vibrio anguillarum | 弧菌科 | 第三类 | 危害等级II | 牙鲆, 大菱鲆, 大黄鱼, 中国对虾 |
| 20 | 副溶血弧菌 Vibrioparahaem olyticus | 弧菌科 | 第三类 | 危害等级II | 大菱鲆, 牙鲆, 大黄鱼, 黄姑鱼, 海鲷, 中国对虾, 斑节对虾, 九孔鲍, 杂色鲍, 文蛤 |
| 21 | 创伤弧菌 Vibrio vulnificus | 弧菌科 | 第三类 | 危害等级II | 大菱鲆, 石蝶鱼, 石斑鱼, 海鲷, 皱纹盘鲍 |
| 22 | 溶藻弧菌 Vibrio alginolyticus | 弧菌科 | 第三类 | 危害等级II | 欧氏六线鱼, 太平洋鲱鱼, 蓝点马鲛, 牙鲆, 大菱鲆, 大黄鱼, 黄姑鱼, 紫石斑鱼, 中国对虾, 海鲷, 凡纳滨对虾, 三疣梭子蟹, 中华绒螯蟹, 近江牡蛎, 九孔鲍, 凡纳滨对虾, 紫贻贝, 杂色鲍, 文蛤 |

续表

| | 病毒名称 | 分类地位 | 病原类别 | 危害等级 | 宿主 |
|---|---|---|---|---|---|
| 23 | 哈氏弧菌 Vibrio harveyi | 弧菌科 | 第三类 | 危害等级 II | 牙鲆、大菱鲆、大黄鱼、黄姑鱼、凡纳滨对虾、中国对虾、长毛对虾、日本对虾、海湾扇贝、文蛤 |
| 24 | 鲨鱼弧菌 Vibrio carchariae | 弧菌科 | 第三类 | 危害等级 II | 大菱鲆、牙鲆、近江牡蛎 |
| 25 | 霍乱弧菌 Vibrio cholerae | 弧菌科 | 第三类 | 危害等级 II | 中华绒螯蟹 |
| 26 | 杀鲑气单胞菌 Aeromonas salmonicida | 气单胞菌属 | 第三类 | 危害等级 II | 大菱鲆 |
| 27 | 温和气单胞菌 Aeromonas sobria | 气单胞菌属 | 第三类 | 危害等级 II | 中华绒螯蟹 |
| 28 | 豚鼠气单胞菌 Aeromonas caviae | 气单胞菌属 | 第三类 | 危害等级 II | 紫石斑鱼、中国对虾、中华绒螯蟹 |
| 29 | 易损气单胞菌 Aeromonas trota | 气单胞菌属 | 第三类 | 危害等级 II | 中华绒螯蟹 |
| 30 | 维氏气单胞菌 Aeromonas veronii | 气单胞菌属 | 第三类 | 危害等级 II | 中华绒螯蟹 |
| 31 | 点状产气单胞菌 Aeromonas punctata | 气单胞菌属 | 第三类 | 危害等级 II | 缢蛏 |
| 32 | 恶臭假单胞菌 Pseudomonas putida | 假单胞菌属 | 第三类 | 危害等级 II | 三疣梭子蟹 |
| 33 | 荧光假单胞菌 Pseudomonas fluorescens | 假单胞菌属 | 第三类 | 危害等级 II | 中华绒螯蟹、皱纹盘鲍 |
| 34 | 假单胞菌 Pseudomonas sp. | 假单胞菌属 | 第三类 | 危害等级 II | 中华绒螯蟹、缢蛏 |
| 35 | 腐败假单胞菌 Pseudomonas putrefaciens | 假单胞菌属 | 第三类 | 危害等级 II | 大黄鱼、中华绒螯蟹 |
| 36 | 海豚链球菌 Streptococcus iniae | 链球菌科 | 第三类 | 危害等级 II | 红拟石首鱼 |
| 37 | 链球菌 Streptococcus | 链球菌科 | 第三类 | 危害等级 II | 大菱鲆 |
| 38 | 迟钝爱德华氏菌 Edwardsiella tarda | 肠杆菌科 | 第三类 | 危害等级 II | 牙鲆、大菱鲆、漠斑牙鲆、褐牙鲆 |
| 39 | 液化沙雷杆菌 Serratia liquefaciens | 肠杆菌科 | 第三类 | 危害等级 II | 大珠母贝 |
| 40 | 杀虾微杆菌 Microbacterium shrimpcida sp. | 微杆菌属 | 第三类 | 危害等级 II | 日本对虾 |
| 41 | 变异微球菌 Micrococcus varians | 微球菌科 | 第三类 | 危害等级 II | 牙鲆 |
| 42 | 腐败希瓦氏菌 Shewanella putrefaciens | 希瓦氏菌属 | 第三类 | 危害等级 II | 大菱鲆 |

续表

| | 病毒名称 | 分类地位 | 病原类别 | 危害等级 | 宿主 |
|---|---|---|---|---|---|
| 43 | 诺卡氏菌 *Nocardia* | 诺卡氏菌科 | 第三类 | 危害等级 II | 大黄鱼，卵形鲳鲹 |
| 44 | 海藻施万氏菌 *Shewanella algae* | 施万氏菌属 | 第三类 | 危害等级 II | 红拟石首鱼 |
| 45 | 毛霉亮发菌 *Leucothrix mucor* | 亮发菌属 | 第三类 | 危害等级 II | 中华绒螯蟹 |
| 46 | 苏云金芽孢杆菌 *Bacillus thuringiensis* | 芽孢杆菌属 | 第三类 | 危害等级 II | 中华绒螯蟹 |
| 47 | 反硝化产碱菌 *Alcaligenes denitrificans* | 产碱菌属 | 第三类 | 危害等级 II | 中华绒螯蟹 |
| 48 | 鳗利斯顿氏菌 *Listonella anguillarum* | 利斯顿氏菌属 | 第三类 | 危害等级 II | 中华绒螯蟹 |
| 49 | 弗氏柠檬酸杆菌 *Citrobacter freundii* | 柠檬酸杆菌 | 第三类 | 危害等级 II | 中华绒螯蟹 |
| 50 | 葡萄牙假丝酵母 *Candida lipolytica* | 假丝酵母属 | 第三类 | 危害等级 II | 三疣梭子蟹 |
| 51 | 少动鞘氨醇单胞菌 *Sphingomonas paucimobilis* | 鞘氨醇单胞菌属 | 第三类 | 危害等级 II | 皱纹盘鲍 |
| 53 | 冰居壶菌属 *Glaciecola* | 冰居壶菌属 | 第三类 | 危害等级 II | 虾夷扇贝 |

**表 7.4　我国海洋动物致病真菌类别**

| | 真菌名称 | 分类地位 | 病原类别 | 危害等级 | 宿主 |
|---|---|---|---|---|---|
| 1 | 离壶菌 *Sirolpidium* | 离壶菌属 | 第三类 | 危害等级 II | 中国对虾，三疣梭子蟹，中华绒螯蟹 |
| 2 | 链壶菌 *Lagenidium* | 链壶菌属 | 第三类 | 危害等级 II | 斑节对虾，长毛对虾，中华绒螯蟹 |
| 3 | 茄类镰刀菌 *Fusarium solani* | 镰刀菌属 | 第三类 | 危害等级 II | 中国对虾 |
| 4 | 镰刀菌 *Fusarium* | 镰刀菌属 | 第三类 | 危害等级 II | 中国对虾 |
| 5 | 三线镰刀菌 *Fusarium tricinctum* | 镰刀菌属 | 第三类 | 危害等级 II | 中国对虾 |
| 6 | 禾谷镰刀菌 *Fusarium graminearum* | 镰刀菌属 | 第三类 | 危害等级 II | 中国对虾 |
| 7 | 腐皮镰刀菌 *Fusarium solani* | 镰刀菌属 | 第三类 | 危害等级 II | 中国对虾 |
| 8 | 尖孢镰刀菌 *Fusarium oxysporum* | 镰刀菌属 | 第三类 | 危害等级 II | 中国对虾 |

表 7.5 我国海洋动物致病寄生虫类别

| 序号 | 寄生虫名称 | 分类地位 | 病原类别 | 危害等级 | 宿主 |
|---|---|---|---|---|---|
| 1 | 长尾蚴吸虫 Cercariaelegans | 吸虫纲 | 第三类 | 危害等级 II | 菲律宾蛤仔 |
| 2 | 吸虫 Trematoda | 吸虫纲 | 第三类 | 危害等级 II | 文蛤 |
| 3 | 中华豆蟹 Pinnotheres sinensis | 豆蟹科 | 第四类 | 危害等级 I | 贻贝 |
| 4 | 隐匿豆蟹 Pinnotheres pholadis | 豆蟹科 | 第四类 | 危害等级 I | 尖紫蛤 |
| 5 | 利氏才女虫 Polydora ligni | 海稚虫科 | 第四类 | 危害等级 I | 三疣梭子蟹 |
| 6 | 凿贝才女虫 Polydora ciliata | 海稚虫科 | 第四类 | 危害等级 I | 九孔鲍、马氏珠母贝 |
| 7 | 厚鱼钩虫 Ancistrum crassum | 鱼钩虫属 | 第四类 | 危害等级 II | 菲律宾蛤仔、杂色蛤 |
| 8 | 日本鱼钩虫 Ancistrum japonicum | 鱼钩虫属 | 第三类 | 危害等级 II | 青蛤 |
| 9 | 尖鱼钩虫 Ancistrum acu tum | 鱼钩虫属 | 第三类 | 危害等级 II | 文蛤、四角蛤蜊 |
| 10 | 累枝虫 Epistylis sp. | 累枝虫属 | 第四类 | 危害等级 I | 中国对虾、长毛对虾 |
| 11 | 湖累枝虫 Epistylis lacustris | 累枝虫属 | 第四类 | 危害等级 I | 中华绒螯蟹 |
| 12 | 褶累枝虫 Epistylis plicatilis | 累枝虫属 | 第四类 | 危害等级 I | 中华绒螯蟹 |
| 13 | 奥氏帕金虫 Perkinsus olseni | 帕金虫科 | 第三类 | 危害等级 II | 菲律宾蛤仔、毛蚶 |
| 14 | 北海帕金虫 Perkinsus beihaiensis n. sp. | 帕金虫科 | 第三类 | 危害等级 II | 近江牡蛎、香港巨牡蛎、珠母贝、马氏珠母贝 |
| 15 | 尼氏单孢子虫 Haplosporidium nelsoni | 孢子虫属 | 第三类 | 危害等级 II | 虾夷扇贝、长牡蛎 |
| 16 | 沿岸单孢子虫 Haplosporidium costale | 孢子虫属 | 第三类 | 危害等级 II | 太平洋牡蛎 |
| 17 | 大黏叶虫 Myxophyllum magnum n. sp. | 嗜污亚目 | 第四类 | 危害等级 I | 紫石房蛤、缢蛏 |
| 18 | 双壳吸触虫 Thigmophrya bivalviorum | 嗜污亚目 | 第四类 | 危害等级 I | 紫石房蛤、缢蛏 |
| 19 | 蟹栖拟阿脑虫 Paranophrys carcini | 拟阿脑虫属 | 第四类 | 危害等级 I | 中国对虾、中华绒螯蟹、三疣梭子蟹 |
| 20 | 旋毛蟹栖拟阿脑虫 Paranophrys carcini spiralis | 拟阿脑虫属 | 第四类 | 危害等级 I | 中国对虾 |

续表

| | 寄生虫名称 | 分类地位 | 病原类别 | 危害等级 | 宿主 |
|---|---|---|---|---|---|
| 21 | 线虫 Nematoda | 线虫纲 | 第四类 | 危害等级 I | 蓝圆鲹、脂眼凹肩鲹、长条蛇鲻、花斑狗母鱼、灰海鳗、臀斑角鱼、日本金线鱼、六丝马鲅鱼、皮氏豹鲂鮄、黑带棘鳞鱼、鲐鱼、斑节对虾、中国对虾 |
| 22 | 异沟虫 Heterobothrium tetrodonis | 八铗科 | 第三类 | 危害等级 II | 红鳍东方鲀 |
| 23 | 蟹奴 Sacculina | 根头目 | 第四类 | 危害等级 I | 锯缘青蟹、中华绒螯蟹 |
| 24 | Ciliata sp. | 纤毛纲 | 第三类 | 危害等级 II | 中华绒螯蟹、皱纹盘鲍 |
| 25 | 指状拟舟虫 Scuticociliatida | 盾纤目 | 第三类 | 危害等级 II | 牙鲆、红鳍东方鲀、真鲷、大菱鲆、六线鱼 |
| 26 | 后睾异茎吸虫 Allomicrophalloides opisthoorchis | 微茎科 | 第三类 | 危害等级 II | 日本大眼蟹 |
| 27 | 独睾科吸虫 Monorchiidae | 独睾科 | 第三类 | 危害等级 II | 缢蛏 |
| 28 | 食蛏泄肠吸虫 Vesicocoelium solenophagum | 孔肠科 | 第三类 | 危害等级 II | 缢蛏 |
| 29 | 水滴伪康纤虫 | 嗜污亚科 | 第三类 | 危害等级 II | 牙鲆 |
| 30 | Zoothamnium sp. | 聚缩虫属 | 第三类 | 危害等级 II | 中国对虾、长毛对虾、斑节对虾、中华绒螯蟹 |
| 31 | 刺激隐核虫 Cryptocaryon irritans | 隐核虫属 | 第三类 | 危害等级 II | 大菱鲆、大黄鱼 |
| 32 | 车轮虫 Trichodina | 车轮虫属 | 第四类 | 危害等级 I | 斑头鱼、栉孔扇贝、竹蛏、四角蛤蜊 |
| 33 | 单缩虫 Carchesium polypinum | 单缩虫属 | 第三类 | 危害等级 II | 中国对虾、长毛对虾、斑节对虾 |
| 34 | 钟形虫 Vorticella | 钟形虫属 | 第三类 | 危害等级 II | 中国对虾、长毛对虾、中华绒螯蟹 |
| 37 | 威海下毛虫 Hypocomides weihaiensis n. sp. | 下毛虫属 | 第三类 | 危害等级 II | 贻贝 |
| 38 | 蠕状康纤虫 Cohnilembus verminus | 康纤虫科 | 第三类 | 危害等级 II | 海湾扇贝 |
| 40 | 微孢子虫 Microsporidium | 微孢子虫目 | 第三类 | 危害等级 II | 中国对虾 |
| 41 | 内弯宫脂线虫 Hysterothylcaium aduncum | 异尖线虫科 | 第四类 | 危害等级 I | 褐菖鲉、星鳗、长蛇鲻、鳕、细纹狮子鱼、鲛鲽、黑鲷、白姑鱼 |

续表

| | 寄生虫名称 | 分类地位 | 病原类别 | 危害等级 | 宿主 |
|---|---|---|---|---|---|
| 42 | 贝尼登虫 *Benedenia* | 贝尼登亚科 | 第三类 | 危害等级Ⅱ | 大黄鱼、高体鰤、青石斑 |
| 43 | 异尖线虫 *Anisakidae nematod* | 异尖线虫科 | 第四类 | 危害等级Ⅰ | 带鱼、鲐鱼、石蝶鱼、高眼碟鱼、绒杜父鱼、鮟鱼、白姑鱼、海鳗、真鲷、鲈鱼、美国红鱼、脂眼凹肩鲹、金线鱼、大黄鱼、蓝点马鲛 |
| 44 | 黏孢子虫 *Myxosporea* | 黏孢子虫纲 | 第四类 | 危害等级Ⅰ | 海鳗 |
| 46 | 中国急游水虱 *Tachaea chinensis* | 急游水虱属 | 第四类 | 危害等级Ⅰ | 凡纳滨对虾 |
| 48 | 蟹间隙虫 | | 第四类 | 危害等级Ⅰ | 中华绒螯蟹 |

**表 7.6 我国海洋动物其他致病病原体类别**

| | 病原体名称 | 分类地位 | 病原类别 | 危害等级 | 宿主 |
|---|---|---|---|---|---|
| 1 | 类立克次体 Rickettsia-like organism | 立克次氏体科 | 第二类 | 危害等级Ⅲ | 真鲷、石斑鱼、中国对虾、中华绒螯蟹、近江牡蛎、海湾扇贝、大珠母贝、栉孔扇贝、文蛤、皱纹盘鲍 |
| 2 | 类支原体 Mycoplasma-like organism | 支原体科 | 第三类 | 危害等级Ⅱ | 中国对虾、栉孔扇贝 |
| 3 | 类衣原体生物 Chlamydia-like organism | 衣原体科 | 第三类 | 危害等级Ⅱ | 海湾扇贝、栉孔扇贝 |

## 7.2 海洋病原生物风险评价指标体系

### 7.2.1 海水浴场病原生物风险评价指标体系

自 1984 年以来，海水浴场病原生物风险评价指标，常用的有粪大肠菌群（*Fecal coliforms*）、粪链球菌（*Fecal streptococci*）、肠球菌属（*Enterococci*）、大肠杆菌（*E. coli*），国内外通过检测肠球菌、粪大肠菌群等指示细菌来评价海水浴场娱乐风险（EPA，2004；WHO，2003；张振兴等，2016）。目前，多个国家和国际组织将肠球菌作为衡量海水水质及相应健康风险评估的重要指标，指示水体中粪源性致病菌、病毒以及原生动物（Stephane C et al.，2006）。我国海水水质标准中将粪大肠菌群作为重要指标（GB，1991）。我国虽然在 2010 年《滨海旅游度假区环境评价指南》（HY/T 127-2010）中增加了肠球菌这一指标，然而，到目前为止，肠球菌仍为选测项。

### 7.2.2 人或海洋动物病原风险评价指标体系

参照《人间传染的病原微生物名录》（中华人民共和国卫生部制定，2006）和《动物病原生物分类名录》（中华人民共和国农业部令第 53 号，2005），《病原微生物实验室生物安全管理条例》（国务院令第 424 号），根据海洋病原微生物的传染性、感染后对动物个体或者群体的危害程度，将病原微生物分为四类。

第一类病原微生物，是指能够引起人或海洋动物非常严重疾病的微生物，以及我国尚未发现或者已经宣布消灭的微生物。

第二类病原微生物，是指能够引起人或海洋动物严重疾病，比较容易直接或者间接在人与人、人与海洋动物、海洋动物与海洋动物间传播的微生物。

第三类病原微生物，是指能够引起人类或者海洋动物疾病，但一般情况下，对海洋动物或者环境不构成严重危害，传播风险有限，实验室感染后很少引起严重疾病，具备有效治疗和预防措施的微生物。

第四类病原微生物，是指在通常情况下不会引起人或海洋动物疾病的微生物。

第一类和第二类病原微生物统称为高致病性病原微生物。

### 7.2.3 海洋病原风险评价方法

#### 7.2.3.1 海水浴场病原风险评价方法

根据美国环保局（EPA，2004）所依据的海水浴场游泳者患胃肠疾病风险概率与肠球菌浓度的相关性（Cabelli et al.，1982）以及我国《海水水质标准》（GB 3039-1997）中粪大肠菌群的浓度，对我国沿岸海水浴场致病风险进行评估。海水浴场病原风险评价方法主要参照第 1 章（1.2.2.1）。

#### 7.2.3.2 海洋动物病原微生物评价方法

参照《兽医实验室生物安全管理规范》（农业部 2003 年 10 月 15 日发布），根据病原微生物的传染性、感染后对个体或者群体的危害程度，将海洋病原微生物危害程度分为 4 级。

A. 危害等级 I（低个体危害，低群体危害）：不会导致健康动物致病的细菌、真菌、病毒和寄生虫等生物因子。

    B. 危害等级 Ⅱ（中等个体危害，有限群体危害）：能引起动物发病，但一般情况下，对群体、环境不会引起严重危害的病原体。实验室感染不导致严重疾病，具备有效治疗和预防措施，并且传播风险有限。

    C. 危害等级 Ⅲ（高个体危害，低群体危害）：能引起动物严重疾病，或造成严重经济损失，但通常不能因偶然接触而在个体间传播，或能用抗生素抗寄生虫药治疗的病原体。

    D. 危害等级 Ⅳ（高个体危害，高群体危害）：能引起动物非常严重的疾病，一般不能治愈，容易直接、间接或因偶然接触在动物与人，或人与动物，或动物与动物之间传播的病原体。

## 7.2.4　全国近岸海域病原生物风险评价

### 7.2.4.1　海水浴场病原生物的风险评价

    2007 年，对我国主要海水浴场进行了病原生物肠球菌、弧菌总数、粪大肠菌群和细菌总数的调查，其调查结果见第 1 章，评价结果见图 7.1。

    按照粪大肠菌群的评价等级标准，2006 年，全国沿海主要海水浴场和滨海旅游度假区海水中粪大肠菌群评价等级如表 7.7 所示。

表 7.7　2006 年全国海域浴场和滨海度假区海水中粪大肠菌群含量等级评价

| 海水浴场名称 | 4月 | 5月 | 6月 | 7月 | 8月 | 9月 | 10月 |
|---|---|---|---|---|---|---|---|
| 山东青岛奥运帆船赛区 | 一级 | 一级 | | 一级 | 一级 | 二级 | 一级 |
| 河北北戴河老虎石浴场 | | | 二级 | 四级 | 四级 | 二级 | 二级 |
| 广西北海银滩 | 三级 | 三级 | 二级 | 二级 | 二级 | 二级 | 二级 |
| 辽宁大连金石滩海水浴场 | | | 二级 | 二级 | 二级 | 二级 | 二级 |
| 福建东山马銮湾海水浴场 | 四级 | 四级 | 四级 | 三级 | 二级 | 三级 | 三级 |
| 福建平潭龙王头海水浴场 | 二级 | 二级 | 二级 | 二级 | 二级 | 二级 | 二级 |
| 广东江门飞沙滩 | 一级 | 二级 | 一级 | 一级 | 一级 | 一级 | 一级 |
| 广东南澳 | 二级 | 一级 | 一级 | 一级 | 一级 | 一级 | 一级 |
| 广东汕尾红海湾 | 二级 | 二级 | 三级 | 二级 | 一级 | 二级 | 二级 |
| 广东阳江闸坡 | 四级 | 二级 | 二级 | 二级 | 二级 | 二级 | 二级 |
| 海南海口假日海滩 | 四级 | 四级 | 四级 | 四级 | 四级 | 四级 | 四级 |
| 辽宁葫芦岛绥中海水浴场 | | | | | 二级 | 二级 | 二级 |
| 上海金山城市（滨海度假区） | | | | 二级 | 二级 | 二级 | |
| 江苏连云港度假区 | | | | 一级 | 一级 | 一级 | 一级 |
| 江苏连云港连岛海水浴场 | | | 三级 | 三级 | | | |
| 浙江平潭沿海赤潮监控区 | | 二级 | 三级 | 三级 | 二级 | 二级 | 三级 |
| 辽宁秦皇岛亚运村（滨海度假 | | | | 二级 | 一级 | 二级 | |
| 山东青岛第一海水浴场 | | | 一级 | 一级 | 一级 | 一级 | 一级 |

| 海水浴场名称 | 4月 | 5月 | 6月 | 7月 | 8月 | 9月 | 10月 |
|---|---|---|---|---|---|---|---|
| 山东青岛石老人（滨海度假区） | | | | 一级 | 一级 | 一级 | 一级 |
| 福建泉州湾 | | 四级 | 四级 | 四级 | 四级 | 四级 | 二级 |
| 山东日照第二海水浴场 | | | 二级 | 二级 | 二级 | 二级 | 二级 |
| 海南三亚亚龙湾 | | 一级 | 一级 | 一级 | 一级 | 一级 | 二级 |
| 广东深圳大小梅沙 | 三级 | 四级 | 四级 | 四级 | 四级 | 四级 | 三级 |
| 山东威海国际海水浴场 | | | 一级 | 二级 | 二级 | 二级 | 二级 |
| 浙江温州南麂大沙岙 | | | 一级 | 一级 | 二级 | 一级 | 二级 |
| 福建厦门鼓浪屿海水浴场 | | | | | 一级 | 一级 | 一级 |
| 福建厦门环道路东（滨海度假区） | | | | | 二级 | 一级 | 一级 |
| 山东烟台金沙滩海水浴场 | | | 一级 | 二级 | 四级 | 二级 | 一级 |
| 辽宁营口度假区 | | | | 一级 | 二级 | 一级 | |
| 广东湛江东海岛 | 三级 | 二级 | 三级 | 二级 | 三级 | 二级 | 二级 |
| 浙江普陀朱家尖南沙海水浴场 | | | 一级 | 一级 | 二级 | 一级 | 二级 |

#### 7.2.4.2 海水养殖动物病害风险评价

根据粪大肠菌群的评价结果，2004—2009 年，海水养殖区表层海水中粪大肠菌群的评价结果见表 7.8 至表 7.13。

**表 7.8 2004 年全国沿岸海域主要海水养殖区海水中粪大肠菌群评价结果**

| 海水养殖区名称 | 评价结果 | | | | | | |
|---|---|---|---|---|---|---|---|
| | 4月 | 5月 | 6月 | 7月 | 8月 | 9月 | 10月 |
| 辽宁獐子岛 | | 优质 | 优质 | 优质 | 优质 | 优质 | |
| 天津 | | 优质 | 优质 | 优质 | 优质 | 优质 | |
| 河北黄骅 | | 合格 | 优质 | 优质 | 优质 | 优质 | |
| 山东烟台 | | 合格 | 合格 | 差 | 合格 | 合格 | |
| 浙江舟山嵊泗 | 优质 | 优质 | 优质 | 优质 | 优质 | 优质 | 优质 |
| 浙江岱山 | 优质 | 优质 | 优质 | 优质 | 优质 | 合格 | 合格 |
| 浙江象山港 | 优质 | 优质 | 优质 | 合格 | 合格 | 合格 | |
| 浙江洞头 | 优质 | 优质 | 优质 | 优质 | 优质 | 优质 | 优质 |
| 福建三都湾 | 优质 | 合格 | 合格 | 合格 | 合格 | 合格 | 合格 |
| 福建闽江口 | 优质 | 差 | 合格 | 合格 | 合格 | 合格 | 合格 |
| 福建平潭 | | 合格 | 合格 | 合格 | 合格 | 合格 | 合格 |
| 福建厦门 | | 差 | 差 | 差 | 差 | 差 | 差 |

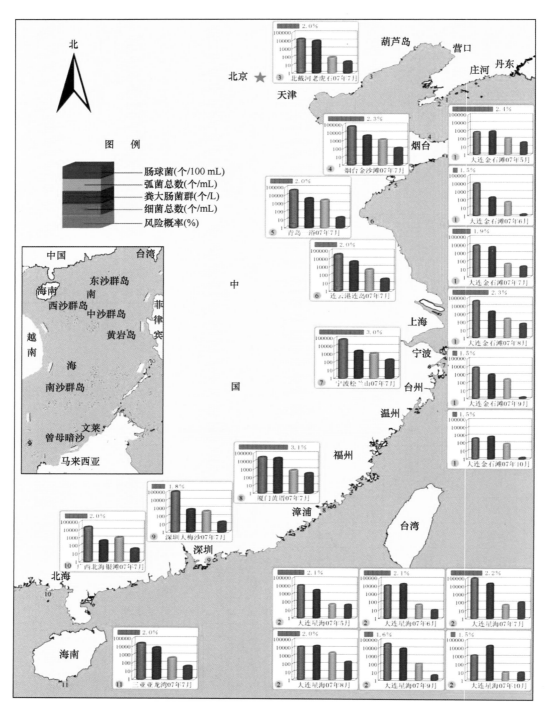

图 7.1　2007 年我国海滨浴场病原生物及风险分布情况

表 7.9　2005 年全国沿岸海域主要海水养殖区海水中粪大肠菌群评价结果

| 海水养殖区名称 | 评价结果 | | | | | | |
|---|---|---|---|---|---|---|---|
| | 4 月 | 5 月 | 6 月 | 7 月 | 8 月 | 9 月 | 10 月 |
| 辽宁东港 | | 优质 | 合格 | 合格 | 合格 | 合格 | |
| 大连獐子岛 | | 优质 | 优质 | 优质 | 优质 | 优质 | |
| 葫芦岛 | | 优质 | 优质 | 合格 | 差 | 优质 | |
| 天津大沽 | | 优质 | 优质 | | | | |
| 天津驴驹河 | | 优质 | 优质 | 优质 | 优质 | 优质 | |
| 河北黄骅 | | | 优质 | 优质 | 优质 | 优质 | |
| 山东烟台 | | 优质 | 合格 | 合格 | 合格 | 合格 | |
| 浙江舟山嵊泗 | 优质 | 优质 | 优质 | 优质 | 优质 | 优质 | 优质 |
| 浙江岱山 | 优质 | 优质 | 优质 | 优质 | 差 | 合格 | 合格 |
| 浙江象山港 | 优质 | 合格 | 优质 | 合格 | 合格 | 合格 | 优质 |
| 浙江洞头 | 优质 | 优质 | 优质 | 优质 | 优质 | 优质 | 优质 |
| 福建三都湾 | | | 差 | 差 | 合格 | 合格 | 差 |
| 福建闽江口 | 合格 | | 合格 | 差 | 合格 | 合格 | 合格 |
| 福建平潭 | | | 合格 | 合格 | 合格 | 合格 | 合格 |
| 福建厦门 | | | 差 | 差 | 差 | 差 | 差 |
| 广东柘林湾 | 合格 | 合格 | 差 | 合格 | 合格 | 差 | 合格 |

表 7.10　2006 年全国沿岸海域主要海水养殖区海水中粪大肠菌群评价结果

| 海水养殖区名称 | 评价结果 | | | | | | |
|---|---|---|---|---|---|---|---|
| | 4 月 | 5 月 | 6 月 | 7 月 | 8 月 | 9 月 | 10 月 |
| 辽宁东港 | | 优质 | 合格 | 合格 | 合格 | 优质 | 优质 |
| 大连獐子岛 | | 优质 | 优质 | 优质 | 优质 | 优质 | 优质 |
| 辽宁葫芦岛 | | 优质 | 优质 | 优质 | 优质 | 优质 | 合格 |
| 河北南堡 | | | | 优质 | 合格 | 合格 | |
| 河北唐山 | | | | 差 | 合格 | 合格 | |
| 天津驴驹河 | | 优质 | 优质 | 优质 | 优质 | 优质 | 优质 |
| 河北黄骅 | | 优质 | 优质 | 优质 | 合格 | 优质 | 优质 |
| 山东蓬莱 | | | | 优质 | 合格 | 优质 | 优质 |
| 浙江舟山嵊泗 | 优质 | 优质 | 优质 | 优质 | 优质 | 优质 | 优质 |
| 浙江岱山 | 合格 | 合格 | 合格 | 合格 | 合格 | 合格 | 优质 |

| 海水养殖区名称 | 评价结果 | | | | | | |
|---|---|---|---|---|---|---|---|
| | 4 月 | 5 月 | 6 月 | 7 月 | 8 月 | 9 月 | 10 月 |
| 浙江象山港 | 差 | 合格 | 合格 | 合格 | 优质 | 优质 | 优质 |
| 浙江洞头 | 优质 | 合格 | 差 | 合格 | 优质 | 优质 | 优质 |
| 福建三都湾 | 合格 | 合格 | 差 | 差 | 合格 | 差 | 差 |
| 福建闽江口 | 合格 | 合格 | 差 | 差 | 合格 | 合格 | 合格 |
| 福建厦门 | | 差 | 差 | 差 | 差 | 差 | 差 |

表 7.11　2007 年全国沿岸海域主要海水养殖区海水中粪大肠菌群评价结果

| 海水养殖区名称 | 评价结果 | | | | | | |
|---|---|---|---|---|---|---|---|
| | 4 月 | 5 月 | 6 月 | 7 月 | 8 月 | 9 月 | 10 月 |
| 浙江舟山嵊泗 | | 优质 | 优质 | 优质 | 优质 | 优质 | 优质 |
| 浙江岱山 | 合格 | 合格 | 优质 | 优质 | 优质 | 优质 | 优质 |
| 浙江普陀 | | 优质 | 优质 | 优质 | 优质 | 优质 | 优质 |
| 浙江象山港 | 优质 | 优质 | 优质 | 优质 | 优质 | 优质 | 合格 |
| 浙江洞头 | 合格 | 合格 | 优质 | 优质 | 合格 | 优质 | 差 |
| 福建三都湾 | 差 | 差 | 差 | 差 | 差 | 差 | 合格 |
| 福建闽江口 | | 合格 | 合格 | 合格 | 差 | 差 | 合格 |
| 福建平潭 | | 差 | 差 | 差 | 合格 | 差 | 差 |
| 福建厦门 | | 差 | 差 | 差 | | | |

表 7.12　2008 年全国沿岸海域主要海水养殖区海水中粪大肠菌群评价结果

| 海水养殖区名称 | 评价结果 | | | | | |
|---|---|---|---|---|---|---|
| | 5 月 | 6 月 | 7 月 | 8 月 | 9 月 | 10 月 |
| 辽宁东港 | 优质 | 合格 | 合格 | 合格 | 优质 | 优质 |
| 辽宁庄河 | | | | 优质 | | 优质 |
| 大连獐子岛 | 优质 | | 合格 | 合格 | 合格 | 优质 |
| 大连大李家 | 优质 | | | 优质 | | |
| 大连交流岛 | | | 优质 | 优质 | 优质 | 优质 |
| 辽宁营口大洼蛤蜊岗 | 优质 | | | 优质 | | |
| 辽宁葫芦岛 | | 合格 | | 合格 | | 合格 |
| 河北秦皇岛 | | | | 合格 | 合格 | 合格 |

续表

| 海水养殖区名称 | 评价结果 | | | | | |
|---|---|---|---|---|---|---|
| | 5月 | 6月 | 7月 | 8月 | 9月 | 10月 |
| 河北北戴河 | | 差 | 合格 | 合格 | 合格 | 合格 |
| 河北昌黎新开口 | 优质 | | | 优质 | | 优质 |
| 河北乐亭 | | | | 优质 | | 优质 |
| 天津大沽 | 优质 | 优质 | 优质 | 优质 | 优质 | 优质 |
| 天津驴驹河 | | | | 优质 | 优质 | 优质 |
| 山东莱州虎头崖 | 优质 | 合格 | 合格 | 合格 | 合格 | 合格 |
| 河北黄骅李家堡 | 合格 | | | 优质 | | 优质 |
| 山东烟台 | | | | 差 | 差 | 差 |
| 山东烟台牟平养马岛 | 合格 | | | 合格 | | 差 |
| 山东乳山腰岛 | | | | 合格 | | 优质 |
| 山东日照 | | | 合格 | 合格 | 合格 | |
| 江苏海州湾 | | 优质 | | 优质 | | 优质 |
| 江苏南通如东东凌 | | | | 优质 | 优质 | 优质 |
| 浙江舟山嵊泗 | 优质 | 优质 | 优质 | 优质 | 优质 | 优质 |
| 浙江岱山 | 优质 | 优质 | 优质 | 优质 | 优质 | 优质 |
| 浙江象山港 | 优质 | 合格 | 合格 | 合格 | 合格 | 优质 |
| 浙江三门湾 | 合格 | | | 优质 | | 合格 |
| 浙江温岭大港湾 | 优质 | | | 合格 | | 优质 |
| 浙江乐清小横床 | 合格 | | | 优质 | | 合格 |
| 浙江洞头 | 优质 | 优质 | 优质 | 优质 | 合格 | 合格 |
| 福建宁德三都湾 | 合格 | | | 合格 | | |
| 福建三都湾 | | | 差 | 差 | 差 | 差 |
| 福建闽江口 | | | | 差 | 合格 | 差 |
| 福建平潭 | 差 | | | | 优质 | 优质 |
| 福建厦门大嶝 | 优质 | | | 合格 | | 合格 |
| 广东柘林湾 | 合格 | | | 优质 | | 差 |
| 广东南澳 | | 优质 | 差 | 合格 | 合格 | 合格 |
| 广东珠海桂山港 | 合格 | | | 合格 | | 差 |
| 广东茂名水东湾 | 合格 | | | 合格 | | 合格 |
| 广东雷州湾 | 优质 | | | 优质 | | 优质 |

| 海水养殖区名称 | 评价结果 | | | | | |
|---|---|---|---|---|---|---|
| | 5月 | 6月 | 7月 | 8月 | 9月 | 10月 |
| 广东流沙湾 | | | | 差 | 差 | 差 |
| 广西钦州茅尾海 | 合格 | | | 优质 | | 优质 |
| 广西合浦廉州湾 | 优质 | | | 优质 | | 优质 |
| 广西防城港红沙大 | | | | 优质 | | 优质 |
| 广西涠洲岛 | | | | 优质 | | 优质 |
| 海南东寨港 | 合格 | | | 差 | 合格 | |
| 海南澄迈花场湾 | 合格 | | | 优质 | | 差 |
| 海南临高后水湾 | | | 优质 | 优质 | 优质 | |
| 海南陵水新村 | | 差 | | 优质 | | 合格 |

**表7.13 2009年全国沿岸海域主要海水养殖区海水中粪大肠菌群评价结果**

| 海水养殖区名称 | 评价结果 | | | | | | |
|---|---|---|---|---|---|---|---|
| | 4月 | 5月 | 6月 | 7月 | 8月 | 9月 | 10月 |
| 辽宁东港 | | 优质 | 优质 | 优质 | 优质 | 优质 | 优质 |
| 大连獐子岛 | | 优质 | 优质 | 优质 | 优质 | 优质 | 优质 |
| 大连交流岛 | | 优质 | | | 优质 | | 优质 |
| 辽宁营口归州 | | 优质 | | | 优质 | | 优质 |
| 辽宁营口大洼蛤蜊岗 | | 优质 | 优质 | | 优质 | | |
| 辽宁葫芦岛 | | 优质 | 优质 | 优质 | 优质 | 优质 | 优质 |
| 辽宁葫芦岛止锚湾 | | 优质 | | | 优质 | | 优质 |
| 河北北戴河 | | 差 | 合格 | 差 | 合格 | 差 | 优质 |
| 河北昌黎新开口 | | 优质 | | | 优质 | | 优质 |
| 河北乐亭 | | 优质 | | | 优质 | | 优质 |
| 河北黄骅 | | 优质 | | | 优质 | | 优质 |
| 天津驴驹河 | | 优质 | | 优质 | 优质 | 优质 | |
| 山东滨州无棣 | | 优质 | | | 优质 | | 优质 |
| 山东沾化 | | 优质 | | | 优质 | | 优质 |
| 山东莱州虎头崖 | | 优质 | | | 合格 | | 优质 |
| 山东莱州金城 | | 优质 | | | 优质 | | 优质 |
| 山东烟台 | | 合格 | 优质 | 差 | 差 | 差 | 优质 |

续表

| 海水养殖区名称 | 评价结果 | | | | | | |
|---|---|---|---|---|---|---|---|
| | 4 月 | 5 月 | 6 月 | 7 月 | 8 月 | 9 月 | 10 月 |
| 山东烟台牟平养马岛 | | 优质 | | | 优质 | | 优质 |
| 山东威海湾 | | 优质 | | | 合格 | | 合格 |
| 山东荣成湾 | | 合格 | | | 优质 | | 优质 |
| 山东桑沟湾 | | 合格 | | | 优质 | | 优质 |
| 山东乳山腰岛 | | 优质 | 优质 | | 优质 | | 优质 |
| 山东日照市 | | 优质 | | | 合格 | | 合格 |
| 江苏海州湾 | | 优质 | 优质 | 优质 | 优质 | 优质 | 优质 |
| 江苏南通如东东凌 | | 优质 | | 优质 | 优质 | 优质 | |
| 浙江舟山嵊泗 | 优质 | 优质 | 优质 | 优质 | 优质 | 优质 | 优质 |
| 浙江普陀 | 合格 | 合格 | 合格 | 合格 | 合格 | 优质 | 合格 |
| 浙江岱山 | 优质 | 优质 | 优质 | 优质 | 优质 | 优质 | 优质 |
| 浙江象山港 | 差 | 优质 | 优质 | 优质 | 优质 | 合格 | 优质 |
| 浙江三门湾 | | 优质 | | | 合格 | | 优质 |
| 浙江温岭大港湾 | | 优质 | | | 合格 | | 合格 |
| 浙江乐清湾 | | 优质 | | | 优质 | | 合格 |
| 浙江洞头 | 优质 | 优质 | 优质 | 优质 | 合格 | 合格 | 优质 |
| 福建三都湾 | 差 | 差 | 差 | 差 | 差 | 差 | 差 |
| 福建罗源湾 | 差 | 差 | 差 | 合格 | 合格 | 差 | 合格 |
| 福建闽江口 | | 优质 | | | 合格 | | 合格 |
| 福建平潭 | 合格 | 合格 | 合格 | 合格 | 合格 | 合格 | 合格 |
| 福建厦门大嶝 | 差 | 合格 | 差 | 差 | 合格 | | 合格 |
| 福建东山湾 | | 优质 | | | 优质 | | 合格 |
| 广东柘林湾 | 合格 | | 合格 | 优质 | 合格 | 合格 | |
| 深圳南澳 | 合格 | 优质 | 优质 | 优质 | 合格 | 合格 | 优质 |
| 广东珠海桂山港 | | | 优质 | | 合格 | | 差 |
| 广东茂名水东湾 | | 合格 | | | 差 | | 差 |
| 广东雷州湾 | | 优质 | | | 优质 | | 合格 |
| 广东流沙湾 | | 优质 | | | 优质 | | 优质 |
| 广西钦州茅尾海 | | 合格 | | | 合格 | | 合格 |
| 广西合浦廉州湾 | | 合格 | | | 合格 | | 合格 |

续表

| 海水养殖区名称 | 评价结果 | | | | | | |
|---|---|---|---|---|---|---|---|
| | 4 月 | 5 月 | 6 月 | 7 月 | 8 月 | 9 月 | 10 月 |
| 防城港市红沙大 | | 合格 | | | 差 | | 合格 |
| 广西涠洲岛 | 合格 | 优质 | 优质 | 优质 | 优质 | 优质 | 优质 |
| 海南东寨港 | 差 | | | 差 | | | 差 |
| 海南澄迈花场湾 | 合格 | | | | 合格 | | 差 |
| 海南临高后水湾 | 合格 | | | | 优质 | | 合格 |
| 海南陵水新村 | 合格 | 合格 | 差 | 差 | 优质 | 差 | 差 |

2004—2009 年，我国沿岸海域主要养殖区表层海水中粪大肠菌群含量评价表明，符合第四类海水水质标准的养殖区主要位于浙江和厦门海域；其次为北戴河和陵水新村海域，在这些增养殖区养殖的海产品死亡风险较高，且安全食用的风险也较高（图 7.2）。

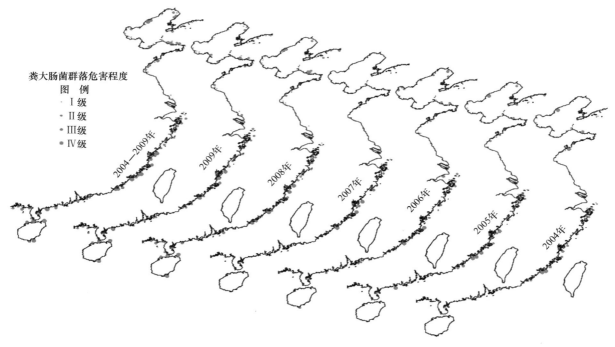

图 7.2　2004—2009 年全国沿岸主要海水养殖海域粪大肠菌群含量评价

### 7.2.4.3　海水养殖动物致病微生物风险评价

按病毒、细菌、真菌、寄生虫等海水养殖动物病原危害等级，将我国沿岸海域主要养殖的鱼、虾、贝类的病原生物（2004—2009 年）进行分类，大多数属于三类病原生物，还有少部分属于四类病原生物，均为致病程度较轻的病原。致病程度大多是属于危害等级 Ⅱ，少数属于危害等级 Ⅰ 和危害等级 Ⅲ（图 7.3）。

2004—2005 年，海水养殖动物病害研究报道较多，病害比较严重；在辽东半岛、山东半岛、浙江和福建沿岸海域，海水养殖动物规模较大，养殖密集，病原危害比较严重，养殖动物死亡等病害风险很大。

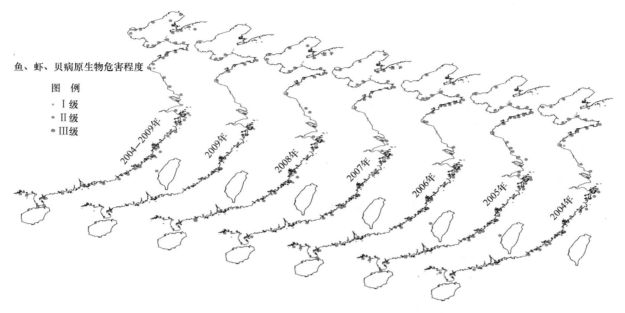

图 7.3　2004—2009 年我国沿岸主要海水养殖动物病原危害等级评价

## 7.2.5　全国近岸海域病原生物风险管理对策

我国近岸海域海洋病原生物危害风险，主要体现在海水浴场游泳和食用受病原生物沾污的海产品所导致的公众健康危害以及海洋病原生物所导致海水养殖生物病害的大规模流行。

### 7.2.5.1　海水浴场病原生物管理对策

根据国内外海水浴场病原生物调查研究结果表明，在海水浴场中常见的病原生物有粪大肠菌群、粪链球菌、肠球菌、大肠杆菌、绿脓假单胞菌、葡萄球菌、气单胞菌、产气荚膜梭菌、霍乱弧菌、副溶血弧菌、沙门氏菌和志贺氏菌等，可对人体健康构成威胁。这些病原生物大多来自人类、畜牧动物等排泄物，通过陆源排污进入海水浴场，或由海水浴场的游泳者自身污染所致。

为了有效控制海水浴场病原生物的危害。① 应减少或避免含有人类病原生物的生活污水等流入海水浴场。目前，我国沿岸海域的大多数海水浴场，如大连星海、北戴河老虎石、青岛第一海水浴场均位于沿海城市中心地带，受市政生活污水排放影响严重，因而病原微生物的含量较高，严重威胁到游泳者的健康。② 海水中的病原生物也来源于游泳者本身，游泳者数量越多，海水中的病原生物也越多，海水浴场有其卫生学承载负荷，应适当控制游泳者密度。③ 加强海水浴场病原生物监测与风险预警。根据浴场海水中病原生物的数量，可建立海水浴场病原生物风险预警机制，及时通报海水浴场的卫生状况。④ 加强我国有关海水浴场病原生物与公众健康相关的基础研究，虽然海水浴场中可导致人体健康的病原生物种类较多，但能够适应较高盐度并致病的病原生物种类与数量还需深入调查研究，并制定海水浴场病原生物的科学监测技术方法、评价与风险预警模式等。

### 7.2.5.2　海产品中食源性病原生物管理对策

海产品中食源性病原生物的危害，在贝类中最为突出。贝类体中的食源性病原生物主要有诺如病毒、甲型肝炎病毒、粪大肠菌群、肠球菌、创伤弧菌、副溶血性弧菌等。病原生物沾污贝类有两个途径：一是双壳贝类过滤海水中的病原生物而富集在体内；二是贝类运输过程中沾污上了病原生物。因此，应该控制我国海水养殖环境中的病原生物，使其浓度在安全范围以内，制定有关海水养殖环境中对人体健康危害较大的病原生物标准等。同时，加强海产品运输、储存、销售过程中的卫生学监管，切实保障公众健康。

### 7.2.5.3 海水养殖病原生物防治对策

我国是海水养殖大国，养殖动物有鱼类、虾蟹类、贝类和藻类等，养殖病害问题十分突出，严重影响着这一产业的可持续发展。

#### 7.2.5.3.1 与气候异常的关系及病害防治对策

研究表明，帕金虫引起的美洲牡蛎病害与暖冬有十分显著的相关性。分析可能是暖冬使帕金虫具有更强的传染力，该病害虽然与暖冬有相关性，但病害高峰期大多发生在夏季，即海水达到一定温度时，病害才能发生。干旱，尤其是连年干旱易导致帕金虫引起美洲牡蛎病害的发生，这是因为干旱的发生，引起沿岸海水盐度升高、高盐度比较适宜帕金虫及弧菌的繁殖。

我国沿岸海水养殖病害，似乎也有这种规律性。如 1995 年冬，北黄海水温平均比往年高出 1℃左右，使用该海域的海湾扇贝作为育苗种贝，一方面种贝死亡率高；另一方面，由于种贝带有大量的病原弧菌，导致培育幼虫面盘解体，大量死亡。而使用海区水温正常的渤海莱州湾的海湾扇贝作种贝，育苗病害发生较轻。从多年的海湾扇贝育苗病害发生情况来看，海湾扇贝种贝质量是育苗病害发生的最主要原因，而种贝质量似乎与越冬养殖海域水温异常有相关性，太平洋牡蛎苗种生产也有类似现象。又如 1997 年 4 月以前，我国北部沿岸雨水比较正常，海区养殖的贝类病害发生较轻，但到 5 月以后，该地区持续干旱，海区养殖的贝类病害则普遍流行。这可能是干旱导致贝类养殖海域盐度升高，易于病原大量繁殖所致。从以上分析可知，海水养殖贝类病害与气候有一定的相关性，是一种自然灾害，因而具有一定的不可抗拒性。一定程度上，难以预防海水养殖病害的发生。

#### 7.2.5.3.2 与养殖环境质量的关系及病害防治对策

海水养殖生态系统污染重要来源之一是外源污染，主要是陆源污染物，包括有机污染物、重金属、多氯联苯（PCBS）、多环芳烃（PAHS）等，这些污染物可直接导致养殖贝类病害。在我国近岸水域外源污染比较少，总体水平是区域性水质状况良好。由于海水养殖动物对各种污染物都有一定的耐污能力，一般来说，不会直接导致养殖动物病害。只有海水养殖区在排污口或纳污区附近，才能直接导致养殖动物病害。如地处大连湾口养殖海域，近年调查发现水质无机氮 100% 超标，无机磷 10%~50% 超标，底质硫化物 100% 超标，锌 80% 超标，油类、镉、砷均 20% 超标。这一海域的养殖贝类死亡与环境污染有明显的相关性。

海水养殖生态系统的另一重要污染源是自身污染。尤其是鱼类养殖，粪便和残饵大量堆积于海底，不能及时分解，导致养殖区沉积物中产生大量有害物质（硫化物等）。如浙江宁波象山港网箱鱼类养殖区，鱼类粪便及残饵沉积于海底厚达 1 m 以上，使养殖区严重老化，养殖鱼类的死亡与其养殖的自身污染有十分明显的相关性。

海水养殖生态系统的污染，除了直接导致养殖病害发生之外，其另一重要生态作用是增强病原感染力，诱导养殖动物病害的暴发，这有可能是环境污染导致病害发生的最根本原因。如在受污染的美洲牡蛎养殖区，用其沉积物（含 PCBs、PAHs、有机污染物等）间隙水加到牡蛎培养缸中，能明显提高牡蛎体中帕金虫数量。另外，铜能增强鳗弧菌对野生鳗（鱼）的感染力。

养殖海域外来污染主要来自于陆源，包括点源和面源污染，其中面源有机污染是陆源污染的主要组成部分。在近海贝类养殖生态系统中，陆源有机污染物（如游离氨基酸等）是养殖贝类食物的重要来源之一，但与此同时，该类养殖区易于老化，病害也就易于发生。因此，可采用挖掘养殖区海底污泥、定期搅动海底等方法，防止该类养殖区老化，以达到防治贝类养殖病害的目的。此外，要在海洋开发规划的基础上，根据海域使用功能，划定纳污区，制定排污总量控制政策，对每种功能海域进行水质目标管理，以避免养殖区设置在纳污海域范围内。

### 7.2.5.3.3　与养殖密度的关系及病害防治对策

滤食性贝类以海水中的颗粒有机物（包括浮游植物、细菌、超微生物、有机碎屑等）和溶解有机物（主要成分是游离氨基酸，DFAA）为食（海域有机污染的另一生态功能是为养殖贝类提供食物，而养殖贝类具有净化海水的功能），其总量可分别以颗粒有机碳和溶解有机碳表示。贝类从食物中获得能量后，收入部分用于生长发育，支出部分用于呼吸与排泄，当养殖密度过高，便发生食物供应不足，养殖贝类能量收支失衡，导致养殖贝类抗逆性降低。如在美洲牡蛎、海湾扇贝养殖区中央，由于海流受养殖筏等影响，流速减小，养殖密度相对提高，食物供应不足，病害也就易于发生。水表层养殖筏上的附着生物，一方面与养殖海湾扇贝争夺食物；另一方面妨碍了养殖筏与外界的水交换，使表层养殖海湾扇贝死亡率增高。一般而言，高密度海湾扇贝养殖区病害程度要比低密度养殖区严重。海水动物增养殖超出其环境容量，一方面可使增养殖动物生长减慢、繁殖力下降、死亡率增高；另一方面是诱导增养殖动物病原生物（病毒、细菌、寄生虫、毒藻）传染、病害暴发的主要原因。

我国近岸海域养殖贝类病害，是随着养殖规模的不断扩大而逐渐加重的。最根本的原因是超出了海域的承载能力。要在科学调查的基础上，确定每一养殖区的养殖容量，避免过度放牧。特别是要尽快解决动植物混养、倒茬分批收获等生态养殖措施，调整养殖结构和养殖模式以及制定养殖生产管理规范，进行清洁养殖，文明生产。对养殖病害高发区，可采取彻底更换养殖种类，甚至可采取休养，避免病害发生再次造成损失。

### 7.2.5.3.4　与养殖贝类遗传质量的关系及病害防治对策

不恰当的繁殖方式，如近亲繁殖等，可使养殖生物种群退化，遗传质量下降。如贝类遗传质量评价的主要指标是多态位点杂合度（Multilocus heterozygosity，MLH），贝类遗传参数MLH与其生态适应性有直接关系。在许多随机交配的双壳贝类中，MLH与成活率、生殖力、生长率等呈正相关。在一定范围内，MLH高杂合子，以相对较低的水平能量代谢消耗来维持相对较高的能量代谢率，因而抗逆性较强。如把不同地理种群的美洲牡蛎、虾夷扇贝进行种内杂交，均可提高遗传变异程度，遗传变异高的贝类对帕金虫（*P. marinus*）和尚未定名的原生动物 Scallop Pathogen X（SPX）具有较强的抵抗力。在我国沿岸养殖贝类的苗种生产过程中，所使用的种贝几乎全部是上一年培育出的同一类型种贝，年复一年，结果导致养殖贝类种群严重退化。如栉孔扇贝达到1 cm左右性腺就成熟，生长减慢，抗病能力明显降低。因此，改善养殖生物遗传性能是解决我国海水养殖病害的重要途径之一。

### 7.2.5.3.5　与养殖动物生物学性状的关系及病害防治对策

个体大小、性腺成熟度等生物学性状有差异的贝类对病原的抵御能力就明显不同。如虾夷扇贝病原SPX，对小于4 cm的虾夷扇贝个体危害极大，而对大于4 cm以上的个体，基本不构成危害，弧菌对幼贝和稚贝危害较大，而对成体贝类危害较小。8月下旬以后，由于海湾扇贝中有部分性成熟，因而，这一时期扇贝死亡较为严重。在北方沿岸海域，养殖的贝类死亡大多数发生在5—7月，这一段时间是养殖贝类的繁殖期，繁殖期的贝类对病害的抵御能力较差。如通过培育太平洋牡蛎三倍体苗种，降低其性腺发育程度，能明显提高养殖的太平洋牡蛎的成活率。

在海水动物苗种生产中，种源携带的病原是育苗病原的主要来源，而苗种所携带的病原又是动物养成病害发生的直接原因，因此，控制病原的传播是海水贝类病害防治的主要途径之一。此外，海水养殖品种的异地养殖（引种），一直是国外一些国家明令禁止的。因为引种可能有其有利的一方面，增加了养殖品种，提高了养殖的经济效益，但也可能有其不利的一方面，引进的养殖品种，有可能成为引入海域的敌害生物，破坏已有的生态平衡，并同时引进病原生物。因此，对我国海水养殖品种的引进，有关行政主管部门应持慎重的态度，要在充分调研论证的基础上，有选择地引进海水养殖优良品种，并加强动物检疫及引进品种养殖前期的必要隔离。

## 参考文献

江海波，马雯，许雪亮，等. 2004. 蜡样芽孢杆菌致化脓性眼内炎1例 [J]. 国际眼科杂志，4（4）：786.

王艺，扈庆华，牟瑾. 2010. 深圳市2007—2008年腹泻病副溶血弧菌监测及分子特性分析 [J]. 中华流行病学杂志，31（1）：51–55.

杨守明，王民生. 2006. 嗜水气单胞菌及其对人的致病性 [J]. 疾病控制杂志，10（5）：511–515.

张振兴，王江权，郑祥. 2016. 水体病原微生物定量风险评价：历史、现状与发展趋势 [J]. 环境科学学报，36（1）：2–15.

张海文，张政. 2008. 感染性腹泻病原学研究进展 [J]. 中国热带医学，8（7）：1252–1256.

GB 3097–1997，海水水质标准 [S].

中华人民共和国农业部令第53号，2005. 动物病原生物分类名录.

中华人民共和国卫生部制定. 2006. 人间传染的病原微生物名录.

中华人民共和国海洋行业标准（HY/T 127—2010）. 滨海旅游度假区环境评价指南 [S]. 北京：国家海洋局，2010：1–24.

Ahmed W，Lobos A，Senkbeil J，et al. 2018. Evaluation of the noveler Assphage marker for sewage pollution tracking in storm drain outfalls in Tampa，Florida [J]. Water Research，131：142–150.

Arthur J R，Baldock C F，Bondad-Reantaso，et al. 2008. Pathogen risk analysis for biosecurity and the management of aquatic animal movements.

Aulicino F A L，Mauro M Marranzano M，Biondi M，et al. 2000. Microbiological quality of the Catania coastal sea water [J]. Ann. Ig l. 12：533–541.

Atmar R L，T G Metcalf，F H Neill，et al. 1993. Detection of enteric viruses in oysters by using the polymerase chain reaction. Appl Environ Microbiol，59：631–635.

Ardicn O. 2004. Case report：Otitis due to Vibrio alginloyticus [J]. Mikrobiyol Bul，38：145–148.

Bruins M J，Juffer P，Wolfhagen M J et al. 2007. Salt tolerance of methicillin-resistant and methicillin-susceptible *Staphylococcus aureus* [J]. Journal of clinical microbiology，45（2）：682–683.

Belliot G，H Laveran，S S Monroe. 1997. Detection and genetic differentiation of human astroviruses：phylogenetic grouping varies by coding region. Arch Virol，142：1323–1334.

Cabelli V J，Dufour A P，McCabe L J，et al. 1982. Swimming-associated gastroenteritis and water quality [J]. American Journal of Epidemiology，115：606–616.

David Turbow, Ting Hsiang Lin, Sunny Jiang. 2004. Impacts of beach closures on perceptions of swimming-related health risk in Orange County [J]. California. Marine Pollution Bulletin, 48 (1-2): 132-136.

Dwight Ryan H, Linda M Fernandez, Dean B Baker, et al. 2005. Estimating the economic burden from illnesses associated with recreational coastal water pollution acase study in Orange County, California [J]. Journal of Environmental Management, 76 (2): 95-103.

EPA. 2004. Implementation Guidance for Ambient Water Quality Criteria for Bacteria.

Gerba C P, Rose J B, Haas C N. 1996. Sensitive populations: who is at the greatest risk? [J]. International Journal of Food Microbiology, 30: 113-123.

Halliday M L, Kang L Y, Zhou T K, et al. 1991. An epidemic of hepatitis A attributable to the ingestion of raw clams in Shanghai China [J]. Infect Dis. 164: 852-859.

Haas C, Rose J, Gerba C. 1999. Quantitative Microbial Risk Assessment. John Wiley and Sons: New York.

Guidelines for safe recreational water environments: volume 1, coastal and fresh waters [J]. Geneva World Health Organization, 2003.

Goodell K H, Jordan M R, Graha M R, et al. 2004. Rapidly advancing necrotizing faseiit is caused by Photobacterium (Vibrio) damsel: a hyperaggressive variant [J]. Crit Care Med, 32 (1): 278-281.

Ikeda T, Kanehara S, Ohtani T, et al. 2006. Endotoxin shock due to *Vibrio vulnificus* infection [J]. European Journal of Dermatology, 16 (4): 423-427.

Jonathan S, Yoder M J B. 2007. Cryptosporidiosis Surveillance United States, 2003—2005, M. S. Summaries [R]. 1-10.

Kothary M H, Babu U S. 2001. Infective dose of foodborne pathogens in volunteers: A review [J]. Journal of Food Safety, 21 (1): 49-73.

Lee C T, Amaro C, Sanjuán E, et al. 2005. Identification of DNA sequences specific for *Vibrio vulnificus* biotype 2 strains by suppression subtractive hybridization [J]. Applied and Environmental Microbiology, 71 (9): 5593-5597.

M G Bondad-Reantaso, C V Mohan, M Crumlish, et al. 2007. Diseases in Asian aquaculture VI, 21-52. Fish Health Section, Asian Fisheries Society, Manila, Philippines. OIE. Aquatic animal health code. 10th Edn., Paris.

National Resources Defense Council 2001. Clean water and oceans: in brief news: beach closings and advisories soar in 2000, increasedmonitoring and reporting reveals widespread pollution at U. S. beaches [R]. National Resources De

Odonoghue P J. 1995. Cryptosporidiuru and Cryptosporidiosis in man and animals [J]. International Journal for Parasitology, 25 (2): 139-195.

Pond K. 2005. Water recreation and disease: plausibility of associated infections: acute effects, sequelae, and mortality. IWA publishing.

Ramaiah N. 2006. A review on fungal disease of algae, marine fishes, shrimps and corals [J]. Indian Journal of Marine Sciences: 35 (4): 380-387.

Schernewshi G, Schippmann B, Walczykiewicz T. 2014. Coastal bathing water quality and climate change—a new information and simulation system for new challenges [J]. Ocean & Coastal Management, 101: 53-60.

Stephane C, Karine D, Regis P, et al. 2006. Detection of Cryptosporidium, Giardia and Enterocytozoon bieneusi in surface water, including recreational areas: a one-year prospective study [J]. Fems Immunology & Medical Microbiology, 47 (3): 351-9.

Shuval Hillel. 2003. Estimating the global burden of thalassogenic diseases: human infectious diseases caused by wastewater pollution of the marine environment [J]. Water Health, (01): 53-64.

WHO. 2003. Guidelines for Safe Recreational Water Environments Volume 1: Coastal and Fresh Waters; World Health Organization: Geneva.